最新
食物アレルギー

編著

大分大学前教授 中村　晋
昭和大学医学部小児科元教授 飯倉洋治

永 井 書 店

執筆者一覧

■編集

中村　　晋　（大分大学前教授）

飯倉　洋治　（昭和大学医学部小児科元教授）

■執筆者（執筆順）

森川　昭廣　（群馬大学医学部小児科教授）

中村　　晋　（大分大学前教授）

飯倉　洋治　（昭和大学医学部小児科元教授）

鳥居　新平　（愛知学泉大学前教授）

木村　輝明　（昭和大学医学部第一内科）

足立　　満　（昭和大学医学部第一内科教授）

河野　陽一　（千葉大学大学院医学研究院小児病態学教授）

佐々木　聖　（ささきアレルギー科クリニック院長）（大阪府高槻市）

小倉由紀子　（国立病院機構高知病院臨床研究部アレルギー研究室 室長）

鈴木　直仁　（同愛記念病院アレルギー・呼吸器科医長）

近藤　直実　（岐阜大学医学部小児科教授）

小田島安平　（昭和大学医学部小児科客員教授）

今井　孝成　（昭和大学医学部小児科学教室）

古庄　巻史　（九州栄養福祉大学教授）

松原　知代　（山口大学医学部小児科助教授）

川﨑　浩三　（川崎医科大学小児科講師）

古川　　漸　（山口大学医学部小児科教授）

水野裕美子　（昭和大学医学部小児科学教室）

山口　公一　（同愛記念病院小児科医長）

海老澤元宏　（国立相模原病院小児科医長）

三浦　克志　（宮城県立こども病院総合診療科医長）

田知本　寛　（国立相模原病院小児科）

池松かおり　（埼玉県立小児医療センター感染免疫科）

小倉　英郎　（国立病院機構高知病院副院長）

宇理須厚雄　（藤田保健衛生大学医学部小児科教授）

勝沼　俊雄　（東京慈恵会医科大学小児科講師）

富川　盛光　（東京慈恵会医科大学小児科学講座）

須田　友子　(国立成育医療センターアレルギー科)
赤澤　　晃　(国立成育医療センター総合診療部小児期診療科医長)
伊藤　節子　(同志社女子大学生活科学部食物栄養科学科・研究科教授)
向山　徳子　(同愛記念病院小児科部長)
田中　和子　(前国立成育医療センター研究所免疫・アレルギー研究部)
渡辺　一彦　(渡辺一彦小児科医院　院長)(札幌市)
柴田瑠美子　(国立病院機構福岡病院小児科医長)
近藤　康人　(藤田保健衛生大学医学部小児科講師)
河原　秀俊　(国立成育医療センター総合診療部小児期診療科)
三宅　　健　(三宅小児科院長)(東京都世田谷区)
西間　三馨　(国立病院機構福岡病院　院長)
中澤　次夫　(群馬大学医学部保健学科教授)
小田嶋　博　(国立病院機構福岡病院統括診療部長)
山本　昇壯　(広島大学名誉教授)
竹原　和彦　(金沢大学医学部皮膚科教授)
須甲　松伸　(東京芸術大学保健管理センター教授)
佐々木文彦　(藤田保健衛生大学医学部内科講師)
末次　　勸　(末次医院　院長)(愛知県日進市)
浅井　貞宏　(佐世保市立総合病院副院長)
山口　道也　(山口クリニック院長)(さいたま市)
市場　祥子　(社団法人全国学校栄養士協議会副会長)
栗原　和幸　(神奈川県立こども医療センター小児科部長)
今村　知明　(東京大学医学部附属病院企画情報運営部講師)
足立(中嶋)はるよ　(東京大学大学院農学生命科学研究科)
戸塚　　護　(東京大学大学院農学生命科学研究科客員助教授)
上野川修一　(東京大学大学院農学生命科学研究科名誉教授)
斎藤　博久　(国立成育医療センター研究所・免疫アレルギー研究部　部長)
西川　哲也　(西川哲也法律事務所　弁護士)(札幌市)
秋本　憲一　(秋本小児科アレルギー科医院　院長)(埼玉県吉川市)

序

食物はわれわれ人間を含めてすべての動物にとって生存の基礎となる．食物は生体のすべての構成成分を供給し，成長，活動に必要なエネルギー源となり，代謝，防御機構を円滑に作動させるなど，日常生活上必要となる衣食住の中でも生きるために最も重要不可欠なものであるのは疑いない．仮にこれが不足すれば生活の安寧が脅かされることは第二次大戦中ないし戦後を経験した人ならば今さら言うを俟たない．然るにその後の復興，そして経済発展に伴う文化交流の global 化によりこれまでわが国で口にしたこともなかった食品が市場に並べられ枚挙に遑ない素材が提供され，食膳に variety に富む食品が登場する昨今となり，gourmet 指向に拍車が掛る風潮である．

しかしそれと共に“食べること”に関連する疾患も増加していることは特筆されねばならない．過去には食物毒による中毒死が恐れられていたことは確かで，かの Mozart が少年時代影響を受け，ピアノ協奏曲第 2 番に編曲使用したとされる Johann Schobert (1740 頃—1767) の作品——この作曲家は家族と森に行き採取したきのこを食べてなくなったとされ，しかも行動を共にし無毒だと言った友人医師も運命を共にしたといわれている[1]．このようなきのこ中毒のほかふぐ中毒もよく知られているが，19 世紀後半から研究が進められ確立された細菌学により原因が明確にされた経口伝染病，そして細菌性食中毒がある．最近では栄養素の過剰摂取による蓄積に起因する肥満症，糖尿病，動脈硬化症，高血圧ないし心疾患などが生活習慣病として close-up されていることは周知の通りである．

これらに対し近年社会的に注目されるようになった疾患に食物アレルギーがある．後述するようにアレルギー疾患自体一般には現代病と認識されているようであるが，歴史的に顧みれば 2000 年前，西暦紀元前に遡ることができ，“食物は人によっては毒になる”とする Lucretius (BC 96—BC 55) の言葉，BC 1 世紀に象肉アレルギー，2 世紀には卵白アレルギーに相当するものが知られていたとは驚きですらあるだろう．にも拘らず食物アレルギーの現代病たる所以は Pirquet によるアレルギー概念の確立 (1906) に始まるアレルギー機構の解明と食物アレルギー研究の気運，そして 15 年前わが国におけるそばアレルギー死の報道が社会に与えた影響があったことは確かである．これに加えて近年の食生活の変化に伴い，日夜摂取する食品の種類がふえ，これらによることが疑われる症状への関心が一般にも高まったことなども想像される．

然るに従来医育機関たる大学では縦割りの講座制をとり診療もこれに沿うものであったため，アレルギー疾患は複数の既成診療科で細切れ的に扱われ，食物アレルギーも例外ではなかった．20 世紀前半の時代，わが国で初めて学会宿題報告でアレルギー疾患がとり上げられたのは日本内科学会(三沢[2]，1937)で，食物アレルギーも大きなweightを占めていたのであるが，成人では摂取された食物が消化に際し，如何にchemicalな変化を来し抗原性を現わすに至るのか，消化機能についての研究の遅れのためもあって解明されないままにされ，臨床の場での興味が失われていった．それにひきかえ小児では胎児，新生児，乳幼児，さらに学童……とallergy march[2)]に伴う抗原への感作-発症の視点からの興味に支えられ食物アレルギーに関する多角的研究が進められた．ために食物アレルギーは小児科の扱うべき疾患という印象すらなきにしも非ずの現在であるが，最近食物によるanaphylactic shockのほかoral allergy syndrom(これについては筆者なりの意見もあるが)など小児に限らず成人の報告もふえ，皮膚科的側面も少なくなく，また劇症を呈するそばアレルギーなどでは加齢してもoutgrowは必ずしも望めないという調査結果を考慮すれば，高齢化社会を迎える今後は全年齢での食物アレルギーを再検討する必要性が考えられる．

今回われわれはこれまでの食物アレルギーに関する知見を綜括することにより現状を把握し，これらをbaseとして将来の新たな発展のための幾つかの方向づけをすることにより，この領域における臨床と研究に聊かでも寄与できればと考え，本書を企画した次第である．わが国で食物アレルギーに関する臨床経験豊富な方々，最先端の研究者の方々にご執筆戴いたことは編者としてこのうえなく喜びとするところで厚くお礼を申し上げます．また出版に当り懇ろなご高配を賜った永井書店(東京店)高山　静氏に深甚の謝意を表します．

2002年11月

編　者

文献

1）柴田南雄：西洋音楽の歴史（下-1），p.139，音楽の友社，東京，1979．
2）三沢敬義：アレルギー性疾患．日内会誌 25：133-262，1937．
3）馬場　実：食物アレルギーの現状．内科 59：662-670，1987．

目　次

Ⅰ. 総　論

6．食物アレルギーの臨床症状

7．食物アレルギーの診断法

8．食物アレルギー患者への対応（予防と治療）

II. 各 論

1. 主要抗原とこれによるアレルギーの特徴, 症状, 診断, 対応

2．食物アレルギーの関与する主要アレルギー症状への対応

III. 特　論

CHAPTER I

総　論

1 食物アレルギーの定義

◆はじめに◆

“One man's meat is another man's poison” は食物アレルギーを表す言葉として古くから使われている．すなわち，ある人にとっては栄養豊富な肉であるものが，ある人にとっては毒となる．食物がある人にとっては血となり肉となるが，ある人にとっては生体に有害な反応を現すことがある．例えば，乳糖不耐症の患者が牛乳を飲用すると下痢を生じるが，健康な人ではそのようなことはなく，かえって身体を作るもととなる．このように本来，栄養となる食物が生体に有害な反応を起こす場合を広義の意味での食物アレルギーという．一方，狭義の意味では，免疫学的プロセスを介して食物が生体に不利な反応を与えた時を食物アレルギーと呼ぶ．本稿ではその各々について解説を加えた[1)−3)]．

1 広義の食物アレルギーまたは食物による生体に不利な反応に用いられる用語

広義の食物アレルギーまたは関連した分野では，種々の用語が使用されており，一部に混乱がみられ，また重複がある．**表 1** にその用語と定義を示した[4)]．いずれも食物が生体に種々の有害な反応を，種々なメカニズムを通して起こさせる場合に用いられるが，各々少しずつ意味合いが異なり，定義を十分理解して用いるべきである．

1）の Adverse reaction to food は食物が生体に有害な反応のすべてを含んでいる．機序がいずれであろうと食物が生体に有害な反応を起こした場合にはこの言葉で表される．

2）の Food hypersensitivity はいわゆる狭義のアレルギーであり，免疫学的機序を介しての反応であるが，必ずしも即時型のみではなく，抗体や T 細胞が関与する．詳細後述．

3）の Food anaphylaxis は即時型のものをいい，臨床上しばしば経験する IgE の関与するものである．詳細後述．

4）の Food idiosyncrasy は症状が 3）に似るが，免疫学的機序によらないものである．例えば，glucose-6-PD の欠如での溶血を起こすような体質ともいわれている．

5）の Food intolerance とは食物やその添加物に対する異常な反応をいい，その反応は再現性が高い．1），4）に近い．酵素欠損による場合（乳糖分解酵素欠損症）などの場合である．これら酵素欠損による疾患としては，ガラクトース血症，糖原病が挙げられ，各々症状としては下痢，嘔吐，黄疸，肝腫大などがその主なものである．また，ある種の貝による非免疫学的機序によるヒスタミン遊離反応によるもの，胃液の逆流による食道炎などがその代表である．

6）の Food toxicity（poisoning），いわゆる食中毒をいう．細菌によるもの，キノコやフグの毒素によるものなどである．

表 1．広義の食物アレルギーに使われる用語とその定義

用語	定義
1）Adverse reaction to a food	摂取した食物や食品添加物に対する臨床的に異常な反応
2）Food hypersensitivity（Allergy）	摂取した食物や食品添加物に対する免疫学的機序を介した反応
3）Food anaphylaxis	食物や食品添加物に対する古典的 アレルギー反応で，IgE や化学伝達物質の遊離による
4）Food idiosyncrasy	食物や食品添加物に対する量的に異常な反応 Food hypersensitivity に似るが免疫学的反応によらないもの
5）Food intolerance	食物や食品添加物に対する広い意味での異常な反応で，再現性がある．免疫学的機序は関与しない Food sensitivity と表される場合がある
6）Food toxicity（poisoning）	食物それ自身または混入した病原体からの毒素による反応
7）Anaphylactoid reaction	アナフィラキシー様反応であるが，非免疫学的機序によるもの
8）Pharmacologic food reaction	食物または添加物の薬理学的作用による反応
9）Metabolic food reaction	食物または添加物の生体内での代謝上生じる有害反応

表 2．Adverse reaction to food の鑑別

●消化器自体によるもの	
構造異常	食道列孔ヘルニア，幽門狭窄，ヒルシュスプルング病
酵素欠損	二糖類分解酵素欠損，ガラクトセミア，フェニールケトン尿症
悪性新生物	
その他	膵機能不全，胆嚢疾患，潰瘍
●食物の混入物，添加物よるもの	
香料，保存剤（グルタミン酸ソーダなど）	
色素（タートラジンなど）	
毒素（細菌，真菌など）	
海産物関連（貝類のサキシトキシンなど）	
感染（細菌，寄生虫，ウイルスなど）	
偶発的混入（重金属，抗生物質など）	
●薬理学的物質	
カフェイン（コーヒー，清涼飲料など）	
テオブロミン（チョコレートなど）	
ヒスタミン（魚，酢キャベツなど）	
トリプタミン（トマト，プラムなど）	
セロトニン（バナナ，トマトなど）	
チラミン（チーズなど）	
アルコール	
●心理学的反応	

7）は症状がアナフィラキシーに似るが，免疫学的機序(特にIgE)を介さないものである．4）または5）に属すると考えてよい．

8）も5）に属するものでカフェインによる興奮作用などがその代表である．

このほかにPsychologically based food reaction（food aversions）などの言葉がある．

なお，**表2**にAdverse reaction to foodについての鑑別を原因別に示した[5)]．

2 狭義の食物アレルギー

前述の如く，食物アレルギーとは免疫学的機序を介して生体に不利な反応が起きることをいう．その免疫学的機序としてはいくつかのメカニズムがある．

1）IgEを介する食物アレルギー（I型アレルギー）

食物によるアナフィラキシー反応がその代表である．摂取した食物蛋白の微量が大循環に浸入し，肥満細胞上または好塩基球上のIgEと反応し，ヒスタミンを代表とする化学伝達物質を放出し，全身反応（血圧低下，発疹，喘鳴，呼吸困難等）をきたす．この反応は通常，該当アレルゲン摂取後1時間以内に反応が生じる場合が多い．

2）IgGを介する食物アレルギー

これについてはIgGの役割がまだ十分検討されていないが，古くはParishらのいうShort term sensitized anaphylactic IgGが問題となっている．しかし，その後の検討が十分でなく，一部にその存在についても問題視されている．研究者によっては単に体にその抗原が侵入した証拠であり，病的意義はないとするものもいる．

3）細胞傷害型の食物アレルギー（II型アレルギー）

細胞表面抗原が抗体と結合し細胞が破壊される型のもの．血液型不適合による溶血や特発性血小板減少性紫斑病などがこの代表であるが，食物によるものとしてミルクによる血小板減少がこの型に入ることが考えられている．

4）免疫複合体が関与するもの（III型アレルギー）

食物成分の一部と抗体が免疫複合体を形成し，それが血管壁に沈着し，血管障害を起こす．しかしながら，食物特異的免疫複合体は健康人でも，食物アレルギー患者でも認められるので今後さらに検討されなければならない．この型の食物アレルギーは不明である．

5）細胞性免疫の関与するもの（IV型アレルギー）

食物の摂取により，24〜48時間後に症状が現れる．感作された個体において，その食物成分の一部がTリンパ球を刺激し種々のサイトカインを産生し，その結果生体に不利な反応が生じる場合をいう．主に消化管での反応が多いといわれている．この型とIgEの関与するもので狭義の食物アレルギーの大部分は説明されるという．

以上食物アレルギーの定義を広義と狭義に分け，その各々に解説を加え，さらにその代表的疾患について解説した．しかし，広義の食物アレルギーには種々の言葉が使われており，再度定義を明らかにする必要がある．また，狭義のアレルギーについては免疫学的機序が十分に解明されていないものもあり，さらなる検討が必要であろう．

（森川昭廣）

文献

1）Anne Ferguson：Definitions and diagnosis of food intolerance and food allergy；Consensus and controversy. J Pediatr 121：7-11, 1992.

2）Sampson HA：Food Allergy. JAMA 278：1888-1894, 1997.

3）Sampson HA, Mendelson L and Rosen JP：Food allergy：Fact, fiction, and fatality. Gastroenterology 104：1229-1231, 1993.

4）小林節雄：いわゆる食物アレルギーとは；食物アレルギーをめぐって．第6回六甲カンファレンス，p 3-6，メディカルトリビューン社，東京，1986.

5）Sampson HA：Food allergy. Part 2；Diagnosis and management. J Allergy Clin Immunol 1103：981-989, 1999.

2 食物アレルギーの歴史

1 アレルギーの概念成立以前の食物アレルギー

人間の重要な生活環境には衣食住がある．歴史的にみると古代には人類は気象条件が良好で肥沃な土地と豊かな牧草に恵まれた地域に集まって農業・牧畜を主とする生活を営み，Mesopotamia 平原，Nile 川，Indus 川，黄河～揚子江流域が文明の中心となったと考えられる．わが国でも化石・埋蔵物などにより古くから人類が住み大陸との交通があって打製石器が用いられていた形跡があるし，次第に竪穴住居に住み石器，木器を用いて狩猟し海産物を漁って食糧を得，また土器を日常生活に使用し，これに食物を盛って集団生活を営んだ．このことは静岡の登呂遺跡，埼玉の水子貝塚，佐賀の吉野ヶ里遺跡，壱岐の原の辻遺跡等々の発掘調査で明らかにされている．その当時の人々の生活は今から考えれば極めて単純で，主な環境因子は地理的条件と気候～気象で，環境により惹き起される疾患の存在が知られていなかったのは蓋し当然と思われる．

しかし西暦紀元前ギリシャの医学者 Hippocrates（BC 460？～BC 377？）は“喘息（$\alpha\sigma\theta\mu\alpha$＝asthma）”の語を初めて使った人とされ，このような疾患はそれ以前から知られていたらしい．とはいえこれは今われわれが気管支喘息として理解するものと equal であるはずはなく，単に“喘ぐ”意味であったと推測される．にもかかわらず 1 世紀頃ローマの Celsus[1]が，2 世紀は Aretaeus[2]がその原因が何であるかは詳かではないが，現在気管支喘息の臨床症状と考えられているものを具体的に記述している．しかもこれらと並行するように Lucretius（BC 96～BC 55）[2]は“One man's food might be another's poison（食物は人によっては毒になる）”とし，BC 1 世紀には象肉アレルギー，2 世紀には卵白アレルギーに相当するものの記載があるとされる．昨今気管支喘息や食物アレルギーをはじめとするアレルギー疾患が一般には現代病といわれるが，あにはからんや西暦紀元前以来 2000 年の歴史を有することは広くは知られていない．

中世の医師たちは馬の調教師や鞣し革職人の喘息症状をみ，また特定の花や灌木によるくしゃみや喘息発作を認め，1565 年 Botallus[3]はばらの花の香りが眼や鼻を刺激し季節性鼻炎，現在でいうアレルギー性鼻炎を起こすことを指摘し，生活環境と疾病との関係が注目されはじめたことを窺わせる．1700 年イタリアモデナ大学の Ramazzini（1633～1714）が著わした“De Morbis Artificum Diatriba（働く人々の病気）”[4]には Hippocrates 以来それまでに知られる職業性疾患を整理し詳細に記述されているが，その 1 章としてパン製造人がパン粉を吸入して起す小麦粉喘息 baker's asthma の項がある．その内容詳細は特論で紹介するが，一般には食物は経口的に体内に侵入してアレルギー反応を惹起する反面，これを扱う職業環境下では経気道的侵入で喘息を起しうることが示されているのである．

アレルギーに関する最初の医学的論文は1819年イギリスのBostock（1773〜1846）[5]が彼自身の体験として枯草熱に関する記載をしたものとされる．彼は毎年6月になると眼症状，次いで鼻症状，呼吸困難が現われ，7月一杯でこのような症状は消失するとしてsummer catarrhと呼んだ．同じ頃1816年フランスのLaënnec（1781〜1826）[6]が聴診器を発明し喘息発作に際しPfeifenやGiemenが聴かれ，発作の終り頃いわゆるLaënnecの真珠が痰として排出されることをみている．1860年イギリスのSalter（1823〜1871）[6]は喘息に遺伝傾向があること，好酸球との関連を指摘し，花粉の如き植物性要因のみならず，動物のふけが喘息の原因となるとして猫に過敏な彼自身の体験を報告している．一方1876年アメリカのWyman（1812〜1903）[7]も彼自身Harvard大学を卒業した年より毎年8月下旬から9月一杯発作性の眼症状，鼻症状をみるが呼吸器症状はなく，hay feverの1種としてautumnal catarrhと呼んだ．そしてその原因は枯草ではなくぶたくさをはじめとする雑草の花粉とした．このようにBostockにはじまる19世紀のアレルギー疾患の医学的観察はたまたま報告者自身の遭遇した疾病体験に基いたものが少なくなく，それだけにアレルギー免疫学の曙光とみるべき穿った視点からなされている．またイギリスではBlackley（1820〜1900）[8]が空中花粉数を初めて測定したのが1873年，これにより花粉症への興味が亢まり，1900年にはアメリカのCurtis[9]がぶたくさ，あきのきりんそう，鈴蘭の花粉症（彼は"鼻性喘息"と呼んでいる）患者に少量の抗原を与え経口的に試みた減感作療法の最初の記載をしている．

これと相前後してわが国の長井長義（1844〜1929）が1887年麻黄からephedrinを，高峰譲吉（1854〜1922）が1901年牛の副腎からadrenalinを抽出して20世紀の喘息発作の対症薬物療法に大きく貢献することになった．この時代の研究は花粉症や喘息をいかに克服するかに鉾先が向けられたが，残念ながら食物アレルギーに対する積極的な研究は殆ど行われていない．にもかかわらず本稿で筆者が食物アレルギー以外の歴史にも敢えて触れたのはアレルギーの概念の成立を契機に食物アレルギーへの考え方にこれらが深くかかわっているからである．

2 アレルギーの概念の成立とその後20世紀前半の食物アレルギー

20世紀より遡ること1世紀余り，1796年イギリスのJenner（1749〜1823）[10]が牛痘に感染したものが天然痘に対する免疫を獲得することに気づき牛痘種痘法を開発して天然痘予防に成功したことが免疫療法の端緒となったと考えられている．1876年ドイツのKoch（1843〜1910）[10]はGöttingen大学卒業後伝染病の調査研究に際し炭疽菌を発見，伝染病と細菌との因果関係を明らかにし，続いてコレラ菌，結核菌を発見してツベルクリン反応を創始し血清療法を開発，1880年フランスのPasteur（1822〜1895）も微生物が原因で醗酵や腐敗が起こることを明らかにし滅菌，生菌による免疫療法を開発，炭疽菌や狂犬病ワクチンを創り出し，細菌学，免疫学の基礎が確立された．そして1890年ドイツのBehring（1854〜1917）と北里柴三郎（1852〜1931）[10]により破傷風，Diphtherieの抗毒素血清療法が開発されたが，かかる場合免疫された動物の血清が使われるため同じ患者に再注射すると血清病症状を惹起することが知られ，変化した反応と把えられるようになった．

そのような状況下で20世紀を迎え，1902年フランスのRichet（1850〜1935）ら[10)11)]はいそぎんちゃく毒の研究中，最初犬に少量の毒素を注射しても死なないが，後日同じ犬にそのごく少量を注射することで呼吸困難，下痢，下血を起こして死ぬことをみて，この犬が毒素に対し著しい過敏状態になっていることを知り，かかる現象をanaphylaxis（anaは無，phylaxisは防禦の意味で，防禦作用のない状態を指す造語）と呼ぶことにした．また1903年同じフランスのArthus（1862〜1945）[10)]は兎の皮膚に馬血清を繰返し注射すると発赤さらに潰瘍が形成されることをみ，これも皮膚局所の過敏状態とされ，現在Arthus現象として知られる．

このような知見の積み重ねから1906年Wien大学小児科のPirquet（1874〜1929）[12)]は生体が毒あるいは血清などと接することによりこれに接しなかった状態とは明らかに違った態度を示し，もたらされるImmunitätとÜberempfindlichkeitは正反対の関係ではあってもveränderte Reaktionsfähigkeit（変化した反応能力）がみられるとし，Allergieという概念を提唱した．ここでallosというのはAllorhythmieやAllotropieというように正常の状態とは違った偏ったものを意味し，これとergoすなわち作用という語を合せた造語としてAllergieと呼んだのである．留意すべきことはPirquetはAllergieの中にImmunitätをも含めていたのであるが，漸次Überempfindlichkeitに重きを置くようになり，現在では抗原抗体反応のうち生体に障害を惹起するものを指すようになっている．

このような経緯で20世紀初頭にAllergieの概念が確立され，Bostock以来研究が進められて来た花粉症に加えて気管支喘息も主要なアレルギー疾患と認識されるようになった．前述のCurtis[9)]による経口減感作療法に対し1911年イギリスのNoon（1877〜1913）[13)]およびFreeman（1877〜1962）[14)]は花粉症に対する注射による減感作療法を案出してその有効性を示し，アメリカのCooke（1880〜1960）[15)]はこれに臨床的追試と改良を行って減感作療法の術式を確立した．1935年頃よりCookeおよびその門下のLoveless[16)17)]により減感作療法の奏効機序の検討が進められた結果，1940年Loveless[18)]は感作抗体reaginと侵入抗原との反応を妨げる遮断抗体blocking antibody（現在ではIgG_4と考えられる）の生成を証明し，本療法の理論的根拠として認容された．しかしこのような減感作療法は今日のようなhypo-あるいはde-sensitizationの語は当時使われず，immunizationまたはinoculation（接種）of pollen vaccineなどの述語が使われており，前世紀的な細菌学ないし免疫学の考え方がなお根底にあったことを推測させる．

一方Pirquetによるアレルギー概念の確立により花粉症，気管支喘息以外の疾患に対してもアレルギー関与の有無に研究者の関心が向けられた．その1つが食物アレルギーであったし，蕁麻疹などの皮膚疾患，そしてそれらの複合疾患ともいえる職業アレルギーであった．（職業アレルギーについては特論参照）

さて食物のもたらす生体の異常反応については既述の如く西暦紀元前から先人たちも気づいていたと思われるが，喘息患者が特定の食餌を摂って発作を起こすことは1717年Floyerが記載しているといわれ（北原[19)]），1905年Schlossman, Finkelsteinにより牛乳による即時型アレルギーが報告され（荒川ら[20)]），わが国でも1927年稲田[21)]が牛乳によるアレルギー性喘息をみている．1909年アメリカの Smith[22]はそば菓子や焼いて粉末状にしたそばがらを混じた黒い胡椒，あるいはそばの花から集めた薄黒い蜂蜜を摂った直後に胃腸症状や蕁麻疹をみ，そば粉を吸入直後くしゃみと喘息発作を起こした症例を患者自身の手記を引用して記載した．これがそばアレルギーに関する世界最初の論文と考えられるが，彼は“そば中毒”と呼んでアレルギーの関与には言及していない．そばアレルギーに関してはその後内外の諸家による報告があり，海外ではアメリカの Highman ら[23]が 1920 年 angioneurotic edema を来たした症例を，Blumstein[24]も 1935 年そばにより気管支喘息，アレルギー性鼻炎および食餌アレルギーを起こした 8 例(うち 6 例は職業性)を，また Cape Town の Ordman[25]は 1947 年第二次大戦後の食糧難の際，小麦粉の代用穀粉として使用されたそば粉による 3 例を報告している．わが国では三沢[26]が 1937 年の内科学会宿題報告でそばおよび半熟卵の摂取により喘息を起こした 1 例を報告したのが最初とされるが，1931 年生まれの筆者[27]は 3〜4 歳の幼時からそばアレルギーを体験しており，それ以前からかかるそばによるアレルギーの存在を知っていた．

それはともかく，その後植物性あるいは動物性の種々の食物が抗原となることが明らかにされたのであるが，原因抗原をいかにして確定するかにさまざまな工夫と研究が重ねられた．1921 年自身が花粉症をもつ Breslau 大学の衛生学者 Prausnitz(1876〜1963)と魚に過敏な Küstner(1879〜1963)[28]がそれぞれの血清を相手方の皮内に注射した後，その局所に血清提供者が陽性を示す抗原液で皮内反応を行うと膨疹と発赤を生ずること(陽性反応)を見出した．このことから彼らはアレルギー患者の血清を健康者の皮膚を借り皮内注射すると患者血清中の reagin が約 1 週間そこに保持されることを利用して抗原の確実な診断を可能にした．いわゆる Prausnitz-Küstner 被動性転嫁試験(略称 PK 反応)である．本法は後年 IgE が発見され，radioallergosorbent test(RAST)により抗原特異 IgE を測定する方法が開発されるまで唯一の reagin 確定法として重要な位置を占め，臨床的にもまた研究上も頻繁に用いられた．しかしその鋭敏さは RAST を凌ぐこともあり，職業アレルギーの検査で RAST を使用し難い場合，抗原物質の抗原性が強烈で患者への抗原負荷が危険と考えられる場合，あるいは全身性発疹のため皮膚試験が実施できない場合などは現在も用い得て，その真価はなお失われていない．

なお Walzer[29]は 1926 年本試験の変法として卵に皮内反応陽性を示す患者血清を，反応陰性の健康な第三者の皮内に注射しておいて，この人に経口的に卵を与えると注射局所に紅斑と膨疹を認めることを記載，かかる検査法は Walzer 反応と呼ばれる．松村[30]もこの反応がそばアレルギーで陽性になることを報告，shock の危険を予想させるそば，ピーナッツなどによるアレルギーの安全な抗原確定に用いうると考える．しかもこのことは食餌として経口的に摂取された異種蛋白が消化管で完全に消化されることなく抗原性を保有したまま腸管を通過して体内を循環することを示すもので，食物アレルギーの機序に大きな示唆を与える事実である．

これらと前後して 1922 年 Cooke[31]は家塵が気管支喘息および鼻アレルギーの原因抗原となることを記載し，1924 年 Peshkin[32]が大黄および石松子(ひかげのかずら胞子)を用いる薬剤師の職業性喘息を報告，またわが国の関[33]が関東大震災の復興に使用された米杉による気管支喘息の報告をし，日常生活環境，職業環境下の吸入性抗原の意義を強調したのもこの年代である．しかし食物アレルギーにおける皮膚試験が症状と必ずしも一致しないことから，1930年代にオランダのLeeuwen[34]，ドイツのKämmerer[35]，オーストリアのUrbach[35]，アメリカのRowe[35]はそれぞれ原因抗原診断のための食餌試験を考案した．いずれも患者を入院させ一定期間飢餓日として食物を与えず症状の経過を観察した後，漸次食物を追加して与え，どこで症状が発現するかをみるのであるが，日本では欧米とは食生活が異なるため本邦人に適するよう変更を加えた試験食が1936年三沢・小方[26)36)37]，北村ら[38]によって提唱された．

このようにして食物アレルギーに関する研究体制が徐々に整えられ臨床のレールが敷かれる一方で，アレルギー反応が抗原抗体反応の結果もたらされる際に何らかの化学物質が関与するのではないかとの視点からの検討も行われた．木村[39]のアレルギー学会宿題報告にAnaphylaxieのshocking agent研究の詳細が述べられており，Dale & Laidaw（1910年）以来histamineが，中村（敬）（1936～1937年）およびその一門によってacetylcholineの関与が指摘され，Feldberg & Kellaway（1937年）[40]がモルモット摘出腸片の緩徐な収縮物質として見出したものの中に含まれるSRS-A（slow reacting substance of anaphylaxis）があり，現在知られるleucotrieneの先駆をなした．その頃三沢[26]，塩山ら[41]は喘息発作を誘発する多数の植物性食品の化学的分析を行って，なすとほうれんそうにはhistamineとcholineを，筍，山芋，里芋，そば，栗，くわい，松茸などはcholineを比較的多量に含有し，アレルギー患者がこれらの食品を多量に摂取すると発症しやすいが抗原特異性はないとして真のアレルゲンと区別するために仮性アレルゲンPseudoallergenと呼んだ[26)36)37)41)42]．しかしここに挙げられているそばについては仮性アレルゲンより極めて少量でも即時型の重篤なアレルギー反応を惹起することを筆者は幼時から幾度も体験しているし，1942年田中[43]は種々のアレルギー学的検索を行ってそばによる過敏症がこれに含まれるcholineによる反応とするよりむしろ抗原抗体反応に基づく厳密な意味でのアレルギー機序によると主張しており，筆者ら[44]の検討でもそばはわれわれの知る最も強烈な抗原の1つで，仮性アレルゲンとする考えは当たらない．またそば以外の上記食品をそばアレルギーを有する筆者がdiet食として多量摂取しても喘息発作や蕁麻疹をみることは皆無であるし，臨床上これらを特に喘息患者に禁じないでいるが，これにより発作を誘発した症例を経験しない．したがって仮性アレルゲン説が提出されて以来現在に至るもこのような食品をアレルギー患者に対して禁ずる臨床家がわが国では少なくないようであるが，そばの抗原としての重要性を除けば仮性アレルゲンを臨床上過大評価する必要はないと思われる．

年代的には若干遡るが，アメリカのCoca[45]は1927年血中に抗体（atopic reagin）を証明し，沈降抗体が証明されない遺伝の関与するアレルギー状態をatopy（$\alpha\tau o\pi\iota\alpha$）と呼ぶことを提唱し，気管支喘息，枯草熱のほか湿疹，食餌性蕁麻疹をこれに含めている．この呼び名は普通でない，奇妙な疾患という意味を有するとされ，現在のIgE mediated allergyに相当すると考えるが，抗原の解明もないまま乾燥型湿疹（atopy型アレルギー性皮膚炎）のみを“atopy”という最近の俗称は納得し難い．

3 20世紀後半の食物アレルギー

20世紀後半といえば1945年第二次大戦が終わって，その後朝鮮戦争，ベトナム戦争などはあっても食糧事情が好転し，復興が進み，経済発展を迎え，今日に至る半世紀となる．その影響でこれまでに経験したことのないような環境問題がclose-upされ，種々の公害と同時に日常生活環境内における感作性物質（抗原）の増加がアレルギー患者多発をもたらした．また食物のgourmet指向が食材の多様化を招き，食物アレルギーにおける抗原の複雑化と臨床の場における診断の難しさが指摘される昨今である．

さて20世紀後半のアレルギー領域全般については読者は十分ご承知のことと思われるので，ここでは食物アレルギーの臨床にも多大の関連を有する歴史的事項に触れておくに止める．Cooke[31)]が気管支喘息および鼻アレルギーで家塵が原因抗原となることを初めて記載したのは1922年であったことは前述したが，その臨床的な重要性が認識されるようになったのは戦後1950年代以降で，1959年川上[46)]がわが国で初めて家塵による減感作療法を実施し，その後諸家により追試が行われた．そのこともあって吸入性抗原のみならず食餌性抗原についてもアレルゲンエキスが市販（鳥居薬品）され，全国的に抗原の診断と治療に応用されることになった．

1952年には日本アレルギー学会が創立され爾来わが国のアレルギー研究者と臨床家が得られた知見ならびに研究成果を定期的に報告討議し，機関誌"アレルギー"が発行され，これらによりこの分野の著しい進展をもたらしたことは特筆すべきことであろう．そして代表的アレルギー疾患ともいえる職業アレルギーについては1951年七條ら[47)]がこんにゃく喘息を，1964年城ら[48)]がほや喘息を発見してこの領域の研究にレールを敷き，1970年からは毎年定期的に研究会・学会が開催され現在に至っている．また従来わが国には花粉症はないとして殆んど報告されていなかったが，1960年荒木[49)]がぶたくさ花粉症を，1964年には堀口・斎藤[50)]が杉花粉症を発見，1980年代以降空中飛散杉花粉の急増で杉花粉症多発が社会問題となっていることは周知の通りである．

一方アレルギーの基礎領域における最大の出来事は1966年石坂ら[51)]による免疫グロブリンE（IgE）の発見で，その化学構造まで明らかにされ，それまでreaginと考えられていたものが実体として示された．これに続いて感作成立機構の全容が解明され，IgEがmast cell表面にFc部分で固着し，抗原のbridgingにより抗原抗体反応が起り，mast cellの脱顆粒によるchemical mediatorsの遊離，そしてこれが周囲組織にアレルギー反応を起こすことが明らかにされた．このことはアレルギー免疫学領域の画期的進展をもたらすことになったが，臨床面では抗原特異性を有つIgEの*in vitro*測定法としてradio-allergosorbent test（RAST）がWideら[52)]により翌1967年開発された．他方1963年Coombs & Gell[53)]によるアレルギー反応の分類が提言され，I型（即時型，reagin型）にIgEによる反応を総括，II型（細胞溶解型），III型（Arthus型），IV型（遅延型，Tuberkulin型）の4型とし，アレルギーの発症機序を論ずる際の基本的な考え方を表現するものとして今日も一般に利用されている．

20 世紀後半, 大戦後の食物アレルギー領域でまず大きく貢献したのは松村およびその門下による小児気管支喘息の研究であった. それまでわが国の臨床家があまり関心を払っていなかった喘息発症における食物の関与について詳細な問診と抗原検索結果から具体的にこれを実証し, 注意を喚起し研究に先鞭をつけたことは特筆される. それより以前 1936 年北村ら[54]が蕁麻疹において摂取された異種蛋白が完全に消化されず分解されないまま腸管を通過し抗原となりうる可能性を指摘していたが, 松村ら[30]は 1960 年頃より Walzer 反応[29]を応用して卵白, 牛乳などが高分子のまま体内に侵入し感作発症に至ることを立証した. そして臨床の場においては本症診断に際し食物を中心とする病歴, 特に既往歴調査と食物抗原の除去•投与試験の重要性を強調し, 皮膚反応あるいは RAST などの *in vivo* あるいは *in vitro* test は再現性が乏しいので食物アレルギーに対しては補助診断法となるにすぎない[55][56]ことを指摘している. この点アレルギー免疫学の進歩にもかかわらずその後もなお新たな進展のみられない現状である. かくて松村ら[55]は食餌性喘息 44 例について証明されたアレルゲンは延べ 68 種, うち卵 37, 牛乳 21 で, 大豆 5, そば 5 件と報告, そば殻枕の喘息抗原としての重要性を指摘した[57].

さらに食物アレルギーには即時型反応と遅発型ないし隠れ型の 2 型があり, 前者はたまに食べるもの, 後者は日常食べるものにより起こることが多く, 3 歳以下のミルク栄養児では下痢, 便秘, 嘔吐, 夜泣き, 紅斑, あせも, 蕁麻疹, ストロフルス, 湿疹(アトピー性皮膚炎), 鼻汁, 鼻閉, 頑固な咳, 喘鳴, 感冒に罹りやすい, 眼瞼炎, しゃっくり, ミルク嫌いなど広範な症状がみられ[55][56][58], 5〜6 歳以上では吸入性喘息が大部分を占めるとした. そして食物アレルギーのある場合原因抗原の除去が唯一の治療法であるが, もしそれが日常頻繁に摂取するものである場合, 除去のためにはこれを含まない食品の提供が必要としてかかる食品の市販に道を拓き, 積極的に調理の実地指導を行った. また食物アレルギーにおける児の胎内感作, 母乳栄養児における抗原の母乳への移行による児の感作が証明された[30][56][58]. このような教室ぐるみの研究成果は松村[30]により 1968 年小児科学会会長講演で綜括され, わが国食物アレルギーの臨床ならびに研究の在り方に方向づけをして大きく貢献した.

一方これと並行する形で 1960 年代にはアレルギー疾患の増加傾向が顕著となり, これに対する効果的治療の需要が高まった. そのためわが国でも欧米に倣っていくつかの病院で allergy clinic と銘打ってアレルギー疾患への集中診療を行う試みが開始された. そこでは患者がいずれかのアレルギー疾患であると診断された場合, アレルギー学的問診と免疫学的手技を駆使して原因抗原の検索に努め, これが確定できたらその除去回避を first choice に試み, 可能ならば減感作療法など抗原に対応する治療を行う, もしこれで症状が残存するならば対症薬物療法により疾病による患者の苦痛を和らげ救済すると同時に, 誘発因子への対策, 合併症の治療を行うという診断から治療に至る一貫した考えのもとに, 一定の course に則った診療が行われ[59], 食物アレルギーもその主対象の 1 つとして扱われるようになった[60)−63].

筆者も 1963 年以来このような診療を積極的に実施し, 1969 年アレルギー学会で樋口謙太郎会長の指名でその時点における allergy clinic の現況を全国調査報告させて戴いた[59]. その結果から, わが国でも諸外国並みの診療科として医療法上“アレルギー科”を独立させるべきこと, 当時のアレルギー診療専任医は全国で165名余に過ぎず速やかな担当医養成が必要なこと，独立機構として“国立アレルギーセンター”を創設し，それを頂点としてアレルギー診療網を整備すべきことを提議した[59]．その後 allergy clinic の必要性が広く認識され，各地の大学病院ないし地方の中核的病院でも実施されるようになり，26年を経てようやく1996年9月からわが国でも診療科“アレルギー科”が実現した．当然ながら食物アレルギーもその一環として診療さるべきものである．

一方，既に触れた1909年のSmith[22]のそばアレルギー第1例の報告でも，松村ら[57]のそば殻枕による喘息児の場合も，また内外諸家の本症症例報告をみても，そばが経口的にも(食物アレルギーの側面)，また経気道的にも(吸入アレルギーの側面)抗原として作用することが知られている．そこで筆者らはそばアレルギーの臨床像の全貌を把握する目的で自身の体験[27][44][65]，臨床例[65]を綜括し，1973年全国調査[66]を行ってそばアレルギーが気管支喘息，鼻アレルギー，結膜アレルギー，消化管アレルギー，蕁麻疹といった症状が相互に合併し臓器の境目なしに発現し重篤な場合 shock に至ること，そしてこれらの症状が Coombs ら[53]のI型(即時型)アレルギーであることを記載した．また筆者ら[44]は1970年，そば屋に勤務し，9年の感作期間を経てそばアレルギーをみるようになり，経気道吸入のみならず経口摂取に際しても定型的発症を来す症例を報告し(1970年)，さらに共同研究[67]を行って職業上そばを扱うそば屋の調理師，販売業者，製粉・製麺業者およびその工場と同棟に居住する小児にも職業性そばアレルギーが発現することを確認，これらは単にそばアレルギーに限らずアレルギー疾患が生活環境内の抗原に曝露され感作発症に至ることの人体 model という観点から貴重な知見と考える．

1988年12月札幌で給食に出されたそばで学童が死亡するという不幸な出来事[68]が報じられた．このことが全国に大きな波紋を喚び，食物アレルギーに関する社会的認識が俄然亢まったのは周知の通りである．これを契機として厚生労働省(当時は厚生省)は食物アレルギー対策検討委員会を設置し，その調査結果を基に食品衛生法施行規則を改正して2001年4月よりアレルギー患者への健康障害を防止する目的で抗原食品の中から小麦，そば，卵，乳，落花生の5品目を含むものへの表示を義務づけることになった[69]．これは食物アレルギー予防の観点からは確かに一歩前進とは思われるが，なお多くの問題を残しており，この点については本書特論で取りあげることにする．

さて筆者は生体の食物抗原への感作成立に関する実例として上に職業性そばアレルギーを挙げたが，黒梅[70]は臍帯血の IgE 値を測定して食物抗原が胎盤を通過し，また母乳中へも移行して子を感作しうることを示している．一方馬場[71]は母親が妊娠8カ月から分娩後8カ月までの間，子も生後8カ月まで卵および卵製品を完全に回避できれば子のアレルギー発症(卵のみならず，だにによる喘息を含めて)が抑えられることを見出し，この時期における母子への卵投与がアレルギー素因を有する児のアレルギー発症の initiator となるとし，早目に開始する風潮にある離乳食が子を感作する可能性を示唆している．そして一旦感作された児は次から次へと原因抗原と発症臓器を異にしてアレルギー症状は変遷をみるので馬場[72]はかかる現象を allergy march と呼んでいる．しかし生体内の特異抗体がどの位の期間保持されるのか——小児ではしばしば年齢と共に outgrow が認められるが成人について追究した研究は殆んど見当たらない．生来そばアレルギーを有する筆者自身[27]，70歳を迎えた現在もそばが強力な食物抗原であることに変わりないし，筆者ら[44]が第1例として報告したそば調理師の職業性そばアレルギー症例でも転職後30年を経てもそばを摂取すれば発症を免れない(III. 特論, 374頁)ことからCoombsら[53]のI型アレルギーに属するものではreagin産生は長期間持続されることは間違いなく, allergy marchの終着点の研究は将来の課題と考える.

1983年Kiddら[73]は食後バスケットボール, テニス, ラケットボールなどをして皮膚瘙痒, 蕁麻疹, 喘鳴, 腹痛, angioedemaなどを来しshock様症状を認めた4症例(20〜39歳)を食物依存性運動誘発アナフィラキシーとして報告した. しかしそれより前1981年新谷ら[74]が運動により蕁麻疹, 意識消失, 一時心停止を来し蘇生術により救命したが, 食物アレルギーを考えて検査の結果牛乳, 鯖, 大豆, えびに皮内反応陽性を示しPK反応, RASTは陰性であったという1例を記載しており, 軌を一にするものであったかとも思われる. その後海外, そしてわが国でも同様の報告が相次いでいるが, なお不明の点が多い. 食物アレルギーをbaseに運動によりmast cellからのhistamine遊離が増強することも一応考えられよう. これまでの報告ではKiddの3例ではセロリとの関連が示唆され, そのほか小麦粉製品, 葡萄, えび, かに, いか, 巻貝などの食品との関係も指摘されているが発症機構についてはさらなる検討が必要と思われる.

◆結び◆

本項では20世紀にわたる食物アレルギーの歴史を食物以外のアレルギーのそれを顧慮しながら辿ってみた. その理由は食物アレルギーの症状自体は食物以外の抗原で起こされる症状と差異はないし, しばしば食物以外の抗原と同時に感作されているcaseが決して少なくないからである. したがって臨床の場では食物のみを単独で考えることなく, 問診においても検査に際しても, 例えばだに, 花粉など一般抗原と並列に扱い, 症例ごとに何れがまみえる患者の抗原として主役を演じているかを評価し治療と生活指導を実行しなければならない. ただ食物アレルギーにおいては摂取した食物抗原がいかなる形で抗原性を発揮するかの研究が十分でなく, 抗原診断のための方法が問診と食物抗原の除去・投与試験を主とし, そばや卵など1〜2の抗原を除いて *in vivo*, *in vitro* の再現性が乏しいため発生頻度なども現在不明であって免疫学の進歩にもかかわらず最も遅れた領域であることは否めない. 社会的にも注目されている食物アレルギー臨床と研究の21世紀における長足の進展が期待される.

(中村　晋)

文　献

1) 川上保雄：喘息の歴史 1. 喘息 1(1)：142-147, 1988より引用.
2) 森川昭廣：食物アレルギーの発生機序. アレルギーの臨床 7：682-685, 1987より引用.
3) 斎藤洋三：日本の花粉症. 日耳鼻 71：1036-1043, 1968より引用.
4) Ramazzini B：De Morbis Artificum Diatriba (働く人々の病気). 松藤　元 (訳), 北海道大学図書刊行会, 札幌, 1980.
5) Bostock J：Case of a periodical affection of the eyes and chest. Medico-chirurgical Transaction 10：161-165, 1819.
6) 川上保雄：喘息の歴史 2. 喘息 1(2)：114-124, 1988より引用.
7) Wyman M：Autumn catarrh (Hay fever). New York, Hurd and Houghton, 1876. 〔鈴木安恒 (訳)：Wymanの

ブタクサ花粉症例．（1876年）．臨床気管支喘息，光井庄太郎，ほか（編），p 10-11，金原出版，東京，1985〕
8）小林節雄：喘息研究の歴史．臨床気管支喘息，光井庄太郎，ほか（編），p. 1-6，金原出版，東京，1985より引用．
9）Curtis HH：The immunizing cure of hay-fever. Medical News 77：16-18, 1900〔中村　晋（訳）：Curtisの減感作療法第1例（1900年）．臨床気管支喘息．光井庄太郎，ほか（編），p. 12-14，金原出版，東京，1985〕．
10）進藤宙二：アレルギーの理解の変遷と概念の整理．臨床アレルギー学，大島良雄，ほか（編），p 3-14，朝倉書店，東京，1967より引用．
11）Richet：Anaphylaxis.← 23）より引用．
12）Pirquet C. von：Allergie. Münch med Wschr 53：1457-1458, 1906.
13）Noon L：Prophylactic inoculation against hay fever. Lancet i：1572-1573, 1911.
14）Freeman J：Further observation on the treatment of hay fever by hypodermic inoculations of pollen vaccine. Lancet ii：814-817, 1911.
15）Cooke RA：The treatment of hay fever by active immunization. Laryngoscope 25：108-112, 1915.
16）Cooke RA, Barnard JH, et al：Serological evidence of immunity with co-existing sensitization in a type of human allergy（hay fever）. J Exp Med 62：773-750, 1935.
17）Cooke RA, Loveless MH, et al：Studies on immunity in a type of human allergy（hay fever）. Serologic response of non-sensitive individuals to pollen injections. J Exp Med 66：689-696, 1937.
18）Loveless MH：Immunological studies of pollinosis. I. The presence of 2 antibodies related to the same pollen-antigen in the serum of treated hay fever patients. J Immunol 38：25-50, 1940〔油井泰雄（訳）：Cooke-Lovelessの減感作機序症例．（1937-1940年），臨床気管支喘息，光井庄太郎，ほか（編）：p. 24-27，金原出版，東京，1985〕．
19）Floyer：1717. ← 60）より引用．
20）Schlossman, Finkelstein：← 58）より引用．
21）稲田龍吉：1927．← 26）より引用．
22）Smith HL：Buckwheat-poisoning. Arch Int Med 3：350-359, 1909〔中村　晋（訳）：Smithのそばアレルギー第1例．（1909年）．臨床気管支喘息，光井庄太郎，ほか（編），p. 15-20，金原出版，東京，1985〕．
23）Highman WL, Michael JC：Protein sensitization in skin diseases：Urticaria and its allies. Arch Derm Syph 2：544-570, 1920.
24）Blumstein GI：Buckwheat sensitivity. J Allergy 7：74-79, 1935.
25）Ordman D：Buckwheat allergy—An investigation of asthma associated with flour substitutes used in the baking industry.（Reprint from the South African Medical Journal p. 737-739, Oct. 11 th, 1947）Cape Times Limited, Cape Town.
26）三沢敬義：アレルギー性疾患．日内会誌 25：133-262，1937．
27）中村　晋：そばアレルギー60余年の体験——今後のアレルギー性喘息診療のあり方を含めて．治療 80：2864-2872，1998．
28）Prausnitz C, Küstner H：Studien über die Überempfindlichkeit. Zentralblatt f Bakteri 86：160-169, 1921.
29）Walzer M：A direct method of demonstrating the absorption of incompletely digested protein in normal human beings. J Immunol 11：249-252, 1926.
30）松村龍雄：食餌アレルギーの臨床．日本小児科学会雑誌 72：2035-2054，1968．
31）Cooke RA：Studies in specific hypersensitiveness. IV. New etiologic factors in bronchial asthma. J Immunol 7：147-162, 1922.
32）Peshkin MM：Bronchial asthma and other allergic manifestations in pharmacists. JAMA 82：1854-1855, 1924.
33）関　覚二郎：米国産杉材工作が因をなせる喘息発作．日内会誌 13：884-888，1926．
34）Leeuwen WS von：Zur Diagnose der Überempfindlichkeitskrankheiten. Münch med Wschr 69：1690-1691, 1922.
35）Kämmerer, Urbach, Rowe：← 26）より引用．
36）三沢敬義：食餌性アレルギー．診断と治療 52：790-801，1964．
37）三沢敬義：アレルギー性腸症．内科 4：441-447，1959．

38) 北村精一, 矢村卓三：薬疹・中毒疹. 北村包彦, ほか（編）：日本皮膚科全書 Vol. 3-3, p. 35-38, 金原出版, 東京, 1959.
39) 木村義民：アナフィラキシーの shock agents について. アレルギー 10：1-18, 1961.
40) Feldberg W, Kellaway CH：Circulatory effects of venom of the Indian cobra（Naianaia）in dogs. Aust J Exp Biol & Med Sci 15：441-460, 1937.
41) 塩山 通, 鳥居敏雄：食餌性アレルギーに関する研究. 日内会誌 28：663-677, 1940.
42) 三沢敬義：アレルギー性疾患に於ける食餌性アレルゲンの化学分析的研究. アレルギー 1：9-22, 1952.
43) 田中隆人：食餌性アレルギーに就て. 九大医報 16：69-74, 1942.
44) 中村 晋, 室久敏三郎：気管支喘息の研究, 第 5 報. そばアレルギーについて. アレルギー 19：702-717, 1970.
45) Coca AF：Clinical and experimental allergy. Studies in hypersensitiveness. XXIX. On the influence of heredity in atopy. J Labor & Clinical Med 12：1135-1139, 1927.
46) 川上保雄：気管支喘息の病因. 日本臨床 17：395-405, 1959.
47) 七條小次郎, 斉藤 武, ほか：こんにゃく喘息に関する研究（第 1 報）. 北関東医学 1：29-39, 1951.
48) 城 智彦, 勝谷 隆, ほか：広島県下のかきのむき身業者にみられる喘息様疾患（かきの打ち子喘息）に関する研究, 第 1 報. アレルギー 13：88-99, 1964.
49) 荒木英斉：花粉症の研究, II. 花粉による感作について. アレルギー 10：354-370, 1961.
50) 堀口申作, 斎藤洋三：栃木県日光地方におけるスギ花粉症 Japanese cedar pollinosis の発見. アレルギー 13：16-18, 1964.
51) Ishizaka K, Ishizaka T, et al：Physicochemical properties of human reaginic activity. IV. Presence of a unique immunoglobulin as a carrier of reaginic activity. J Immunol 97：75-85, 1966.
52) Wide L, Bennich H, et al：Diagnosis of allergy by an in vitro test for allergen antibodies. Lancet 2：1105-1107, 1967.
53) Coombs RRA, Gell PGH：The classification of allergic reactions underlying disease. In Clinical Aspects of Immunology, p. 575-596, Blackwell Scientific Publ., Oxford & Edinburgh, 1968.
54) 北村精一, 村山 実, ほか：消化器系統より観たる食餌性アレルギー性皮膚疾患. 日皮会誌 40：749-761, 1936.
55) 松村龍雄, 黒梅恭芳：食餌性喘息. 診断と治療 56：1570-1573, 1968.
56) 松村龍雄：小児科医の毎日の臨床と食物アレルギー. アレルギーの臨床 1(7)：12-16, 1981.
57) 松村龍雄, 舘野幸司, ほか：小児気管支喘息のアレルゲン診断と特異療法に関する研究, I. 枕のそばがらに附着しているそば粉による吸入性喘息. アレルギー 18：902-911, 1969.
58) 荒川浩一, 森川昭廣：本邦における食物アレルギーの臨床の歴史. 食物アレルギー研究会会誌 1(1)：4-10, 2001.
59) 中村 晋：わが国におけるアレルギークリニックの現況——現在の運営方法と問題点. アレルギー 19：169-181, 1970.
60) 北原静夫：食餌性アレルギーの内科. 日本医事新報 1878：6-11, 1960.
61) 中山喜弘, 稲葉幸子, ほか：小児気管支喘息と各種抗元エキスに依る皮膚反応の臨床的応用について. 治療 42：1193-1199, 1960.
62) 塩田浩政, 村野順三, ほか：食餌性アレルギー疾患の診断. 小児科臨床 16：284-290, 1963.
63) 馬場 実：小児食餌性アレルギー. 治療 48：720-728, 1966.
64) 中村 晋：アレルギー科の意義. 治療 81：1478-1486, 1999.
65) 中村 晋, 山口道也, ほか：そばアレルギー症の研究, 第 1 報. そばアレルギー症の症例について. アレルギー 23：548-553, 1974.
66) 中村 晋, 山口道也：そばアレルギー症の研究. 第 2 報. そばアレルギー症に関する全国調査成績. アレルギー 23：554-560, 1974.
67) 中村 晋, 山口道也, ほか：そばアレルギー症の研究. 第 3 報. 職業性そばアレルギー症について. アレルギー 24：191-196, 1975.
68) 中村 晋：そばアレルギーにおける shock そして死. アレルギーの臨床 12：728-733, 1992.
69) 厚生労働省令第 23 号：食品衛生法施行規則及び乳及び乳製品の成分規格等に関する省令の一部を改正する省令. 官報 3075：2-4, 2001-3-15 日付.

70）黒梅恭芳：小児アレルギー疾患における食物の関与．日本医事新報 3462：17-22，1990.
71）馬場　実：小児アレルギー性疾患の発症と展開——予知と予防の可能性について．アレルギー38：1061-1069，1989.
72）馬場　実：食物アレルギーの現状．内科 59：662-670，1987.
73）Kidd JM, Cohen SH, et al：Food-dependent exercise-induced anaphylaxis. J Allergy Clin Immunol 71：407-411, 1983.
74）新谷　仁，有田昌彦：運動により誘発された蕁麻疹．アレルギーの臨床 1（7）：42-44，1981.

3 厚生労働省の食物アレルギー調査研究班の調査概要

◆はじめに◆

近年，食物アレルギーの即時型反応を呈する患者が増加し，日常診療では重大な問題となってきている．特に，低年齢児の食物アレルギーによる即時型反応は，その対応や予防策がたいへん重要であるが，実際は個人個人に特徴があり，対応がかなり難しい一面もある．

このように患者の問題点が急激に大きくなり，重要な問題になってきたが，疫学的には問題が明確ではなく，対応をどの程度行うかもはっきりしないのが現状であった．

そこで，平成8年度から厚生省（現厚生労働省）では「食物アレルギー対策検討委員会」を発足させ，実態調査を行った．

ここでは，この時のまとめから紹介し，食品表示にまで発展した経緯を紹介する．

1 調査内容の検討

「食物アレルギー」と一言で表現すると，即時型反応から遅延型反応までさまざまな反応パターンがあるが，即時型反応に関して次のように定義して調査を行った．

[1] 平成8年度調査結果から

食物による即時型反応の質問文章を「特定の物を食べて，1時間以内に皮膚に変化が起こったり，体調が悪くなったり，病気になったりしたことがありますか？ （食中毒によるものは除いて下さい）」とし，平成8年は全国的に調査施設を分散させて，保育園児を対象に即時型食物アレルギー患者の調査を行った．調査期間は平成9年1月7日から同年2月1日の間である．

①回答数と解析

分析可能な回答数は1,348人で，男女比**表1**の如くであった．

②年齢別背景

調査対象の年齢は**図1**の如くで，6歳児まで年齢が大きくなるに従って増加の傾向であった．

③即時型アレルギーの頻度

表2に示した結果は，即時型アレルギーの頻度である．6歳以下の頻度は12.6%であった．このデータの報告までは，乳幼児の食物による即時型アレルギー反応を経験している乳児の頻度に関する報告がなかった．

④抗原に関する検討

図2がその結果で，幼児の第一食品は卵および卵製品であった．二番目が牛乳および乳製品，三番

表 1. 調査対象者の背景（性別）

男　児	660 名（50.6%）
女　児	645 名（49.4%）
計	1,305 名

(frequency missing＝43)

表 2.「特定のものを食べて，1 時間以内に皮膚に変化が起こったり，体調が悪くなったり，病気になったりしたことがありますか？」（食中毒によるものは除いて下さい）に対する回答

は　い	168（12.6%）
いいえ	1,168（87.4%）

(frequency missing＝12)

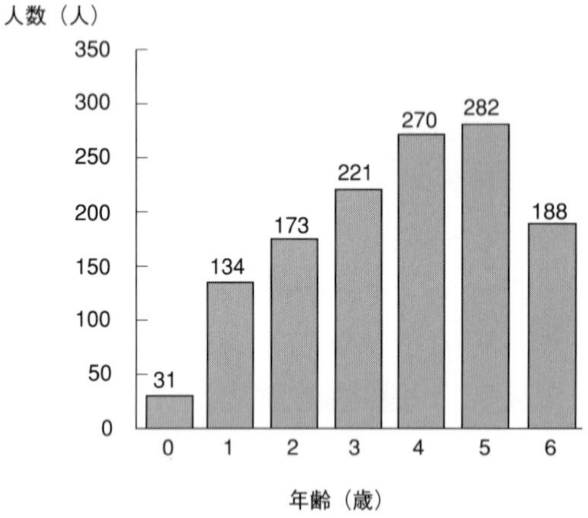

図 1. 調査対象者の背景（年齢）

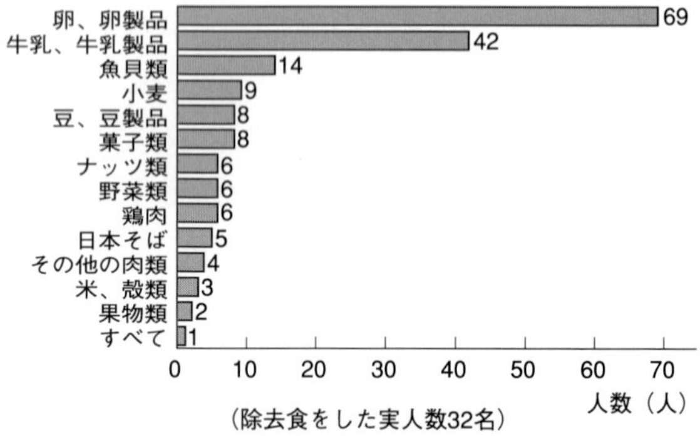

図 2.「即時型の症状が出てやめた食べ物は何ですか？」に対する回答

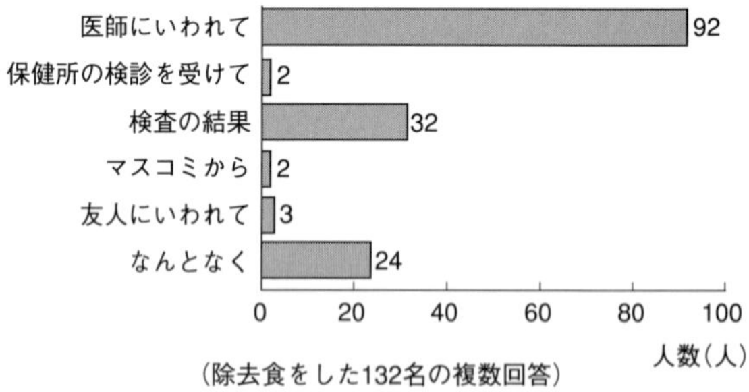

図 3.「食物除去のきっかけはどのようなことからですか？」に対する回答

目が魚介類，四番目が小麦，五番目が豆および豆製品であった．

⑤食物除去に関して

食物除去のきっかけはどのようなことからなのかとの問いに対する答えは，図 3 の如くである．「医師にいわれて除去に踏み切った人」が 132 人中 92 人 (69%) で，「なんとなく除去を行った人」は 132 人中 24 人 (17%) であった．ここで問題になるのは，医師にいわれての除去食は注意が行き届いていると推定できるが，なんとなく除去食を行う人が，かなりいるということである．臨床面で一番困るのは勝手に食物制限を行うことである．乳幼児の場合，代用食を探すのがたいへん難しく，外食もできずに悩んでいる人が多かった．

表 3. 県別回収件数

	3歳	小1	小5	中2	成人	合　計
佐賀県	0	0	1,068	1,073	845	2,986
埼玉県	812	777	274	270	256	2,389
東京都	657	553	293	305	181	1,989
栃木県	0	0	539	491	536	1,566
長崎県	163	171	300	279	313	1,226
三重県	190	282	233	212	193	1,110
千葉県	161	151	252	228	255	1,047
群馬県	188	189	193	184	160	914
岩手県	61	55	236	249	172	773
愛知県	101	95	191	145	231	763
兵庫県	250	240	101	98	0	689
茨城県	0	122	192	173	180	667
鹿児島県	94	95	178	139	157	663
大阪府	51	0	162	197	157	567
北海道	68	111	112	87	178	556
岡山県	0	0	182	153	161	496
神奈川県	94	144	65	82	62	447
徳島県	0	0	114	108	102	324
山形県	48	49	48	47	48	240
和歌山県	50	50	42	37	47	226
石川県	48	48	0	0	0	96
合　計	3,036	3,132	4,775	4,557	4,234	19,734

[2] 平成9年度調査結果から

平成8年度に引き続き，食物アレルギー児の即時型反応を呈する頻度を調査した．対象は3歳児，小学校1年生，小学校5年生，中学2年生，成人についてである．

平成9年度の調査用紙の特徴は，アレルギーという言葉を表に出さずに調査を行ったことである．調査用紙の配布は日本小児アレルギー学会員のうち，この調査に賛同する人が対象で，調査期間は平成9年11月から平成10年1月31日までである．

1）結果

集計では合計19,734人の回答が得られた．内訳は3歳児3,036人，小学校1年生3,132人，小学校5年生4,775人，中学校2年生4,557人，成人4,234人である．これらの対象の即時型アレルギー反応を呈する状況は**表3**の如くであった．

①頻度に関して

3歳児は8.6%に即時型アレルギーを認め，小学校1年生は7.4%，小学校5年生は6.2%，中学2年生は6.3%，成人は9.3%であった(**図4**)．これは非常に興味ある結果で，従来では食物アレルギーは年齢が高くなるに従って頻度が少なくなると信じられていたが，中学2年生は小学校5年生より少し多く，成人も増加の傾向であった．

このデータは，食物アレルギーの即時型反応の頻度を調査した本邦では初めての結果であった．

②抗原となった食物

3歳児は卵，魚類，牛乳，ヨーグルト・チーズ，エビ・カニの順であった（**図5**）．小学校1年生は

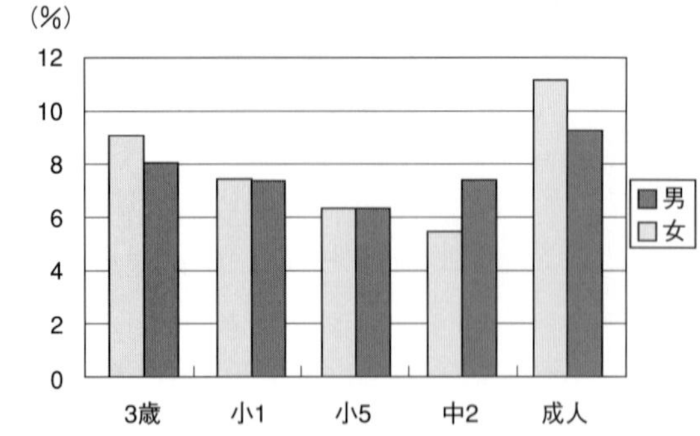

図 4．食物アレルギーを起こした人の割合

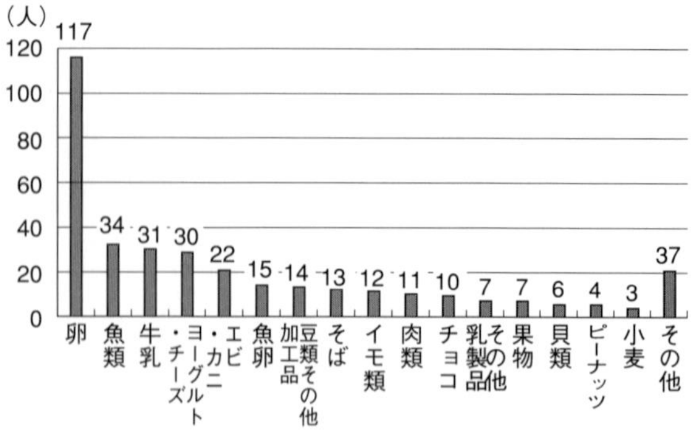

図 5．3 歳児健診　食物アレルギーの食品

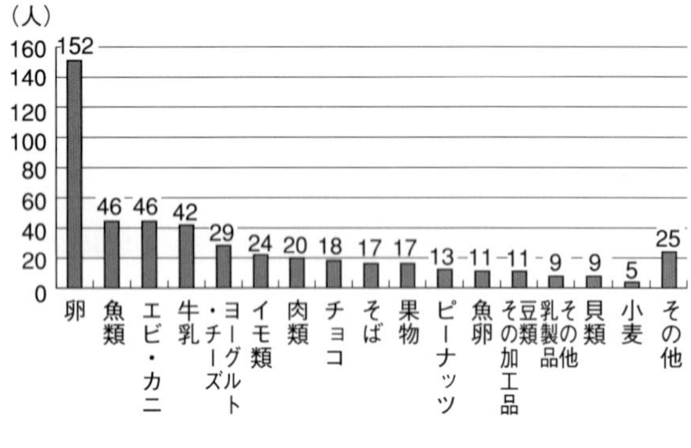

図 6．小 1　食物アレルギーの食品

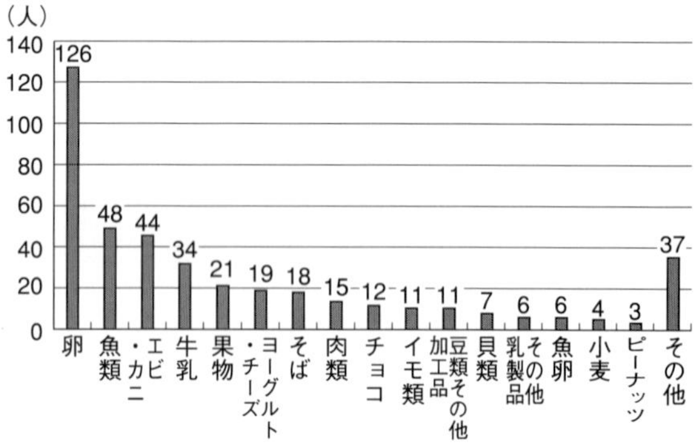

図 7．小 5　食物アレルギーの食品

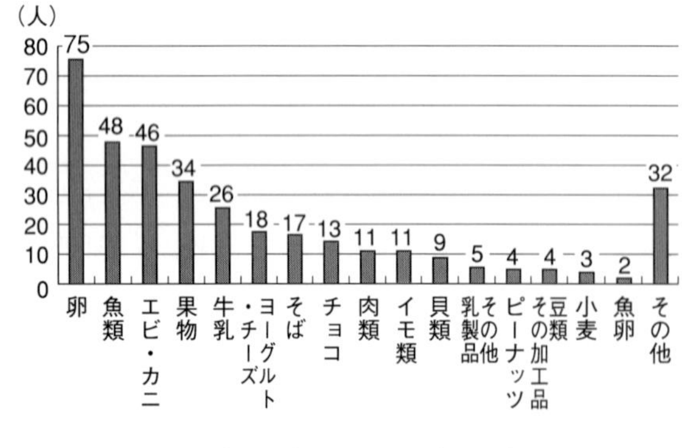

図 8．中 2　食物アレルギーの食品

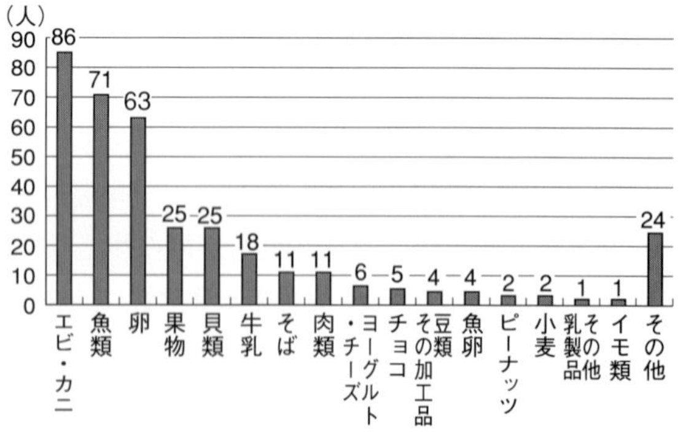

図 9．成人　食物アレルギーの食品

卵，魚類，エビ・カニ，牛乳の順（図 6）で，小学校 5 年生は卵，魚類，エビ・カニ，牛乳，果物の順（図 7）であり，中学 2 年生は卵，魚類，エビ・カニ，果物，牛乳の順（図 8）で，成人はエビ・カニ，魚類，卵，果物，貝類，牛乳の順（図 9）であった．

2）特徴

食物アレルギーの即時型反応の原因抗原が年齢によって異なり，魚類が上位に上がってきた．また，

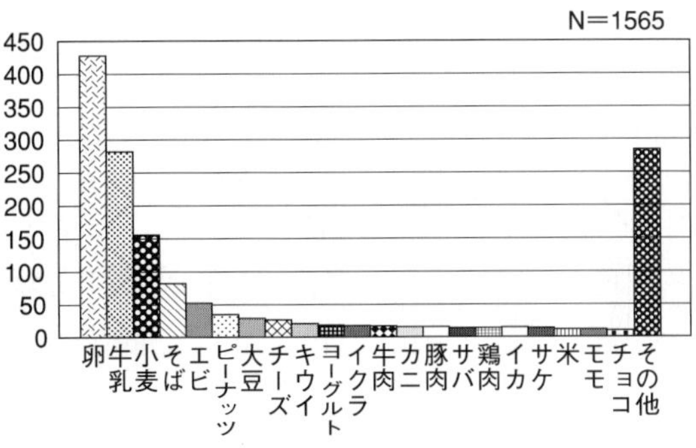

図 10. 原因抗原

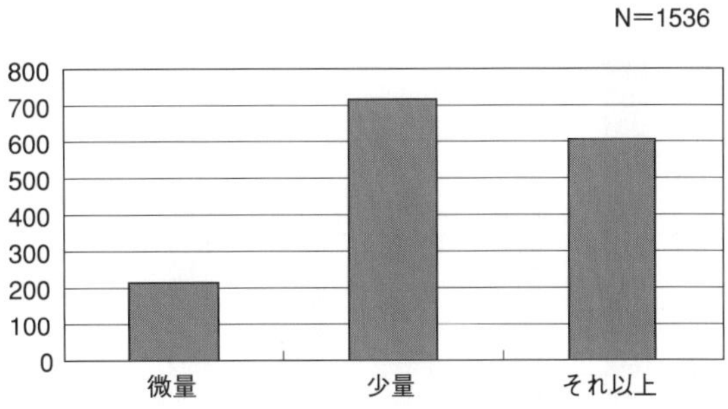

図 11. 摂取量

中学 2 年生，成人では果物が上位に上がってきていることから，口腔粘膜症候群（oral allergy syndrome）は年齢が高くなるに従って増加していた.

［3］平成 10 年度・11 年度の調査結果から

平成 10 年度の調査結果の回収率が低く，平成 10 年 12 月 1 日から平成 11 年 1 月 31 日までの間に再調査し，それをまとめたものである.

1）回収率に関して

2,689 施設に配布し，1,623 施設からの回答（回収率 60%）が得られた.

2）特徴

全国的にどのような食品がアレルギー食品として問題があるのか，その検討を行った.

3）調査結果

①男女比

男子 61%，女子 39%で，男子が非常に高い結果であった.

②原因食品に関して

図 10 がその結果で，一位は卵，二位は牛乳，三位は小麦であった. そのほかに上位にランクされた食品は，そば，エビが並び，従来の第三位にいつも入っていた大豆がかなり低いランクになっていた. このことは極めて重要で，本邦の食生活が変わってきていることを推察させる結果でもある.

③摂取量とアレルギー症状に関して

図 11 はその結果である. 症状惹起に微量でも起こっていることで，今後は摂取量が少量でも臨床的には重要な問題と認識して取り組む必要がある.

④臨床症状

図 12 は臨床症状を比較したもので，皮膚症状が一番多く，次いで呼吸器症状，粘膜症状であった.

⑤ RAST との関係

図 13 は RAST との比較である. 即時型反応が中心でも，RAST スコアが高いものばかりでなかった. この点は注意を要するところで，日常診療で RAST 検査のみで食物アレルギーの陽性抗原を判定しては問題があることである.

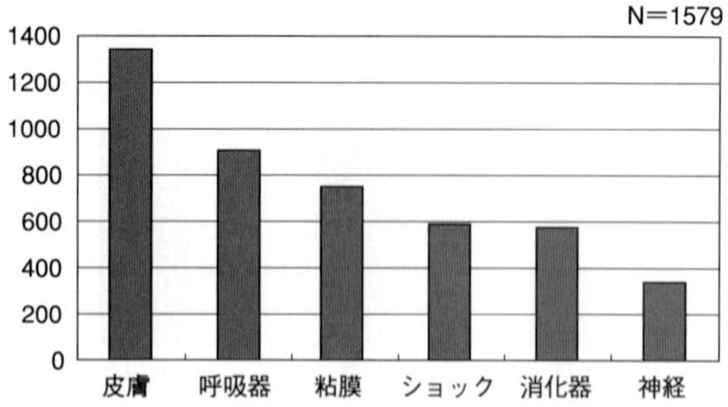

図 12．症状別

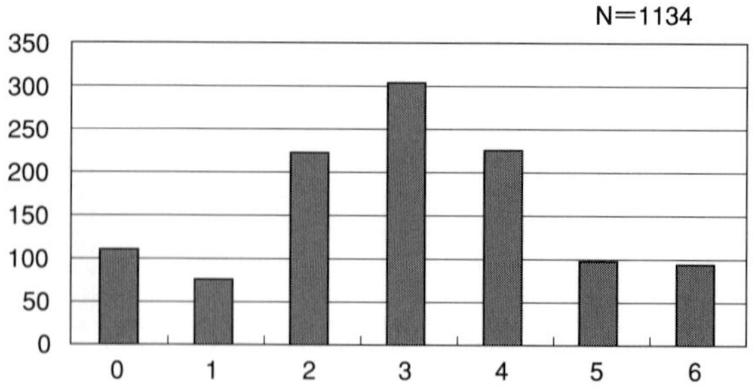

図 13．原因抗原 RAST 値

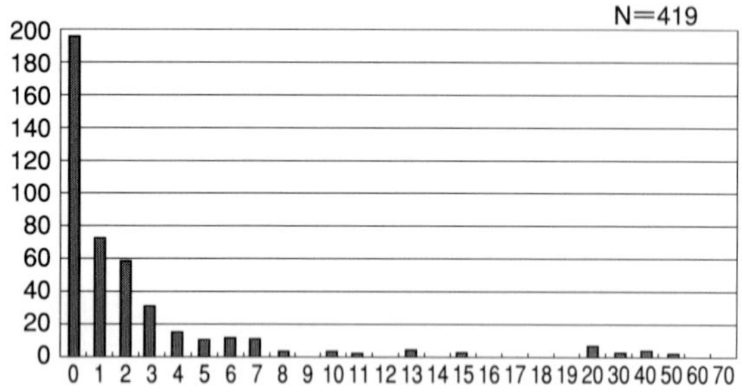

図 14．卵

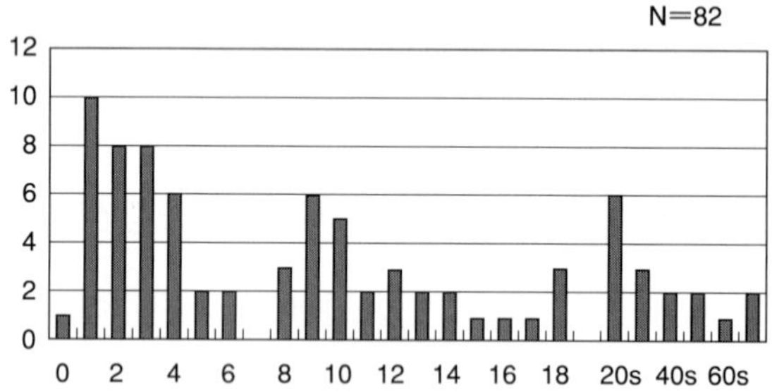

図 15．そば

⑥年齢と食物抗原の出現頻度

図 14 にみられるように卵は圧倒的に低年齢児に問題が多いと考えられるが，そばは年齢がまちまちで，図 15 の如く成人にも非常に多く症状を呈する者がみられている．

4）厚生労働省の食品表示の問題

厚生労働省が平成 13 年に 24 品目の表示を行ったが，その後，平成 14 年に 5 品目の表示義務化を厳しくした．この表示のもととなったのが平成 12 年度の食物アレルギー検討委員会報告の結果である．しかし，残念なことに結果を出したグループと食品表示義務化の検討委員会のメンバーが異なり，一般的に受け入れられない結果がはじめに報告されたため現場は困った．その後，厚生労働省側が答申を変更し，新しく現行のものが作られた．

しかし，今後も検討していくべき重大な課題がいくつか残ってしまった．

まず，食品に含まれる量である．どのくらいの量が許される範囲なのかという検討がなされていない．さらに困惑するのは交叉反応性の問題である．卵のアレルギーの人は魚の卵も摂取してはいけないのかということである．この問題は大きく，今後の検討でいろいろを変わってくると考えられる．

このように考えると，もっと実際面の検討を行ってから「法的義務づけ」を行うべきであったといえる．また，義務化されない食品は問題がないのかという点であるが，近年はあらゆる食品に即時型アレルギー反応がみられている．このことを考えると法的に国が定めるより，何かほかの対応策がないかということについても検討すべきである．

アメリカではアレルギー学会が情報を発信し，企業が自主的に食品含有記載を行っている．

（飯倉洋治）

4 アレルギー反応の機構

1. 抗原となる食物の化学構造

◆はじめに◆

臨床的にその頻度が高い食物アレルギーの原因アレルゲンは時代とともに多少変わってきているように思われる.

例えば卵，牛乳，大豆が三大アレルゲンといわれたり，これに米や小麦を加えて五大アレルゲンといわれることもある.

最近では卵，牛乳，小麦が三大アレルゲンといわれる.

厚生科学研究「食物アレルギーの実態及び誘発物質の解明に関する研究」に基づき 2001 年 4 月からアレルゲン表示が義務づけられたのは卵，牛乳，小麦，そば，ピーナッツの 5 品目であり，表示を奨励するものとしては大豆，アワビ，イクラ，エビ，オレンジ，カニ，キウイフルーツ，牛肉，クルミ，サケ，サバ，鶏肉，豚肉，松茸，モモ，ヤマイモ，リンゴ，ゼラチンであり，大豆は頻度が高い食物アレルゲンからははずれたということになる.

これは調査対象の相違にもよると思われるが，やはり食生活の変化が大きな問題になっている可能性がある.

例えば大豆アレルギーがかなり問題になった頃は牛乳の代替食品として大豆乳が使われることが多かった時代である.

しかし卵，牛乳は古今東西を通じて特に乳幼児期の食物アレルゲンの王者ということができる.

それではこれらの食物にアレルゲンとしての化学構造上の特徴があるのだろうか.

これまでに指摘されていることは分子量が 1 万以上，加熱，酸，酵素処理などに安定であることなど物理化学的特性は指摘されているが，アレルゲン活性を高める化学構造上の普遍的な特徴があるかどうかについてはほとんどわかっていない.

またこれらの主要アレルゲンも各々いくつもの抗原決定基（エピトープ）をもっており，これらの抗原決定基はさらに T-cell が認識する T-cell エピトープ，B-cell が認識したり，抗体の結合部位にもなる B-cell エピトープに分類される.

一般に T-cell エピトープは一次構造に依存し，B-cell エピトープは立体構造に依存していることが多いといわれている.

そこで比較的頻度の高い食物アレルゲンについて現在までに明らかにされている化学的構造の特徴について述べ，アレルゲンになりやすい食物アレルゲンの化学的特徴があるのかどうかについても考えてみたい.

1 卵アレルゲン

主なアレルゲン成分は卵白にある．卵白は卵の全重量の 60％を占め，およそ 20 種類の蛋白質，性質が明らかでないものを含めると 40 種類以上の蛋白質が含まれるといわれている．

中でもアレルゲンとしてよく知られているものにはオボアルブミン，オボムコイド，鶏卵リゾチーム，オボトランスフェリンなどがある．

オボアルブミン（OVA）は分子量 45,000，アミノ酸残基数 385 の水溶性の単一ポリペプチド鎖であり，1 分子あたり 1 本の糖鎖を含む蛋白質であり，全卵白蛋白質 OVA にはリン酸基 2 個を含む A 1 と 1 個含む A 2 とこれを含まない A 3 があり，これらはそれぞれ 85：12：3 の割合で含まれている．これらのリン酸基はいずれもセリンの水酸基に結合している．

二次構造に関しては α-ヘリックス，β 構造，ランダムコイルがそれぞれ 33，30，37％存在する．

また自然卵中には産卵後の卵白の pH 上昇により生成される OVA よりも熱安定性が高い S-OVA，汚染した Bacillus subtilis の蛋白分解酵素によって生じるプラカアルブミンなども存在している．

鶏卵リゾチーム（HEL）は分子量 1,450，残基数 129 の 1 本のペプチド鎖からなる塩基性蛋白質であり，卵白蛋白質の 3.4％を占める．塩基性蛋白質であるがゆえに一部分が卵白中でオボムシン，オボトランスフェリン，オボアルブミンと結合している．

HEL 分子は 45×30×30 Å の球形をしており，疎水性アミノ酸残基からなるコアを中心に鎖が折り込まれている．熱に対して安定であり，pH 4.5 で 100℃，1～2 時間加熱しても失活しない．この安定性は 4 個の S-S 結合と HEL 1 分子につき 3 分子存在する水によるものである．

ムコ多糖体の加水分解活性をもち，抗炎症，抗感染作用がある．

動物実験では抗原性があり，アナフィラキシーが確認されている．

卵アレルギーをスクリーニングすると抗 HEL 特異抗体をもっている者（RAST 2 以上）がおよそ 70％存在するという報告[1]がある．

オボムコイド（OM）は分子量 28,000，残基数 186 の 4 本あるいは 5 本の糖鎖を含む糖蛋白質であり，卵白蛋白質の 11％を占める．分子内に S-S 結合を各 3 個有する独自の構造をもった 3 個のドメイン（N 末端側からドメイン I，II，III と命名されている）とそれを結合する短いペプチドから構成されている．ドメイン I と II は高い構造的相同性をもつ（アミノ酸配列の 50％前後の一致をみる）が III に対しては相同性をもたない[2]．

OM はこのような分子構造により熱や化学処理に安定である[3]．

また，それ自身トリプシンインヒビター活性をもつためにトリプシンなどの消化酵素に対して抵抗性がある[4]．

またインヒビター活性部位と抗原性のある部位は異なると考えられている[5]．

これらの性質は経口摂取されても抗原性が失われ難いことを意味している．

またOMは加熱により凝固しない性質があり，これは抗原性の強いオボムコイドを除いて卵アレルギー患者にも比較的安全に摂取できる卵に加工する手段として用いられるが[6]，一方加熱卵の卵白から卵黄にかなりOMが移行していることが多く，OMアレルギーでは卵黄が必ずしも安全ではないことの理由になる.

2 オボアルブミンのT-cellエピトープ

動物実験ではT-cell epitopeはマウスのハプロタイプにより異なることが報告されている[7].

ヒトを対象とした研究では複数の鶏卵アレルギー患者の末梢血からOVA特異性T-cellラインを確立することでOVAのT-cellエピトープおよび拘束因子を検討した報告がある[8]. その結果では1人の患者においてもT細胞は複数のエピトープを認識することが明らかにされた.

またこのラインではHLA-DP，HLA-DR，HLA-DQを拘束分子としていることが明らかになった.

3 オボアルブミンのB-cellエピトープ

T細胞抗原レセプターは抗原提示細胞に提示されたMHC分子に拘束されたペプチドを認識するが，抗体分子は必ずしもペプチドを認識するわけでなく，高次構造を認識していると考えられている.

OVAは100℃の加熱変性，アルカリ変性で一次構造の切断が起こるが尿素変性，酸変性では切断は起こらない. しかしながらマウスおよび家兎の抗OVA，抗OM抗血清への親和性が低下することから切断が生じない変性においても蛋白質の高次構造は変化していることが示唆された.

また変性OVAに対するIgG抗体の結合能についてみると，断片化が起きたものと酸変性を受けたものにおいて結合能が著しく低下したが，他は変化なかった.

IgE抗体については一次構造の断片化が起きたものについては結合能が著しく低下したが，他の変性においてはあまり変化がみられなかった. 既に述べたように変性OMは抗血清への親和性が変化することから高次構造の変化が推測されるが，卵アレルギー患者のIgG，IgEの結合能は変化しない. よって卵アレルギー患者のIgG，IgEは主にOMの一次構造を認識していることが強く示唆される[9].

山田ら[10]は卵白特異的IgE抗体陽性患者においても卵白摂取によりアレルギーを発症しない患者があることに着目し，発症しないIgE抗体陽性患者は未処理のOMと加熱したOVAに対する結合能が有症者に比べて有意に低いことを報告している. つまり通常の卵白アレルギー患者はOMに対するIgE抗体をもつためにアレルギーを発症するものと考えられ，OM以外のアレルゲン(OVA, CA, HEL)は変化することでアレルゲン活性が破壊されやすいが，OMはアレルゲン活性を保ち続けるという本間の見解と一致する.

4 牛乳アレルゲン

牛乳は脂肪球と脱脂乳に分けられる．脂肪球の蛋白質成分は皮膜蛋白質といわれ，脱脂乳の蛋白質は乳清蛋白質とカゼインから構成されている．

乳清蛋白質には β-ラクトグロブリン，α-ラクトグロブリン，血清アルブミン，免疫グロブリンを含む．カゼインには αs 1-カゼイン，αs 2-カゼイン，β-カゼイン，κ-カゼインを含む．

牛乳には蛋白質が 3～3.5%含まれるが，大部分は脱脂乳に含まれる．カゼインは牛乳蛋白質の75～85%を占める．

牛乳アレルギーの原因になる蛋白質は数多く存在し，20 種類以上のアレルゲンが確認されている．

また処理法により新たなアレルゲン活性が生じる可能性もある．例えば牛乳加熱時にみられるメーラード反応により牛乳中の β-ラクトグロブリンが乳糖と結合し，アレルゲン活性を高める[11)]といわれている．

主要なアレルゲン蛋白質と考えられているものは，αs 1-カゼインと β-ラクトグロブリンである．

これらの 2 種類の蛋白質は牛乳中に多量含まれているが，母乳中には通常含まれないものである．

5 β-ラクトグロブリン

乳清蛋白質の主要成分である．牛乳蛋白質の 7～12%，乳清蛋白質の約半分を占める．これは球状蛋白質で分子量は 18,400[12)]である．

これは牛以外にも羊，ヤギ，犬，豚，鹿，馬，イルカのミルクにも含まれる[13)]．

アミノ酸配列も決められ，立体構造も X 線解析で進められている[14)15)]．

また β-ラクトグロブリンはレチノール結合蛋白質との相同性が明らかにされ，ビタミン A などの腸管内における疎水性物質輸送機能が注目されている[16)]．

6 αs 1-カゼイン

これは牛乳 1 リットル中に 12～15 g 含まれ牛乳蛋白質の 36%を占める．

αs 1 には 5 種類の異性体（A～E）が報告されているが B が主である．これは分子量 23,600 であり，199 のアミノ酸残基から構成されている．一次構造も明らかにされており，プロリンが多く，システインを含まず，全構造の 45%が β-turn 構造をとっているために，他の蛋白質のように特定の立体構造をもっていないことが特徴である．

7 小麦アレルゲン

主要アレルゲンとしては ω-5 gliadin（Tria）がよく知られているが，これが baker's asthma などの吸入性アレルゲンあるいは小麦依存性運動誘発アナフィラキシーの原因アレルゲン[17]として注目されてきた．しかし小児の食餌性アレルギーの即時型症状の原因アレルゲンとしても重要であり，これに対する IgE 抗体が即時型症状を予測する指標になるのではないか[18]ともいわれている．

成人では小麦や穀類による感作はパン製造業者にみられる喘息や鼻炎のような経気道的に感作されることが多い．

baker's asthma の重要な原因アレルゲンとしてはこれまでにも α-アミラーゼインヒビター[19]，アシルーCoA オキシダーゼやアルドラーゼ[20]，ペルオキシダーゼ[21]などが報告されている．

また α-アミラーゼインヒビターが吸入，経口いずれのルートでも感作を成立させることが示唆する小麦アレルギーの小児例の報告もある[22]．

8 ピーナッツアレルゲン

ピーナッツの主要アレルゲンは Ara h 1 といわれ，ピーナッツアレルギー患者の 90%以上がこれに対する IgE 抗体をもっている[23][24]．

Ara h 1 は特有な三次構造をもち，α-へリックスを 31%，β 構造を 36%，ランダムコイルを 33%有する高次構造を有する蛋白質である．

精製された Ara h 1 は 83〜87℃の熱処理で速やかに凝集し，完全に非可逆的な変性を起こす．ピーナッツ中に含有されている状態でも熱処理で変性を起こすが，この場合は高温（90〜110℃を要する[25]）．

ピーナッツが煎ることによりアレルゲン活性を増強する機序はメーラード反応による．すなわち砂糖を加えて煎るとアレルゲン活性は増すが，砂糖を加えないで同様に高温処理すると低下する[26]．

ピーナッツアレルギーはその生産量と摂取量が多い米国では確かに多いが，同様にピーナッツ摂取量が多い中国では少ない．その理由として加工法の違いに着目した報告がある．

すなわち米国では煎るのに対して中国ではフライにするか煮る．実験的に調理法の違いとアレルゲン活性の変化を調べてみると煎ったピーナッツに比較してフライや煮たピーナッツは Ara h 1 の量は減少し，IgE 結合能も低下していることが明らかになった．

Ara h 2 や Ara h 3 に対する IgE 結合能も煎ったピーナッツに比べ，フライや煮たものでは低下していた[27]．

9 そばアレルゲン

そばによって起こるアレルギー症状の多くはアナフィラキシー型であるので，致死的な状況に陥ることもある．

そばアレルゲンの抗原分析に関しては下記のような報告がある．

柳原ら[28]はそば水溶性画分中から３種のアレルゲン成分を抽出し，主要アレルゲン成分は分子量約17 kD の抗原 C に存在することを報告している．

中西ら[29]は Western blot 法により抗原性がある蛋白質は分子量 14～73 kD にわたり複数存在するが，分子量約 20 kD の蛋白質を主要アレルゲンと同定し，柳原らの同定した推定 17 kD の抗原と同一であることを示唆している．

額田ら[30]は Sephadex G-50 でそば蛋白質を分画し推定分子量 14 kD，HPLC で 20 kD 付近に活性をみとめた．

Yano ら[31]は脱脂したそば成分から多糖体も除去し，さらに蛋白質を精製し，分子量 8～9 kD に属する BA 1，BA 2，BA 3 の３種の分画をえたが，３分画ともにアレルギー患者の IgE 抗体と反応し，熱に安定で，うち１種は trypsin inhibitor 活性を有していた．

近藤ら[32]は分子量 24 kD の蛋白質を主要アレルゲンの１つであることを報告し，この蛋白質はそば蛋白質を構成する種々の蛋白質に S-S 結合している基本的な蛋白質であることを示唆している．

以上のようにそばの主要アレルゲンに関してはその化学構造については十分コンセンサスの得られた成果は得られていない．

10 大豆アレルゲン

大豆特異 IgE 抗体保有患者の 65％と最も高い成分は 7S-グロブリンに属する分子量 30,000 の蛋白質で，これは Gly m Bd 30 k と命名された．これは貯蔵蛋白質であり，パパイン類似のチオールプロテアーゼファミリーに属する蛋白質である[33]．

またこれは同じようにチオールプロテアーゼであるダニ Der p 1 とは 35％の相同性があり，170 番目の Asn 残基に糖が結合した糖蛋白質である[34]．

Gly m Bd 30 k には５つの IgE エピトープをもっているといわれている[35]．

その他に 7S-グロブリンに属する微量成分である分子量 28,000，等電点 6.5 の糖蛋白質である Gly m Bd 28 がある．

11 甲殻類アレルゲン

Tropomyosin はエビの主要アレルゲンとして発見された[36)-38]．最近ではこれはダニ[39]やゴキブリ[40,41], ロブスター[42], イカ[43], その他の軟体物動[44]とも交叉抗原性をもっていること示唆されている.

エビの主要アレルゲンは Hoffman ら[45]により始めて熱に安定な蛋白質として精製分離され, Shrimp allergen IIと命名された. これは分子量 38 kD の糖蛋白質であり, 等電点は 4.5, carbohydrate 4%, 341 のアミノ酸残基のうち Tyr が 7, Phe 9 の熱に安定な物質である.

また Leung ら[46]はシバエビから熱に安定な IgE 抗体に結合する主要アレルゲンを精製し, Met e 1 と命名した. これは 280 個のアミノ酸残基から構成される分子量 34 kD の糖蛋白質であり, トロポミオシンの多種の isoform と高い相同性を示した.

また Met e 1 のアミノ酸配列からはミバエ (Fruit fly) のトロポミオシンと高い相同性を示した.

トロポミオシンは筋肉のフィラメント, あるいは筋肉以外の細胞のミクロフィラメントに結合している 1 群の蛋白質であり, あらゆる真核細胞に存在する.

α 2 つまたは β 2 つのサブユニットからなる. ほとんどが α-ヘリックスの細い棒状の分子で, アクチンフィラメントの二乗螺旋の溝に沿って 1 本ずつ結合し, その構造を安定化している.

また, カルシウム受容蛋白質であるトロポニンを結合して, アクチンにカルシウム感受性を与え, アクチンとミオシンの結合を調節する. 筋肉以外の細胞におけるこの蛋白質の役割はまだ不明な点が多いが, これは細胞の形態と自動性の調節に関係していると考えられている.

12 魚アレルゲン

魚のアレルゲン分析はタラの抗原分析から始まった. タラの主要アレルゲンであるアレルゲン M (Gad 1) は parvalbumin と呼ばれるグループに属する蛋白質であり, 筋肉中では筋漿蛋白質画分に含まれている. 種々の魚から得られる parvalbumin の構造上の類似点は多く, これが各種魚肉間の交叉抗原性の原因の 1 つになっている. これは分子量が 12,323, 等電点が 4.75 であり, 113 個のアミノ酸残基から構成されている. 3 種のドメイン (ドメイン AB, CD, EF) に分けることができる. このような構造は卵白蛋白質と類似している.

ドメイン CD と EF は Ca 結合能をもっている.

Gad c 1 の IgE エピトープは 33-44, 65-74, 88-96 ペプチドにある. CD ドメインにある 49-64 ペプチドはアレルゲン性/抗原性があるばかりでなく, シラカバ花粉とも交叉反応する. さらにドメイン AB にある 13-32 ペプチドはハプテンとして働き, 単独ではアレルギー反応を引き起さない.

Gad c 1 は変性剤を加えたり, 還元アルキル化をしてもアレルゲン活性が残存していることからそのアレルゲン活性は一次構造に依存しているものと思われる.

ドメイン AB, CD, EF のそれぞれを結びつけているペプチド上のエピトープの間には相同性が高いアミノ酸配列がみられる. 同様なエピトープの繰り返しは CD ドメインを構成するペプチドにもみられる[47)48].

このようなエピトープの繰り返し構造がアレルゲン活性に何らかの役割を果たしている可能性が従来から指摘されている.

◆おわりに◆

主要アレルゲンの特徴は既に述べたように分子量が１万以上であること，加熱，酸，酵素処理に安定であることはこれまでに述べてきた食物アレルゲンの化学構造に多くみられる特徴である．しかし一部の食物アレルゲンでみられるように相同性が高いエピトープの繰り返し構造もアレルゲン活性にかなりの影響を及ぼしている可能性がある．

ところが β-ラクトグロブリンや大豆の主要アレルゲンのように条件によっては（含有される乳糖や糖の存在で加熱など）アレルゲン活性を増強することも指摘されている．

したがって食物を経口摂取する際のアレルゲン活性は必ずしも化学構造の特徴のみから捉え難いのではないかと思われる．

（鳥居新平）

文　献

1）山田　節，中村弘典，笹本和広，ほか：塩化リゾチーム製剤によるアナフィラキシーショックに対する検討．アレルギー　42：136-141，1993．

2）Kaminokawa S, Enomoto, A, Kurisaki J, et al：Monoclonal antibodies against hen egg ovomucoid. J Biochem 98：1027-1032, 1985.

3）Matsuda T, Watanabe K, Sato Y：Independent thermal unfolding of ovomucoid domains. Biochem Biophys Acta 669：109-112, 1981.

4）Kurisaki J, Konishi Y, Kaminogawa S, et al：Studies on the allergenic structure of hen ovomucoid by chemical and enzymic fragmentation. Agric Biol Chem 45：879, 1981.

5）Konishi Y, Kurisaki J, Kaminogawa S：Determination of A antigenecity by radioimmunoassay and of trypain inhibitory actionties in heator engyme denatured ouomucold. J Food Sci 50：1422-1426, 1985.

6）Urisu A, Ando H, Morita Y, et al：Allergenic acitivity of heated and ovomucoid-deleted egg white. J Allergy Clin Immunol 100(2)：171-176, 1997.

7）Laurent Vidard, Rock Kl Benacerraf B：Diversity in MHC class Ⅱ ovalbumin T cell epitopes generated by distinct proteases. J Immunol 149：498-504, 1992.

8）勝木利行，下条直樹，本間季里，ほか：卵白アルブミン特異的 T 細胞株の樹立と抗原認識機構の解析．アレルギー　42：1610-1615，1993．

9）本間季里，青柳正彦，斎藤公幸，ほか：IgG および IgE 抗体により認識された卵白アルブミン，オボムコイドの抗原構造についての検討．アレルギー　40：1167-1175，1991．

10）山田　恵，宇理須厚雄，近藤康人，ほか：卵白経口摂取による即時型過敏反応と卵白成分に対する IgE 結合能．アレルギー　43：1201-1209，1994．

11）上野川修，菅野長右衛門，紺野明義：ミルクのサイエンス．

12）McKenzic HA：In MILK Protein, Chemistry and MOlecular Biology vol 2, McKenzie HA, ed, p 257, Academic Press, New York, 1971.

13）Jenness B：Compararive aspects of milk proteins. J Dairy Res 46：197-210, 1979.

14）Parvaiz S, Brew K：Homology of S/beta S-lactogloburin, serum retinol-binding protein and protein HC. Science 228：335-337, 1985.

15）Flower DR：The lopocalin protein family；a role in cell regulation. FEBS Letters 354：7-11, 1994.

16）Rapiz MZ, Sawer L, Eliopoulos EE, et al：The structure of β-lactoglobulin and its similarity to plasma retinol-binding protein. Nature 324：383, 1986.

17）Palosuo K, Alenius H, Varjonen E, et al：A novel wheat gliadin as a cause of exercise-induced anaphylaxis. J Allergy Clin Immunol 103：912-917, 1999.

18）Kati Palosuo, Elina Varjonen, Outi-Maria Kekki, et al：Wheat ω-5 gliadin is a major allergen in children with immediate allergy to ingested wheat. J Allergy Clin Immunol 109：634-638, 2004.

19) Franken J, Steohan U, Meyer HE, et al：Identification of α-amylase inhibitor as a major allergen of wheat flour. Int Arch Allergy Immunol 104：171-174, 1994.
20) Posch A, Welss W, Wheeler C, et al：Sequence analysis of wheat grain allergens separated by two-dimensional electrophoresis-with immobilized pH gradient. Electrophoresis 16：115-119, 1995.
21) Sanchez-Monge R, Garcia-Casado G, Lopez-Otin C, et al：Wheat flour peroxidase is a prominant allergen associated with baker's asthma. Clin Exp Allergy 27：1130-1137, 1997.
22) James JM, Sixbey JP, Helm RM, et al：Wheat alpha amylase inhibitor：second rout of allergic sensitization. J Allergy Clin Immunol 99：239-244, 1997.
23) Burks AW, Williams LW, Helm RM, et al：Identification of major peanut allergen, Ara h 1, in patients with atopic dermatitis and positive peanut challenges. J Allergy Clin Immunol 88：172-179, 1991
24) Burks AW, Cockrell G, Stanley RM, et al：Recombinant peanut allergen Ara h 1 expression and IgE binding in patients with peanut hypersensitivity. J Clin Invest 96：1715-1721, 1995.
25) Koppelman SJ, Bruijinzeel-Koomen CA, Hessing M, et al：Heat-induced conformational changes of Ara h 1, major peanut allergen, do not afffect its allergenic properties. J Biol Chem 274：4770-4777, 1999
26) Maleki SJ, Chung SY, Champagne ET, et al：The effect of roasting on the allergenic properties of peanut proteons. J Allergy Clin Immunol 106：763-768, 2000.
27) Beyer K, Morrow E, Li X-M, et al：Effect of cooking methods on peanatu allergenicity. J Allergy Clin Immunol 107：1077-1081, 2001.
28) 柳原行義, 油井康雄：そば抗原の分析について. アレルギー 27：153-154, 1978.
29) 中西和夫, 長谷川好規, 安田行信, ほか：新しい抗原分析法；Blot 法の紹介とソバ抗原の分析, アレルギーの臨床 6：468-469, 1986.
30) 額田純子, 皆川陽美, 茂野 淑：そばアレルギー症の 1 例. そば抗原の精製と多抗原感作に関する検討. 日皮会誌 97：1551-1554, 1987.
31) Yano M, Nakamura R, Hayakawa S, et al：Purification and properties of allergenic proteins in buckwheat seeds. Agric Biol Chem 53：2387-2392, 1989
32) 近藤康人, 宇理須厚雄, 和田映子, ほか：そば主要アレルゲンの Immunoblotting 法による検討. アレルギー 42：142-148, 1993.
33) Ogawa T, Bando N, Tsujii H, et al：Investigation of the IgE-binding proteins in soybeans by immunoblotting with the sera of the soybean-sensitive patients with atopic dermatitis. J Netr Sci Vitaminol 37：555-565, 1991.
34) Bando N, Tsujii H, Yamanishi R, et al：Identification of the glycocylation site of major soybean allergen, Gly m Bd 30 k. Biosci Biotech Biochem 60：347-348, 1996.
35) Helm R, Cockrell G, Herman E, et al：Cellular and molechlar characterization of a major soybean allergen. Int Arch Allergy Appl Immunol 117：29-37, 1998.
36) Daul CB, Slattery M, Reese G, et al：Identification of the major brown shrimp (Penaeus aztecus) as the muscle protein tropomyosin. Int Arch Allergy Clin Immunol 105：49-55, 1994.
37) Shanti KN, Martin BM, Nagpal S, et al：Identification of tropomyosin as the major shirimp allergen and characterization of its IgE epitopes. J Immunol 151：5354-5363, 1993.
38) Leung PSC, Chu KH, Chow WK, et al：Cloning, expression, and promary structure of Metapenaeus ensis tropomyosin, the major heat-stable shrimp allergen. J Allergy Clin Immunol 92：837-845, 1994.
39) Aki T, Kodama T, Fujikawa A, et al：Immunochemical characterization of recombinant and native tropomyosins as a new allergen from the house dust mite. Dermatophagoides farinae. J Allergy Clin Immunol 96：74-83, 1995
40) Santos ABR, Tobias KR, Ferriani VPL, et al：Identification of tropomyosin from Periplaneta americana as a major cockroach allergen. J allergy Clin Immunol 103 (No 1, Pt 2)：S 122, 1999.
41) Asturias JA, Arilla MC, Gomez-Bayon N, et al：Molocular characterization of American cockroach tropomyosin (Per a 7), a cross-reactive allergen. J Immunol 162：4342-4348, 1999.
42) Leung PS, Chen YC, Mykles DL, et al：Molecular identification of the lobster muscle protein tropomyosin as a seafood allergen. Mol Marine Biol Biotechnol 7：12-20, 1998.
43) Miyazawa H, Fukamachi H, Inagaki Y, et al：Identification of the first major allergen of squid (Todarades

pacificus). J Allergy Clin Immunol 98：948-953, 1996.
44) Leung PSC, Chow WK, Duffey S, et al：IgE reactivity against a cross-reative allergen in crustacea and mollusca. Evidence fro tropomyosin as the common allergen. J Allergy Clin Immunol 98：954-961, 1996.
45) Hoffman DR, Day ED, Miller JS：The major geal. stable allergen of shrmp. Ann Allergy 47：17-22, 1981.
46) Leung PSC, Ka HC, Chow WK, et al：Clining, expression, and primary structure of Metapemaeus enesis tropomyosin, the major heat-stable sgrimp allergen. J Allergy Clin Immunol 94：882-890, 1994.
47) Elsayed S, Apold J, Holen E, et al：The structural requirements of epitopes with IgE binding capacity demonstrated：three major allergens from fish, egg and tree pollen (Review). Scand J Clin LAb Invent Suppl 204：17-31, 1991.
48) Cohen SG：Fish, in and out of water；food toxins, allergens. Allergy Proc 14(4)：287-316, 1993.

2. 抗体（免疫グロブリン）

◆はじめに◆

免疫グロブリンは，B細胞系の細胞が産生する蛋白である．免疫グロブリンは，抗体活性をもつことを特徴とし，細菌などの外来抗原に対する防御因子としての役割が強い．その一方で，自己免疫疾患では自己成分に対する抗体（自己抗体）が出現し，病因として働くことがある．

ヒトの免疫グロブリンはIgG，IgA，IgM，IgD，IgEの5種類のクラス（class）があり，それぞれ生物学的活性は異なる．

1 アレルギー反応と免疫グロブリン

免疫グロブリン Immunoglobulin は生体の液性免疫において主たる役割を担っている．生体内での免疫応答は本来，感染に対する防御反応として機能している．これらの反応において，免疫グロブリンの主体を成す抗体は外来毒素やウイルスを中和し，さらに細菌に対しては抗体と補体が結合し，その結果，溶菌反応を引き起こしている．また，食細胞による貪食により，細胞破壊などをもたらしている．これらの一連の防御反応は生体に必要な免疫反応であるが，生体内において過剰に起こり，傷害をもたらす場合，過敏症として現れることになり，アレルギー反応と呼ぶ．

2 免疫グロブリンの基本構造

免疫グロブリンの基本構造は，図1に示すように，H鎖（Heavy chain）とL鎖（Light chain）から構成されている．2つの相同なH鎖と2つの相同なL鎖がS-S結合で結ばれた構造単位をもっている．H鎖は各免疫グロブリンによって異なり，IgGはγ鎖，IgAはα鎖，IgMはμ鎖，IgDはδ鎖，IgEはε鎖，となる．一方，L鎖は各クラス共通でκ鎖，λ鎖の2種類がある(表1)．それぞれのポリペプチド鎖のN末端の部分は他の部に比してアミノ酸配列の多様性が著しく，可変部(variable region；V)と呼び，その他の部を不変部(constant region；C)と呼ぶ．H鎖の可変部はV_H，H鎖の不変部はC_H，L鎖の可変部はV_L，L鎖の不変部はC_Lと記す．IgG, IgA, IgDについてはC_H1，C_H2，C_H3のドメインがあり，IgM，IgEではC_H1からC_H4のドメインがある．H鎖の中央部にはヒンジ部（hinge region）と呼ばれる可動性に富み，蛋白分解酵素によって切断されやすい部位がある．パパイン消化で分解すると2つのFab（fragment antigen binding）と1つのFc（fragment crystalizable)とに分解される．Fabはおのおのが1個の抗原結合部位を有し，特にアミノ酸の変異の頻度が高い超可変領域（hypervariable region；HV）が各抗体固有の抗原結合構造をつくり出し

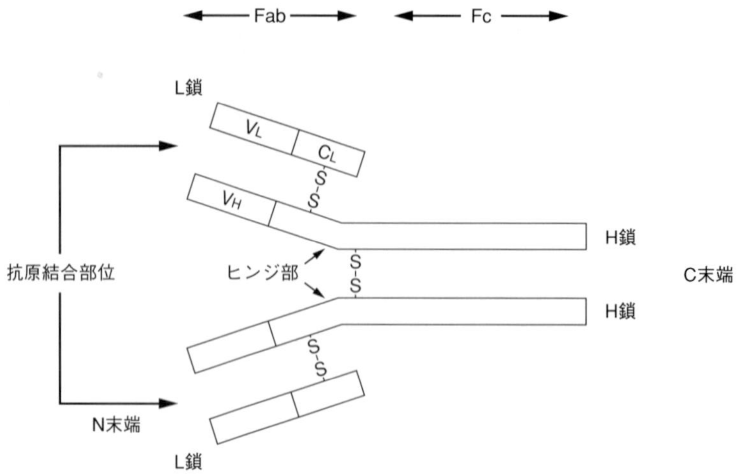

図 1. 免疫グロブリンの構造
相同な 2 本の H 鎖と相同な 2 本の L 鎖が S-S 結合で結ばれている.
H 鎖と L 鎖の N 末端部分はアミノ酸配列の変異に富む領域で可変部と呼ばれ（V_H, V_L）, 特に変異の頻度が高い超可変領域が各抗体固有の抗原結合部位構造をつくり出す.

ている. Fc は抗体活性を有さないが, 補体および細胞膜に発現している Fc レセプターに結合する. そして Fc レセプターを介して, 抗原結合による細胞刺激を Fc レセプターに会合する細胞内シグナル伝達分子へ情報伝達する重要な役割をもつ.

3 各免疫グロブリンの特徴（表 1）

[1] 免疫グロブリン G, IgG（Immunoglobulin G）

免疫グロブリンのうち, 血中で最も多量に存在し, 免疫グロブリン全体の 70〜75%を占める. IgG は分子量約 15 万の単量体蛋白である. 基本的に H 鎖（IgG の場合は γ 鎖）が 2 本と, χ 鎖または λ 鎖のどちらかの L 鎖 2 本が結合して, 1 分子の IgG を構成する. IgG は, 構造の類似した 4 種類のサブクラス（subclass）に分けられ, IgG_1, IgG_2, IgG_3, IgG_4と表す. 二次免疫応答の主たる役割を担っている抗体であり, 5 種類の免疫グロブリンのうち, ただ 1 つ抗毒素活性をもつ. IgG は血管内外に平均して分布している. また, IgG は胎盤通過性があり新生児の血中には母親の IgG が含まれており, 出産直後は成人レベルと同じである. その後母体由来の IgG は急速に低下, 総 IgG 量としては生後 3〜4 カ月で最低値となり, その後自己の IgG 産生能が発達し, 成長とともに徐々に増加する. そして生後 4 年くらいに成人レベルに達する. 蛋白分画において γ 分画の多くは IgG であり, IgG の増加, 減少が γ 分画の増加, 減少の変動をきたす. 血中 IgG 値は免疫不全症などで減少し, 感染症, 腫瘍, 自己免疫性疾患などで増加する. IgG_4の一部は即時型アレルギー反応を起こす抗体活性を有すると考えられている.

表 1. 免疫グロブリンの特徴

Igクラス	IgG	IgA	IgM	IgD	IgE
分子量	15万	16万（40万）	97万	18万	19万
H鎖	γ	α	μ	δ	ε
L鎖	κ，λ	κ，λ	κ，λ	κ，λ	κ，λ
サブクラス	1，2，3，4	1，2	1，2	なし	なし
血清濃度	800～1600mg/dl	140～400mg/dl	50～200mg/dl	0～40mg/dl	10～1000mg/dl
胎盤通過	あり	なし	なし	なし	なし
補体結合	あり	なし	あり	なし	なし
構造	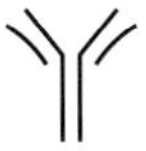	血清型 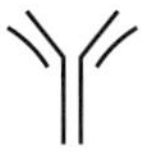 分泌型 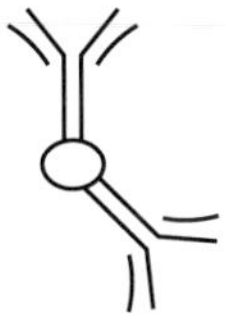	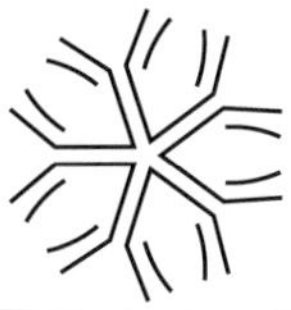	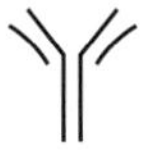	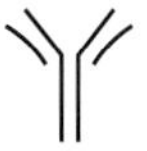

[2] 免疫グロブリン A, IgA (Immunoglobulin A)

IgA は分子量約 16 万の糖蛋白で，H 鎖が 2 種類（α 1, α 2）あり，それにより IgA_1, IgA_2の 2 つのサブクラスに区別される．IgA は血清 Ig のうち 10～20%程度しか占めていないが，消化管分泌液，唾液，涙液，鼻汁，気道分泌液，乳汁などの外分泌液に分泌型 IgA として多く含まれ，外界と接している粘膜面での防御機構としての粘膜免疫（mucosal immunity）に関与する．特に初乳に多く含まれ，胎盤を通過せず，新生児期には産生されていないことから，新生児期の免疫に重要な役割をもっていると考えられている．分泌型 IgA は細菌やウイルスに対する抗体活性を示すだけでなく，食事性蛋白などに対する自然抗体としての作用ももつ．IgA 腎症，慢性肝疾患，膠原病，悪性腫瘍などで高値を示し，AIDS を含むウイルス感染症，原発性免疫不全症などで低値を示す．

[3] 免疫グロブリン M, IgM (Immunoglobulin M)

IgM は 5 個のサブユニットから構成される分子量約 97 万の巨大な免疫グロブリンで，Ig の中で最も大きく，マクログロブリンとも呼ばれる．Ig 全体の約 10%を占める．免疫応答における初期抗体として，感染性微生物に対応する．

IgM は主に血管内に存在する．また，IgM は分子量が大きいため，胎盤移行性はない．よって母親から胎児へ移行せず，新生児の血清 IgM 値上昇がみられる場合は何らかの子宮内感染を受けたことを示している．肝疾患，感染症急性期，膠原病，悪性腫瘍，ネフローゼ症候群などで高値を示す．

［4］免疫グロブリン D，IgD（Immunoglobulin D）

IgD は 5 種類の免疫グロブリンのうち IgE に次いで少ない免疫グロブリンであり，Ig 全体の 1% 以下で，分子量は約 18 万である．まだ生理的意義が明らかではないが，細菌などの上気道感染の防衛上重要な働きをしていると考えられる．血清 IgD は IgD 型骨髄腫や周期性発熱を伴う高 IgD 血症などで高値を示す．また，アレルギー疾患でも増加することがある．

［5］免疫グロブリン E，IgE（Immunoglobulin E）

IgE の血清濃度は 0.0003 mg/m*l* とごく微量である．分子量は約 19 万で IgM に次いでで大きく，2 本の H 鎖と 2 本の L 鎖より構成される．アレルギーと密接な関係をもつ抗体であり，レアギン活性をもつことを特徴とする．IgE は気道，リンパ節，消化管粘膜などの局所で作られる．

特定のアレルゲンへの曝露により産生された IgE は，主に肥満細胞や好塩基球の表面上に存在する高親和性 IgE レセプター（FcεRI）に結合する．この状態が感作であり，再びそのアレルゲンに曝露し，アレルゲンがこの IgE に結合すると IgE が架橋されて FcεRI が凝集し，細胞内シグナル伝達が始動し，細胞が活性化されて脱顆粒し，ヒスタミンなどの活性物質が遊離される．さらに細胞膜のアラキドン酸カスケードも活性化され，脂質メディエーターであるロイコトリエン，プロスタグランジン，トロンボキサンなどが産生され分泌される．また，サイトカインも産生され，他の炎症細胞も活性させるとともに，そのサイトカインによって自らも活性化されるオートクライン機構ももつ．このようにして IgE を介する I 型アレルギー反応が引き起こされる．

気管支喘息，アトピー性皮膚炎，アレルギー性鼻炎，アレルギー性アスペルギルス症などのアレルギー性疾患で高値を示すが，IgE は寄生虫防御にも重要な機能をもっていると思われ，寄生虫感染症においても血中 IgE 値は高値を示す．

◆おわりに◆

免疫グロブリンは生体の液性免疫において重要な役割を担っている蛋白であり，古い時代から常に研究されてきた．その進歩は免疫・アレルギー学をはじめ，医学・生物学に大きく貢献しており，また，その業績の多くに日本人の名が登場する．抗毒素血清などで得た治療技術は，分子・遺伝学の進歩とともに，ヒト型化モノクローナル抗体などの作成にも成功し，その技術は難治疾患の治療法の新しい展開にも結びついている．今後もさらなる基礎的研究の進歩が，治療技術の発展に還元されることが期待される．

（木村輝明，足立　満）

参考文献

1) 今井浩三:免疫グロブリン. 医科免疫学, 菊地浩吉, 上出利光(編集), 南江堂, 東京, 2001.
2) French DL: Immunoglobulin Structure and Genetics, in Kaplan AP edt, Allergy, Saunders WB, Philadelphia, 1997.
3) Siraganian RP, Zhang J, Kimura T: Regulation and function of protein tyrosine kinase Syk in Fcε RI-mediated signaling. In Razin E, Revera J edt, Signal transduction in Mast Cells and Basophils. Springer-Verlag, New york, 1999.

4 アレルギー反応の機構

3. アレルギー(免疫)反応

◆はじめに◆

アレルギーには，抗原に感作されている生体が抗原と再接触してから障害反応が最大に達するまでの時間が数分～数時間のものと，24～48 時間を要するものとがあり，前者を即時型，後者を遅延型という．即時型アレルギーは血清抗体などの液性免疫が，遅延型アレルギーは感作リンパ球などの細胞性免疫が関係して引き起こされる．Coombs（クームス）と Gell（ゲル）は，これらのアレルギー反応を免疫病理学的に分類した．その分類では，即時型アレルギーを，I．アナフィラキシー型，II．細胞傷害型，III．免疫複合体型の 3 型に分け，それにIV．遅延型を加えて，4 型に分類した．さまざまな免疫・アレルギー反応を系統的に理解するうえで有用な分類方法であり，一部異論はあるものの，現在でも広く用いられている分類方法である．しかし，実際のアレルギー疾患においては，いくつかの機序が重複して病態を形成していると考えられる（図 1，表 1）．

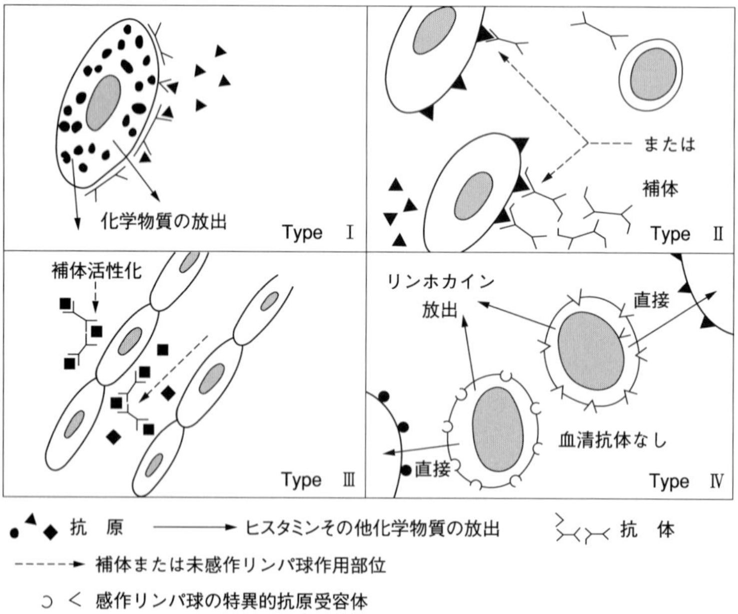

図 1．アレルギー反応の模式図（文献 1）より引用）

表 1. Coombs Gell 分類と疾患

	即時型			遅延型
	I 型	II 型	III 型	IV 型
抗体/細胞	IgE 時に IgG_4	IgG, IgM	主に IgG, IgM	感作 T リンパ球（抗体関与なし）
抗原	外来抗原	生体内の標的細胞	細胞外の外因・内因	外因・内因
メディエーター	ヒスタミン, ロイコトリエンなど	補体系	補体系	リンホカイン
皮膚反応	15〜20 分で最大		6〜8 時間で最大	24〜48 時間で最大
疾患例	アナフィラキシーショック アレルギー性鼻炎 気管支喘息 急性蕁麻疹 花粉症 アトピー性皮膚炎	不適合輸血 免疫性溶血性貧血 免疫性顆粒球減少症 免疫性血小板減少症 Goodpasture 症候群 尋常性天疱瘡	血清病 糸球体腎炎 全身性エリテマトーデス 多発性動脈炎 過敏性肺臓炎	接触性皮膚炎 移植拒絶反応 結核（ツベルクリン反応）

1 Coombs（クームス）と Gell（ゲル）の分類

[1] I 型アレルギー反応（アナフィラキシー型）

1）IgE とアナフィラキシー

ある原因物質（アレルゲン）により感作された後，そのアレルゲンに再び接触した時に重篤な全身性過敏反応が誘発される．これは原因となる抗原に対して IgE 抗体（レアギン）が産生され，IgE が肥満細胞や好塩基球に結合すると個体はアレルゲンに対して感作された状態となり，その後再び抗原刺激を受けると肥満細胞や好塩基球に存在する高親和性 IgE レセプター（FcεRI）が活性化することによる．そして，チロシンキナーゼ Syk などのチロシンリン酸化などの細胞内シグナル伝達が始動し，肥満細胞や好塩基球よりヒスタミンなどの脱顆粒が起こる．また，同時に白血球などの遊走に関与するサイトカインが放出されたり，アラキドン酸カスケードが活性化し，ロイコトリエンなどが産生，放出される．

2）アナフィラキシーショック

感作された抗原に再び曝露し，抗原刺激を受けることにより肥満細胞や好塩基球から脱顆粒が起こる即時型アレルギー反応により，ヒスタミン・ブラディキニン，他の血管作動性アミン類が放出され，重篤なショック症状を引き起こされることがある．アナフィラキシーショックによる症状の発生は 5〜10 分以内に始まり，遅くとも 30 分以内に出現することが通例である．瘙痒，浮腫・気管支平滑筋の収縮による喘鳴を伴う呼吸困難，チアノーゼ，頻脈，血圧低下をきたし，時に急速にショックとなり，致命的な状態となり，気管支平滑筋の攣縮により窒息死などが引き起こされる．このため治療は緊急を要し，直ちに 1,000 倍希釈エピネフリンの皮下あるいは筋肉内注射し，これと併行して血管確保をし，患者の足部を上げてショックに対処する．抗ヒスタミン薬の投与，気管支痙攣に対してイソプロテレノールやアミノフィリン，昇圧薬やステロイドを用いる．さらに陽圧マスクで酸素吸入を行い，声門浮腫があれば気管内挿管や気管切開を行う必要がある場合もある．

アナフィラキシーショックを引き起こす原因物質は抗生物質，局所麻酔剤，薬品，減感作用アレルゲンエキス，ハチ毒，ヨードを含む造影剤など多数あり，注射など非経口的に投与された場合に確率が高くなる．

3）I型アレルギーと疾患

抗原による IgE 抗体の架橋により FcεRI が凝集すると，細胞内顆粒に蓄えられていたヒスタミンなどの化学伝達物質の放出や，その後に合成され放出されるロイコトリエン，プロスタグランジン，血小板活性化因子（PAF）などにより平滑筋収縮や血管透過性亢進などが引き起こされ，さまざまな疾患を作り出す．前述したアナフィラキシーショック以外にもアレルギー性鼻炎，結膜炎，食物アレルギー，蕁麻疹，アトピー性皮膚炎，気管支喘息などの急性期のメカニズムが，I型アレルギーによる症状と考えられる．そしてこれらの治療に対し，抗ヒスタミン剤，ロイコトリエン受容体拮抗剤などが用いられる．

［2］II型アレルギー反応（細胞傷害型）

細胞表層抗原や細胞表面に付着した抗原とそれに対する IgG 抗体もしくは IgM 抗体および補体とが反応し細胞が溶解される．しかし，必ずしも細胞溶解を伴わないものもあり，以下の機序による反応を一括してII型アレルギー反応と呼ぶ．

1）II型アレルギーの機序

a．**補体依存性細胞溶解**：細胞表面の抗原に結合した抗体に補体成分が順次結合して，C 5 b 6789 膜攻撃複合体が形成されると，その活性酵素作用によって細胞膜に孔が作られ，細胞は溶解し破壊される．

b．**食細胞による細胞溶解**：マクロファージや多核白血球などの食細胞は，IgG の Fc 部分や補体 C 3 に対する受容体を有しており，細胞膜上の抗原に IgG が結合し C 3 が結合すると，マクロファージや多核白血球は Fc レセプターや C 3 受容体を介して標的細胞を貪食，破壊する．

c．**抗体依存性細胞性細胞傷害**（ADCC：antibody-dependent cell-mediated cytotoxicity）：Fc 受容体を有する細胞が特異的に結合した抗体を介して標的細胞を破壊するものをいう．これを担っている細胞は IgG の Fc 部分に対する受容体をもった K 細胞と呼ばれ，NK 細胞の 1 つと考えられている．液性免疫と細胞性免疫の共同で発現する細胞傷害作用である．

2）II型アレルギーによる疾患

a．**自己免疫性溶血性貧血**（AIHA：autoimmune hemolytic anemia）：自己の赤血球に対する抗体が産生され，この抗体で感作された赤血球は食細胞に結合し貪食され，その結果起こる溶血により生ずる貧血である．

b．**新生児溶血性貧血**：Rh 不適合の母子間に生じる溶血性貧血である．Rh（−）の女性が Rh（+）特に D 抗原（+）の胎児を妊娠した場合，Rh（−）の母体に抗 D 抗体が産生される．不適合な胎児の赤血球が胎盤を通過して母体に移行した場合，胎児血球表面の型物質に対する抗体が母体中に産生される．母体に産生された IgG 抗体は胎盤を通過し胎児に移行し胎児の赤血球が溶血を起こす．

c．**不適合輸血**：ABO 型の不適合な輸血を受けた際，抗 A，抗 B 自然抗体により溶血が起きる．

d．**橋本甲状腺炎**：甲状腺の細胞に対する自己抗体が，補体とともに細胞障害性に働くことにより，甲状腺組織が破壊される．

e．**goodpasture 症候群**：糸球体基底膜に対する自己抗体によって腎臓の糸球体が傷害される．

［3］III型アレルギー反応（免疫複合体型）

III型アレルギー反応は免疫複合体 immune complex（IC）が主体となって引き起こされる組織傷害である．

IgG や IgM と可溶性抗原が生体内で反応すると，抗原と抗体により免疫複合体が形成される．形成された免疫複合体は小血管壁に沈着し，補体を活性化し，アナフィラトキシン様特性や走化性をもつ C 3 a や C 5 a を作る．そして肥満細胞や好塩基球から血管作用性アミンなどのケミカルメディエーターが放出され，血管透過性が亢進し，多核白血球が集積し，形成された抗原抗体複合体を貪食する．そして白血球はリソソーム酵素を外部に放出し細胞を破壊する．その際，免疫複合体の付着している血管壁は傷害を受けることになり，さらにその部位の傷害が引き起こされる．

a．**アルツス反応（Arthus 反応）**：動物の皮内に可溶性の抗原を繰り返し注射することで引き起こされる反応である．その部位の皮膚には抗原投与後 3～6 時間後，発赤，腫脹，出血壊死が起こり，その後 12 時間以内に消失する．これは抗体過剰の状態で形成された抗原抗体複合体が注射局所に沈着し，多核白血球の集積や血小板の凝集により急性の血管炎を起こすことによる．

b．**血清病**：ジフテリア抗血清など治療の目的で大量の抗血清（異種血清）を静脈注射した場合，注射後 1 週間くらいで発熱，全身倦怠，リンパ節腫脹，発疹，関節の腫脹などの症状を呈する全身反応である．投与された異種蛋白と，それに対する抗体との間に形成された免疫複合体の蓄積によって起こる．

［4］IV型アレルギー反応（遅延型）

抗体や補体の関与なしに，特異抗原に感作された T 細胞によって起こされる反応である．反応の出現までに 24～48 時間を要するため，遅延型アレルギー反応と呼ぶ．結核，癩，サルコイドーシスなどの肉芽腫を形成する疾患の病態形成に重要である．また，そのほか，臓器特異的自己免疫疾患，ウイルス，真菌の感染免疫，腫瘍免疫，移植免疫などに重要である．病変部位の局所にはマクロファージやリンパ球などの単核細胞の強い浸潤がみられる．マクロファージが関与し，感作 T リンパ球と抗原の反応により放出されるサイトカインにより組織傷害が起きる反応と，T リンパ球による直接の細胞傷害による反応がある．

a．**ツベルクリン反応**：感染アレルギーの代表である．結核に感染したことのある人は精製ツベルクリン（purified protein derivative；PPD）を皮内接種すると接種部位に 48 時間後に発赤や硬結が出現する．この反応は過去の結核感染の有無を判定するのに有用であるが，わが国の場合，BCG接種が普及しており，それによる陽性があるため，ツベルクリン反応陽性が必ずしも結核菌感染を意味していない．また，サルコイドーシス，癌末期などの免疫不全，副腎皮質ホルモン使用時などでは陰性である．

b．接触性皮膚炎：ハプテンにより惹起される皮膚炎であり，接触部位に湿疹様病変が起きる．2,4ジニトロクロロベンゼン（DNCB）などの化学物質が皮膚に触れると，皮膚に分布するランゲルハンス細胞によりTリンパ球に抗原提示され，感作が成立する．その後，同一の物質にさらされることにより反応が起き，病変が出現する．

c．移植免疫：同種移植片拒絶反応にはキラーT細胞が関与し，細胞表面の主要組織適合抗原（MHC）分子により提示される抗原を認識し，標的細胞を殺す．このメカニズムにより，組織適合性抗原の異なった同種の動物間で行われる臓器移植は，拒絶反応を起こし，移植臓器が壊死に陥る．

◆おわりに◆

Coombs（クームス）とGell（ゲル）はアレルギーを4つの型に分類したが，これらの反応が互いに独立して起こるわけでなく，また，すべてのアレルギー反応をこの型に当てはめて考えることは無理があり，その分類方法が必ずしも適切であるとはいえない．また，II型アレルギーに分類されるもののうち，その組織傷害性に働くのではなく，その組織の機能亢進状態をもたらす場合，II型アレルギー反応の亜型としてV型に分類することもある．甲状腺機能亢進症のメカニズムがこれに該当することがわかってきた．このように，病態のメカニズムが次第に明らかになるとととともに，この分類方法で説明しきれないことが生じているものの，多彩なアレルギー反応を効率よく理解するには依然有用な分類方法であると考えられる．

（木村輝明，足立　満）

参考文献

1）小池隆夫，上出利光：炎症反応による組織傷害；アレルギー．医科免疫学，改訂第5版，菊地浩吉，上出利光（編集），南江堂，東京，2001．
2）木村輝明：肺疾患と細胞内シグナル伝達―肥満細胞の活性化；細胞内シグナル伝達を中心に．呼吸と循環 47：885-891，1999．
3）Gell PGH, Coombs RRA：Clinical Aspects of Immunology. 3rd ed, Blackwell, Oxford, 1975.

4. 食物アレルギーと腸管免疫

◆はじめに◆

生体は外来からの病原微生物に代表される異物（非自己）に対して，排除的な反応を誘導し，生体内の恒常性を守るシステムを構築している．一方，われわれは食物という異物を生理的行為として大量に，そして毎日摂取しなくては生きていくことはできない．腸管は，この食物を消化・吸収する組織であり，大量の異種蛋白質の一部は抗原性を保ったまま生体に取り込まれる．また，腸管粘膜は常に外界からの細菌やウイルスなどの病原微生物や非特異的な物理的刺激に曝されており，病原微生物などの有害物質の侵入から生体を防御する最前線であるともいえる．そこで，腸管は栄養となる食物蛋白質に排除的な免疫応答を誘導せず，病原微生物などの有害物質に対しては免疫応答することにより生体への侵入を阻止する多様な機能をもたなくてはならない．このような矛盾を解決する接点として粘膜免疫機構が存在する．粘膜免疫機構は，胸腺，脾臓，骨髄を中心とした全身性免疫機構とは異なった制御システムのもとに機能し，食物など生体に必要な異物は取り込み，感染因子のような生体に傷害性の異物を精妙に識別し排除する．

食物アレルギーは，本来は生体に無害な食物に対するアレルギーであり，腸管粘膜免疫機構の制御システムの異常がその基本的病態といえる．すなわち，その病態は腸管の粘膜免疫機構により特徴づけられる．そこで，本稿では，食物アレルギーの発症機序を，粘膜免疫機構との関連から考えてみたい．

1 腸管粘膜防御機構

腸管には，抗原として働く可能性のある蛋白質分子や侵襲性のある病原微生物の侵入を阻止する機構，すなわち粘膜防御(バリア)機構が存在する．この腸管防御システムは，腸管関連リンパ組織(gut-associated lymphoid tissue；GALT）に代表される免疫防御システム（特異的バリア）のみならず，粘液，腸管蠕動運動，そして胃酸や消化酵素などよりなる粘膜防御システム（非特異的バリア）により構築されている（表 1）．

[1] 非特異的バリア—粘膜防御システム

粘膜の非特異的バリアは，粘液に含まれる種々の分泌物，腸管の運動などより構成され，腸管から分泌される粘液は，400 μm の厚さをもち，腸管の内表面を覆うことにより粘膜バリアの重要な要素を構成する．粘液は，杯細胞から分泌されるムチン糖蛋白質よりなる外層と糖脂質やリン脂質によって構成される内層とに分けられる．粘液は潤滑剤として作用し，上皮細胞を物理的に保護するのみなら

表 1．腸管粘膜防御機構を構成する因子

1．粘膜表面
- a．非特異的バリア
  - 1）物理化学的機構
    - 酸，腸管蠕動運動
  - 2）生物反応による機構
    - 粘液，消化酵素，リゾチーム，ラクトフェリン
- b．特異的バリア
  - 1）体液性
    - 分泌型 IgA，（IgM，IgG）
  - 2）細胞性
    - マクロファージ

2．組織内
- a．非特異的バリア
  - 1）体液性
    - 急性期蛋白
  - 2）細胞性
    - NK 細胞，好中球
- b．特異的バリア
  - 1）体液性
    - IgG
  - 2）細胞性
    - リンパ球（GALT），マクロファージ

ず，抗原や微生物と上皮細胞の微絨毛との接着をムチンの糖鎖が競合することにより阻害する．

腸管の蠕動運動も，抗原，毒素，微生物の微絨毛への接着を阻止する重要な役割を担っており，粘膜表層に粘液の流れが生じ，粘膜上皮細胞との結合が不完全な微生物や抗原は容易に排除される．

消化酵素による蛋白質や糖などの大分子の分解も重要な粘膜バリアの構成要素である．無酸症の成人例では食物抗原に対する抗体値が上昇しており，また乳児期早期における過剰な抗原の吸収の一因として消化機能の未熟性があげられている．

さらに，絨毛上皮細胞自体が蛋白質や糖などの大分子の透過性を抑制する構造となっている．微絨毛膜に結合した糖蛋白質や刷子縁酵素の作用により，未分解の蛋白質は微絨毛膜に結合しにくく，これらのバリアを越えて蛋白質が微絨毛膜に結合し細胞内にエンドサイトーシスにより取り込まれても，ライソゾーム酵素により速やかに分解される．

[2] 特異的バリアー免疫防御システム

粘膜免疫機構は，主要な 3 種類の構造体，パイエル板，粘膜固有層のリンパ球および形質細胞，上皮細胞の間に介在する粘膜上皮細胞間リンパ球（intraepithelial lymphocyte；IEL）より構成される．機能としては，分泌型 IgA を中心とする液性免疫と IEL に代表される粘膜系 T 細胞による細胞性免疫の両者からなり，外界からの異物の侵入に対して生体防御にあたっている．生後 12 日頃までは腸管リンパ組織の発達が悪く，抗体産生細胞が増加して IgA 分泌が成人のレベルに達する生後数カ月までは，抗原の腸管からの侵入も多い．

IgA 産生応答を担当する粘膜免疫関連組織は，IgA 産生前駆 B 細胞を誘導するパイエル板に代表

される IgA 誘導組織と，IgA 産生前駆 B 細胞が形質細胞へ分化成熟して IgA 産生が行われる粘膜固有層などの IgA 実効組織からなっている．パイエル板では，リンパ小節を被覆する円柱上皮中の M 細胞が腸管内の抗原物質を取り込み，抗原提示をすることにより抗原特異的 T 細胞および B 細胞を活性化する．これらの T 細胞は主として Th 2 タイプに属することが知られている[1]．抗原特異的 B 細胞は Th 2 細胞からのサイトカインの補助によって IgA 産生前駆 B 細胞となる．活性化された T 細胞および B 細胞は，IgA 誘導組織を離れて腸管膜リンパ節から胸管に入って，腸管や上気道などの粘膜固有層（lamina propria）などに移動する（粘膜免疫循環帰巣経路）．粘膜固有層は腸管の上皮細胞下に位置し，多数の形質細胞と T 細胞が存在する．固有層の T 細胞の 50%が CD 4^+CD 8^-T 細胞からなり，これらの Th 2 細胞から産生されるサイトカインによって IgA 産生前駆 B 細胞は形質細胞へ成熟分化し IgA が産生される[2]．腸管 IEL は，大部分が CD 3^+T 細胞であり，特に $\gamma\delta$ 型 T 細胞レセプターを発現する T 細胞や CD 8^+T 細胞が多い．$\gamma\delta$ 型 T 細胞レセプターの δ 鎖特異的遺伝子を欠損させたマウスでは，上皮細胞数や IgA 産生細胞数の減少が報告されている．

2 経口免疫寛容

先に述べたように，消化管からの抗原の吸収に食物抗原に対する IgA 抗体が関与していると考えられるが，生理的に一部の食物蛋白質は抗原性を保ったまま生体に吸収されている．また，選択的 IgA 欠損症患者の多くが食物に対するアレルギーを発症しないこと，経口摂取によって食物に特異的 IgA 抗体を誘導することが難しいことなどから，IgA 抗体の機能異常のみにより食物アレルギーの発症のメカニズムを理解することは困難である．そこで，食物抗原に対する免疫応答の調節には，経口免疫寛容を考えなくてはならない．経口免疫寛容とは，経口的に投与された抗原に対して，全身的には抗原特異的な免疫学的不応答が誘導される現象である．特に IgE 抗体の産生は著明に抑制され，食物アレルギーはこの経口免疫寛容の誘導の異常として捉えることができる．

寛容の機序としては，抗原特異的 T 細胞クローンの除去（deletion），T 細胞クローンの免疫学的麻痺（anergy），調節性 T 細胞あるいは抑制性サイトカインの働きなどにより説明されている（図 1）．免疫寛容の成立には，抗原の性状や投与量そして抗原の投与経路などが重要な要因として関与している．比較的多量の抗原投与においては，クローン除去とアネルギーが起こるが[3)4)]，比較的少量の抗原投与では調節性 T 細胞が誘導される[4)5)]．この調節性 T 細胞は interleukin（IL）-4，IL-5，IL-10，transforming growth factor（TGF）-β といった抑制性サイトカインを産生し，TGF-β および IL-10 ノックアウトマウスは炎症性腸炎を発症することから[6)7)]，実際に生体内でこれらのサイトカイン特に TGF-β が経口免疫寛容の誘導・維持に重要な役割を担っていると考えられる[8)]．食物アレルギーを発症した乳児の母親の初乳中に含まれる TGF-β 量は，対照健康児の母親の初乳中の TGF-β に比較して有意に低値である[9)]．また，健康な乳児においても一過性に食物あるいは吸入性抗原に対して IgE 抗体が産生され，その後速やかに陰性化することが知られているが[10)]，その機序に TGF-β が関与している可能性もある．

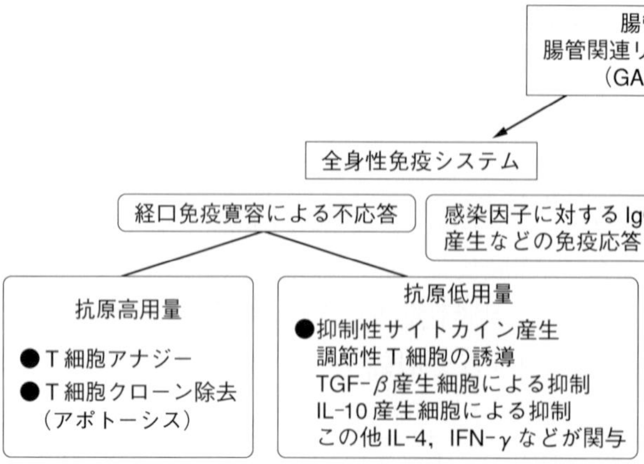

図 1．経口免疫寛容

このような免疫寛容の誘導に，腸内細菌叢が重要な役割を担っていることが最近明らかにされつつある．無菌マウスは通常の環境下で飼育されたマウスに比べて免疫能の異常が認められており，無菌マウスにヒツジ赤血球(SRBC)を経口投与すると，SRBC に対する局所 IgA 抗体のみならず IgG 抗体や遅延型過敏反応も誘導され，経口免疫寛容は誘導されない．また，無菌マウスは，通常マウスに比べて Th 2 タイプサイトカインである IL-4 産生が亢進し，Th 1 サイトカインである interferon (IFN)-γ の産生が低い．すなわち，無菌マウスの Th 細胞は，Th 2 タイプに偏倚したバランスであり，出生後の Th 1 細胞の成熟には腸内細菌が重要な役割を担っていることが示唆されている[11]．

ヒトでも，アレルギー児は非アレルギー児に比べて，腸内細菌において嫌気性菌である乳酸桿菌などが少なく，好気性菌である大腸菌群や黄色ブドウ球菌などが増加している[12]．また，乳酸桿菌を新生児期から投与した群は非投与群に比べて，アレルギー疾患の発症率が半分であったことが報告されている[13]．このように特定の腸内細菌がアレルギーの発症に関与しており，正常の腸内細菌叢の形成はアレルギーの予防に有用であることが推測される．さらにアジュバントを用いて誘導した食物アレルゲンに対する寛容誘導の破綻を腸内細菌が回復させることから[14]，Th 2 タイプサイトカイン産生を抑制するプロバイオティクス(生菌剤)を用いた食物アレルギーの治療も探られている[15]．今後，腸管免疫における腸内細菌叢の役割について見直す必要があろう．

3 リンパ球の消化管へのホーミング

食物アレルギーにおいては，消化器のみならず皮膚，呼吸器など，さまざまな臓器が傷害され，多様な臨床症状が認められる．そこで，食物アレルギーの機序を考えるには，前述した T 細胞機能の解明に加えて T 細胞がどのように消化管など特定の臓器に移入し，アレルギー性炎症を誘導するのか，そのメカニズムを明らかにしなくてはならない．特定の臓器へのリンパ球の移入をホーミングと呼ぶが，近年リンパ球上の特定の接着分子（ホーミングレセプター）と血管内皮細胞上の特定の接着分子

表 2. 炎症部位における白血球のホーミングと接着分子

白血球レセプター	リガンド	リガンドの発現部位
L-セレクチン	GlyCAM-1, MAdCAM-1 Sgp 200	末梢リンパ節 粘膜リンパ組織 炎症部位
CLA	E-セレクチン	皮膚 炎症部位
PSGL-1	P-セレクチン E-セレクチン L-セレクチン	炎症部位
α4β1	VCAM-1 フィブロネクチン	炎症部位 (血管内皮細胞，関節滑膜細胞など)
α4β7	MAdCAM-1 VCAM-1 フィブロネクチン*	(消化管) 粘膜リンパ組織 炎症部位？
αEβ7	E-カドヘリン	(消化管) 粘膜上皮細胞
LFA-1	ICAM-1	炎症部位
	ICAM-2	血管内皮細胞
Mac-1	フィブリノーゲン ICAM-1	炎症部位
p150, 95	フィブリノーゲン	炎症部位？

CLA：cutaneous lymphocyte antigen, GlyCAM-1：glycosylation-dependent cell adhesion molecule-1, ICAM：intercellular adhesion molecule, LFA-1：lymphocyte function-associated antigen-1, MAdCAM-1：mucosal addressin cell adhesion molecule-1, PSGL-1：P-selectin glycoprotein ligand-1, VCAM-1：vascular cell adhesion molecule-1, ?：不明, ＊炎症反応における役割は明らかでない.

(リガンド) の結合がこのホーミングに重要な役割を果たしていることが明らかになってきた (**表 2**).

ここでは食物アレルギーの病態の基本である消化管へのリンパ球の移入から，この問題について述べる. 消化管へのホーミングレセプターとしては，β7インテグリンファミリーであるα4β7およびαEβ7が知られており，これらのホーミングレセプターに対するリガンドとしては，α4β7にはMAdCAM-1，VCAM-1，フィブロネクチンなど，αEβ7にはE-カドヘリンが示されている. これらのリガンドの中でMAdCAM-1は消化管とそれに関連したリンパ組織に選択的に発現しており，炎症が惹起されても大部分の腸管以外の組織では発現が認められない[16]. そこで，α4β7を介した消化管へのリンパ球のホーミングには，消化管に選択的に発現するMAdCAM-1との相互作用が重要と考えられる.

このα4β7の疾患における役割については，代表的な乳児のウイルス性腸炎であるロタウイルス感染患者において末梢血中のα4β7高発現CD4$^+$T細胞がロタウイルスに強い増殖反応を示し，低発現CD4$^+$T細胞はロタウイルスに対して増殖反応を示さないことが報告されている[17]. また，牛乳アレルギーによる腸炎の患者では，牛乳蛋白刺激によって末梢血CD4$^+$T細胞上にα4β7が強く誘導されるのに対し，牛乳アレルギーが寛解した患者ではその発現誘導が消失する[18]. さらに，炎症性腸疾患を自然発症するサルに対して抗α4β7抗体を投与すると，臨床症状および組織学的な腸炎の著明な改善が認められている[19].

αEβ7は，ほとんどすべてのヒト小腸粘膜上皮細胞間リンパ球 (IEL) に発現しており，抗αE抗体による阻害実験から，αEβ 7 分子が IEL の上皮細胞との接着に強く関与することが示されている[20]．腸管上皮細胞は TGF-β を産生し，T 細胞上のインテグリン αE 鎖の発現は TGF-β によって増強されることから[21]，粘膜固有層にホーミングした胸腺由来 α 4 β 7 陽性 T 細胞は，上皮細胞層に入ると上皮細胞から産生される TGF-β による αE 鎖の発現量の増加によって α 4 鎖か αE 鎖への置換を起こし，αEβ 7 発現が主となって上皮細胞間に局在すると考えられている．

パイエル板へのリンパ球のホーミングには，この他にも L-セレクチンなどの幾つかの細胞接着分子の相互作用の関与が指摘されているが，α 4 β 7 および αEβ 7 は，腸管リンパ組織への移行と局在化に極めて重要な役割を担っているといえる．今後リンパ球のホーミングも，食物アレルギーの治療戦略を考えるうえで，大切な作用点と考えられる．

◆おわりに◆

食物アレルゲンに対する感作がいつ起こるのかについては結論は出ていないが，アトピー素因を有する新生児では，食物アレルゲンに対して Th 1 サイトカインの代表である IFN-γ の産生能が低下しているとの報告がある．一方，食物アレルギーの発症に抑制的に働くと考えられる TGF-β については，食物アレルギー患者におけるその産生異常は判明していない．これら抑制性サイトカインの腸管免疫における産生調節機構など，経口免疫寛容のメカニズムが分子レベルで解明されるに従い，食物アレルギーの病態に基づいた治療法が確立されることが期待される．

（河野陽一）

文　献

1）Xu-Amano J, Aicher WK, Taguchi T, et al：Selective induction of Th 2 cells in murine Peyer's patches by oral immunization. Int Immunol 4：433-445, 1992.

2）McGhee JR, Mestecky J, Elson CO, et al：Regulation of IgA synthesis and immune response by T cells and interleukins. J Clin Immunol 9：175-199, 1989.

3）Chen Y, Inobe J, Marks R, et al：Peripheral deletion of antigen-reactive T cells in oral tolerance. Nature 376：177-180, 1995.

4）Friedman A, Weiner HL：Induction of anergy or active suppression following oral tolerance is determined by antigen dosage. Proc Natl Acad Sci USA 91：6688-6692, 1994.

5）Gregerson DS, Obritsch WF, Donoso LA：Oral tolerance in experimental autoimmune uveoretinitis. Distinct mechanisms of resistance are induced by low dose vs high dose feeding protocols. J Immunol 151：5751-5761, 1993.

6）Kulkarni AB, Huh CG, Becker D, et al：Transforming growth factor β 1 null mutation in mice causes excessive inflammatory response and early death. Proc Natl Acad Sci USA 90：770-774, 1993.

7）Kuhn R, Lohler J, Rennick D, et al：Interleukin-10-deficient mice develop chronic enterocolitis. Cell 75：203-205, 1993.

8）Smith KM, Eaton AD, Finlayson LM, et al：Oral tolerance. Am J Respir Crit Care Med 162：S175-S178, 2000.

9）Saarinen KM, Vaarala O, Klemetti P, et al：Transforming growth factor-β 1 in mothers' colostrum and immune responses to cow's milk proteins in infants with cow's milk allergy. J Allergy Clin Immunol 104：1093-1098, 1999.

10）Hattevig G, Kjellman B, Björkstén B, et al：Appearance of IgE anibodies to ingested and inhaled allergens during the first 12 years of life in atopic and non-atopic children. Pediatr Allergy Immunol 4：182-186, 1993.

11）Sudo N, Sawamura S, Tanaka K, et al：The requirement of intestinal bacterial flora for the development of

an IgE production system fully susceptible to oral tolerance induction. J Immunol 159：1739-1745, 1997.
12) Björkstén B, Naaber P, Sepp E, et al：The intestinal microflora in allergic Estonian and Swedish 2-year-old children. Clin Exp Allergy 29：342-346, 1999.
13) Kalliomaki M, Salminen S, Arvilommi H, et al：Probiotics in primary prevention of atopic disease；a randomized placebo-controlled trial. Lancet 357(9262)：1057-1059, 2001.
14) Gaboriau-Routhiau V, Moreau MC：Gut flora allows recovery of oral tolerance to ovalbumin in mice after transient breakdown mediated by cholera toxin or Escherichia coli heat-labile enterotoxin. Pediatr Res 39：625-629, 1996.
15) Matsuzaki T, Yamazaki R, Hashimoto S, et al：The effect of oral feeding of Lactobacillus casei strain Shirota on immunoglobulin E production in mice. J Dairy Sci 81：48-53, 1998.
16) Briskin M, Winsor-Hines D, Shyjan A, et al：Human mucosal addressin cell adhesion molecule-1 is preferentially expressed in intestinal tract and associated lymphoid tissue. Am J Pathol 151：97-110, 1997.
17) Rott LS, Rose JR, Bass D, et al：Expression of mucosal homing receptor $\alpha 4\beta 7$ by circulating $CD4^+$ cells with memory for intestinal rotavirus. J Clin Invest 100：1204-1208, 1997.
18) Kohno Y, Shimojo N, Aoyagi M, et al：Increased expression of $\alpha 4\beta 7$ integrin on food allergen-stimulated CD 4^+T cells in active food allergic enterocolitis. Allergol Int 47：99-102, 1998.
19) Hesterberg PE, Winsor-Hines D, Briskin MJ, et al：Rapid resolution of chronic colitis in the cotton-top tamarin with an antibody to a gut-homing integrin $\alpha 4\beta 7$. Gastroenterology 111：1373-1380, 1996.
20) Cepek KL, Parker CM, Madara JL, et al：Integrin $\alpha E\beta 7$ mediates adhesion of T lymphocytes to epithelial cells. J Immunol 150：3459-3470, 1993.
21) Kilshaw PJ, Murant SJ：A new surface antigen on intraepithelial lymphocytes in the intestine. Eur J Immunol 20：2201-2207, 1990.

4 アレルギー反応の機構
5. 食物抗原への感作成立と発症

【a．胎生児，新生児における食物感作】

◆はじめに◆

食物アレルギー疾患の感作と発症はアトピー素因遺伝因子と環境因子の複雑な相互作用によって発症する[1]．特に乳幼児食物アレルギーにおいては従来の環境因子に加え，約10カ月間の母体内で発育する胎児への胎内環境も重要な要因である．これには経胎盤因子と経羊水因子がある（図1）．

1 新生児血，母体血の総IgE値による予知[2)3)]

現在食物アレルギーの発症を支配する遺伝子は特定されていない．したがって臨床的には臍帯血，新生児血の総IgE値と父母のアレルギー既往歴の有無によって予測し得る．

出生時の臍帯血と出生6日目の新生児血と母体血の総IgE値を測定し（図2），これらの児のアレルギー疾患の発症を6歳まで追跡調査し，6歳時に再度母児の総IgE値を測定した（図3）．そしてこれらの成績と両親のアレルギー疾患既往歴とで検討した（図4）．

新生児総IgE値が3.0 IU/ml 以上の場合，全例が6歳までにアレルギー疾患を発症しており，6年後の母児血清総IgE値がともに400 IU/ml 以上であった．したがって新生児総IgE値が3.0 IU/ml をアレルギー疾患発病の予測値（Prediction value）とした．新生児総IgE値が0.5 IU/ml 以上で母親がアレルギー歴陽性の場合，7例（87.5%）の児がアレルギー疾患を発症しているので，これ

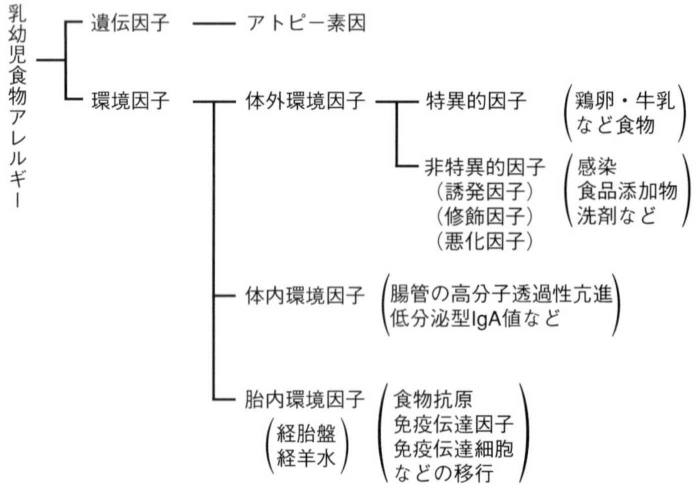

図1．乳幼児食物アレルギー発症の危険因子

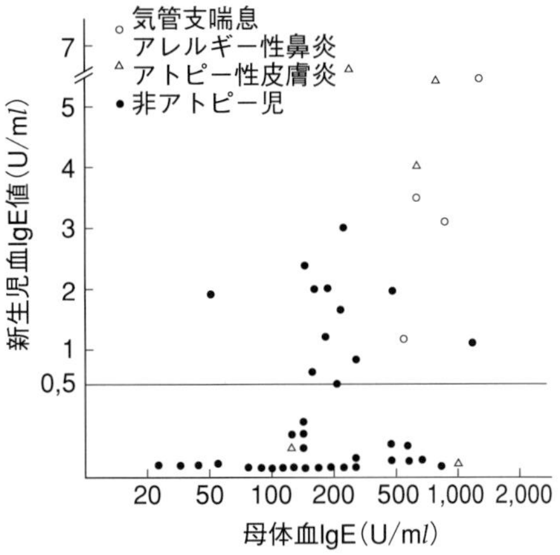

図 2．PRIST による新生児血と母体血 IgE 値と 6 年後のアレルギー疾患の発症

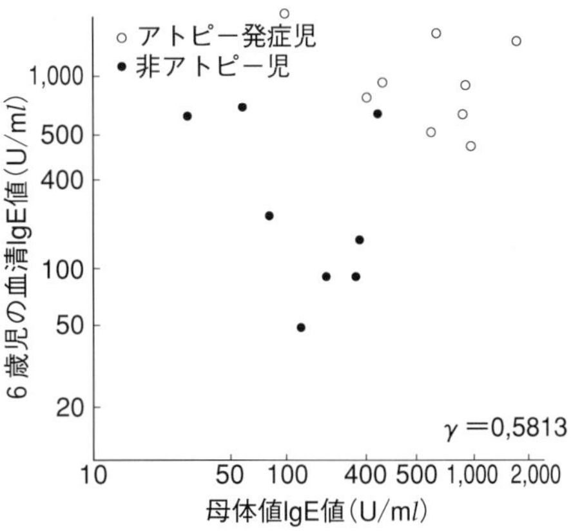

図 3．6 年後の母子の血清 IgE 値とアトピー発症

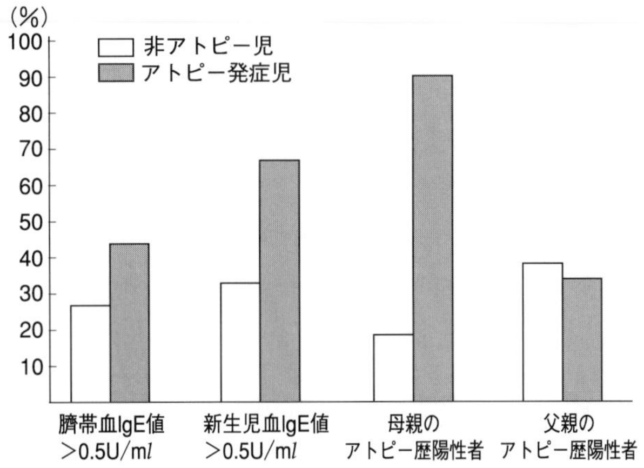

図 4．臍帯血，新生児血 IgE 値とアトピー発症および両親のアトピー歴

らの児は新生児期には high allergic risk newborn といえる．アレルギー疾患発病の内訳は乳児アトピー性皮膚炎 3 例, 気管支喘息 3 例であり, 3 例のアトピー性乳児皮膚炎は食物アレルギーに基づくものと考えられる．このハイリスク新生児に対しては発病予防のための食物抗原の感作回避のための食物摂取と引き続いての環境整備，特に環境抗原として最も重要なチリダニ抗原の回避，除去を家庭において新生児期より行う必要がある．

2 羊水中の特異IgG抗体，総IgE抗体および特異IgE抗体[4)5)]

乳児期食物アレルギーの発症には胎児胎盤循環による食物抗原，免疫伝達物質による経胎盤感作と出生後の経母乳感作がある．

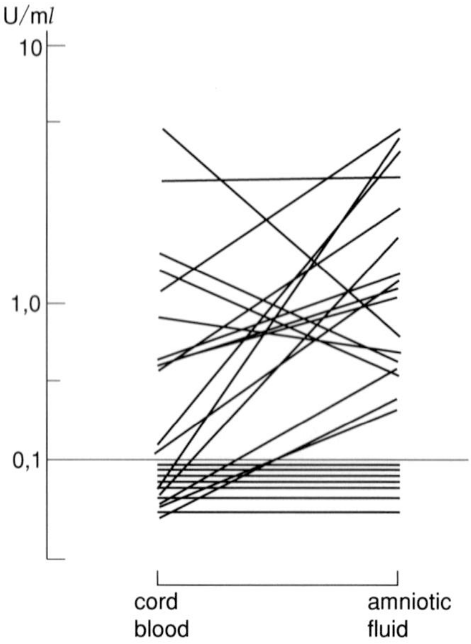

図 5．臍帯血，羊水中の総 IgE 値

胎児は成人循環とは異なり，胎盤―臍帯―胎児の連結血行路をもつ胎児循環により，母体から栄養や酸素をとって羊水中で発育する．羊水は羊膜を介した母体血液からの滲出物であり，羊水と母体血漿との間で速やかに水分が移行される．したがって羊水は胎児を包む直接の生活環境である．胎児皮膚は出生時で直接羊水に接触し続け，さらに発育課程で胎児は 1 日 200～500 ml の羊水を嚥下しており，胎児の胃腸管は直接羊水の影響を受けている．

[1] 羊水中の総 IgE，特異 IgE 抗体[5)]

羊水と臍帯血 26 組で総 IgE 抗体を測定すると，羊水で 17 例（62.9%），臍帯血で 13（50%）に 5～0.25 IU/ml の範囲で総 IgE 抗体が認められた（図 5）．この中 11 例が臍帯血より羊水 IgE 値が高値であり，8 例の母親のアレルギー歴が陽性であった．Phadebus IgE RAST にてコナヒョウヒダニ，卵白，牛乳，大豆に対する特異 IgE 抗体を測定したが，羊水，臍帯血すべて 0.35 PRU/ml 以下で検出し得なかった．

[2] 羊水，臍帯血，母体血の特異 IgG 抗体

小児において最も重要な吸入抗原であるヤケヒョウヒダニ（Dermatophagoides pteromysinus 以下 DP）の特異 IgG 抗体は母体血で 26 例中 25 例（96.2%），臍帯血では 26 例中 24 例（92.3%）に 20～175 GRU/ml の範囲で認められたにもかかわらず，羊水は 26 例全例が 20 GRU/ml 以下で検出してなかった（図 6）．これに反して食物抗原として重要な鶏卵の Ovalbumin（以下 OA）では母体血，臍帯血では 26 組全例に陽性であり，羊水でも 26 例中 8 例（30.8%）に OA 特異 IgG 抗体が検出し得た（図 7）．26 例の同じ羊水を使い乳抗原の β Lactoglobin（以下 βLG），α Lactalbumin

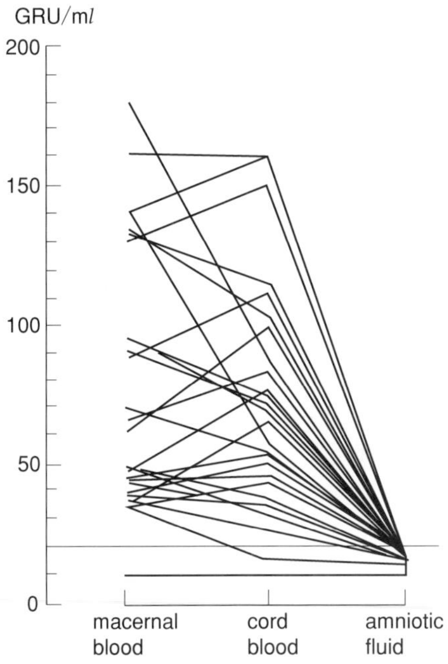

図 6．母親血，臍帯血，羊水中のヤケヒョウヒダニ特異 IgG 抗体

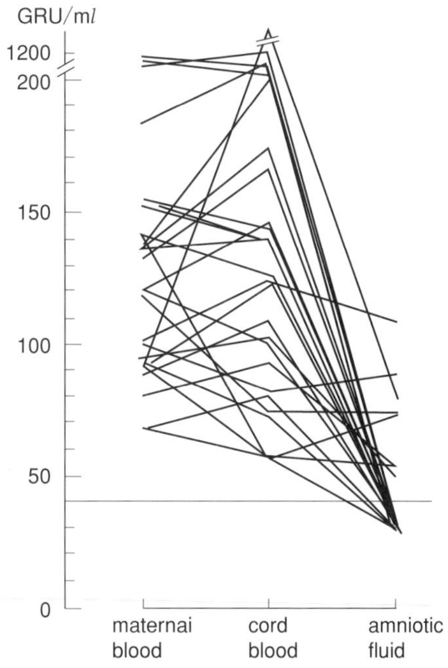

図 7．母親血，臍帯血，羊水中の卵白アルブミン特異的 IgG 抗体

(以下 αLA)，α Casein についても特異 IgG 抗体を測定した．26 例の羊水中には βLG 4 例，αLA 4 例，αCasein 5 例の特異 IgG 抗体も認められた．食物抗原特異 IgG 抗体が乳児食物アレルギーの発症に関与していることを示唆する成績と考える．

3 乳児食物アレルギーとリンパ球幼若化反応[6)7)]

乳児食物アレルギーにおいて鶏卵，牛乳に対する特異 IgE 抗体が陰性で，リンパ球幼若化反応において抗原特異的陽性反応を示す例が認められる(図 8，図 9)．これは IgE 抗体が関与しておらず，細胞性免疫とサイトカインの関与によるものと考えられる．

4 妊娠中の母親のライフスタイルと新生児高 IgE 値[8)]

1,138 組の出産前母親と出生時の臍帯血について血清 IgE 値を測定し(表 1)，母親のライフスタイルや環境要因が児の臍帯血の IgE 高値にどのように影響し，high allergic risk newborn となるか検討した．

その結果は母親のアレルギー歴が陽性で，血清 IgE 値が 400 IU/ml 以上の高リスク群に属し，妊娠中に牛乳を 1 日 3.5 l 以上，鶏卵を 3 個以上を連続して摂取している場合，その児(臍帯血)の IgE

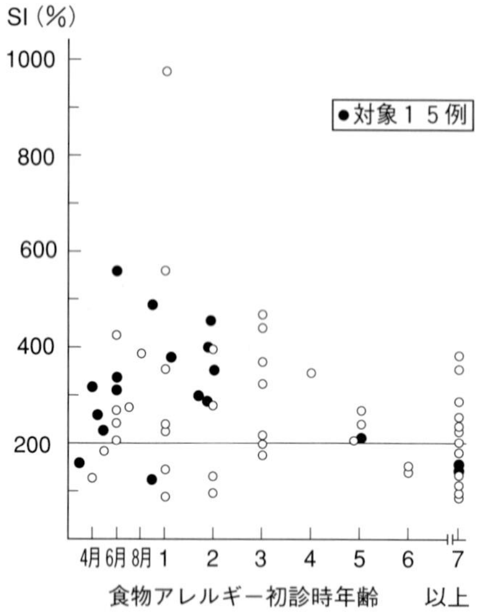

図 8．リンパ球幼若化試験（牛乳抗原）

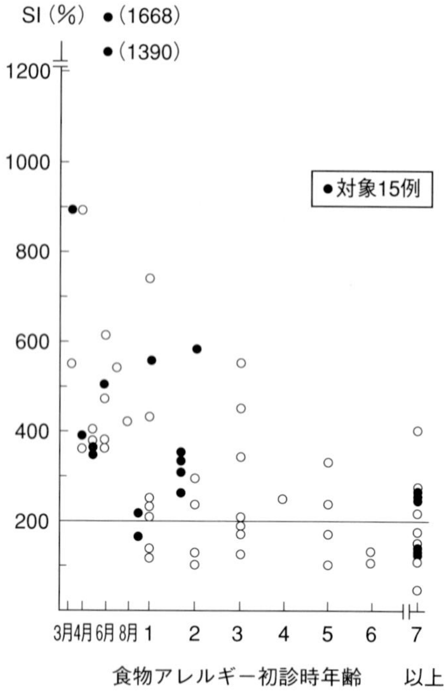

図 9．リンパ球幼若化試験（卵白抗原）

表 1．対象母児のプロフィールとアレルギーの検索結果

病院	出生児の性別	出生児数	母親 平均年齢（歳）	母親 出産回数	母親 アレルギー歴の有無（%）	母親 IgE 幾何平均値（IU/ml）	臍帯血 IgE 幾何平均値（IU/ml）
赤堀	男子	196	28.0±4.1	0.89±0.88	19.3	66.55	0.2860
	女子	183	28.3±4.7	0.94±0.94	19.3	67.37	0.2742
	合計	379	28.2±4.2	0.91±0.90	19.3	66.65	0.2803
大森	男子	252	27.6±5.2	0.84±0.88	19.5	70.53	0.3100
	女子	248	27.2±4.7	0.84±0.87	19.3	59.55	0.2620
	合計	500	27.4±4.9	0.84±0.88	19.4	65.79	0.2848
加古川	男子	130	28.8±4.4	0.83±0.81	19.0	67.43	0.3106
	女子	129	28.1±4.3	0.82±0.83	19.8	64.34	0.2911
	合計	259	28.41±4.5	0.82±0.82	19.5	66.40	0.3096
合計（範囲）		1,138 男子 578 女子 560	27.5±5.0（16～40）	0.85±0.89（0～5）	19.4	66.25（1～4,300）	0.2859（0～20.0）

値が 3 IU/ml 以上の高値を示し，アレルギー疾患発症の予測値をこえる high allergic risk newborn であった(**表 2**)．その他の因子，母親のライフスタイルや環境因子と臍帯血 IgE 高値(3 IU/ml 以上）の間に相関は認められなかった（**表 3**）．

表 2．母親のライフスタイルおよび環境要因と臍帯血 IgE の平均値（1）—高リスク群

食物アレルゲンの摂取		高リスク群		
		カテゴリー	例数	臍帯血 IgE 平均値 (IU/ml)
ミルク		毎日	569	0.519±0.833
		>3.5l/日	27	0.588±0.834
卵		毎日	507	0.569±0.838
		>3/日	10	0.598±0.833
パン類		毎日	498	0.526±1.097
大　豆	ジュース	≧3/週(§)	13	0.510±1.016
	豆　腐	毎日	121	0.526±1.097
	豆　類	毎日	49	0.577±0.954
めん類		≧3/週	244	0.460±0.682
乳製品		毎日	287	0.532±1.372
魚　類	青　魚	毎日	21	0.452±0.005
	エ　ビ	≧3/週(§)	22	0.412±0.474
	貝　類	≧3/週(§)	20	0.423±0.344
野　菜	ゴボウ	≧3/週(§)	39	0.388±0.332
	大　根	毎日	35	0.363±0.227(*)
果　物	オレンジ	毎日	280	0.406±0.409(*)
	リンゴ	毎日	76	0.492±0.473
	バナナ	毎日	41	0.575±0.885
	モモ	毎日	6	0.464±0.507
	ナシ	毎日	27	0.423±0.323
ナッツ類	ピーナッツ	≧3/週(§)	15	0.819±1.061
	チョコレート	毎日	15	0.460±0.287
肉　類	牛　肉	≧3/週	413	0.539±1.326
	豚　肉	≧3/週	281	0.598±1.530
	鳥　肉	≧3/週	234	0.487±0.664

(§)：毎日の摂取例なし
(*)：$p<0.05$（Mann-Whiteney U test）

表 3．母親のライフスタイルおよび環境要因と臍帯血 IgE の平均値（2）—低リスク群

食物アレルゲンの摂取		低リスク群		
		カテゴリー	例数	臍帯血 IgE 平均値 (IU/ml)
ミルク		毎日ではない	572	0.481±1.083
		≦3.5l/日	542	0.526±0.903
卵		毎日ではない	631	0.500±1.13
		≦3/日	497	0.508±0.899
パン類		毎日ではない	640	0.473±0.816
大　豆	ジュース	≦2/週	1,125	0.383±0.294
	豆　腐	毎日ではない	1,013	0.473±0.816
	豆　類	毎日ではない	1,089	0.506±1.013
めん類		毎日ではない	894	0.523±1.090
乳製品		毎日ではない	851	0.501±0.854
魚　類	青　魚	毎日ではない	1,117	0.513±1.019
	エ　ビ	≦2/週	1,116	0.510±1.019
	貝　類	≦2/週	1,118	0.510±1.019
野　菜	ゴボウ	≦2/週	999	0.513±1.027
	大　根	毎日ではない	1,003	0.514±1.028
果　物	オレンジ	毎日ではない	858	0.542±1.139
	リンゴ	毎日ではない	962	0.509±1.038
	バナナ	毎日ではない	997	0.506±1.016
	モモ	毎日ではない	1,032	0.509±1.013
	ナシ	毎日ではない	1,011	0.511±1.023
ナッツ類	ピーナッツ	≦2/週	1,023	0.505±1.010
	チョコレート	毎日ではない	1,023	0.511±1.017
肉　類	牛　肉	≦2/週	725	0.491±0.764
	豚　肉	≦2/週	857	0.479±0.764
	鳥　肉	≦2/週	904	0.537±1.083

5 食物の初回摂取による乳児の過敏反応と検査成績（表 4）

乳児において出生後初めて摂取した食物によって即時型過敏反応を呈する症例がある．摂取した食物は鶏卵，牛乳が多い．最近食生活の変化に伴い，妊娠時悪阻の強い母親がピーナッツを常食のように食し，乳児に離乳食として米粥を与えていたが，ピーナッツバターを米粥の中にごく少量初めて混入し，5 分後より顔面，口唇に紅斑様発疹，頸部蕁麻疹を呈し，次いで喘鳴とアナフィラキシー様症状をみた症例を経験した．初回食物摂取後，発症までの時間は 5〜10 分後が最も多い．臨床症状は食物アレルギーに最も多い紅斑様発疹，蕁麻疹，口唇浮腫などの皮膚症状，粘膜症状，嘔吐，下痢などの消化器症状，咳嗽，喘鳴などの呼吸器症状など多岐にわたる．乳児期の栄養は母乳栄養，人工栄養が半々くらいに認められた．生後 4 カ月で鶏卵などの食物抗原に対する特異 IgE 抗体（RAST）陽性例もあった．食物抗原による胎児期における先天感作または経母乳感作があったと考えられる．

表 4．食物の初回摂取による乳児の過敏反応と検査成績

症例	発症時の月齢	食物	症状	発症時間（分）	両親のアレルギー歴	栄養	皮内反応	RIST（U/ml）	RAST
1	7	卵	紅斑様発疹，口唇浮腫	5	—	母乳		137	卵白＋2
2	4	卵	紅斑様発疹，口唇と眼瞼浮腫，流涙，鼻汁	10	—	混合		275	卵白＋2（牛乳＋2）
3	5	牛乳	嘔吐，咳，喘鳴	10	母：湿疹，アレルギー性鼻炎	母乳	牛乳（±）	618	牛乳＋3（卵白＋3）
4	5	卵	紅斑様発疹	5	—	人工		33	卵白＋1
5	5	卵	口唇浮腫，紅斑，咳，喘鳴	10	母：アレルギー性鼻炎	混合		198	
6	7	牛乳	紅斑様発疹，嘔吐，下痢	30～60	母：湿疹，薬疹	母乳	牛乳（±）	462	牛乳＋3（卵日＋3）
7	10	ピーナッツ	紅斑様発疹，顔，頸部の蕁麻疹，嚥鳴	5	—	人工		178	ピーナッツ＋2
8	5	卵	紅斑様発疹	2	—	母乳		55	卵白＋1 牛乳＋1
9	10	卵	紅斑様発疹，嘔吐	30	—	混合	卵白（＋）	62	卵白＋3
10	11	卵	紅斑様発疹	5	母：湿疹，アレルギー性鼻炎	母乳	卵白（＋）	715	卵白＋2（牛乳＋1）
11	4	卵	紅斑様発疹，口唇浮腫，嘔吐	5	父：そば，卵アレルギー	母乳	卵白（＋）	52	卵白＋2

◆おわりに◆

胎児期，新生児期における食物感作は胎児期における母体内の胎内環境因子の解明が重要である．これには臍帯を通しての感作と加えて羊水の免疫アレルギー学的検討が不可欠である．これに対する内外の研究は極めて少ない．以下の文献を参考にされたい．

①佐々木聖：アレルギー疾患の予知と予防と Early Intervention（感作発症に及ぼす母胎内環境因子と体外環境因子）．アレルギー49：1-4，2000．

②佐々木聖：小児アレルギーの予知と予防．アレギー50：597-600，2001．

（佐々木　聖）

文　献

1）佐々木　聖，本永正光，谷口恭治：小児気管支喘息と環境汚染．アレルギーの領域 1：581-586，1994．
2）佐々木　聖：小児気管支喘息の症状と経過．医学のあゆみ 159：662-667，1997．
3）佐々木　聖：アトピー疾患発生の予知．小児内科 15：1375-1381，1983．
4）佐々木　聖：周産期における IgE 動態とアトピーの成立．小児医学 20：513-532，1987．
5）佐々木　聖：羊水中の特異抗体とアレルギーの予知．アレルギーマーチの臨床，馬場　実（監），96-105．
6）佐々木　聖：加齢と食物アレルギー．Therapeutic Research 10：108-118，1989．
7）佐々木　聖：乳児期食物アレルギーと免疫応答．Therapeutic Research 11：2518-2528，1990．
8）Shirakawa T, Morimoto K, Sasaki S：Prediction and Prevention of Allergy during Pregnancy. European J, Epidemiology 13：1-8, 1997.

4 アレルギー反応の機構

5. 食物抗原への感作成立と発症

【b. 乳幼児期における食物感作と思春期までの outgrow】

◆はじめに◆

人は生まれてから死ぬまでに，約 3 トンもの食物（異物）を口から摂取しながらも，消化・吸収や免疫学的・非免疫学的異物処理能力により，多くの人々は大したトラブルもなく生存できているのは驚くべきことである．一部のアレルギー素因をもつものが，異物の処理能力の低い乳幼児期に食物感作を受け，アトピー性皮膚炎や蕁麻疹，気管支喘息などを発症する．さらにそれらの疾患は一生持続するものではなく，成長の過程の中で治癒していくのである．

1 アレルギーマーチ

小児のアレルギー疾患の臨床像について，Ratner[1]は，1951 年に，乳児湿疹やアトピー性皮膚炎などの皮膚症状と気管支喘息やアレルギー性鼻炎などの気道症状とが，連続的に発症し，消長が認められることを "allergic dermal-respiratory syndrome" と提唱した．後に，馬場[2]は長い小児アレルギーの臨床経験から，1 人の患者が時とともに感作アレルゲンが変化し，アレルギーを起こす臓器・疾患も移り変わることを「アレルギーマーチ」（図 1）と表現した．小児特有の成長・発育の中でアレル

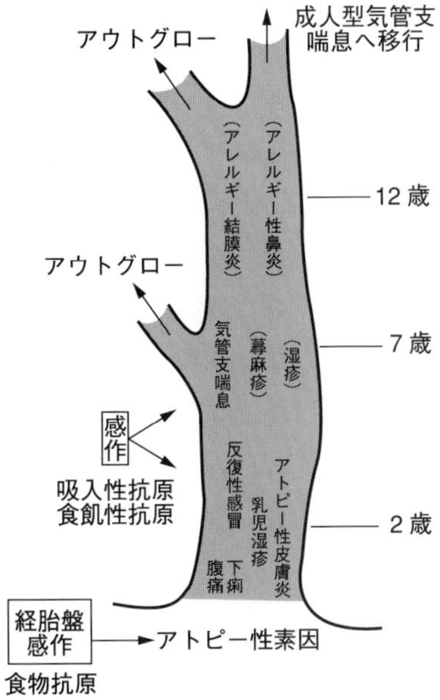

図 1. アレルギーマーチ
（文献 2）より引用）

ギー疾患も進展・変遷するということであろう．乳幼児期に食物感作により発症したアトピー性皮膚炎患者が年齢を重ねて，ダニ･スギ花粉･ペットなど吸入抗原の感作を受け，気管支喘息やアレルギー性鼻炎など別の臓器のアレルギー疾患を発症し，またそれらが学童期･思春期に自然に寛解していく．

また，食物はその性質上，経口感作が主体ではあるが，ベーカリー喘息のような経気道感作や皮膚に食物を塗布することによる経皮感作も起こりうる．

2 乳幼児期における食物感作

多くの疾患に食物アレルギーが関与しているが，その程度は一律ではなく，また，食物アレルギーの症状は多種の臓器に及ぶ．**表 1** に食物アレルギーの関与する疾患[3]を示した．

まず, 乳幼児の 15～20%が罹患しているアトピー性皮膚炎における食物アレルギーの頻度[4]を示す．平成 8 年 4 月～10 年 3 月までにアトピー性皮膚炎の原因抗原診断を希望して受診した患者 226 例（**図 2**）中，0～5 歳の乳幼児は 202 例で，脱落 17 例を除いた 185 例中 176 例（95.1%）に経口誘発試験（**表 2**）[5]で食物アレルギーの関与が診断された（**図 3**）．食物アレルゲンの種類は，脱落例を除いた

表 1．食物アレルギーの関与する疾患

大部分の症例に関与	アレルギー性胃腸炎*　食物依存性運動誘発アナフィラキシー* Oral allergy syndrome*　アトピー性皮膚炎
相当数の症例に関与	乳幼児喘息*　特発性蕁麻疹*　血管性浮腫*　片頭痛* 好酸球性胃腸炎　特発性肺ヘモジデローシス
極一部の症例に関与	アナフィラキシー*　気管支喘息　アレルギー性鼻炎・結膜炎* 滲出性中耳炎　反復性臍疝痛　幽門狭窄症 起立性蛋白尿　血尿　夜尿症　ネフローゼ症候群 紫斑病性腎炎

*多くは即時型

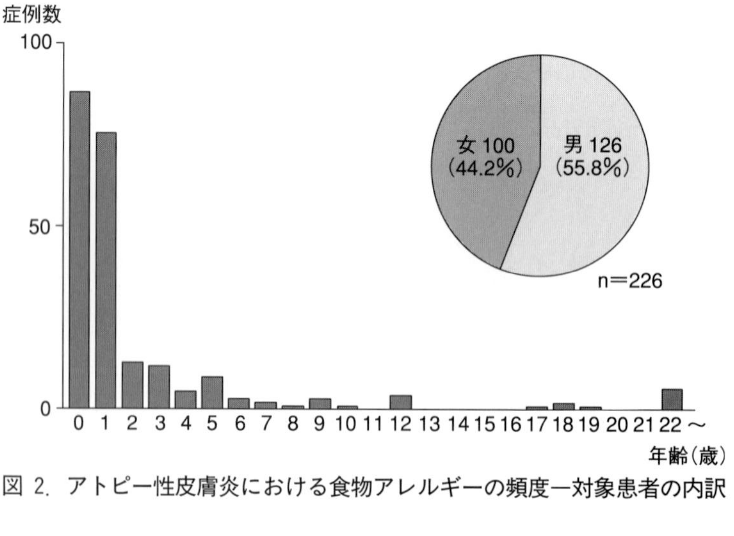

図 2．アトピー性皮膚炎における食物アレルギーの頻度―対象患者の内訳

表 2．経口誘発試験試験の方法
環境整備と推定食物アレルゲン除去により臨床症状の軽快した後に行う．

Ⅰ．乳幼児の場合
鶏卵……………加熱したものを 0.5〜1 個/日
牛乳……………100〜200 ml/日
大豆……………豆腐 50〜150 g
小麦，米………主食として 2〜3 食/日

Ⅱ．年長児あるいは授乳中の母親の場合
鶏卵……………生あるいは半熟で 1〜2 個/日
牛乳……………200〜400 ml/日
大豆……………豆腐 300 g/日あるいは大豆，納豆 100 g/日
小麦，米………主食として 2〜3 食/日

注） 1．3 日間連続摂取を原則とするが，第 1，2 日目でも明らかに症状が誘発されれば中断する．
2．乳幼児に RAST 陽性の食物を負荷する場合は，医師の観察下で，ごく少量を与え，15〜20 分間症状が出なければ残りの量も与える．

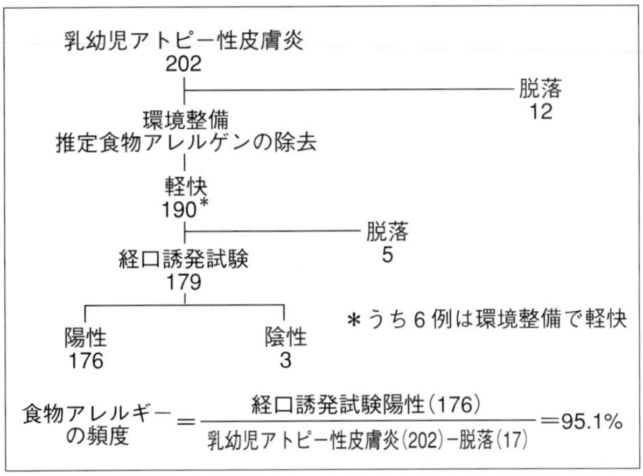

図 3．乳幼児アトピー性皮膚炎における食物アレルギーの頻度

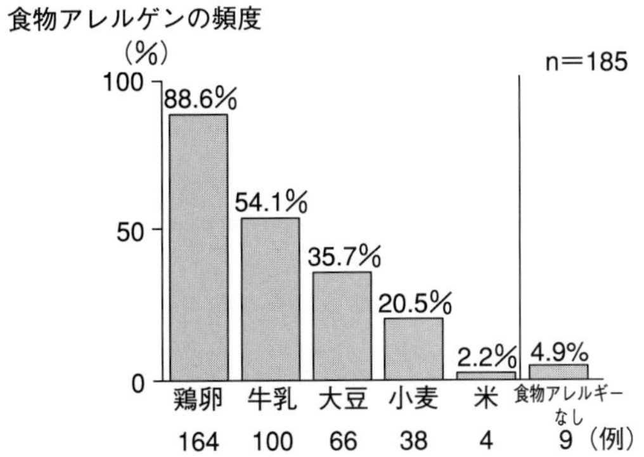

図 4．乳幼児アトピー性皮膚炎における食物アレルゲンの頻度

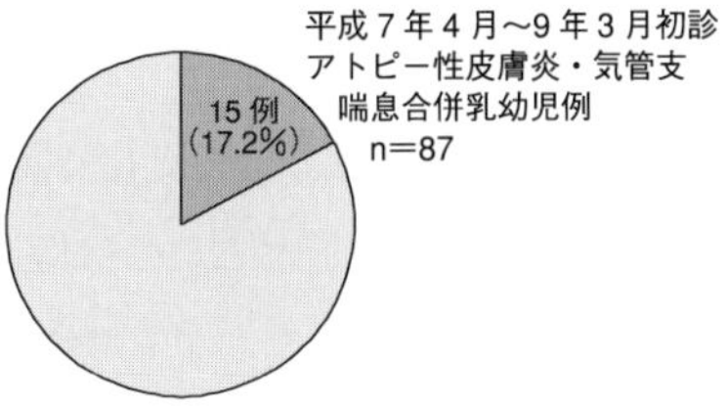

図 5．乳幼児気管支喘息における食物アレルギーの頻度

185例中，鶏卵164例(88.6%)，牛乳100例(54.1%)，大豆66例(35.7%)，小麦38例(20.5%)，米4例（2.2%）であった（図4）.

次に，食物アレルギーが相当数の症例に関与するであろう乳幼児喘息について示す[6)]．平成7年4月から9年3月初診の気管支喘息・アトピー性皮膚炎合併患者92例中，5歳以下の乳幼児は87例であり，そのうちの15例(17.2%)に食物負荷による咳嗽，喘鳴，呼吸困難などの気道症状が認められた(図5)．咳嗽•喘鳴が持続し牛乳アレルギーの疑われた人工栄養の乳児がアレルギー用ミルクに変更して，気道症状が軽快しても牛乳の負荷で直ちに症状が誘発されることは少なく，こうした疑い症例も含めると乳幼児喘息への食物アレルギーの関与はもう少し多いように思われる.

3 食物アレルギーの診断におけるRASTの意義と限界

食物アレルギーの診断にはDBPCFC（double blind placebo controlled food challenge）が不可欠であるとの意見もあるが，覆面型食物アレルギーが主体を成すアトピー性皮膚炎の抗原診断のためには，多量連続負荷を要する場合が多いため，DBPCFCは現実的ではなく，われわれはopen challengeを行っている．薬剤の使用なしで皮疹が軽快した後に誘発試験を行う場合は，皮膚症状などの客観的症状で判断すれば判定は容易であり，臨床的には，これで必要十分と考えられる.

平成8年4月から10年3月までにアトピー性皮膚炎の原因抗原診断を希望して受診した患者226例(図2)中200例に食物アレルギーの存在が診断されたが，経口誘発試験の結果とRASTの関係を検討し，図6に示した[7)]．その結果，卵，牛乳，小麦ではRASTスコアが高いほど経口誘発陽性例が増加し，特に即時型反応陽性例が多かったが，大豆および米ではRASTと誘発試験の間に一定の関係はみられなかった．なお，卵白RASTクラス4以上および牛乳RASTクラス3以上の症例では全例に即時型反応がみられた．RAST陰性者での経口誘発試験陽性率は，卵白では60例中34例（56.7%），牛乳では125例中45例（41.4%），大豆では151例中41例（27.2%），小麦では141例中11例（7.8%），米では162例中4例（2.5%）であった.

忙しい臨床の現場で，煩雑な経口誘発試験を実施できる医師は少なく，血清中の食物特異IgE抗体の有無が食物アレルゲンの診断の根拠にされていることが多いが，アトピー性皮膚炎の診断に際しては，RASTの意義と限界を正しく認識して診療にあたらなければならない.

4 食物アレルギーの耐性獲得

除去•誘発試験によって正しく診断されたアレルゲンを除去することにより，ほとんどのアレルギー症状から解放され子どもたちは健康に過ごすことができるが，その一義的治癒だけでなく，除去食療法を続けることにより，アレルゲン食物を摂取しても，アレルギー症状がみられなくなる，つまり耐性獲得するのが除去食療法の最終目標である．一方，多くの食物アレルギーは年齢とともに自然治癒する傾向をもっている．除去食療法がこの自然治癒を促進するか否かは興味のある点であるが，この

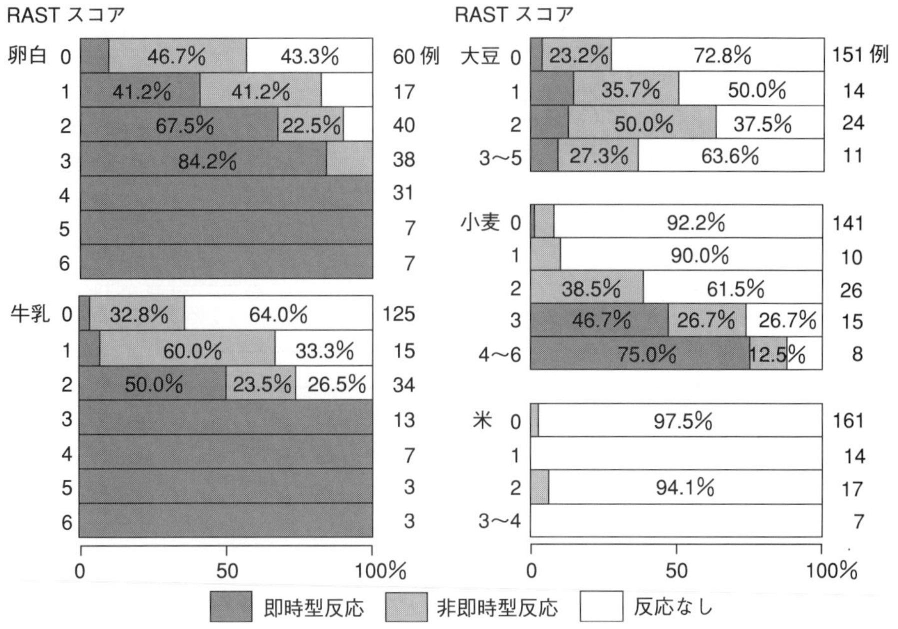

図 6．経口誘発試験と RAST との関係

ことに対する正確な評価は困難である．著者らは，除去食療法中は，6〜12 カ月ごとに除去食物を経口負荷して耐性獲得の有無を確認している．図 7 にアレルゲン別の耐性獲得状況を階段状のグラフで示した．対象症例のほとんどが乳幼児であるが，米，小麦は除去食療法開始 6 カ月で約 10%が耐性獲得し，米は 2 年で 90%，大豆，牛乳，小麦は 3 年で約 70%，卵は最も耐性獲得が遅れ 3 年で 61.3%の症例が耐性獲得した[3]．

次に，生後 6 カ月未満に除去を開始した群（早期除去群）と 6〜12 カ月に開始した群（後期除去群）に分けて，牛乳に対する耐性獲得の頻度を検討した（図 8）．早期除去群において，1 歳 6 カ月時においてのみ，後期除去群より有意に耐性獲得症例が多く，その他の年齢では有意差はみられなかったが，アレルゲン除去を早く開始する方が耐性獲得されやすい傾向がみられた[3]．

5 経口誘発試験によりアレルゲン診断されたアトピー性皮膚炎患者の長期予後

アレルギー疾患の重症化および食物アレルギーの耐性獲得を規定する因子を検討するために食物アレルゲンの診断されたアトピー性皮膚炎患者の長期予後を調査した[8]．

1989 年 7 月から 1991 年 6 月までにアレルゲン検索を希望して，高知医大小児科を受診し，環境整備と推定食物アレルゲンの除去により軽快したアトピー性皮膚炎患者 236 名中，経口誘発試験で 1 種以上の食物が陽性であった 209 名について，治療状況，耐性獲得および気管支喘息の合併などについて調査した．なお，通院を中断した患者(後述の C，D 群)については，郵送によるアンケートを行った．

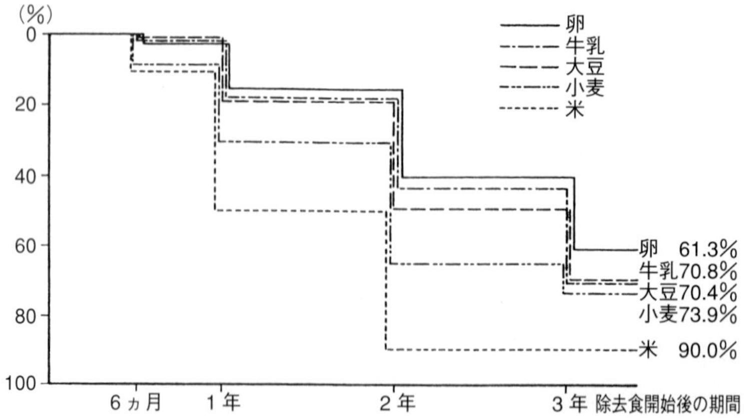

図 7．除去食療法中のアレルゲン別耐性獲得状況

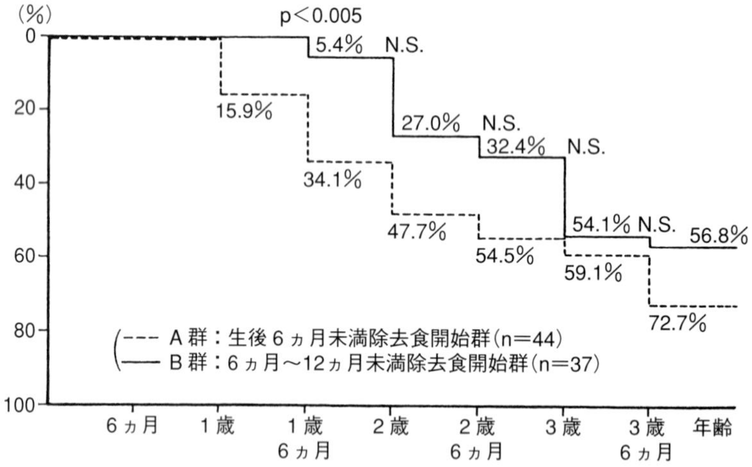

図 8．除去食開始月齢と耐性獲得年齢―牛乳―

食物アレルゲンの診断された 209 名中 156 名が除去食療法を行った．除去食療法中は 6〜12 カ月ごとに耐性獲得の確認を行った．5 年以内にすべてのアレルゲンに対して耐性が確認された患者は 60 名（A 群）であり，5 年以上，1 種以上の食物アレルギーが残存した患者は 12 例（B 群），脱落は 84 名（C 群）であった．なお，食物アレルゲン診断後に種々の理由で除去食療法を行わなかった 53 名を D 群とした（**図 9**）．初診時のアトピー性皮膚炎重症度は A 群は，重症 5%，中等症 38.3%，軽症 56.7%，B 群は，それぞれ，41.7%，58.3%，0% と A 群が B 群に比して有意に（p＜0.005）重症が少なかった（図 10）．

初診時の気管支喘息合併は，A 群 21.7%，B 群 41.7%，C 群 33.3%%，D 群 30.2%，経過中の新たな気管支喘息発症は A 10.0%，B 群 8.3%，C 群 13.5%，D 群 11.5% であった．除去食療法を施行した（A+B）群の 5 年後アトピー性皮膚炎治癒率は A/(A+B)=84.7% であり，施行しなかっ

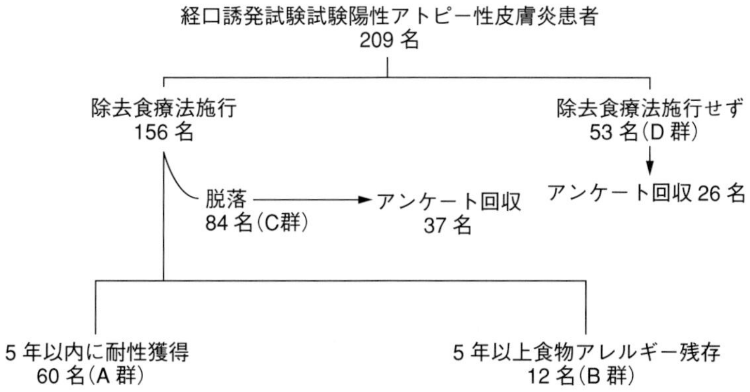

図 9．経口誘発試験陽性アトピー性皮膚炎患者の除去食療法と耐性獲得

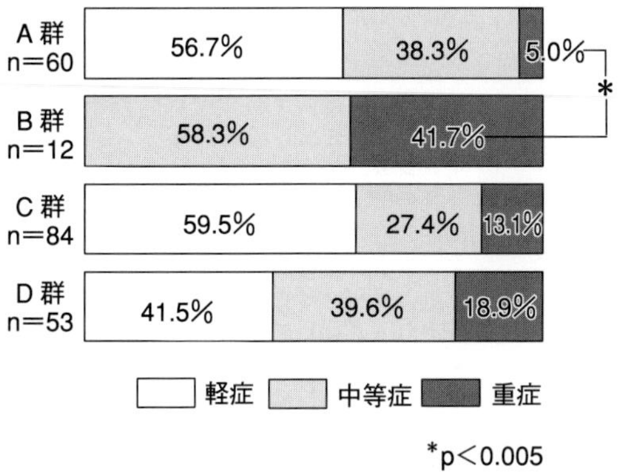

図 10．対象患者のアトピー性皮膚炎重症度

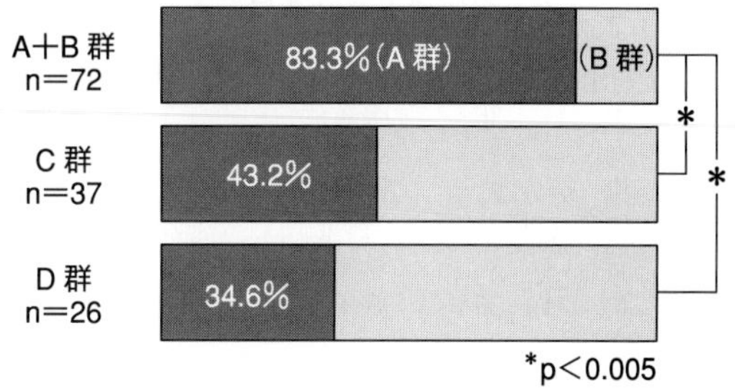

注）B 群は除去食療法により，AD の症状は認められないが，アレルゲン摂取時には皮疹が出現するため未治癒とした．

図 11．除去食の有無と 5 年後アトピー性皮膚炎治癒率

た D 群の 34.9%に比して有意に（p<0.005)高かった（図 11)．

食物アレルギーのあるアトピー性皮膚炎児の治療には，除去食療法が重要な位置を占めると考えられた．また初診時のアトピー性皮膚炎重症度が除去食療法中の食物アレルギーの耐性獲得を規定することが示された．

5 年以後の経過は残念ながら集計できていないが，一部の症例を除き大部分の症例は 7〜8 年で，5 大アレルゲンすべての耐性が得られている．但し，これは，覆面型食物アレルギーについてのデータであり，そばや魚介類などの固定型食物アレルギーについては当てはまらず一生続く場合も多い．成人の食物アレルギーの聞き取り調査では，これらの固定型食物アレルギーが浮かび上がるので，食物アレルギーは一生続くものと考えられがちであるが，固定型の 100 倍はあるであろう覆面型食物アレルギーはできるだけ早くアレルゲンを診断して適切な除去食療法をすれば，多くは 2〜3 年，長くても思春期までには治癒するものである．

6 成人アトピー性皮膚炎患者における食物アレルギー

不幸にして食物アレルギーが正しく診断されずに，ステロイド外用などでその場しのぎを続けて思春期以後まで持ち越したアトピー性皮膚炎の場合には，成長による症状の軽減は期待できず，多種の環境抗原や食物抗原に対してアレルギー反応を示し，重症•難治化している場合が多い．**表 3**，**表 4** に，現在までにアレルゲン診断とアレルゲン除去による治療を希望して当院に入院した成人難治性アトピー性皮膚炎症例 12 例を示したが，1 例を除き，いずれも乳幼児期発症のアトピー性皮膚炎であった．思春期のダニ抗原曝露が増悪に重要な役割を果たしたと思われるが，入院による完全な環境抗原の除

表 3．アレルゲン診断のために入院した成人難治性アトピー性皮膚炎患者の内訳

症例	性別	入院時年齢	重症度	入院期間（週）	発症年齢	悪化年齢	悪化要因
1	女	36	最重症	3	4 歳	36	マンション畳のダニ
2	女	21	重症	7	1 歳	21	職場（歯科医院）の消毒薬
3	男	21	重症	4	3 カ月	19	マンションのダニ
4	男	24	最重	20	6 カ月	24	外食の卵，中古車のダニ
5	女	31	中等症	8	3 カ月	19	自宅（一戸建）のダニ
6	男	30	最重症	16	8 歳	20	マンション畳のダニ，職場の猫
7	男	21	中等症	4	6 カ月	20	排気ガス（バイクで長距離旅行）
8	女	25	中等症	12	3 歳	17	自宅（一戸建）のダニ
9	女	20	重症	8	1 カ月	18	マンションのダニ，歯科金属
10	女	26	重症	26	3 カ月	19	自宅（一戸建）のダニ
11	女	26	最重症	17	2 歳	25	マンション畳のダニ，職場の猫
12	男	24	重症	8	6 カ月	22	外食の卵，アパートのダニ

表 4．アレルゲン診断のために入院した成人難治性アトピー性皮膚炎患者の食物アレルゲンと予後

症例	IgE (IU/ml)	Dp	Df	杉	卵白	牛乳	大豆	小麦	米	犬	猫	原因食物	退院後の経過
1	17,000	6	6	4	2	2	1	2	0			卵，牛乳，大豆，小麦	除去食および環境整備の継続で良好
2	4,335	3	2	3	0	0	0	0	0			卵，牛乳，大豆，小麦，米	除去食および環境整備の継続で良好
3	1,875	6	6	5	0	0	0	0	0			卵，牛乳	除去食困難，再燃してス剤外用中
4	5,000 以上	6	6	6	2	2	3	4	4	6	5	卵，イワシ，アジ，マグロ，ブリ，カワハギ	環境整備できず，再燃してス剤外用中
5	1,139	6	6	4	0	0	0	2	0			大豆，小麦	環境整備できず，ス剤・プロトピック軟膏外用中
6	12,700	6	6	5	2	1	4	3	5	1	4	大豆，小麦	除去食継続，新居に転居して良好
7	2,462	4	4	4	0	0	0	1	1			卵，大豆，小麦	除去食および環境整備の継続で良好
8	5,025	6	6	4	0	0	2	1	0			卵，大豆，小麦，鰯，トマト	除去食継続，新居に転居して良好
9	1,163	6	6	3	0	0	0	1	0	0	4	卵，牛乳	除去食および環境整備の継続で良好
10	3,740	6	6	6	1	0	4	2	4	1		卵，牛乳，大豆，米	除去食および環境整備の継続で良好
11	26,012	6	6	5	2	2	5	4	5	2	4	卵，牛乳，小麦，米	除去食および環境整備の継続で良好
12	22,411	6	6	5	1	1	1	1	0			卵，牛乳，大豆，小麦	除去食および環境整備の継続で良好

去と除去食給食により軽快したあとに行った経口誘発試験の結果からこの全例に複数の食物アレルゲンの存在が確定診断され，小児期のみならず，思春期以後も食物アレルギーの関与は無視できないものと考えられた[9]．

（小倉由紀子）

文献

1）Ratner B：Allergic dermal-respiratory syndrome in children. Am J Dis Child 8：666-676, 1951.
2）馬場　実：アレルギーマーチの臨床．ライフサイエンス出版，東京，1985.
3）小倉英郎：食物アレルギーの臨床とその諸問題．日本小児アレルギー学会誌 15：123-136，2001.
4）小倉由紀子，小倉英郎，厨子徳子：アトピー性皮膚炎における食物アレルギーの頻度．アレルギー50：621-628，2001.
5）小倉由紀子，小倉英郎：経口誘発試験．アレルギーの領域 2：636-644，1995.
6）小倉由紀子，小倉英郎：食物アレルゲンと気道症状．喘息 13：49-55，2000.
7）小倉由紀子，小倉英郎，厨子徳子：アトピー性皮膚炎患者における食物特異的 IgE 抗体の意義とその評価．アレルギー48：1077，1999.
8）小倉英郎，小倉由紀子：食物アレルギーの除去食療法．治療学 25：1222-1228，1991.
9）小倉由紀子，小倉英郎，篠原示和，厨子徳子：成人難治性アトピー性皮膚炎の入院療法について．アレルギー50：904，2001.

4 アレルギー反応の機構
5. 食物抗原への感作成立と発症

【C. 成人における食物感作と outgrow】

◆はじめに◆

気管支喘息においては思春期にいわゆる寛解（outgrow）が生じるケースがあることがよく知られている．食物アレルギーの場合も，一部の食品については成人になるまでに寛解を生じるケースがあることが知られているが，アレルギーの原因となる食品は非常に多数あり，普遍的に寛解が生じるか否かについては明らかではない．少なくとも一部の患者・食品においては小児期の食物アレルギーが成人期まで持ち越されるようである[1]．

一方，小児期にはほとんどみられず，成人に多くみられる食物アレルギーもあり，成人期になってから感作が成立するケースもあると考えられる．

また，食物摂取によって病的有害反応を示す症例の中には，免疫学的機序による狭義の食物アレルギー（food hypersensitivity）のほかに，免疫学的機序を介さないケースや，心因性の要素をもつと考えられる例も含まれていると考えられ[2]，「感作」の実態を調べることは容易ではない．

1 成人の食物アレルギーの実態

成人における食物アレルギーは従来比較的稀な病態と考えられており，小児の場合に比べて臨床的な知見の集積に乏しい．海外・本邦を含めて組織だった疫学的な調査もほとんど行われていないのが現状である[3]．

近年，アレルギー性疾患患者は国際的に増加しつつあるといわれ，成人においても食物アレルギーを疑わせる患者が決して稀ではないことが指摘されている．このような背景から，成人における食物アレルギーの実態が検討し直され，研究報告が増加しつつある[2]．

アメリカ合衆国 FDA（Food and Drug Administration）では成人における食物アレルギーの頻度を約 1.5％としている[4]．原因抗原として最も多いのはエビ，カニなどの甲殻類，次いでピーナッツ，クルミ，その他の木の実，魚，卵が挙げられている．

本邦においては食物アレルギー対策検討委員会が，成人の食物アレルギー患者の頻度について 9.3％と FDA の報告に比べてかなり高い数値を報告している[5]．しかし，この調査は「特定のものを食べて 1 時間以内に皮膚に変化が起こったり，体調が悪くなったり，病気になったことがありますか」という質問に対する回答を集めたもので，「ある」とした回答のすべてが実際に狭義の食物アレルギーに相当するものか確認できていない．症状としても，下痢や嘔吐がかなり多く，必ずしも免疫学的アレルギー反応に特異的とはいえないものが含まれているようであり，「食物アレルギー」と呼ぶよりも

「食物不耐症（food intolerance）」の語を用いる方がふさわしいかもしれない[2)6)].

Woods らのオーストラリアにおける小規模調査（26〜50 歳，457 名）では 22%が何らかの食物摂取による病的症状の出現を訴えているが，その食物に対する皮膚反応が陽性を示した例はそのうち 7 例（調査対象の 1.5%）に過ぎなかったという[7)]．このグループはさらに調査対象を拡大し（20〜45 歳，1,141 名），「IgE を介するⅠ型の食物アレルギー」の頻度は約 1.3%と推定している[8)].

また，Pearl も免疫学的機序による成人食物アレルギーの頻度は 1〜2%で，食物に対する病的反応の大部分は免疫学的機序を介していない不耐症であると推定している[2)]．さらに，スペインのグループ[9)]も，患者調査の結果から，成人における食物アレルギー（food hypersensitivity）の頻度を 1.6%程度と報告している．

一方，ドイツの Schafer らは 1,537 人の成人を対象に食物アレルギーと食物不耐症を併せて調査し，その頻度を 20.8%と報告している[10)]．原因抗原としては木の実，果物，牛乳が最も多いとされており，合衆国の報告とはかなり異なっている．食物アレルギー/不耐症の頻度や原因抗原は，食生活，文化，あるいは社会経済などの影響をを強く受けるようである[11)].

また，一般に，成人では食物アレルギー/食物不耐症は女性に多いとされている[10)12)13)]が，その理由は現時点で不明である．

筆者自身が，1998 年 1 月から 2002 年 4 月の間に筆者の外来を受診した成人患者（15 歳以上）2,051 名のうちから，問診および皮膚スクラッチ・テストあるいは特異的血清 IgE 抗体の存在により狭義の食物アレルギーと診断し得た例は 49 例であり，その頻度は 2.4%であった．筆者の外来受診者は気管支喘息患者が多く，もともとアレルギーの素因を有している人が多いと考えられるので，成人の一般人口における食物アレルギーの頻度よりは高く出ている可能性がある．少なくとも，この頻度からみる限りは本邦における成人の食物アレルギーの頻度がアメリカ合衆国に比べて特に高いということはないようである．また，男女比は 18：31 と女性に多く，この傾向も海外の報告と大差ない[12)13)].

年齢別頻度（**表 1**）は 19 歳以下の若年者で最も高く，年齢が上昇するにつれて減少傾向を示し，70 歳以上の高齢者では 0.4%とかなり低い値になっている．このような年齢層による食物アレルギーの頻度の変化が，生体の免疫応答性の変化によるものか，食生活習慣の変化によるものかは明らかではない．おそらく，どちらの因子も深くかかわっているのであろう．

推定原因抗原（**表 2**）は，甲殻類（エビ，カニ）が最も多く，患者の 1/4 を越えている．海外でも，成人の食物アレルギーの抗原としては甲殻類が代表的なものに挙げられているが，本邦ではさらに魚類（サケ，サバ，ウナギなど），軟体動物（貝，イカ，タコ）の頻度も高く，国民が摂取する食品に水産物の占める割合が高いことを反映しているのではないかと思われる．

果物による食物アレルギーも頻度が高い．患者は複数の果物に対するアレルギー反応を示すことが多く，また症状としても口腔内や咽頭の痒み，口唇浮腫などいわゆる Oral Allergy Syndrome（OAS）[14)]に相当するものが多かった．果物の種類ではキウイが最も多く，リンゴ，グレープフルーツがこれに次いでいた．なお，最近小児でも果物に対するⅠ型アレルギー反応症状を示すケースが増えていると報告されており[5)]，今後全体として果物アレルギーの頻度が増加していくのかもしれない．

表 1．1当科外来受診者における狭義の食物アレルギーの頻度

年齢	患者数	調査対象数	頻度（%）
15～19 歳	4	35	11.43
20～29 歳	15	282	5.32
30～39 歳	11	490	2.24
40～49 歳	4	303	1.32
50～59 歳	7	349	2.01
60～69 歳	7	347	2.02
70 歳以上	1	245	0.41
合計	49	2,051	2.39

表 2．食物アレルギーの原因アレルゲン（重複を含む）

原因アレルゲン	患者数	頻度（%）*
甲殻類	13	26.5
果物	7	14.3
魚類	7	14.3
大豆	5	10.2
そば	5	10.2
軟体動物**	5	10.2
小麦	4	8.2
卵	4	8.2
肉類	3	6.1
牛乳	2	4.1
イースト	2	4.1
米	1	2.0
ホウレンソウ	1	2.0
タケノコ	1	2.0
ピーナッツ	1	2.0
イチゴ	1	2.0
ラズベリー	1	2.0
チョコレート	1	2.0
不明***	6	12.2

*表 1 の症例 49 例中での頻度
**貝類，イカ，タコ
***摂取した食物としてカレー，焼きそば，ラーメン，海鮮料理など

そばは重篤なアレルギー反応を示すことがあり，最も注意しなければならない食物アレルゲンの 1 つである[15]が，当科での調査では食物アレルギーの約 10%，調査対象の 0.4%であった．小麦による食物アレルギーもほぼ同数であったが，そばと小麦は穀物の中でも分類学上離れた種であり，双方にアレルギーを有する患者はみられなかった[16]．また，アレルギー(様)反応を呈する原因となった食品として，焼きそばやラーメンなど麺類を挙げたケースがあり，小麦に対するアレルギーが疑われたが，皮膚反応，特異的 IgE ともに陰性であった．

小児では，卵と牛乳が代表的な食物アレルゲンであるが，成人では比較的少ない．症状も蕁麻疹や軽い皮膚の痒みなどで，小児期より軽くなっていると述べたケースがほとんどである．「卵料理が食べられない」「牛乳が飲めない」というケースでも，アイスクリームやケーキなどは特にトラブルなく食べられると答えている．

食物アレルギーの症状（**表 3**）では蕁麻疹，皮膚の痒みや発疹，アトピー性皮膚炎の悪化，血管浮腫など皮膚に関連する症状が最も多い．一方，冷や汗，呼吸困難，意識混濁などアナフィラキシー様の全身症状や食物依存性運動誘発アナフィラキシー（FDEIA）など重篤な症状を呈した症例が併せて 20%に達しており，注意を要する．海外でも成人の食物アレルギー患者ではアナフィラキシー・ショックの頻度が高く[12]，急患室に搬送される成人アナフィラキシー患者の中でかなりの割合を食物アレル

表 3．食物アレルギーの症状（重複を含む）

症状	患者数	頻度（%）*
皮膚症状	32	65.3
アナフィラキシー様症状**	8	16.3
口腔・咽頭症状	7	14.3
喘息発作	4	8.2
FDEIA***	2	4.1
下痢	2	4.1
鼻症状	1	2.0

*表 1 の症例 49 例中での頻度
**冷や汗，呼吸困難，脱力，意識混濁など全身症状
***食物依存性運動誘発アナフィラキシー（Food-dependent excercise-induced anaphlaxis）

ギーが占めることが報告されている[17]．

因みに筆者の所属する診療科はアレルギーを専門科として標榜しているため，重篤な食物アレルギーのエピソードをもつ患者が他の施設よりは多く受診していると考えられるが，本邦の一般人口においても成人の食物アナフィラキシーはかなり頻度が高いと考えられる．食物アレルギー患者の家庭には抗ヒスタミン薬や経口ステロイド薬を常備するなどして，予測できない重篤な症状の出現に備える態勢が必要であろう．

2 成人における感作と脱感作

先述したように，成人においては小児では稀な甲殻類に対するアレルギーが最も多く，成長する過程で感作が成立した可能性が高い．甲殻類に対する食物アレルギーを示す患者に尋ねると，ほとんどの場合，はじめは特に問題なく摂取しており，ある時期から症状が出現し始める（感作が成立する）ようである．

以下に示唆的な一症例を紹介する．

【症例】20 歳，男性

既往歴・家族歴：食物アレルギー，気管支喘息ともになし．

現病歴：家族がみな甲殻類が好きであり，比較的エビやカニを摂食する機会が多かった．18 歳時，焼いたエビを食べてしばらくあとに全身瘙痒感，膨疹が出現．近医で注射を受け改善した．この時には血清 IgE 抗体価などの検査を受けていない．その後，エビやカニを食べる機会があったが特に問題はなかった．20 歳時，カニ（ボイル）を食べて約 30 分後，全身に瘙痒感が出現するとともに喘鳴と呼吸困難が出現した．直ちに救急病院を受診し，ステロイド点滴を受けて症状は改善した．精査のため当科に紹介．血清特異的 IgE 抗体がエビ，カニ，ロブスター，イカ，ムラサキイガイで陽性であった（魚類に対する IgE 抗体は陰性）．また，ヒスタミンによる気道過敏性試験で PC_{20} 115 $\mu g/ml$ と亢進が認められ，気管支喘息も発症していると考えられた．

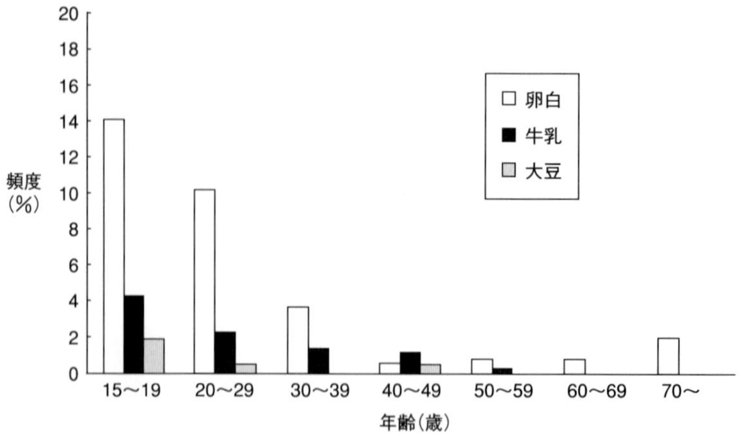

図 1. 成人気管支喘息患者における卵白，牛乳，大豆に対する皮膚スクラッチ反応陽性率の年代別頻度
（1987〜1990 年に当科を受診した成人気管支喘息患者総数 3,102 名を対象）
（文献 19）より引用）

このように，過去に問題なく摂食できていた食品でも，摂取を続けるうちに感作が成立し，さらに摂取を続けるとより重篤なアレルギー症状を呈するようになる危険性がある．過去に喘息の既往がなくても，喘息発作を生じて呼吸困難に陥ったり，さらにはアナフィラキシーを呈することもある．先述したように，成人で食物が原因となったアナフィラキシー（様反応）が生じることが稀ではないので，食物アレルギーが疑われる時には必ず特異的 IgE 抗体，皮膚試験，ヒスタミン遊離試験などで原因物質を確認し，推定される食品抗原は避ける努力が必要である．

果物に対する食物アレルギーの頻度は小児の場合 2〜3%と比較的少ないとされており[18]，成人での頻度は小児より高いようである．このことから，果物アレルギーの中には成人期になってから感作が成立したものが含まれていると考えられる．実際，**表 2** に示した果物アレルギー症例の中には 60 歳になってからグレープフルーツを摂食して OAS 症状を呈した例（グレープフルーツに対する特異的 IgE 抗体陽性）が含まれており，本邦でグレープフルーツが食卓に出回るようになった時期を考えると，成人してから感作が成立したものと推定される．因みに，グレープフルーツに対する食物アレルギーを有すると診断された 2 例はともに日本産のミカンを食べても有害反応は生じないとのことであり，グレープフルーツとミカンに交叉反応性はみられないようである．

一方，小児では卵，牛乳，大豆が代表的な食物アレルゲンであるが，成人でその頻度は少なく，成長の段階で脱感作が生じていると考えられる．かつて当科において行われた調査[19]によると，皮膚スクラッチテストでの陽性率は卵白，牛乳，大豆ともに加齢とともに減少していく（**図 1**）．但し，卵白に関しては高齢者でも 1〜2%の陽性率がみられている．

この結果から判断すると，これら 3 種の食物アレルゲンでは，成人してからも自然脱感作が生じている可能性が考えられる．

これに対して，成人してから感作された可能性のあるエビやカニでは，年齢の上昇に伴う皮膚反応

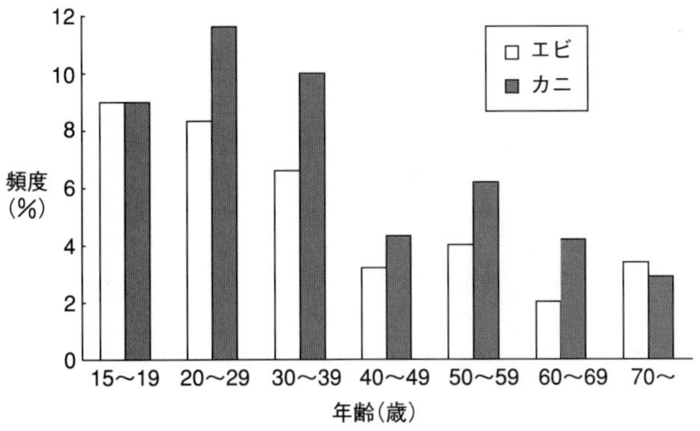

図 2．成人気管支喘息患者におけるカニ，エビに対する皮膚スクラッチ反応陽性率の年代別頻度
（1987〜1990 年に当科を受診した成人気管支喘息患者総数 3,102 名を対象）
（文献 19）より引用）

陽性率の減少が顕著ではない(図 2)．一般にいわれるように，成人してから獲得された食物アレルギーは永く持続し，自然寛解（outgrow）は少ないようである[2)12)]．

しかし，皮膚テスト，あるいは特異的 IgE 抗体価が陽性であることは，必ずしもその食品の摂取によってアレルギー症状が起こることを意味するものではない．当科でのこの調査では，スクラッチ・テストおよび RAST 陽性者での経口負荷試験陽性率は 50%以下であった[19)]．

また，個別には原因食品の回避によって皮膚テスト，あるいは特異的 IgE 抗体価が陰性化し，摂取が可能となるケースもみられる．Kanny らの調査によれば，成人の食物アレルギーの自然寛解したと考えられる割合は 5%以下となっている[12)]．しかし，どの食品の場合に，どの程度抗原を回避すればどの程度の割合で脱感作が生じるかについて，現在までに系統だった研究結果は報告されていない．

3 食物アレルギーに対するアルコールの影響

成人の場合，食事の際にアルコールを摂取することが少なくない．アルコールは血管拡張作用があり，物質の血管透過性を亢進させ，ヒスタミンやその他のメディエーターの作用を増強する可能性がある．過量でないアルコールは血圧を低下させることが知られており，ショックに陥りやすい状態をつくる可能性も考えられる．また，アレルギー反応には自律神経が関与していると考えられるが，アルコールは自律神経機能に変調をもたらすので，この点からもアレルギー性反応を修飾する可能性がある．

このようなアルコールの作用のためか，成人では同じ食物を摂取した場合でも，アルコールを同時摂取した時だけアレルギー症状を呈する例があり，診断・生活指導上の注意が必要である．

アルコール摂取に関連して重篤なアナフィラキシー症状を呈した 1 例を示す．

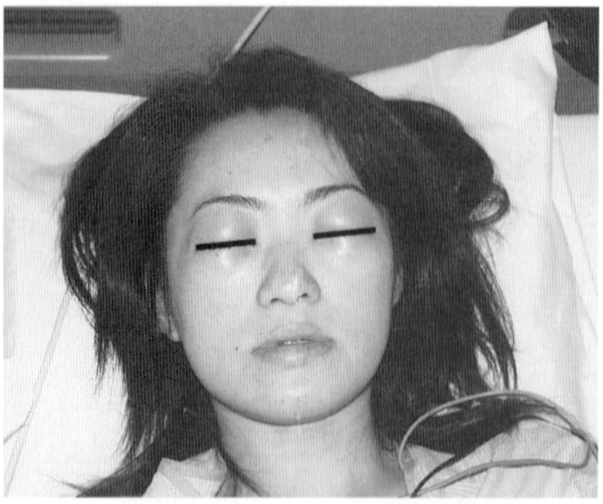

図 3．アルコール摂取が誘因となって食事依存性運動誘発アナフィラキシーを生じたと考えられる症例
両眼瞼，口唇に著明な浮腫がみられている
（江戸川病院　松川晃四郎先生の御厚意による）

【症例】31歳，女性

既往歴： 小児喘息(思春期に寛解)，アトピー性皮膚炎(ほとんど無症状で治療なし)，花粉症(DSCG点眼)，甲状腺機能亢進症治療中（MMI 15 mg/日内服）．

家族歴： アトピー性皮膚炎，花粉症あり．気管支喘息，食物アレルギーを有する血縁者はいない．

現病歴： 従来，食物でアレルギー様症状を経験したことはない．幼少時に皮膚テストで卵と牛乳が陽性といわれたことがあるらしいが，ものごころがついてからは卵も牛乳も特に制限せず摂取している．20歳頃からアルコール(主にビール)をつきあいで飲むようになった．30歳時，ラーメン屋でビールを飲みながら中華料理を食べ，15分ほど歩いて家に戻ったところ，両眼瞼が腫れて息が苦しくなったが，酔っていたためそのまま眠ってしまったという．約半年後，別の店でやはりビールを飲みながら中華料理を食べ，食べ終わってすぐに歩いて家に戻ろうとしたが，15分ほど歩いたところで両眼瞼が腫れて開けられなくなり，鼻が詰まって耳が痒くなった．さらに息が苦しくなって会話困難となり，意識レベルも低下してきたため，一緒にいた御主人が救急車を呼び，近くの救急病院に搬送された．救急病院入院時，両眼瞼および口唇の浮腫が著明で（図3），意識レベルはII-20～30相当．アナフィラキシーの診断でステロイドを含む強力な治療を受け，5日間の入院で退院となった．精査および食事指導のため当科に紹介．食物に対する血清特異的IgE抗体が米と大豆で陽性，小麦とチーズに対して疑陽性であったが，エビ，カニ，卵白，牛乳，牛肉，鶏肉，豚肉，サケ，マグロ，ニンニク，インゲン豆に対しては陰性であった．食物以外ではダニ，ハウスダスト，スギ，ハルガヤ，オオアワガエリ，ブタクサ，ヨモギ，犬上皮，猫上皮に対するIgE抗体が陽性であった(但し，犬も猫も飼った記憶はないとのことである)．

患者はエピソード以前に米も大豆も同じメニューの中華料理も特に問題なく摂食しており，外で食事をしてすぐ歩いて家に帰ったことも何度もあるという．しかし，外でアルコールを摂取してすぐに歩いて店を出たことは，あまり記憶にないとのことであった．

以上の点から，中華料理の中に含まれた何らかの食品が原因抗原となり，アルコール摂取が増悪因子となって，アルコールを摂取していない状態では負荷とならなかったような食後すぐに歩くという軽い運動で，食事依存性運動誘発アナフィラキシーを発症したものと診断した．

患者には，食事をしてすぐに歩き回ったり運動したりしないこと，自宅以外ではアルコールを摂取しないこと，アルコールを飲んだら1〜2時間は身体を休めることを指導した．

患者はその後，時々アルコールも飲んでいるが指導の内容は守っており，2年間まったく症状なく生活している．

この症例のほかにも，アルコールを飲んで特定の食品を摂取した時だけ蕁麻疹が出現する（アルコールを飲んだだけでは蕁麻疹は出ない）という患者もあり，成人の食物アレルギー症状を問診する際にはアルコールの摂取状況もよく聴取する必要がある．患者自身がアルコール摂取との関連に気づいている場合は容易であるが，患者自身も気づいていないことが少なくない．また，このような患者ではアルコールなしで食物負荷試験[20]を行っても陽性反応は現れず，診断を誤ることになってしまう[21]．

Kannyらは，アルコールに加えて，非ステロイド鎮痛解熱剤（NSAID）も成人食物アレルギー，特にアナフィラキシーの増悪因子となることを指摘しており[12]，やはり注意が必要である．

◆おわりに◆

成人においても食物アレルギーは決して稀ではないと考えられ，原因食品の多彩さや，アルコール摂取や，常用薬物，社会経済的な問題[22]もかかわってくることから，小児の場合以上に複雑である．

一方で，成人の食物アレルギーは研究者も少なく，多施設共同での疫学的な調査もほとんど行われていないのが現状である．また，食物アレルギーをどのように診断するか，免疫学的機序による狭義の食物アレルギーと，免疫システムを介さない食物不耐症をどのように区別するかについても統一された見解がない[3]．

したがって，成人の食物アレルギーの実態を把握し，成人の食物アレルギーにおいてどの時期に，どのような抗原に対して感作や寛解が生じるかを調べようとしても，調査方法や調査者によって結果が大きく異なってしまう可能性がある．

このような研究を進めるためには大勢の研究者が協力して一定の調査方法を定め，比較的人口動態の安定した一定地域で，かなりの期間にわたって調査を継続することが望まれるといえよう．

（鈴木直仁）

文　献

1）Jarvinen KM, Chatchatee P, Bardina L, et al：IgE and IgG binding epitopes on alpha-lactalbumin and beta-lactoglobulin in cow's milk allergy. Int Arch Allergy Immunol 126：111-118, 2001.

2）Pearl ER：Food allergy. Lippincotts Prim Care Pract 1：154-167, 1997.

3）Bjorksten B：The epidemiology of food allergy. Curr Opin Allergy Clin Immunol 1：225-227, 2001.

4）Formanek R：Food allergies；When food becomes the enemy. FDA Official Web Site：http：//www.fda.gov/fdac/features/2001/401_food.html

5）森川明廣：食物アレルゲン．アレルギー疾患の増加因子（環境因子・食物を含む），宮本昭正，小林節雄，中島重徳（編集），p 66-71，ライフサイエンス出版，東京，1999.

6）Chandra RK：Food hypersensitivity and allergic disease；a selective review. Am J Clin Nutr 66：526S-529S, 1997.

7）Woods RK, Stoney RM, Raven J, et al：Reported adverse food reactions overestimate true food allergy in the community. Eur J Clin Nutr 56：31-36, 2002.

8）Woods RK, Thien F, Raven J, et al：Prevalence of food allergies in young adults and their relationship to asthma, nasal allergies, and eczema. Ann Allergy Asthma Immunol 88：183-189, 2002.

9）Castillo R, Delgado J, Quiralte J, et al：Food hypersensitivity among adult patients；epidemiological and clinical aspects. Allergol Immunopathol（Madr）24：93-97, 1996.

10）Schafer T, Bohler E, Ruhdorfer S, et al：Epidemiology of food allergy/food intolerance in adults；associations with other manifestations of atopy. Allergy 56：1172-1179, 2001.

11）Woods RK, Abramson M, Bailey M, et al：International prevalences of reported food allergies and intolerances；Comparisons arising from the European Community Respiratory Health Survey（ECRHS）1991-1994. Eur J Clin Nutr 55：298-304, 2001.

12）Kanny G, Moneret-Vautrin DA, Flabbee J, et al：Population study of food allergy in France. J Allergy Clin Immunol 108：133-140, 2001.

13）Altman DR, Chiaramonte LT：Public perception of food allergy. J Allergy Clin Immunol 97：1247-1251, 1996.

14）Amlot PL, Kemeny DM, Zachary C, et al：Oral allergy syndrome（OAS）；symptoms of IgE-mediated hypersensitivity to foods. Clin Allergy 17：33-42, 1987.

15）Nakamura S, Yamaguchi M, Oishi M, et al：Studies on the buckwheat allergose report I；on the cases with the buckwheat allergose. Allerg Immunol（Leipz）20-21：449-456, 1974-75.

16）Davidson AE, Passero MA, Settipane GA：Buckwheat-induced anaphylaxis；a case report. Ann Allergy 69：158-159, 1992.

17）Brown AF, McKinnon D, Chu K：Emergency department anaphylaxis；A review of 142 patients in a single year. J Allergy Clin Immunol 108：861-866, 2001.

18）馬場　實：食物アレルギー．臨床アレルギー学，宮本昭正（監修），p 364-370，南江堂，東京，1992．

19）荒井康男，佐野靖之，伊藤幸治，ほか：成人気管支喘息と食品アレルギー(第 I 報)；食物アレルゲンによる皮膚反応と食物アレルギー．アレルギー47：658-666，1998．

20）Williams LW, Bock SA：Skin testing and food challenges in allergy and immunology practice. Clin Rev Allergy Immunol 17：323-338, 1999.

21）Kaplan MS：The importance of appropriate challenges in diagnosing food sensitivity. Clin Exp Allergy 24：291-293, 1994.

22）Massicot JG, Cohen SG：Epidemiologic and socioeconomic aspects of allergic diseases. J Allergy Clin Immunol 78（5 Pt 2）：954-958, 1986.

6. 食物アレルギーにおける遺伝の関与

◆はじめに◆

食物アレルギーは，臨床的には即時型（食物摂取後 1～2 時間以内に症状が出現する．特に 15 分以内が多い）と非即時型（食物摂取後 1～2 時間以降に症状が出現する．1～2 日後のこともある）に分けられる．前者は主として IgE を介した反応で Th 2 優位の反応である．後者には種々の反応が含まれると考えられ，IgE を介する気管支喘息の遅発型のような反応，クームスゲルのII，III，IV型，特にIV型の遅延型反応，その他が考えられるが，Th 1 が優位になることが多い．このうち即時型食物アレルギーは他のアレルギー疾患と同様に，主に IgE を介する反応であることから，いわゆるアトピーが中心になる．このアトピーの素因に関して，それを規定しているのは遺伝であり，さらにしたがって遺伝子である．非即時型の場合にも何らかの遺伝子がかかわっていると思われる．食物アレルギーをきたす遺伝的背景にはこのようないわゆる全身的な素因と同時に消化管の未熟性に関する遺伝的要因考えられるが，後者についてはほとんど報告がない．したがって本稿では，主として全身的なアレルギー（アトピー）の遺伝的関与について述べる．

1 食物アレルギーをはじめとするアレルギー疾患と遺伝

アレルギー疾患の遺伝的あるいは家族集積性の疫学的検討については，古くから多くの家系調査がある．1916 年，Cooke らは，621 例のアレルギー疾患患者の家族歴を調査し，アレルギーの遺伝様式を常染色体性遺伝とした．一方，Adkinson は，気管支喘息患者を発端者とする 38 家系 400 例の調査で，アレルギー疾患が単純劣性遺伝と考えた．その後の多くの検討によると，アレルギー症状を有する発端者では，40～80%でアレルギー症状の家族歴が陽性であり，アレルギー症状を有しない発端者では，アレルギー症状の家族歴の陽性率は 20%以下であるとされている．また，アレルギー症状の発症予知について疫学的な評価がされてきたが，一般的には 1 人の子どもがアレルギー症状を発症する確率は 20%であるが，もし片親にアレルギー体質があれば 50%となり，両親ともアレルギー体質をもっている場合，約 66%の子どもにアレルギー症状が発生するといわれている．著者らも，アレルギー症状をもつ発端者 256 例と正常コントロール 222 例に対して，問診により主要アレルギー症状の家族歴の調査を行ったところ，発端者にアレルギー症状がある 256 家系では，両親の少なくとも一方がアレルギー症状をもつ家系は 202 家系（79%）であるのに対し，発端者にアレルギー症状がない 222 家系では 92 家系（41%）であり，有意（$p<0.01$）な差を認めた（**表 1**）．さらに著者らの行ったアンケート調査（**表 2**）からもアレルギー発症に家族歴が重要であった．

アレルギー疾患にどの程度遺伝素因が関与しているかについて評価する方法として，双生児調査が

表 1．発端者のアレルギー症状の有無による家族歴の比較

<table>
<tr><th rowspan="2">発端者</th><th rowspan="2">総数</th><th colspan="3">両親のアレルギー</th></tr>
<tr><th>両親とも（−）</th><th>片親（＋）</th><th>両親とも（＋）</th></tr>
<tr><td rowspan="2">アレルギーあり</td><td rowspan="2">256</td><td rowspan="2">54（21％）</td><td>131（51％）</td><td>71（28％）</td></tr>
<tr><td colspan="2">202（79％）</td></tr>
<tr><td rowspan="2">アレルギーなし</td><td rowspan="2">222</td><td rowspan="2">130（59％）</td><td>81（36％）</td><td>11（ 5％）</td></tr>
<tr><td colspan="2">92（41％）</td></tr>
</table>

$\chi^2=72.3$；$p<0.01$

表 2．岐阜市と糸満市（沖縄）におけるアレルギー疾患発症に関するアンケート調査（3,196 例）（家族歴の relative risk が高い）

Independent Variables	Relative Risk（95% confidence interval）	
	Gifu	Itoman
Family history		
No	1	1
Yes	3.58（2.17〜5.91）*	4.22（2.91〜6.12）*
Sex		
Male	1	1
Female	0.93（0.69〜1.27）	0.60（0.45〜0.79）*
Age, yr		
0〜3	1.72（0.87〜3.40）	0.70（0.27〜1.82）
4〜6	1.47（0.93〜2.31）	0.80（0.44〜1.46）
7〜9	1.30（0.81〜2.07）	1.10（0.75〜1.62）
10〜12	1.15（0.71〜1.85）	1.06（0.72〜1.56）
13〜15	1	1
Location of residence		
Residential section	1	1
Business section	1.10（0.23〜5.30）	0.75（0.35〜1.60）
Suburbs	1.24（0.27〜5.77）	0.54（0.28〜1.02）
Structure of house		
Made of wood	1	1
Made of reinforced concrete	1.22（0.87〜1.72）	1.15（0.75〜1.78）
Apartment house	1.27（0.66〜2.42）	0.94（0.60〜1.48）
Flooring		
Wooden floor	1	1
Tatami	0.98（0.64〜1.49）	1.91（1.08〜3.38）†
Carpet on tatami	1.17（0.79〜1.72）	1.65（0.75〜3.63）
Carpet on wooden floor	2.00（1.17〜3.42）†	1.71（0.91〜3.23）
Mother's job		
Housewife	1	1
Other	0.87（0.60〜1.26）	0.97（0.70〜1.35）
Pets		
No	1	1
Yes	0.88（0.62〜1.23）	0.81（0.58〜1.14）

*$P<0.01$
†$P<0.05$

有用である．疾患の発症率を一卵性双生児と二卵性双生児で比較することにより，遺伝因子の関与を推定することができる．Edfors-Lubs は 6,996 組の成人双生児でアレルギー症状の一致率を比較検討した．種々のアレルギー疾患に対する疾患罹患の一致率は，一卵性双生児では 25.3%，二卵性双生児では 16.3%で，一卵性双生児で有意に高い一致率を示した．しかし，その不一致率が高頻度である

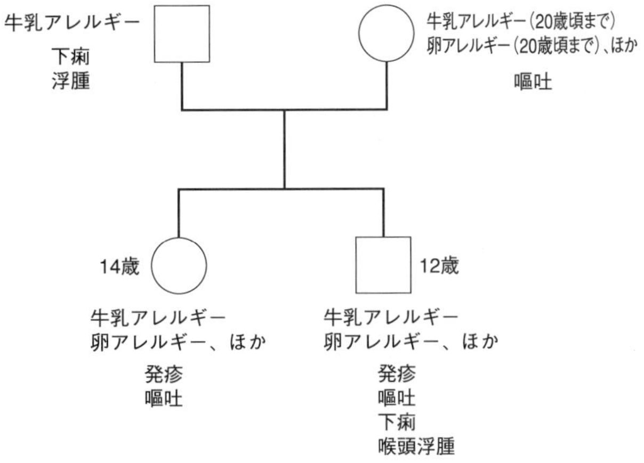

図 1. 症例　Shi. O.

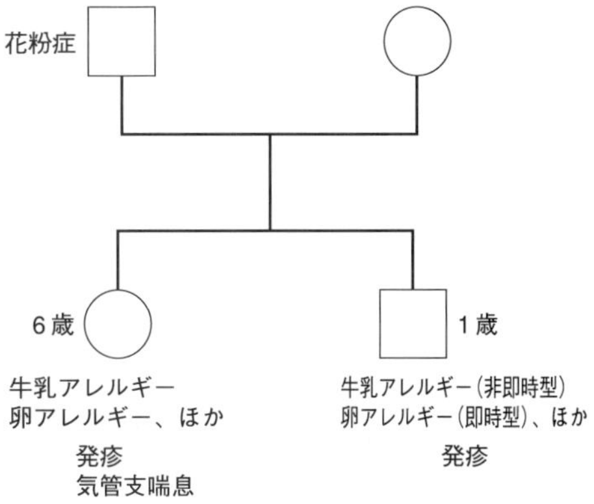

図 2. 症例　Ha. Mu　1歳

ことから，遺伝的関与は小さいと結論している．また Hopp らは，107 例の双生児の検討より，疾患罹患の一致率は，一卵性双生児では 71%，二卵性双生児では 47%と報告した．

このように，アレルギー疾患に遺伝性があることは確からしいが，その遺伝形式に関しては一定の見解に達していない．多くの疫学的調査より，アトピー素因はその発症頻度が高く，10 歳代をピークに減少するパターンをとっており，遺伝的には低い浸透率を示唆している．また，アレルギー疾患の表現型が多彩であり，その定義づけによってその結果も変わる可能性がある．これらのことが遺伝形式を決定することを困難にしている．しかしながら，アレルギー疾患の遺伝形式を解析することは，アレルギー疾患を予知し，それを予防につなぐ意味からも重要である．

さらに著者らの症例が示すように(図 1，2)，食物アレルギーに限定しても遺伝的要素が強いことが伺える．

2 食物アレルギーをはじめとするアレルギー発症と遺伝子

食物アレルギーをはじめとするアレルギー疾患の発症には，遺伝的素因と環境要因とが深くかかわっている．このうち遺伝的素因に関しては前項で述べたように，アレルギー疾患の発症には遺伝的あるいは家族集積性が存在するので，何らかの遺伝子がかかわっていることが考えられる．

ある疾患の病因遺伝子をクローニングする方法には大きく分けて 2 通りあり，1 つは大きな家系を用いて連鎖解析などを行うポジショナルクローニングであり，他の 1 つは異常な（あるいは異常な値を示す）蛋白からそれをコードする遺伝子を見い出す方法でファンクショナルクローニングである．アレルギー疾患（アトピー疾患）に関してもこの両方法により研究が進められている．現在までに報告されている病因候補遺伝子を中心に以下に示す．

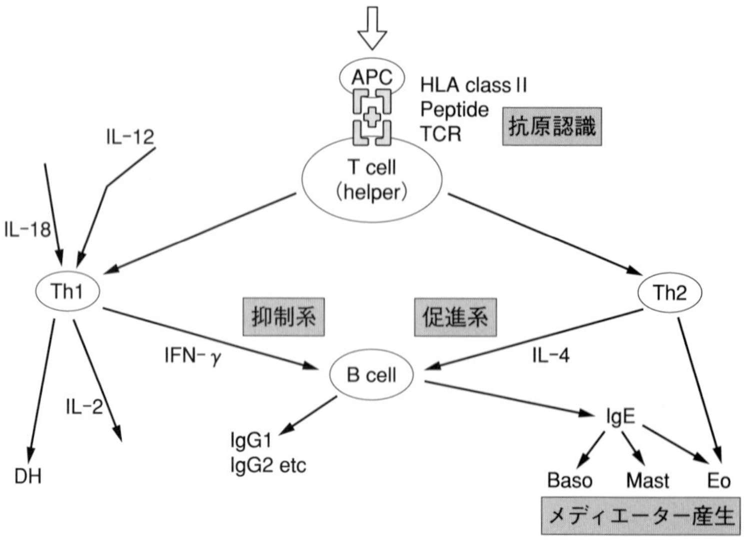

図 3. アレルギー反応系

3 食物アレルギーをはじめとするアレルギー発症の重要なキー

食物アレルギーをはじめとするアレルギー疾患の発症に関して，著者らはその重要なキーとなる部分は図 3 に示す如くと考えている．すなわち①抗原認識部位と，②即時型でいえば過剰な IgE の産生の機序であると考え，これらについて遺伝子学的，構造生物医学的に検討しており，極めて興味深い成績が得られている．これらの成績を中心に以下に述べる．

4 抗原認識における遺伝的背景と構造プロテオミックス

抗原認識における HLA class II分子と抗原ペプチドと T 細胞レセプター α/β 分子のかかわりに関する著者らの成績を示す．5 例の牛乳アレルギーの患者より 6 個の β ラクトグロブリン (BLG) 特異的 T 細胞クローンを樹立した．4 例が HLA class II DRB 1*0405 を有し，HLA class II DRB 1*0405 は 6 クローン中 4 つで抗原提示分子であった．BLG のオーバーラッピングペプチドを合成して調べたところ，それぞれの T 細胞クローンが認識するペプチド断片は BLGp 30-47，BLGp 97-117，BLGp 142-162 の 3 つであった．BLGp 97-117 は 4 つの T 細胞クローンに認識されており major epitope と考えられた．

BLGp 97-117 の truncated peptide を用いた検討の結果，BLGp 101-112(KYLLFCMENSAE) が core と考えられた．T 細胞レセプターusage には heterogeneity が認められ，特に同一の p 97-117 を認識する T 細胞レセプターにおいてさえも単一の一次構造を有していなかった(**表 3**)．しかし HLA class II分子により提示されたペプチド断片と直接 interact する CDR 3 α (complementar-

表 3. BLG-specific T 細胞クローンの T 細胞レセプターusage と CDR 3 アミノ酸配列

clone	Vα	Jα	CDR 3 α	Vβ	Jβ	CDR 3 β
YA 4	Vα 13.1	Jα 43	GLYNNNDMR	Vβ 12.2	Jβ 1.2	SVSSNYGYT
AHi 5	Vα 2	Jα 4	NNGGATNKLI	Vβ 13	Jβ 2.7	SGRRTNSYEQY
HA 5.7	Vα 1	Jα 13	VGVSGGYQKVT	Vβ 5.1	Jβ 1.1	LNGQGNTEAF
HA 3.1	Vα 2	Jα 13	DLSGGYQKVT	Vβ 7.1	Jβ 2.7	HVRVDEQY
IR 1.9	Vα 9.1	Jα 21	PPYNFNKFY	Vβ 13.1	Jβ 1.4	EPRTGNEKLF
PK 9.3	Vα 4	Jα 10	LLPPHGAGGGNKLT	Vβ 2	Jβ 2.7	VALGASGGAGAYEQY

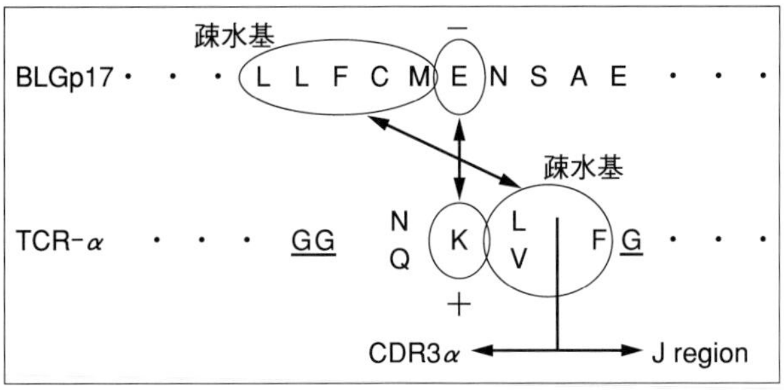

図 4. interaction motif

ity determining region 3）には特徴的なアミノ酸配列がみられた（**表 3**）．'NKL''QKV' といった正に荷電したアミノ酸（K）を中心にアミド基をもったもの（N，Q）と疎水基（L，V）で構成されていた．さらにその N 末端に'G' が豊富に存在していた．さらに BLGp 101-112 の core のアミノ酸を 1 つずつ置換したアナログペプチドを合成し，T 細胞クローンの反応を調べたところ負に荷電したアミノ酸(E)と疎水基(FCM および L)が重要であることが明らかになった．これらの構造と CDR 3 α との結合様式を**図 4** に示した．このような結合を中心に**図 5** のような複合体が形成され，抗原シグナルが T 細胞へ入り，ヘルパーT 細胞が活性化されると考えられる．このような解析を通してアナログペプチド結合様式の改変などアレルギー医療において新たに構造プロテオミックス的な治療法が開発される．

5 食物アレルギーをはじめとする IgE を介するアレルギーの病因遺伝子

[1] アトピーと染色体 11 q との連鎖一高親和性 IgE レセプターの遺伝子変異または多型

Cookson，Hopkin，Shirakawa らは，“アトピー遺伝子”が染色体 11 q 13 近傍に存在すること，さらに高親和性 IgE レセプター（FcεRI）β 鎖分子をコードする遺伝子の極めて近傍にあることを示した[1)2)]（**図 6**）．Cookson らの報告後，著者ら[3)4)]も含めて他のグループが追試を行っているが，否定的な報告もある．さらに Shirakawa ら[5)]は，FcεRIβ 鎖(細胞膜を 4 カ所で貫通している)をコードしている遺伝子(7 つのエクソンをもつ)の第 6 エクソンで，4 番目の膜貫通部に相当する C 末端付近で遺伝子の点変異があり，バリンがロイシンに置換しているいくつかの家系を報告している．しかし，

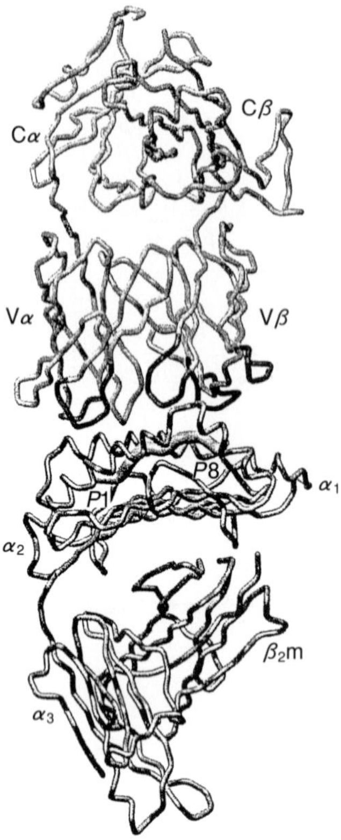

図 5　T 細胞レセプター（上部），ペプチド（P 1〜P 8），MHC class I（下部）の複合体の高次構造
この図は MHC class I の場合が示されている．
（文献 20）より引用）

著者ら[6]は日本人のアレルギー（アトピー）患者につき，この部位を調べたが，調べ得た 107 例全例に異常は認めなかった．“アトピー遺伝子”と FcεRIβ 鎖遺伝子との関係について Hill ら[7]の第 7 エクソンに関する報告や著者ら[3]の否定的な成績（Lancet）などいまだ議論の余地がある．

［2］アトピーと染色体 5 q などとの連鎖

Marsh ら[8]は IgE 値と染色体 5 q 31.1 との有意な連鎖を，さらに Meyers ら[9]も IgE 値と染色体 5 q 31-q 33 との有意な連鎖を報告した．Daniels ら[10]は総 IgE 値，皮膚反応，末梢血好酸球数，メサコリンに対する気道反応性をマーカーとしてゲノム全域につき調べた結果，染色体 4，6，7，11，13，16 上の形質遺伝子との有意な相関が認められ，染色体 11，16 は IgE 値と，染色体 4，7 は気道過敏性と，染色体 6 は好酸球数との関連を示した．しかし，本検討では IL-3，IL-4，IL-5，IL-9，IL-13，GM-CSF などのサイトカイン遺伝子群が存在する染色体 5 q 31 との関連は認められなかった．

［3］IL-4 レセプターα 鎖遺伝子変異

最近，Hershey ら[11]はアトピーと IL-4 レセプター（IL-4 R）α サブユニットの遺伝子変異について興味ある成績を報告している．IL-4 Rα サブユニットをコードする遺伝子の 1,902 番目のグアニン（G）がアデニン（A）に置換しており，その結果，細胞内ドメインのアミノ酸の 576 番目のグルタミ

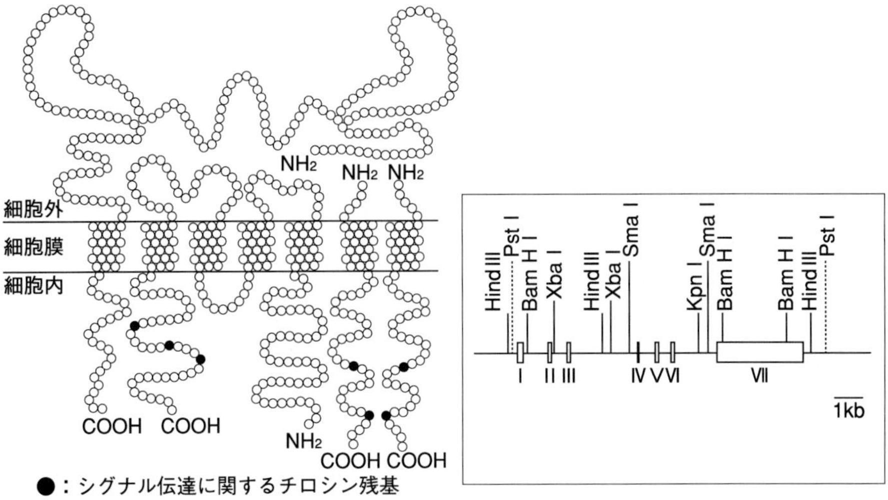

図 6. FcεRI 四量体モデル（左）と FcεRIβ 鎖をコードしている遺伝子（右）
上方に細胞外ドメイン，中間に細胞膜ドメイン，下方に細胞内ドメインを示す．左方に細胞外ドメインを主とする α 鎖，中間に β 鎖，右方にホモダイマーを形成する γ 鎖を示す．

ンがアルギニンに変わる（R 576）変異についての報告である．この R 576 アリルは高 IgE 症候群では 3 人中 3 人，重症アトピー性皮膚炎では 7 人中 4 人，アトピー20 人中 13 人，非アトピー30 人中 5 人にみられた．機能的には，R 576 アリルは IL-4 による CD 23 の発現の亢進に関連しており，これは隣接する 575 番目のチロシン残基のシグナル伝達分子への特異的な結合を変化させることに関連しているという．しかし否定的な報告もある．Mitsuyasu ら[12]は，IL-4 Rα 鎖の 50 番目のバリンがイソロイシンにかわる遺伝子変異が IL-4 に対する反応性を増大させ，IgE 産生を増加させると報告している．

[4] IL-13 遺伝子変異

ごく最近，IL-13 遺伝子の変異がアトピー型気管支喘息と強い関連を有することが報告された[13]．さらに IL-13 レセプター（IL-13 R）は気管支平滑筋に強く発現されていることも明らかになり興味深い．

[5] IFN-γ 遺伝子

IFN-γ は IL-4 により誘導される IgE 産生を抑制するが，その機序は germline Cεtranscript には影響せずに，mature な CεmRNA の発現を抑制することで IgE 産生を抑制するというものである．この効果は IL-4 と抗 CD 40 抗体で誘導される IgE 産生系では発揮されず，CD 4＋T 細胞 cognate の系において発揮される．

著者らはマイトゲンや抗原刺激を受けた末梢血単核球（PBMCs）からの IFN-γ と IL-4 と IgE の産生につき調べた[14]．IgE 高値の患者では，IgE 値は IL-4 と正相関を示すというよりはむしろ IFN-γ ときれいな負の相関を示した（図 7）．さらに卵に過敏性のある患者において，ovalbumin 刺激後の

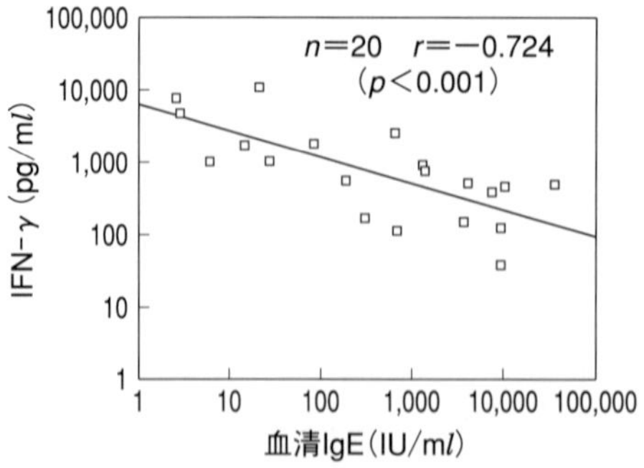

図 7．培養上血清中 IFN-γ と血清 IgE 値

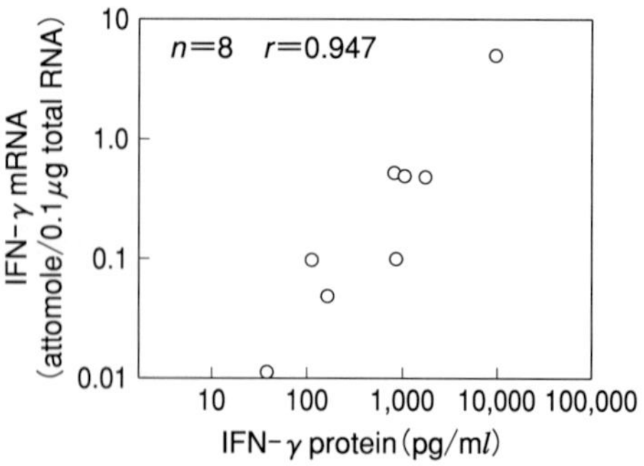

図 8．PHA 刺激による IFN-γ mRNA の発現量と IFN-γ 蛋白質
MIMIC 法によりインターフェロン（IFN）-γ の mRNA を定量したところ，IFN-γ の mRNA は強い正の相関を示した．

培養上清中の IL-4 と IgE は有意な（p＜0.01）正相関を認め，IFN-γ と IgE は有意な（p＜0.05）逆相関を認めた．さらに IL-4 と pokeweed mitogen で刺激された PBMCs からの IgE 産生は recombinant IFN-γ により抑制された．これらの結果は IFN-γ が IL-4 により誘導される IgE 産生を制御していること，また IFN-γ の産生が低下していると IgE 産生が亢進することを示している．MIMIC 法により IFN-γ の mRNA を定量したところ，IFN-γ の産生量と IFN-γmRNA は強い正の相関を示した（図 8）．すなわち，IFN-γ の産生低下が IFN-γ の mRNA 発現低下によることが明らかになった．

［6］IL-12 レセプターβ2 鎖遺伝子変異

IL-12 は p 35 と p 40 からなる蛋白である．IL-12 レセプター（IL-12 R）は β1 鎖と β2 鎖からなり，β2 鎖は細胞内ドメインに 3 カ所のチロシン残基を有する[15]．IL-12 R は IL-12 のシグナルカスケードの最初のステップである．

アレルギーの IgE 産生過剰における IFN-γ 産生不全ともいうべき病態に関して，上位で IFN-γ の産生誘導をする IL-12 と IL-18，およびそれらのシグナル伝達系についてさらに検討した．PBMCs を IL-12 で刺激した時の IFN-γ 量と IL-18 で刺激した時の IFN-γ 量とをプロットすると**図 9** のように正相関を示した．しかし，両者の刺激による IFN-γ 産生に解離のみられる症例がいくつか見出された．IL-12 刺激と PHA 刺激との間にも同様の結果が得られた．これらの症例についてそれぞれのレセプターを含む情報伝達系の異常について検討を行った．IL-12 と IL-18 とはそれぞれのレセプター（前者では IL-12 Rβ1，β2，後者では IL-18 Rα，β）を介して，さらに前者では Jak 2，Stat 4 の系を，後者では Traf-6，AP-1 を介して IFN-γ 遺伝子のプロモーター部分に作用し，IFN-γ 遺伝子の発現を誘導する．著者ら[16]の検討で，選択的な IL-12 刺激による IFN-γ 産生不全の症例の中に，IL-12 Rβ2 鎖をコードする遺伝子の異常がいくつか見出された（R 313 G，H 720 R，2496 del 91）（**図 10**）．それらの症例では Stat 4 のリン酸化が不十分であったことから，IL-12 Rβ2 鎖遺伝子異常によ

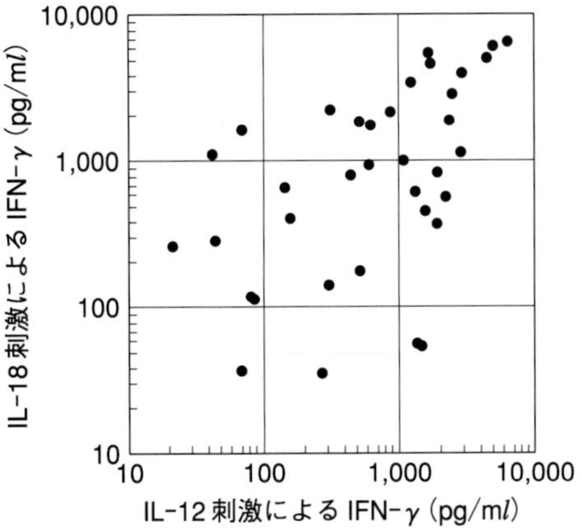

図 9. 末梢リンパ球の IL-12 あるいは IL-18 刺激による IFN-γ 産生

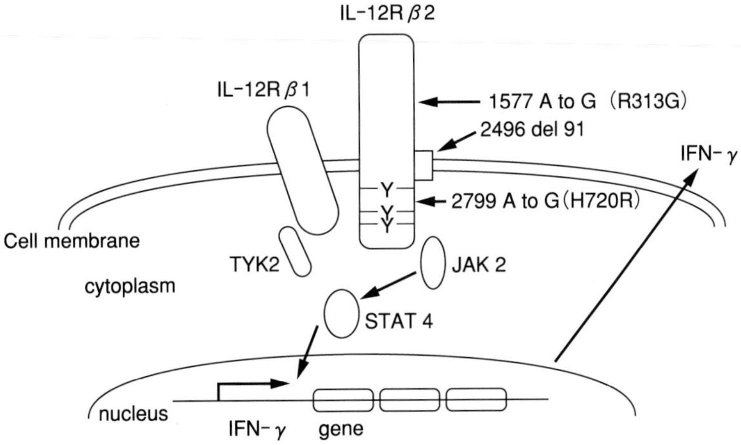

図 10. IL-12 シグナリングと IL-12 $R\beta_2$ 鎖遺伝子

り IFN-γ 産生不全が起こり，ひいては IgE 産生の制御が不十分となって IgE 産生亢進をきたすと考えられた．また，その家系に同様の異常が確認されている．これは IgE 産生亢進の原因の 1 つがその制御機構における遺伝子異常に基づくことを明らかにした最初の成績である．IL-12 Rβ 1 鎖遺伝子の異常によりマイコバクテリウムやサルモネラに易感染性を示す症例が報告されている[17)18)]ことから，現在これらとの関係の解析を進めている．

［7］IL-18

IL-18 シグナルカスケードにつき構造生物学，構造プロテオミックスを導入して解析をすすめている．現在までに IL-18 の立体構造を明らかにし，さらに IL-18 Rα 鎖および IL-18 Rβ 鎖との結合様式を明らかにした[19)]．現在のところ IL-18 シグナリングにおける遺伝子学的異常として IL-18 Rα 鎖遺伝子の 3 塩基欠失が cDNA 上に同定された．このような del CAG を homo でもつアレルギー患者

(いずれも IgE 高値である)では，IL-18 刺激による PBMCs からの IFN-γ 産生は有意に低下していた．このような機能と構造の関係から，構造学的に del CAG により IL-18 Rα 鎖の不定性やシグナル伝達不全が生来しているものと考えられた．さらにその証明を進めている．

(近藤直実)

文献

1) Cookson WO, Sharp PA, Faux JA, et al：Linkage between immunogloblin E responses underlying asthma and rhinitis and chromosome 11 q. Lancet 1：1292-1295, 1989.
2) Shirakawa T, Mao XQ, Sasaki S, et al：Association between Fc epsilon RI beta and atopic disorder in a Japanese population. Lancet 347：394-395, 1996.
3) Fukao T, Kaneko H, Teramoto T, et al：Association between Fcε RIβ and atopic disorder in Japanese population? Lancet 348：407, 1996.
4) Fujii H, Kondo N, Agata H, et al：Genetic analysis of IgE and the IGHE, IGHEP 1 and IGHEP 2 genes in atopic families. Int Arch Allergy Immunol 106：62-68, 1995.
5) Shirakawa T, Li A, Dubowitz M, et al：Association between atopy and variants of the beta subunit of the high-affinity immunoglobulin E receptor. Nature Genetics 7：125-130, 1994.
6) Kondo N, Kasahara K, Fukao T, et al：Fcε RIβ chain gene and Cε chain gene expression. Prediction and prevention of childhood allergy (ed by Sasaki S, et al), p 33-43, Chirchill Livingstone, 1995.
7) Hill MR, Cookson WO：A new variant of the beta subunit of the high-affinity receptor for immunoglobulin E (Fc epsilon RI-beta E 237 G)：associations with measures of atopy and bronchial hyper-responsiveness. Human Molecular Genet 7：959-962, 1996.
8) Marsh DG, Neely JD, Breazeale DR, et al：Linkage analysis of IL 4 and other chromosome 5 q 31.1 markers and total serum immunoglobulin E concentrations. Science 264：1152-1156, 1994.
9) Meyers DA, Postma DS, Panhuysen CI, et al：Evidence for a locus regulating total serum IgE levels mapping to chromosome 5.Genomics 23：464-470, 1994.
10) Daniels SE, Bhattacharrya S, James A, et al：A genome-wide search for quantitative trait loci underlying asthma. Nature 383：247-250, 1996.
11) Hershey GKK, Friedrich MF, Esswein LA, et al：The association of atopy with a gain-of-function mutation in the α submit of the interleukin-4 receptor. N Engl J Med 337：1720-1725, 1997.
12) Mitsuyasu H, Izuhara K, Mao XQ, et al：.Ile 50 Val variant of IL 4 Rα upregulates IgE synthesis and associates with atopic asthma. Nature Genetics 19：119-120, 1998.
13) Shirakawa T, Deichmann KA, Izuhara I, et al：Atopy and asthma：genetic variants of IL-4 and IL-13 signalling. Immunol Today 21：60-64, 2000.
14) Teramoto T, Fukao T, Kondo N, et al：Serum IgE level is negatively correlated with the ability of peripheral mononuclear cells to produce interferon gamma (IFN-γ)；evidence of reduced expression of IFN-γ mRNA in atopic patients. Clin Exp Allergy 28：74-82, 1998.
15) Presky DH, Yang H, Minetti LJ, et al：A functional interleukin 12 receptor complex is composed of two β-type cytokine receptor subunits. Proc Natl Acad Sci USA 93：14002-14007, 1996.
16) Matsui E, Kaneko H, Kondo N, et al：Mutations of the IL-12 receptor β 2 chain gene in some atopic subjects. Biochem Biophy Res Commun 266：551-555, 1999.
17) Altare F, Durandy A, Lammas D, et al：Impairment of mycobacterial immunity in human interleukin-12 receptor deficiency. Science 280：1432-1435, 1998.
18) de Jong R, Altare F, Haagen IA, et al：Severe mycobacterial and salmonella infections in interleukin-12 receptor-deficient patients. Science 280：1435-1438, 1998.
19) Kato Z, Mishima M, Ohki I, et al：Solution structure of human interleukin-18. 11 th Naito Conference on Structural Genomics-Passage to drug development-October 13-16, Kanagawa, Japan, 1999
20) Garcia KC, Degano M, Stanfield RL, et al：An αβT cell receptor structure at 2.5 A and its orientation in the TCR-MHC complex. Science 274：209-218, 1996.

5 食物アレルギーの頻度と主要抗原

◆はじめに◆

食物アレルギーは診断の難しさのために，疫学的な調査がしにくく，どの程度の頻度であるかなどがあいまいであった．これは，食物アレルギーの病態生理が現段階では依然不明な点が多く，その診断基準，診断方法，治療方法がまちまちであり，臨床の現場にて混乱を極めているためである．食物アレルギーの疾患概念としては大きく分け 2 つに収束される．第一に原因食物摂取後のアナフィラキシーや蕁麻疹，気管支喘息発作，消化器症状の急性反応である．これらの多くは IgE 依存性である．第二は T 細胞が関係する消化器障害である．アレルギー性消化器疾患というべきもので，これらの多くは好酸球依存性とされ，IgE 非依存性である．

大きく分けるとこれらの 2 つの疾患概念があり，このため診断基準をあいまいにしている．そのほかにも調査対象や調査年度により発生頻度が大きく異なる結果となり疫学的研究を難しくしていた．このため，今回平成 8 年より厚生省食物アレルギー対策検討委員会（会長＝飯倉洋治昭和大学小児科教授）が組織され，大規模調査がなされ現在の頻度が調査された．この報告を中心に食物抗原の頻度と主要抗原について述べる．

1 食物アレルギーの頻度

アレルギー疾患は戦前にはほとんどいなかったといわれている．戦後高度成長とともに増加している．現在，何らかのアレルギー疾患を有する頻度は平成 3 年度の厚生省保健福祉動向調査によると日本全体で男性 33.4%，女性 36.2%といわれている．同調査によると頻度は年齢とともに少なくなる．食物アレルギーの頻度に関し，現在まで多くの報告があり，その調査の年，調査方法，調査対象により頻度は大きく違ってくる．最近の欧米の報告では生後 1 年内に約 2.5%の乳児がミルクアレルギーとなり，その後これらの児の 35%がその他の食物抗原のアレルギーを合併すると報告されている[1)2)]．食物アレルギーの頻度は 2〜4%というものから[3)]25%が何らかの食物アレルギー症状を呈するとする報告から[4)]，3 歳になるまでに 6%の児が食物アレルギー症状を経験する[5)]という報告，また 2〜4%の児が繰り返す食物アレルギー反応を呈するといった報告がある．**表 1** は小児の食物アレルギーの頻度の違いについてまとめたものである[6)]．また，基礎疾患にアレルギー病歴をもつ場合に，その頻度はさらに高くなり，中等〜重症のアトピー性皮膚炎時の 30%が，喘息児の 10%が食物アレルギーを合併するといわれている[7)8)]．

平成 8 年になり厚生省食物アレルギー対策検討委員会（会長＝飯倉洋治昭和大学小児科教授）が組織され，大規模調査がなされ現在の頻度が調査された．この調査では「特定の食べ物を食べて，1 時間

表 1．小児の食物アレルギーの頻度

発表者	対象	対象例数	年齢	抗原	頻度
Collins-Willams (1956)	非アレルギー児	3,000	1〜15 歳	牛乳	0.3%
Bachman & Dees (1957)	unselective	304	新生児を 2 年間追跡調査	牛乳	1%
Bachman & Dees (1957)	アレルギー患児	109	0〜24 カ月	牛乳	30%
Mueller, et al (1963)	unselective	199	新生児を 2 年間追跡	牛乳	1%
Johnstone & Dutton (1966)	牛乳栄養と大豆乳栄養	240	新生児を 0〜13 年間追跡調査	牛乳	0.8%
Freier & Kletter (1970)	unselective	400	新生児を 2 年間追跡調査	牛乳	0.5%
Gerrard, et al (1973)	unselective	787	新生児を 2 年間追跡調査	牛乳	7.5%
Stintzing & Zetterstom (1979)	unselective	4,311	新生児を 1 年間追跡調査	牛乳	0.58%
Jakobsson & Lindberg (1979)	unselective	1,079	新生児を 1 年間追跡調査	牛乳	1.9%
Kajosaari (1982)	unselective	802	新生児を追跡調査し 2 歳の時点	牛乳	5%
Bock (1987)	unselective	408	新生児を 3 年間追跡調査	牛乳	6.1%
Kajosaari (1982)	unselective	802	新生児を追跡調査し 3 歳の時点	卵	9%
Kajosaari (1982)	unselective	802	新生児を追跡調査し 3 歳の時点	牛乳，卵，小麦，ナッツ，リンゴ，エンドウ豆，チョコレート，魚，柑橘類，トマト，イチゴ	27%
Bock (1987)	unselective	408	新生児を 3 年間追跡調査	牛乳，卵，大豆，ピーナッツ，チョコレート，トウモロコシ，米，小麦	8%
Young, et al (1994)	unselective	20,000	popuration study	牛乳，卵，大豆，ピーナッツ，チョコレート，トウモロコシ，米，小麦，他	1.4%

以内に皮膚に変化が起きたり，体調が悪くなったり，病気になったことがありますか（食中毒によるものを除いて下さい)」という設問により判定された．これによると本邦における 0 歳児の食物アレルギーの中の即時型反応の頻度は 6 歳以下の児童の 12.6%であることが示された[9]．また平成 9 年度の報告では食物アレルギー症状を呈したことのある割合は，3 歳児で 8.6%，小学校 1 年生で 7.4%，小学校 5 年生で 6.2%，中学校 2 年生で 6.3%，成人で 9.3%と報告されている．これらより，わが国における頻度が欧米と大きな差異がないことがわかる[10]．

一方，アトピー性皮膚炎や気管支喘息などのアレルギー疾患を有する患児での食物アレルギーの頻度はこれも同様に頻度が大きく分かれ 3〜25%と報告はさまざまである．

2 アナフィラキシーショックまたは食物アレルギーによる死亡例数

人口動態統計によると ICD-10 によるコードでは食物アレルギーは T 78.0 の有害食物反応による

表 2. 人口動態統計による食物アレルギーによる近年の死亡数

食物アレルギー							
死因コード	1995	1996	1997	1998	合計		
T 78.0	4	2	2	4	12		
T 78.1	1	0	0	0	1		
死因コード	1989	1990	1991	1992	1993	1994	合計
693.1	0	0	0	0	1	0	1
アナフィラキシーショック							
死因コード	1995	1996	1997	1998	合計		
T 78.2	6	3	4	3	16		
死因コード	1989	1990	1991	1992	1993	1994	合計
995.0	18	18	24	16	20	19	115

アナフィラキシーショック，T 78.1 その他有害食物反応（ほかに分類されないもの）に分類され，T 78.2 は詳細不明のアナフィラキシーショックとなっている．食物アレルギーによる死亡は T 78.0 のみで 1995 年 4 例，1996 年 2 例，1997 年 2 例，1998 年 5 例となっている．また，アナフィラキシーショックによる死亡も 1995 年 6 例，1996 年 3 例，1997 年 4 例，1998 年 3 例となっている．このうち食物アレルギーによるものと他のアレルギー反応によるものかは不明である（**表 2**）[11]．

3 年齢分布

年齢分布は 0 歳児がピークで 27.3%を占め，以降減少する．3 歳までに全年齢において 64.2%を占め，9 歳までに実に 80.1%を占めていた（**図 1**）．乳幼児に多いとされてきた食物アレルギーの分布は平成 9 年の調査においても同様であった．欧米の報告では成人例は 1〜2%の割合であるとされているが，18 歳以上の割合は 10.2%であった[10]．食物アレルギーは消化管の透過性が亢進している小児に特有で，消化管が成熟した成人には少ないと考えられてきた．この調査では小児に匹敵する頻度で食物アレルギーが発症していることが初めて明らかにされた．特に成人の場合，軽い症状，例えば少々の皮疹程度では医療機関を受診しないで経過を追っているものも多く存在することが考えられる．また，自ら抗原と推測されるものを事前に除去していることも多いことを考え合わせると，結果以上に成人食物アレルギー患者が潜在しているが判明した．また，有症例が経年的に漸減する．しかし，加齢に伴う抗原種の頻度は一様ではない．今まで，卵白，牛乳などは経年的に症状が軽快し，そば，エビなどは加齢とともに症状が軽快しないとされてきた．調査では 3 歳時で 32%と最も頻度の高い卵は，加齢とともにその割合を下げ，小学校 1 年では 31%，中学校 2 年生では 27%，成人では 18%と漸減する[6]．実際，抗原別の年齢分布を検討してみると，抗原種によっては経年的に漸増してくるものもあり，その病態がすべて腸管免疫の成熟のみで説明されるものではなく，抗原側の要素も大きく関与してくることが推察される結果である．

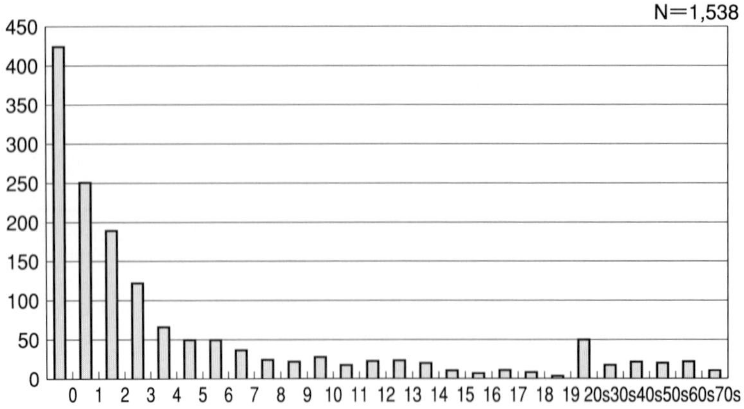

図 1．年齢別

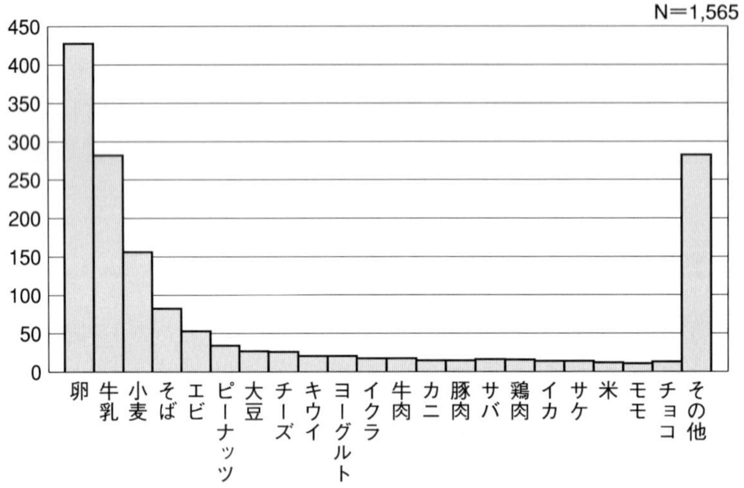

図 2．食物アレルギーの原因抗原
卵・牛乳・小麦が 3 大抗原である。
（厚生省食物アレルギー対策研究班平成 11 年度報告書より）

4 食品抗原の頻度

人種間での抗原の種類および頻度には差異があるのは，その食生活によるところが大きい．同じ人種間においても時代・生活スタイルの変化によって抗原頻度も変化する．米国のピーナッツアレルギー，北欧の魚アレルギー，またわが国におけるそばアレルギーなどは食生活の違いのためである．平成 9 年の調査における食物抗原別頻度は，一番多いのはこれまでと同様に卵で 27.3%，続いて牛乳が 18.0%，以下，小麦 10.0%，そば 5.3%，エビ 3.5%の順であった(図 2)[10]．上位 3 品目で 55.3%，上位 5 品目で 64.1%を占めることとなる．逆をいえば 35.9%はそれ以外の食品であり，実に多種の食品抗原が存在することとなる．わが国における食生活の欧米化は急激であり，このため三大食物アレ

表 3. 主な食品の交叉抗原性

アレルゲン	交叉抗原性を有する可能性のある食品	確率
豆類 ピーナッツ	他の豆類 エンドウ豆，レンズ豆，ひら豆，そら豆，インゲン豆，大豆	5%
ナッツ クルミ	他のナッツ ブラジルナッツ，カシオナッツ，ハシバミの実	37%
魚類 サケ	他の魚類 メカジキ，シタビラメ	50%
甲殻類 エビ	他の甲殻類 カニ，ロブスター	75%
殻類 小麦	他の殻類 大麦，ライ麦	20%
牛乳	牛肉	10%
牛乳	ヤギの乳	92%
牛乳	馬の乳	4%
花粉 カバの木	野菜，フルーツ リンゴ，モモ，メロン	55%
モモ	他のバラ科食物 リンゴ，プラム，サクランボ，ナシ	55%
メロン	他のフルーツ スイカ，バナナ，アボガド	92%
ラテックス	キウイ，バナナ，アボガド	35%

臨床的に関する食品に反応する可能性は変化する．　文献 12）より改変

ルゲンといえば以前は，卵，牛乳，大豆であった．ところがこの調査では，第三番目の大豆が小麦に取って代わった．これはパン食の増加による小麦摂氏の増加と大豆関連食品の摂取量減少が寄与していると考えられる．摂取量の問題と抗原性の問題とが今後検討されるべきである．現在の食文化では伝統的な食材よりも，輸入製品で変わったものが偏重される傾向にある．今後，どのような食品にアレルギーが多く出現するか注意深く観察する必要がある．

5 交叉抗原性の頻度

現在ではキウイフルーツやアボガドのアレルギーではラテックスアレルギーの頻度が高いことや，魚のアレルギーではタラから分離された 16 k ダルトンの蛋白質 Gad C-1 に反応するとほとんどすべての魚類に反応するようになるなどの交叉抗原性が話題となっている．近年，Sicherer が多くの食品に交叉抗原性についてまとめたのが**表 3** である[12]．**表 3** によるとメロンとバナナやスイカ，アボガドなどの交叉抗原性が最も高く 92%に及んでいる．また，牛乳とヤギの乳も高く 92%で，反対にキウイフルーツとラテックスなどは有名であるが 11%と意外な低値となっている．

6 症状頻度

原因食品抗原は経口摂取されたのち，腸管より吸収され，肝臓を経由し全身循環に乗る．母乳中の卵白抗原を測定すると，摂取後1〜2時間後に1度ピークを認め，その後8時間後に再度ピークがくる．このため食物アレルギー症状はアナフィラキシーに代表される即時型反応から遅延型反応まで，非常に多彩である．飯倉らによる6歳以下の小児1,336名の検討では食物アレルギー症状は蕁麻疹，皮膚瘙痒感，眼瞼浮腫，下痢の順に多くみられたと報告している[9]．また向山らは食物負荷試験陽性者106名の検討において，皮膚瘙痒感を筆頭に，喘鳴，皮膚発赤，咳漱の順で多いとしている[13]．平成9年の検討においても最も多く認められたのは蕁麻疹症状で61.5%に出現した．以下，喘鳴(33.5%)，呼吸困難（26.5%），紅斑（24.8%），瘙痒（24,0%）の順で多く認められた[10]．いずれにしても多い症状は皮膚症状と呼吸器症状であることがわかる．

また，即時型アナフィラキシーに関していえばSorensenらによるとデンマークではアナフィラキシー症状を呈するものは3.2/100,000/年であり，そのうち5%は致死的なものであると報告している．アナフィラキシー症状のうち1/3が食餌性で最も多い原因とされており，そうすると年間約1/100,000の割合で食物アレルギーによるアナフィラキシーショックの患者が発生していることとなる．わが国におけるショック症状の報告も決して少なくない．柴田はアレルギー疾患患児の0.68%に食物によるアナフィラキシー症状が出現するとしている[14]．平成9年の調査でも，「ぐったりした」ものは17.2%，「血圧低下」を認めたものは6.6%，「意識障害」を認めたものは5.8%であった[10]．これらの結果より，食物アレルギー症状は思った以上に重篤なものの割合が多いことがわかる．前述の死亡の症例数からも，重得な食物アレルギーが決して稀でないことが示されている．医療機関へ到達するまでに症状が一気に進展する可能性もあり，ペン型エピネフリン注射液の普及などの，今後食物アレルギー患者の中のアナフィラキシーショックへの対応を考えなければならない．

7 原因抗原のRASTの値に関する検討

食物アレルギーの診断は詳細な問診および食物日誌により原因抗原を推定し，血液検査(RASTを含む)・皮膚検査を行い，除去試験ののち，負荷試験において診断を確定するものである．ところが，その煩雑さからか負荷試験どころか，皮膚検査さえも忌避され，RAST検査のみで食物アレルギーを診断する傾向がある．平成9年の検討は原因食物抗原のRAST値の検討である[10]．例えば，卵アレルギー患者における卵のRAST値の検討ということである．RAST値が食物アレルギー症状と相関するのであれば，Class値は高値を示すはずである．結果，Class 0は8.8%，Class 1は7.1%，Class 2は17,5%，Class 3は26.6%，Class 4は20.7%，Class 5は9.4%，Class 6は9.9%であった(図3)[10]．Class 4以上は40%に留まり，Class 0および1を示したものは15.9%にも及ぶ．これまでもいわれてきたように，必ずしも原因抗原のRAST値は患者ごとに高いわけではなく，RAST値のみ

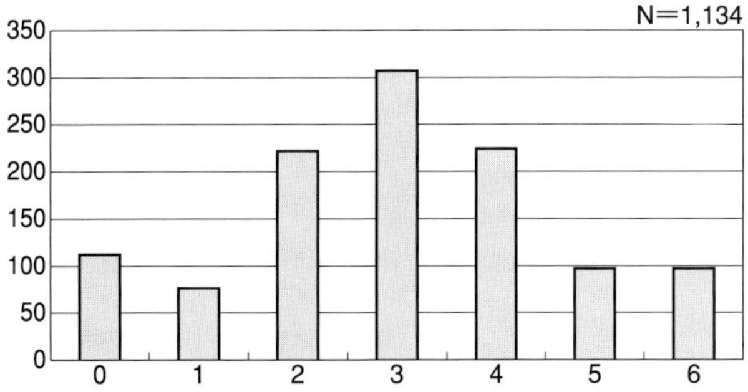

図 3. 原因抗原 RAST 値

で食物アレルギー原因抗原を診断するのは危険であることが改めて示された．今回は False-Negative の検討ではあるが，臨床的には False-positive の症例も多く経験する．今後の臨床検査による食物アレルギーの診断には慎重を期すべきであるという結果であった．

◆おわりに◆

これまでわが国において食物アレルギーの全国規模の疫学的データが乏しく，統一した見解がなかった．このため，その診断，治療は各臨床医の経験に依存した部分が大きかった．その病態生理が現段階では依然不明な点が多いため，その診断基準，診断方法，治療方法は臨床の現場にて混乱を極めている．今回，平成 8 年厚生省食物アレルギー対策検討委員会報告は即時型反応を主体とした食物アレルギーの症状や頻度をまとめている．しかし，食物アレルギーにはもう 1 つの好酸球を主体としたアレルギー性腸炎と思われる病態があり，この面の検討が今後なされなければならない．また，簡便な検査方法とした RAST 検査があるが，これのみで原因抗原を決定し，不必要な食物除去を指示されたり，また除去食療法が唯一の治療方法と考えられたりすることは臨床にて多く経験されることである．今回の疫学的調査はこれら誤った食物アレルギーへの考えを否定し，除去負荷試験を一般化しこれを指標とするようにしなければならないということも示している．

また先般厚生労働省は，急性で深刻なアレルギー症状を引き起こす可能性のある食品 24 品目について，食品衛生法に基づく原材料表示を義務づけることを決めた．この方面からもなお一層の努力が必要である．

（小田島安平，今井孝成，飯倉洋治）

文　献

1) Host A, Halken S：A prospective study of cow milk allergy in Danish infants during the first 3 years of life. Allergy 45：587-596, 1990.
2) Hide DW, Guyer BM：Cow's milk in-tolerance in Isle of Wight infants. Br J Clin Pract 37：285-287, 1983.
3) Schrander JJP, van den Bogart JPH, Forget PP, et al：Cow's milk protein intolerance in infants under l year of age；a prospective epidemiological studv. Eur J Pediatr 154：488-494, 1995.
4) Young E, Stoneham MD, Petckevitch A, et al：A population study of food intolerance. Lancet 343：1127-

1130, 1994.
5) Bock SA：Prospective appraisal of complaints of adverse reactions to foods in children during the firrst 3 years of life. Pediatcs 79：683-688, 1987.
6) 松本勉，有田昌彦：食物アレルギーの疫学．Modern Physician 9：1282-1285，1989.
7) Burks AW, Malory SW, Wil l iams LW, et al：Atopic dermatititis：clinical relevance of food hypersensitivity reactions. J pediatr 113：447-451, 1988.
8) Novembre E, de Martino M, Vierucii A：Foods and respiratory allergy. J allergy Clin Immund 81：1059-1065, 1988.
9) 飯倉洋治，赤澤　晃，今井孝成，ほか：厚生省食物アレルギー対策検討委員会平成 8 年度報告書．1997.
10) 飯倉洋治，赤澤　晃，今井孝成，ほか：厚生省食物アレルギー対策検討委員会平成 9 年度報告書．1998.
11) 中村好一：食品によるアレルギー疾患による疫学調査研究．平成 12 年度免疫アレルギー等研究事業研究報告書，p 458-460，厚生労働省，2000.
12) Sicherer SH：Clinical implications of cross-reactive food allergens. J Allergy Clin Immunol 108；881-890, 2001.
13) 向山徳子：食物アレルギーの臨床．小児科臨床 3：113-121，1997.
14) 柴田瑠美子：アレルギー外来における食物起因性アナフィラキシーの頻度と関連食品．日児誌 99：254, 1995.

6 食物アレルギーの臨床症状

1. 即時型症状

◆はじめに◆

食物アレルギーは食物または食物に含まれる成分を摂取することによって生じた免疫反応による異常反応（food hypersensitivity）を指し，IgE 抗体を介して遊離される化学伝達物質によって起こった反応（即時型反応）が基本的な特徴である．しかし，疾患によっては非即時型反応もこれに加わる．食物アレルギーといっても必ずしも経口摂取した場合に起こるとは限らず，食物アレルゲンを吸入した場合や経皮の場合も含まれ，それぞれその即時型反応として**表 1** に示したような症状が現れる[1]．ここでは食物アレルギーによる即時型症状の出現率および食物アレルゲンについて述べ，さらに各標的臓器別に即時型症状について解説する．

1 即時型症状の発生と食物アレルゲン

食物アレルギーの即時型症状は数分に 2 時間以内に発生する．IgE を介する即時型反応によるものがほとんどである[2]．柴田[3]の集計によれば偶発的な即時型食物アレルギー症状を呈した 213 例において，1 歳以下が 60%，2 歳以下が 80%を占め，離乳期に多くみられている．また重症例のアレルギー症状では皮膚（主に蕁麻疹，顔面紅潮）95%，気道症状 24%，消化器症状 19%，アナフィラキシーショック 17%であり，これらの症状は重複していたと述べている（**表 2**）．一方，欧米での報告をみると，Sampson ら[4]の二重盲検食物負荷試験：Double-Blind Placebo-Controlled Food Challenge（DBPCFC）によって誘発された即時型症状は皮膚症状 74%，消化器症状 43%，呼吸器症状 28%で

表 1．食物アレルギーによる即時型症状

(1) 経口摂取した場合	(2) 吸入した場合	(3) 経皮の場合
1．消化器症状 口内違和感，口唇の浮腫 上腹部痛，悪心嘔吐，下痢 2．鼻症状 くしゃみ，鼻汁，鼻閉 3．眼症状 結膜充血，眼瞼浮腫，涙流 4．呼吸器症状 咳，喘鳴，胸部圧迫感，咽喉頭浮腫 5．皮膚症状 蕁麻疹，瘙痒，灼熱感 6．アナフィラキシーショック 痙攣	1．鼻症状 くしゃみ，鼻汁，鼻閉，咽喉の掻痒 2．眼症状 結膜充血，涙流 3．呼吸器症状 咳，喘鳴，胸部圧迫感，咽喉頭浮腫	1．接触性蕁麻疹

表 2．小児における即時型食物アレルギーの起因食品と誘発症状

起因食品 n	柴田[3] 213	Sampson[4]* 204	Rance[5]* 279
卵	32%	38%	31%
牛乳	30	11	12
魚介類	12	7	10
小麦	11	5	
ナッツ**	1	24	37
大豆	3	5	
肉類	4	4	
そば	2		
その他	0.9	6	10
誘発症状	130 例中	160 例中	276 例中
皮膚症状	95%	74%	60%
消化器症状	19	43	7
気道症状	24	28	23
ショック症状	17	(15)	10

*二重盲検法による食物誘発，（　）はショックの既往歴から　　（文献 3 より引用）
**ピーナッツ
[2]偶発例でアレルゲンの確認されたもの

あり，既往歴でのアナフィラキシーショックは 15%であった．また Rance ら[5]の報告もほぼ同様である．

食物アレルギーの原因アレルゲンの種類やその関与する頻度は人種や国によって異なるが，それは国による食生活によるところが大きい．米国のピーナッツアレルギー，北欧の魚アレルギー，本邦のそばアレルギーにその典型をみることができる．本邦では原因として卵，牛乳，魚介類，小麦の順に多いが，欧米では卵，ナッツ，牛乳，魚介類の順になっている[3]．

新しいところでは 1999 年に行われた厚生省食物アレルギー対策委員会による即時型食物アレルギーを呈した 1,597 例についての調査がある[6)7]．これによれば即時型症状として蕁麻疹 61.5%，喘鳴 33.5%，呼吸困難 26.5%，紅斑 24.8%，瘙痒 24.0%，の順であった．アナフィラキシーショックとしては「ぐったりした」17.2%，「血圧低下」6.6%，「意識障害」5.8%となっている．また，この調査での原因アレルゲンとして卵 27.3%，牛乳 18.0%，小麦 10.0%，そば 5.3%，エビ 3.5%の順となっている．

なお，年齢によっても原因アレルゲンの頻度が異なり，乳幼児に学童では卵，牛乳，魚介類の順であるが，成人ではエビ・カニ，魚介類，卵の順となっている．

2 即時型皮膚症状

食物アレルギーの症状の中でも最も高頻度に認められる症状である．急性蕁麻疹，血管性浮腫が最も多い．発疹は急激に数分以内に起こることが多く，瘙痒感を伴う．先に述べたように小児では卵，牛乳，小麦，ナッツ，ピーナッツなどが多く，成人では魚，エビ，カニ，ナッツが多い．近年は果物（キウイなど）も多くなってきた．急性接触性蕁麻疹も生肉，魚，野菜，果物などによって起こる[2]．

症状が6週間以上続く慢性蕁麻疹は食物が原因で起こることは稀である．慢性蕁麻疹の成人554人のうち，食物アレルギーが証明されたものは，わずか1.4%のみであったと報告されている[8]．また，慢性蕁麻疹の小児226人のうち食物アレルゲンに対する皮膚反応が陽性であったものは31%であったが，食物負荷試験で陽性となったものは4%にすぎなかったとの報告もある[9]．

食品添加物は多くの加工食品に含まれており，これらの食品を摂取する機会が多くなった．これらの食品添加物が原因でアレルギー様症状を呈するものも少なからず発見されている．中でも注目されるのはタートラジン，グルタミン酸，亜硫酸塩である．タートラジンは着色剤としてキャンディ，チーズ，バター，アイスクリームなどに使用されているが，血管性浮腫，喘息発作などが時に起こると報告されている[1]．グルタミン酸は調味料として味の素，醤油，缶スープ，ブイヨン，中華料理に使用されているが，中華料理店症候群に代表されるように，食物摂取後15〜20分で脱力，紅潮がみられることがある．亜硫酸塩は保存剤としてサラダ，フルーツ，エビ，ワイン，ドライフルーツなどに使用されるが，副反応として蕁麻疹，痒疹などがある[1]．しかし，これらの物質の負荷試験で陽性になることは稀であるといわれている[2]．

3 即時型消化器症状

〔Workshop on Classification of Gastrointestinal Disease of Infants and Children-November 1998, Washinton DC〕において，小児の消化管アレルギーはIgEを介するどうかによって**表3**のように分類された[2]．

［1］IgEの関与が強い疾患[2]

1）消化管アナフィラキシー（Immediate Gastrointestinal Hypersensitivity）

原因食物アレルゲンを摂取後，数分〜2時間以内に発現する．すなわち嘔気，腹痛，疝痛コリック，嘔吐または/および下痢である．幼若乳児では即時に嘔吐がみられるとは限らない．確定診断は臨床症状と特異IgE抗体陽性で診断しうる．食物負荷テストはアナフィラキシーショックを起こす危険性がある．

表3．消化管アレルギーの分類

I	IgEの関与が強い疾患
	1）消化管アナフィラキシー（Immediate gastrointestinal hypersensitivity）
	2）口腔アレルギー症候群（Oral allergy syndrome；OAS）
II	IgEの関与がある場合と，ない場合が混在する疾患
	1）アレルギー性好酸球性食道炎（Allergic eosinophilic esophagitis）
	2）アレルギー性好酸球性胃炎，胃腸炎（Allergic eosinophilic gastritis, gastroenteritis）
III	IgEが関与しない疾患
	1）食餌性蛋白胃腸炎（Dietary protein enterocolitis syndrome）

（文献2）より改変）

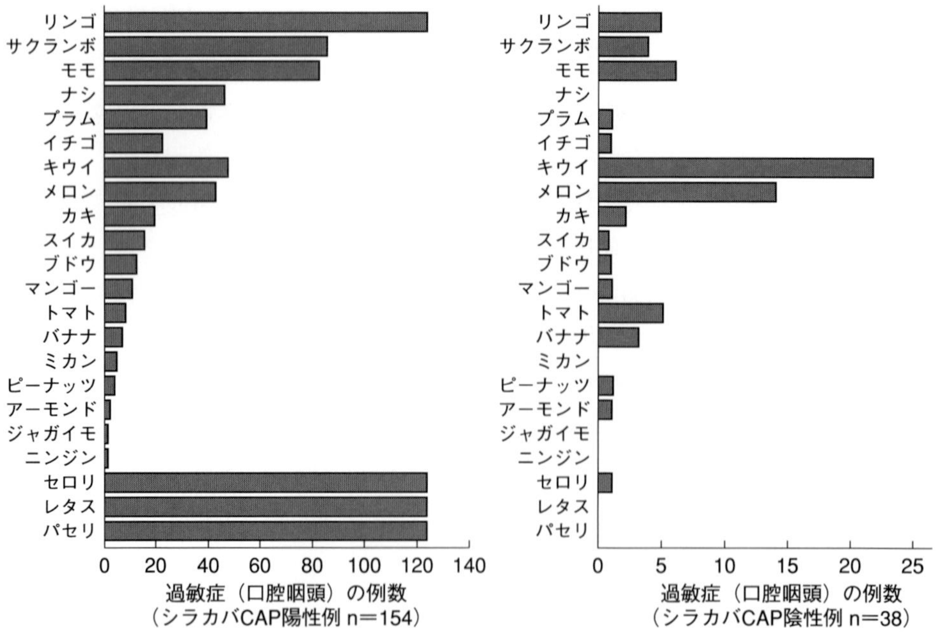

図 1．Oral Allergy Syndrome の原因食物
（文献 13）より引用）

2）口腔アレルギー症候群（Oral Allergy Syndrome：OAS）

通常の食物アレルギーと異なり，消化管の入り口である口腔粘膜とその周囲の粘膜組織において生じる即時型食物アレルギー症状である．病態は口腔粘膜における接触性蕁麻疹であり，上咽頭・鼻・眼症状は花粉症に類似している．多くは食物摂取後 15 分以内に，口腔・口唇，咽喉頭部の瘙痒感があり，口内のヒリヒリ感，腫脹，喉頭閉塞感などが起こる．症状は一般的には速やかに消退するが，中には鼻水，結膜充血，全身の蕁麻疹などが併発することもある．また時には咳，喘息発作，呼吸困難などの呼吸器症状，腹痛，下痢などの消化器症状，アナフィラキシーショック症状を呈することもある．本症は花粉症やラテックスアレルギーの患者に合併することが多い[10)11)]．

OAS の頻度は北欧ではシラカバ花粉症の 2〜7 割に発生するという．日本では北海道のシラカバ花粉症患者のうち 16％はリンゴなどの果物で OAS が発生したとの報告[11)]があり，関東では気管支喘息患者 418 人の中で 45 人（9.7％）に OAS がみられたと報告されている[12)]．

朝倉ら[13)]は北海道地区における花粉症と OAS との関係を調査し，**図 1** に示すような原因アレルゲンを指摘している．これらは花粉類と果物，野菜類を中心とした食物との共通抗原性によるものと解釈される．OAS の提唱者である Amlot は卵の口腔アレルギー症状も OAS としており，今まで喘息やアナフィラキシーとされたものの中にも口腔症状があることがあり，注意を喚起している[11)]．そのために花粉症がなくても口腔症状をきたすものが OAS で，他の症状がある場合，OAS＋蕁麻疹，OAS＋消化器症状といった表現をするかどうかの取り決めはまだできていない[11)]．

［2］IgE の関与があるものと，ないものが混在する疾患[2)]

1）アレルギー性好酸球性食道炎（Allergic Eosinophilic Esophagitis）

本症は好酸球が食道に浸潤することにより起こる．乳児から学童までの年齢に発生する．胃・食道逆流現象，間欠的嘔吐，拒食，腹痛，嚥下障害，神経過敏，睡眠障害などの症状がある．1 歳未満の胃・食道逆流現象の 40%は牛乳アレルギーであり，血中ラクトグロブリン IgG 抗体陽性，牛乳負荷テスト陽性で，牛乳除去により症状の改善が得られたとの報告がある[14)]．IgE 抗体の証明できない例も多い．

2）アレルギー性好酸球性胃炎・胃腸炎（Allergic Gastritis, Gastroenteritis）

本症は好酸球が胃および腸に浸潤することにより起こる．幼児から学童に発症し，食後の嘔吐，腹痛，食欲不振，吐血，体重減少をきたす．食物による IgE 抗体を介した反応を示すものは少ない．乳児では蛋白漏出性胃腸症を起こし，低アルブミン血症のために全身浮腫になることもあるが，嘔吐や下痢などの症状は少ない．通常原因食品を除去することで 3〜8 週で症状は改善する．

［3］IgE の関与しない疾患[2)]

1）食餌性蛋白胃腸炎（Dietary Protein Enterocolitis Syndrome）

生後数カ月の乳児に最もよくみられ，食物摂取後 1〜3 時間に不機嫌，嘔吐などがみられ，同一食物の摂取で下痢（血便），貧血，腹部膨満，発育不全となる．症状はミルクや大豆蛋白によって作られた食品を食べた時に起こりやすい．同様の症状は年長乳児や小児においてもみられ，卵，小麦，米，ピーナッツ，ナッツ，鶏肉，魚に過敏なものにもみられるとの報告がある[15)]．成人では甲殻類（エビ・カニ・ロブスター）過敏症で同様の症状が起こることがある．このような場合にも原因と思われる食物に対する皮膚反応は陰性である．発生機序は不明である．

4 即時型呼吸器症状

上気道の症状としては，学童や成人では鼻汁，鼻閉，くしゃみ，結膜炎などのアレルギー性鼻炎の症状がある．下気道の症状としては気道狭窄症状，喉頭浮腫，喘息症状などがあるが，これらは皮膚や消化器の症状に伴って出現することが多い．しかし，乳幼児では食物負荷による鼻症状の誘発は少ない（0.08〜0.2%）[2)]．症状の経過は鼻炎症状から喉頭浮腫，嗄声，急な咳込みから喘鳴，呼吸困難に発展しやすい．アトピー性皮膚炎や食物アレルギーのある小児では食物アレルゲンの経口負荷でよく鼻症状を経験するが，これらの子ども 480 人に DBPCFC による食物負荷を行い，16%の例に鼻炎症状や眼症状がみられたが，下気道症状を示したものは 2%にすぎなかったとの報告がある[16)]．10 歳以上の食物アレルギーの患者 112 例で，食物アレルゲンの負荷で呼吸器症状を呈したものは 25%であり，その大半は果物または野菜に過敏な患者での鼻症状であったとの報告もある[17)]．小児喘息患者では食物による喘息症状の誘発は 6〜8%であるといわれている．しかし，食物誘発性の喘鳴/喘息を経験した 279 人の中で DBPCFC 負荷によって実際に喘鳴を発症したものは 25%にすぎなかったと報告されている[18]．本邦における柴田[3]の報告をみると食物摂取による気道症状の誘発は 3 歳以下で 27%，3〜19 歳で 24%であった．また誘発食品は欧米で卵，牛乳，ピーナッツ，小麦であったのに対して，本邦では牛乳，小麦，卵の順になっており，国による差が認められる．

食物抗原が直接気道に吸入されて呼吸器症状が発生することにも注意を要する．抗原としてはパン，大豆食品，コンニャク，そばなどの職業性喘息がある．また魚，軟体動物，卵，甲殻類を料理する際に出る気体や蒸気を吸い込んで呼吸器症状を呈することもある[2]．

5 全身性アナフィラキシー

食物および食品添加物に対する IgE 抗体および肥満細胞からの化学伝達物質の遊離などが関与した過敏反応である．米国メイヨクリニック救急でのアナフィラキシー患者の集計では，その原因として食物アレルギーが 33%で最も多い[19]．**表 4** に示すような症状が全身の臓器に起こる．アナフィラキシー出現までの時間はさまざまであるが，典型的には数分以内に起こる．最初の症状は口唇，舌，咽頭部の腫脹や掻痒感，嘔心，嘔吐がある．皮膚，消化器，呼吸器以外には低血圧，血管性虚脱，不整脈などの循環器症状も伴う．患者によっては意識喪失やチアノーゼが初期症状のことがある．症状の発現は単相性，2 相性および持続性アナフィラキシーなどに分類されている[20]．致死またはほぼ致死反応に至る患者の共通点として過去に喘息と診断されていることが多い．その他，過去にアナフィラキシーの経験があったものや迅速な対応ができなかった症例では重症化している．このような致死的なアナフィラキシーの原因食物として，米国[19]ではピーナッツ，ナッツ，魚介類，卵，牛乳が挙げられているが，本邦[20]では卵，牛乳，魚介類，甲殻類，そば，ピーナッツである．食物に非常に過敏な患者では食物アレルゲンの粉末吸入によってもアナフィラキシーを生じることがある．

食品添加物によるアナフィラキシーは必ずしも多くはない．原因として証明されているのは亜硫酸塩だけである．しかも発症は喘息患者に限られている．アイスキャンディーの色素カーミン特異的 IgE

表 4．アナフィラキシーショックの症状一覧

	自覚症状	他覚症状
全身症状	熱感，不安感，無力感	冷汗
循環器症状	心悸亢進，胸内苦悶	血圧低下，脈拍微弱，脈拍頻数チアノーゼ
呼吸器症状	鼻閉，喉頭狭窄感，胸部絞扼感	くしゃみ，咳発作，喘鳴，呼吸困難，チアノーゼ
消化器症状	悪心，腹痛，腹鳴，便意，尿意，口内異物感，異味感	嘔吐，下痢，糞便，尿失禁
粘膜・皮膚症状	皮膚瘙痒感	皮膚蒼白，皮膚の一過性紅潮，蕁麻疹，眼瞼浮腫，口腔粘膜浮腫
神経症状	口唇部しびれ感，四肢末端のしびれ感，耳鳴，めまい，眼の前が暗くなる	痙攣，意識喪失

依存性アナフィラキシーの症例も報告されているが，今後はこのような食品添加物によるものも増加すると思われる[20].

[1] 特殊な型の食物性アナフィラキシー

1）花粉症/ラテックスアレルギーと果物アレルギー

OASは果物と花粉の共通抗原性により，果物摂取時に食物アレルギー症状が出現することは先に述べた．その際，アナフィラキシーに発展することもあるが，詳細はその項を参照されたい．また，原料が植物であるラテックス（ゴム）に感作されたラテックスアレルギーではバナナ，アボガド，クルミ，キウイなどと交叉反応を起こすことがある．原因物質としては医療内ゴム手袋，カテーテル，コンドーム，ゴム風船，輪ゴムなどのゴム製品である．医療従事者や複数回の手術を受けた患者はラテックスに感作されやすく，アナフィラキシーに至ることがあり，しかも重症のことが多いと報告されている[20][21].

2）食物成分を用いた薬物によるアナフィラキシー

卵の成分であるリゾチームを用いた塩化リゾチーム製剤や牛乳成分のアルブミンを用いたタンニン酸アルブミンなどは小児科領域でもよく使用される．そのため卵や牛乳に過敏な症例にこのような製剤を投与するとアナフィラキシーを起こすことがある[20].

3）ゼラチンによるアナフィラキシー

多くの食物に過敏な子どもは同時にゼラチンに対しても過敏性を有することがあり，このような児にアナフィラキシーを含めたワクチンの副反応が集中している．これはワクチンの安定剤として使用されているゼラチンに対する過敏反応である．これはグミキャンディ，ババロア，マシュマロ，アイスクリーム，プリン，ハム，ソーセージなどの食品にゼラチンが含まれているため，感作の機会が多くなったためと考えられている[20].

4）食物依存性運動誘発性アナフィラキシー（Food Dependent Exercise-Induced Anaphylaxis；FDEIAn）

特定の食物を摂取して2〜4時間内に運動した際に蕁麻疹，発赤，喉頭浮腫，アナフィラキシーが出現するものである[20][22].食物摂取単独や運動単独では症状は発現しないのが特徴である.本症は近年増加傾向にあり，患者は喘息やその他のアレルギー疾患をもったものが多く，特定の食物に対する皮膚テストが陽性であったり，特異IgE抗体が証明される．また，過去に食物アレルギーの既往を有することが多い．小児における主な原因食物は甲殻類および小麦であるが，その他フルーツ，牛乳，セロリ，魚もアレルゲンとして報告されている．また食物以外にはアスピリン，非ステロイド性鎮痛消炎剤，抗生物質，かぜ薬などを摂取することにより症状が出やすくなる．蕁麻疹は必発であり，コリン性蕁麻疹と異なり，10〜15 mmの大きなものが全身に出現する[20].

FDEIAnの発生機序は，まず食物抗原が肥満細胞の閾値を低下させ，さらに運動により肥満細胞の脱顆粒に至る非特異的刺激に反応しやすい状態を形成するものと考えられる.

◆おわりに◆

食物アレルギーの症状は極めて多彩であり，かつ非特異的である．その発現にはIgE抗体が深くかかわっているものもあれば，かかわりが少ないものもある．また年齢によって即時型症状の発現状態が異なったり，原因食物抗原が異なってくることも考慮しなくてはならない．ここでは標的臓器別に即時型症状について述べ，どのような場合にどのような食物抗原によって起こりやすいかについて述べた．症状を適確に把握し，原因食物と思われるものとの因果関係を追求し，可能性のあることを正確に患者に伝え，今後の食生活での注意を喚起することが最も大切なことであろう．

（古庄巻史）

文　献

1）古庄巻史，後藤幹生：食品アレルギーの症状・疾患．食品アレルギー対策ハンドブック，上野川修一，近藤直実（編），p 79-89，サイエンスフォーラム，東京，1996．
2）Sampson HA：Food allergy. Part I Immunopathogenesis and clinical disorders. J Allergy Clin Immunology 103：717-728, 1999.
3）柴田瑠美子：即時型食物アレルギーの臨床．アレルギー・免疫 8：30-35，2001．
4）Sampson HA：Role of immediate food hypersensitivity in the pathogenesis of atopic dermatitis. J Allergy Clin Immunology 71：473-480, 1983.
5）Rance F, Kanny G, et al：Food hypersensitivity in children；Clinical aspects and distribution of allergens. Pediatr Allergy Immunol 10：33-38, 1999.
6）飯倉洋治，赤澤　晃，今井孝成，ほか：厚生省食物アレルギー対策検討委員会平成11年度報告書．2000．
7）今井孝成，三浦文宏，ほか：即時型食物アレルギーの疫学，アレルギー・免疫 8：23-28，2001．
8）Champion R, Roberts S, et al：Urticaria and angioedema；a review of 554 patients. Br J Dermatol 81：588-597, 1969.
9）Volonakis M, Katsarou-Katsari A, et al：Etiologic factors in childhood chronic urlicaria. Ann Allergy 69：61-65, 1992
10）松原知代，古賀まゆみ，ほか：1）消化器系，12．食物アレルギーが関与する疾患と症状．小児科臨床 53：521-526，2000．
11）池沢善郎：総論，Oral allergy syndrome. 食物アレルギー・免疫 8：837-844，2001．
12）荒井康男：Oral allergy syndrome．感染・炎症・免疫 25：38-45，1995．
13）朝倉光司，山本哲夫：北海道地区における花粉症と oral allergy syndrome. アレルギー・免疫 8：846-851，2001．
14）Iacono G, Carroccio A, et al：Gastroesophageal reflux and cow's milk allergy in infants；prospective study. J Allergy Clin Immunol 97：822-827, 1996.
15）Sichere SH, Eigeumann PA, et al：Clinical features of food protein-induced enterocolitis syndrome. J Pediatr 102：e 6, 1998.
16）Bock SA, Ains FM：Patterns of food hypersensitivity during sixteen years of double-bliud, placebo-controlled food challenge, J Pediatr 117：561-567, 1990.
17）Kivity S, Dunner K, et al：The pattern of food hypersensitivity in patients with onset after 10 years of age. Clin Exp Allergy 24：19-22, 1994.
18）Rock SA：Respiratory reactions induced by food challenges in children with pulmonary disease. Pediatr Allergy Immunol 3：188-194, 1992.
19）Burks AW, Sampson HA：Anaphylaxis and food allergy. Food Allergy, Blackwell Science, Metcalfe DD, et al ed, p 245-257, 1997
20）吉田隆実：6）食物アナフィラキシー・FDEIA・その他の全身反応，12．食物アレルギーが関与する疾患と症状．小児科臨床 53：547-550，2000．
21）赤澤　晃，飯倉洋治：ラテックスアナフィラキシー・ラテックスアレルギー．アレルギーの領域 1：1390-

1394, 1994.
22) Kidd IJM, Cohen SH, et al : Food-dependent exercise-induced anaphylaxis. J Allergy Clin Immunol 71 : 407-411, 1983.
23) 勝沼俊雄, 飯倉洋治：運動誘発性アナフィラキシー・食物依存性運動誘発性アナフィラキシー. アレルギーの領域 1 : 1400-1405, 1994.

6 食物アレルギーの臨床症状
2. 即時型以外

◆はじめに◆

食物や食品添加物の摂取によってひき起こされる生体に有害な反応は，adverse reaction to food（食物による不利益な反応）と総称される[1)2)]．Adverse reaction to food の中で，免疫学的機序によって起こるものが食物アレルギーである．アレルゲンが食物で，実際に食物によりアレルギー症状が出現する場合に食物アレルギーと診断する．即時型の反応（Coombs & Gell のⅠ型）ではマスト細胞がアレルギー反応の主役である．アレルゲンが侵入し，マスト細胞表面にある IgE レセプター（Fc レセプター）に付着したアレルゲン特異 IgE 抗体がアレルゲンにより架橋されると，マスト細胞内の脱顆粒が起こり，ヒスタミンなどの化学伝達物質が遊離して即時型のアレルギー反応が起こる．その後，活性化したマスト細胞が産生するサイトカインにより血管内皮細胞上に細胞間接着分子が発現し，また，マスト細胞から産生されるケモカインの作用により好酸球，好中球，T リンパ球，マクロファージなどが病変部へ浸潤し，アレルギー性炎症が形成される[3)]．即時型反応はアレルゲンの曝露（食物アレルギーでは食物摂取後）15 分〜1 時間以内に出現して 1〜2 時間で消退する．遅発型反応は即時型反応消退後 3〜4 時間（食物摂取後 5〜6 時間）後に起こる．食物摂取直後にアナフィラキシーなどの症状が出現する即時型では食物アレルギーの診断は比較的容易だが，遅発型を診断することは容易ではない．血清中食物特異 IgE 抗体陽性だけで食物アレルギーを診断すべきではない（他稿参照）．近年，食物アレルギーを背景とする疾患では，その病態にどの程度 IgE が関与するかによって分類されている（**表 1**）[4)]．即時型では IgE の関与が強く，遅発型では細胞性免疫の関与が強いと考えられる．本稿では，食物アレルギーの即時型反応以外の遅発型あるいは細胞性免疫が関与する疾患について概説する．

表 1．食物アレルギーの分類

	Ⅰ．消化器疾患	Ⅱ．皮膚疾患	Ⅲ．呼吸器疾患
IgE 関与が強い疾患	消化管アナフィラキシー 食物による接触性蕁麻疹 （Oral allergy syndrome；OAS）	急性蕁麻疹，血管性浮腫 急性瘙痒性蕁麻疹 慢性蕁麻疹，血管性浮腫	アレルギー性鼻炎 急性気管支けいれん
IgE と細胞性免疫の両者が関与する疾患	アレルギー性好酸球性胃炎，胃腸炎 アレルギー性好酸球性食道炎	アトピー性皮膚炎	気管支喘息
細胞性免疫が関与する疾患（IgE 関与が少ないもの）	食餌性蛋白アレルギー性腸症 （腸炎，直腸炎，腸症） Dietarty protein enterocolitis Dietary protein procitis Dietary protein enteropathy セリアック病	疱疹状皮膚炎	食物誘発性肺ヘモジデローシス

（文献 4）より改変）

1 消化器疾患

消化管での食物アレルギーの一般的な症状は，瘙痒症，口唇・舌・口腔粘膜の腫脹，嘔吐，胃食道逆流症（gastroesophageal reflux；GER），腹痛，下痢などである[1)5)]．アレルギーが関与する消化器疾患を消化管アレルギーと総称し，抗原（アレルゲン）侵入部位と標的臓器が一致しているためアレルゲンは食物が多い[3)]．原因となるアレルゲンの種類は年齢や食生活が影響し，小児では鶏卵の卵白や牛乳蛋白によるアレルギーの頻度が高い．実際の臨床の場ではIgEを介した即時型の消化管アレルギーの頻度が高く，細胞性免疫の関与が強い遅発型は，慢性の下痢，嘔吐，腹痛，体重増加不良が主症状である[5)]．

[1] アレルギー性好酸球性胃炎，胃腸炎，食道炎

アレルギー性好酸球性胃炎，胃腸炎はいかなる年齢でも発症し，食後の嘔吐，腹痛，食欲不振，吐血，体重減少などをきたす．患者の約半数がアトピー性である．蛋白漏出性胃腸症をきたし，低アルブミン血症，全身性浮腫を呈するが，嘔吐や下痢などの胃腸症状は軽い．通常，原因食物の中止後3〜8週で症状が改善する．

アレルギー性好酸球性食道炎は乳児期に多く，GER，間欠的嘔吐，腹痛，嚥下困難，睡眠障害などの症状を呈する．1歳未満のGERの40%は牛乳アレルギーで，血中抗ラクトグロブリンIgG抗体陽性，牛乳負荷テスト陽性で牛乳除去により症状の改善がみられたとの報告がある[6)]．GERに下痢，皮膚炎などを伴う場合は牛乳アレルギーによるアレルギー性好酸球性食道炎も念頭におく必要がある．

[2] 食餌性蛋白アレルギー性腸症（腸炎，直腸炎，腸症）

この疾患群の臨床での頻度は低く，人種差があると考えられている．IgEを介した即時型の反応というよりはTリンパ球中心の細胞性免疫によって起こるため診断が難しく，みかけ上頻度が低いとも考えられる．

1）Dietary protein enterocolitis syndrome（腸炎）

生後数カ月の乳児で，ミルクや大豆乳および母乳からの移行抗原によって出現する．主症状は易刺激性，哺乳後の嘔吐，軽度の下痢などで，哺乳1〜3時間後の嘔吐，血便，貧血，腹部膨満，体重増加不良をきたす．年長児では，卵，小麦，米，オート麦，ピーナッツ，ナッツ，鶏，七面鳥，魚によるアレルギー，成人では，甲殻類（エビ，カニ，ロブスターなど）によるアレルギーが多い．重篤な嘔気，疝痛，食後の嘔吐などが出現する．便潜血陽性，便中の多核好中球，好酸球，シャルコット・ライデン結晶などがみられる．皮膚テストは陰性，空腸生検では，絨毛の萎縮，浮腫，リンパ球，好酸球および肥満細胞浸潤，IgM，IgA産生形質細胞の増加がみられる．

2）Dietary protein proctitis（直腸炎）

健康な2〜3カ月の乳児が時に血便をきたす疾患で，母乳栄養児が60%，その他，ミルクや大豆乳で

栄養されている巨大児に発症する．血便は軽度で，稀に貧血，末梢血好酸球増多および軽度の低アルブミン血症が起こる．遠位の消化管病変で，内視鏡で直線上のびらんや，粘膜浮腫がみられ，上皮や粘膜固有層に好酸球浸潤を伴う．

3）Dietary protein enteropathy

生後数カ月の乳児に出現し，血便を伴わない下痢症状と体重増加不良を呈する．嘔吐，体重増加不良，腹部膨満，吸収不良症候群を呈し，貧血，浮腫，低蛋白血症がみられる．牛乳，大豆，卵，小麦，米，鶏，魚のアレルギーによって起こる．生検像の特徴は細胞浸潤を伴う斑状の絨毛萎縮である[7]．牛乳アレルギーによるものでは，牛乳に対する血清中 IgA，IgG 抗体の上昇がみられる．

[3] セリアック病（Celiac disease）

日本人には稀で欧米人で多く，発症率は 300〜3,700 人に 1 人で，アメリカでは献血者 250 人に 1 人が抗体陽性者である．セリアック病は，小麦，オート麦，ライ麦，大麦などに含まれる gluten のアルコール可溶性成分である gliadin の過敏症である．吸収不良，貧血，慢性の下痢，脂肪便，腹部膨満，鼓腸，体重減少，体重増加不良がみられる．口腔内潰瘍や吸収不全症候群による二次的な腸管外症状がみられる．小麦，オート麦，ライ麦，大麦などに含まれる gluten の制限食により，症状の改善が得られる．

2 皮膚疾患

[1] アトピー性皮膚炎

厚生省研究班（皮膚科医と小児科医の共同）により作成されたアトピー性皮膚炎ガイドライン 2001（ホームページ：http：//www.med.kyushu-u.ac.jp/atopy/atopy.html）では，「アトピー性皮膚炎は増悪・寛解を繰り返す，瘙痒のある湿疹を主病変とする疾患であり，患者の多くはアトピー素因をもつ」と定義される．アトピー素因は，①家族歴・既往歴（気管支喘息，アレルギー性鼻炎・結膜炎，アトピー性皮膚炎のうちいずれか，あるいは複数の疾患），または，②IgE 抗体を産生しやすい素因を示す．このガイドラインの 3 つの柱は診断基準をもとにした診断，重症度の評価および治療である．

1）診断基準

日本皮膚科学会基準（**表 2**）と厚生省心身障害研究班基準（**表 3**）と 2 つの診断基準のいずれかに基づいて診断する．前者は全年齢を対象とし，後者は小児を対象としたものである．臨床像は年齢により異なる．

①乳児期：頭，顔にはじまりしばしば体幹，四肢に下降し，紅斑または丘疹があり，耳切れがよくみられる．

②幼小児期：頸部，四肢屈曲部に病変が出現し，紅斑と丘疹に加えて苔癬化病変が出現する．

表 2. アトピー性皮膚炎の定義・診断基準（日本皮膚科学会）

1 搔痒 2 特徴的皮疹と分布 1 皮疹は湿疹病変 急性病変：紅斑，湿潤性紅斑，丘疹，漿液性丘疹，鱗屑，痂皮 慢性病変：浸潤性紅斑・苔癬化病変，痒疹，鱗屑，痂皮 2 分布 左右対側性 好発部位：前額，眼囲，口囲・口唇，耳介周囲，頸部，四肢関節部，体幹 参考となる年齢による特徴 乳児期　：頭，顔にはじまりしばしば体幹，四肢に下降 幼小児期　：頸部，四肢屈曲部の病変 思春期・成人期：上半身（顔，頸，胸，背）に皮疹が強い傾向 3 慢性・反復性経過（しばしば新旧の皮疹が混在する） ：乳児では2カ月以上，その他では6カ月以上を慢性とする.

上記1，2，および3の項目を満たすものを，症状の軽重を問わずアトピー性皮膚炎と診断する．そのほかは急性あるいは慢性の湿疹とし，経過を参考にして診断する．

除外すべき疾患：接触皮膚炎，脂漏性皮膚炎，単純性痒疹，疥癬，汗疹，魚鱗癬，皮脂欠乏性湿疹，手湿疹

表 3. アトピー性皮膚炎の診断の手引き（厚生省心身障害研究）

I アトピー性皮膚炎とは アトピー性皮膚炎とは，主としてアトピー素因のあるものに生じる，慢性に経過する皮膚の湿疹病変である．このため，本症の診断に当たっては，いまだ慢性経過の完成をみていない乳児の場合を考慮し，年齢に対する配慮が必要である．
II アトピー性皮膚炎の主要病変 1）乳児について a）顔面皮膚または頭部皮膚を中心とした紅斑または丘疹がある．耳切れが見られることが多い． b）患部皮膚に搔は痕がある． 2）幼児・学童について a）頸部皮膚または腋窩，肘窩もしくは膝窩の皮膚を中心とした紅斑，丘疹または苔癬化病変がある．耳切れが見られることが多い． b）乾燥性皮膚や粃糠様落屑を伴う毛孔一致性角化性丘疹がある． c）患部皮膚に搔は痕がある．
III アトピー性皮膚炎の診断基準 1）乳児について II-1）に示す病変のうちa），b）の双方を満たし，［別表］に示す皮膚疾患を単独に罹患した場合を除外したものをアトピー性皮膚炎とする． 2）乳児・学童について II-2）に示す病変のうちa）あるいはb），およびc）の双方，ならびに下記のイ），ロ）の条件を満たし，［別表］に示す皮膚疾患を単独に罹患した場合を除外したものをアトピー性皮膚炎とする． イ）皮膚に痒みがある． ロ）慢性（発症後6カ月以上）の経過をとっている．
［別表］以下に示す皮膚疾患を単独に罹患した場合はアトピー性皮膚炎から除外する． 1）おむつかぶれ　2）あせも　3）伝染性膿痂疹（とびひ）　4）接触皮膚炎（かぶれ）　5）皮膚カンジダ症 6）乳児脂漏性皮膚炎　7）尋常性魚鱗癬（さめはだ）　8）疥癬　9）虫刺され　10）毛孔性苔癬

③学童，思春期，成人：上半身（顔，頸，胸，背）に皮疹が強い傾向となり，苔癬化，乾燥性皮膚や粃糠様落屑を伴う毛孔一致性角化性丘疹など慢性病変が主体となる．

重篤な合併症は，白内障や網膜剝離などの眼症状，カポジー水痘様発疹症，伝染性軟属腫，伝染性膿痂疹である．

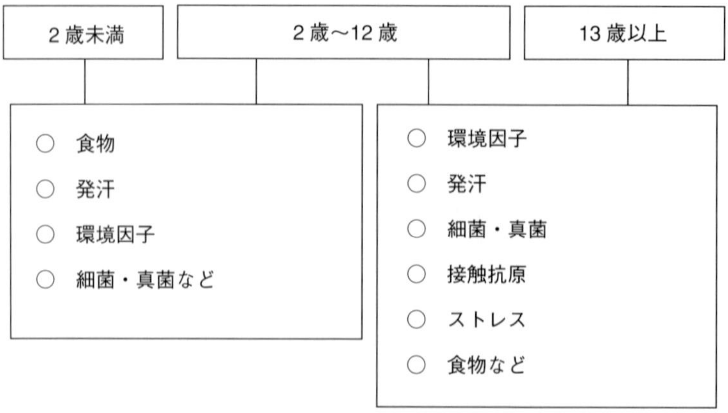

図 1．アトピー性皮膚炎の原因・悪化因子
（アトピー性皮膚炎ガイドライン 2001 より引用）

2）重症度の評価

軽症から最重症まで分類されている．

①軽症：面積にかかわらず，軽度の皮疹のみみられるもの．

②中等症：強い炎症を伴う皮疹が体表面積の 10%未満にみられるもの．

③重症：強い炎症を伴う皮疹が体表面積の 10%以上，30%未満にみられるもの．

④最重症：強い炎症を伴う皮疹が体表面積の 30%以上にみられるもの．

「軽度の皮疹」は軽度の紅斑，乾燥，落屑主体の病変がみられるもの，「強い炎症を伴う皮疹」は紅斑，丘疹，びらん，浸潤，苔癬化などを伴う病変を意味する．

3）治療の基本

治療の基本は①原因・悪化因子の検索と対策，②スキンケア（異常な皮膚機能の補正），③薬物療法（適切なステロイド外用剤を中心とする）の併用である．原因・悪化には種々の因子が挙げられるが，年齢によって因子の種類が異なる（**図 1**）．

4）アトピー性皮膚炎と食物アレルギー

食物アレルギーの関与は乳児で大きく学童や成人では少ない[8)]．成人例でも食物摂取により症状が悪化し除去食により改善がみられた際には臨床的に食物アレルギーの関与があると考えられるが，環境抗原や心因性因子などの因子を考慮する必要があり，食物アレルゲン関与の診断は難しい[9)]．血清中 IgE 値や皮膚テストによらず，食物負荷試験により食物アレルギーを検討した成人の報告はほとんどみられない．海外の多くの報告ではアトピー性皮膚炎の小児約 40%に食物アレルギーの関与があり，そのアレルゲンは卵>牛乳>小麦>大豆の順で高いとの報告が多い．しかし，本邦では食物アレルギーの頻度は報告者によりかなり異なる（**表 4**）．これは食物負荷試験の方法が統一されていないためと推測される．厚生労働省研究班（食物アレルギーの実態および誘発物質の解明に関する研究）で作成された食物負荷試験マニュアルの使用など統一した負荷試験による診断が必要である．

表 4．アトピー性皮膚炎における食物アレルギーの頻度

	総数	年齢	食物負荷試験陽性率（%）					報告者	文献
			全体	全卵	牛乳	小麦	大豆		
1	234	乳幼児	−	63	35	47	36	古庄巻史	アレルギー科 1997
2	167	平均 6.5 歳	44	62	37	28	5	池松かおり	日小ア誌 2001
3	200	0 歳：87 例，1 歳：76 例 2〜5 歳：39 例， 6 歳以上：24 例	91	84	52	20	34	小倉由紀子	アレルギー2001
4	113	中央値 6 歳	56	70	43	75	33	Sampson HA	J Pediatr 1985
5	165	平均 4 歳	39	−	−	−	−	Burks AW	J Pediatr 1998
6	63	平均 2.8 歳	37	−	−	−	−	Eigenmann PA	Pediatrics 1998
7	98	中央値 1.1 歳	55	67	63	51	16	Niggemann B	J Allergy Clin Immunol 2001

[2] 慢性蕁麻疹，慢性血管性浮腫（遺伝性血管性浮腫を除く）

一過性の限局性浮腫が主として皮膚•粘膜に起こったものは蕁麻疹，皮下組織•粘膜下組織に起こったものは血管性浮腫であり，病変レベルが異なるが病態は同一でしばしば同じ原因によって同時に生じる[10]．連日または数日単位で 1 カ月以上（数カ月から数年）症状が続く場合を慢性とする．誘因および原因には食物，薬剤，感染，虫刺され，物理的刺激など種々の因子があり，慢性蕁麻疹では原因の特定が困難な場合が多い．慢性蕁麻疹と血管性浮腫の小児 226 例の検討では，何らかの原因が判明し得たのは 21.2%で，物理的刺激 6.2%，感染 4.4%，吸入物質 2.2%，食物 4%，食品添加物 2.6%および薬剤 1.8%だったと報告されている[11]．貝，甲殻類，肉，小麦，そば，卵，牛乳などの食物は急性蕁麻疹に多く，食品に含まれる防腐剤や染色剤などの食品添加物（pseudoallergen）によるものが慢性蕁麻疹で多い[10)12]．慢性蕁麻疹小児の 75%が食品添加物によるとの報告や，原因が食品添加物の症例が 18%，トマトピューレが 71%との報告もある[13]．

[3] Dermatitis herpetiformis（疱疹状皮膚炎）

発熱，瘙痒，灼熱感が前駆症状で，全身に紅斑ないし蕁麻疹様膨疹，次いでその周縁に環状に小水疱が出現する．水疱は時に混濁膿疱化して，破れると結痂し瘢痕なく治癒する．全身性対称性に出現する．中年男性に多いが小児にも時にみられ，丘疹小水泡となる．90%以上に腸症状（gluten-sensitive enteropathy）がみられる．IgE 抗体の関与はみられず gluten に対する何らかのアレルギーと考えられている．

3 呼吸器系

[1] 気管支喘息

気管支喘息は慢性の気道炎症と種々の程度の気流制限と特徴づけられ，発作性の咳，喘鳴，および

呼吸困難を示す[14]．気道炎症にはマスト細胞，好酸球，Tリンパ球などの多くの細胞が関与する．長期罹患の成人ではしばしば気道のリモデリングがみられ，気道過敏性を伴う．

食物アレルギーが主要な喘息増悪因子の1つであると広く考えられているが，どの程度に関与するかの報告は少ない．サリチル酸，食品添加物によって喘息症状が誘発される患者がいることは確かである．飲酒も喘息症状の増悪をきたす．

食物負荷試験で誘発される呼吸器症状は即時型の鼻炎症状が多いが，遅発型の喘鳴，喘息発作も生じる[15]．食物により喘鳴が誘発された既往のある喘息小児279例では，食物負荷試験で25%に喘鳴が誘発された[16]．食物アレルギーのある喘息患者26例では，47%で気管支けいれんがみられ，その58%で気道過敏性の亢進がみられた[17]．アトピー性皮膚炎320例に食物負荷試験をした際，59%に呼吸器症状が出現し，17%に肺症状がみられたと報告されている[18]．難治性喘息の52〜66%が食物誘発試験で陽性を示したとの報告もみられる[19]．

[2] Heiner's syndrome（食物誘発性肺ヘモジデローシス）

乳幼児が反復性の肺炎，肺ヘモジデローシス，消化管出血，鉄欠乏性貧血，発育障害をきたす稀な疾患である．正確な機序は不明だが，IgEを介さない牛乳蛋白アレルギーによって起こる[2]．

4 その他の疾患

[1] 腎泌尿器系

蛋白尿，血尿，頻尿などが食物アレルギーによってみられ，ネフローゼ症候群，IgA腎症，無症候性蛋白尿・血尿，起立性蛋白尿，アレルギー性膀胱炎，夜尿症などの疾患で食物アレルギーの関与があるとの報告がある[20]．特に，1960年代から1985〜1987年にかけてネフローゼ症候群と食物アレルギーの関与について報告されている．ステロイド抵抗性のネフローゼ症候群は，コントロールに比し血清中IgE高値，皮膚テストやヒスタミン遊離試験での陽性率が高いこと[21]，また，ステロイド抵抗性ネフローゼ症候群26例で除去食により蛋白尿の減少がみられたなど[22]，ステロイド使用量を変えずに牛乳などの除去食療法により蛋白尿が減少したことからネフローゼ症候群が食物アレルギーと関連があるとの報告が多い．食物負荷試験で血尿，蛋白尿の出現など直接的な関連は証明されていない．1966年に起立性蛋白尿と食物アレルギーの関連の報告がある[23]．

[2] 神経系

食物アレルギーによると考えられている主な神経症状および疾患として，意識障害，興奮，眩暈，不機嫌，夜泣き，誇大妄想，抑うつ，チック，けいれん，片頭痛，アレルギー性緊張弛緩症候群などが挙げられている[24]．食物負荷試験の際にヒスタミンやプロスタグランジンにより頭痛が出現すること，除去食療法した片頭痛の成人43例では66%が症状改善，14%が症状消失したと報告されている[25]．片頭痛490例では，19%がチョコレート，18%がチーズ，11%はシトラスオレンジで頭痛が誘発され[26]，クロモグリケイトで片頭痛が予防できたとの報告もみられる[27]．これらは片頭痛に食物アレルギーの関与があるとの報告であるが，最近での報告はほとんどみられない．

◆おわりに◆

以上，食物アレルギーの関与が考えられる疾患のうち，即時型以外の発症機序で出現すると考えられる症状について概説した．IgEの関与が少なく細胞性免疫の関与が大きい疾患群であるこれらの症状および疾患を，臨床的にあるいは検査によって食物アレルギーの関与を証明することは難しく，慎重な判断を要する．

（松原知代，川﨑浩三，古川　漸）

文　献

1）Eigenmann PA, et al：Adverse reaction to food. Allergy 2 nd edition（Kaplan AP, ed），pp 542-565, WB Saunders Co, Philaderphia, 1997.
2）Sampson HA：Food allergy. Part 2：Diagnosis and management. J Allergy Clin Immunol 103：981-989, 1999.
3）古川　漸，ほか：消化管アレルギー．小児のアレルギー疾患，古川　漸(編)，永井書店，pp 321-334，1996.
4）Sampson HA：Food allergy. Part 1：Immunopathogenesis and clinical disorders. J Allergy Clin Immunol 103：717-728, 1999.
5）松原知代，ほか：食物アレルギーが関与する疾患と症状；消化器系．小児科臨床 53：521-526，2000.
6）Iacono G, et al：Gastroesophageal reflux and cow's milk allergy in infants；a prospective study. J Allergy Clin Immunol 97：822-827, 1996.
7）Gawkrodger DJ, et al：Small intestinal function and dietary status in dermatitis herpetiformis. Gut 32：377-382, 1991.
8）Sichere SH, Sampson HA：Food hyper sensitivity and atopic dermatitis；Pathophysiology, epidemiology, diagnosis, and management. J Allergy Clin Immunol 104：S 114-122, 1999.
9）池澤善郎：アトピー性皮膚炎における食物アレルギーと治療；皮膚科．小児内科 32：1044-1050，2000.
10）池澤善郎：じんま疹の病態・発症機序・診断・治療．小児科診療 61：736-743，1998.
11）Volonakis M, et al：Etiologic factors in childhood chronic urticaria. Ann Allergy 69：61-65, 1992.
12）Ehlers I, et al：Role of nonallergic hypersensitivity reactions in children with chronic urticaria. Allergy 53：1074-1077, 1998.
13）Henz BM, Zuberier T：Most chronic urticaria is food-dependent, and not idiopathic. Exp Dermatol 7：139-42, 1998.
14）厚生省免疫・アレルギー研究班：喘息予防・管理ガイドライン 1998（協和企画通信）.
15）Sicherer SH：Determination of systemic manifestations of food allergy. J Allergy Clin Immunol 106：S 251-257, 2000.
16）Bock SA：Respiratory reaction induced by food challenges in children with pulmonary disease. Pediatr Allergy Immunol 3：188-194, 1992.
17）James JM, et al：Airway reactivity changes in asthmatic patients undergoing blinded food challenges. Am J Res Crit Care Med 153：597-603, 1996.
18）James JM, et al：Respiratory reactions provoked by double-blinded food challenges in children. Am J Res Crit Care Med 149：59-64, 1994.
19）Baker JC, et al：Development of a standardizied methodology for double-blind, placebo-controlled food challenge in patients with brittle asthma and perceived food intolerance. J Am Dietetic Association 100：1361-1367, 2000.

20）鈴木順造：食物アレルギーが関与する疾患と症状；腎泌尿器系．小児科臨床 53：543-550，2000.
21）Lagrue G, et al：Food allergy and idiopathic nephrotic syndrome. Kidney Int 27：S 147-151, 1989.
22）Sieniawska M, et al：The role of cow's milk protein intolerance in steroid-resistant nephrotic syndrome. Acta Paediatr 81：1007-1012, 1992.
23）Matsuura T, et al：Significanceof food allergy in the etiology of orthostatic albuminuria. J Asthma Res 3：325-329, 1966.
24）篠田紳司，ほか：食物アレルギーが関与する疾患と症状；神経系．小児科臨床 53：538-542，2000.
25）Mansfield LE, et al：Food allergy and adult migraine；double-blindand mediator confirmation of allergic etiology. Ann Allergy 55：126-129, 1985.
26）Peatfield RC, et al：The prevalence of diet-induced migraine. Cephalalgia 4：179-183, 1984.
27）Monro J, et al：Migraine is a food-allergic disease. Lancet 2：719-721, 1984.

3. 食物アレルギーと肝臓

◆はじめに◆

近年アレルギー児の増加は著しく，その中でも低年齢児の食物アレルギーの問題は社会問題にもなってきている．特に集団生活の場合は除去食をいかに行うかが問題であり，今後の重要な研究テーマである．

そして，食物が症状増悪の１つの引き金になることのあるアトピー性皮膚炎の場合，日常指導が非常に難しい．

アトピー性皮膚炎児に食物が影響する症例があることに関して，一時皮膚科医と小児科医で意見が異なり，混乱を招いたことがあったが，最近は多くの皮膚科の先生方が，アトピー性皮膚炎の中には食物が原因で症状が増悪するケースがあることを認識するようになり，今後は指導の仕方に関しての歩み寄りが問題といえるところまで前進してきた．

ここで重要になってくることは，食物アレルギーとアトピー性皮膚炎の関係の間に起こっている生態変化の理解である．

食物アレルギーの場合，抗原は消化器系で影響を受けるが，一部はリンパ系，血液を介して肝臓に到達する．

腸管でのアレルギー反応による化学伝達物質，また抗原が肝臓に行き肝臓に影響し，そこで作られた炎症の産物が血液に入り，全身に影響を与え，多彩な臨床症状が惹起されてくる．

しかし，食物アレルギー患児の症状増悪を，食物摂取のみに注意していると問題である．食物アレルギーの場合，アレルギー症状増悪因子の１つに，生活環境の影響が重要で[1]，環境がよくなるとアレルギー症状が軽減することも知られている．

食物アレルギーの考え方，最新情報は，刻々と変わることを前提に対応し考える必要がある．

今回は新しい考え方の１つの，アトピー性皮膚炎の中には肝機能が高い患児がいることに焦点をあて，その理由について検討を加えてみる．

1 アトピー性皮膚炎と食物の関係

アトピー性皮膚炎の中に食物が症状増悪に関係していることは先に述べたが，その関係についてのポイントをいくつか述べておく．

［1］小児アトピー性皮膚炎にどのくらい食物が関係しているか

小児のアトピー性皮膚炎増悪に食物がどの程度関与しているかの検討を，アレルギー学会に参加し

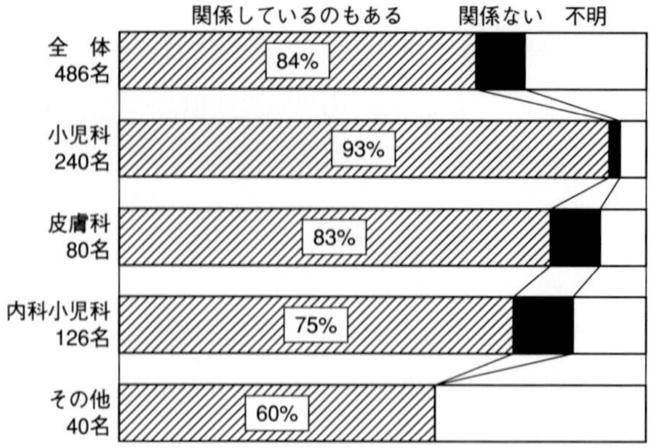

図 1．小児のアトピー性皮膚炎と食物の関係について

た医師に調査した結果は図 1 の如くであった．

アレルギー学会に参加している医師はアトピー性皮膚炎に食物が関与していると考えている頻度が高いことがわかった．このことは，今後もアトピー性皮膚炎に食物が関与している症例があることを説明していくうえで，徐々に誤解が減ってくると考えられるよい根拠となるデータと推察される．

この調査で，年齢との関係を検討したところ，低年齢児の場合が多く，小児アレレルギー専門医は，乳児の約 2/3 のアトピー性皮膚炎症例に食物の関与がみられると回答していることから，低年齢のアトピー性皮膚炎児の場合，食物の関与を検討することは重要といえる．

［2］アトピー性皮膚炎，食物と肝臓の関係

臨床的に食物がアトピー性皮膚炎を悪化させる症例が存在することを，多くの臨床医が理解するようになった．しかし，経口的に食物を摂取した場合，症状出現までに時間がかかることもあり，また理解されにくい場合もあり，その機序がすべてはっきりしているわけでない．

筆者らは食物抗原がアトピー性皮膚炎悪化の原因となっていた症例で，肝臓機能が軽度に上昇している患児がいることに注目し，食物アレルギーと肝臓機能異常の関係をまず臨床的に検討してみた．

図 2 は 14 カ月になる女児の臨床症状の推移と GOT 値の変動を比較したものである．

この症例の症状改善は抗アレルギー薬のみならず，食物除去も同時に行っての改善で，症状改善と平行して GOT 値が正常に戻っている．

この GOT の変動が肝臓機能を反映しているのか，他の臓器の異常で上昇を示しているのかを検討することは重要である．

そこで，筆者らは安定同位元素の ^{13}C をラベルした肝臓で代謝されるメタセチンを患児に投与し，食物アレルギー児の GOT の高い群と，低い群でその排泄を比較検討した．

1）アトピー性皮膚児の GOT の検討

アトピー性皮膚炎が回復した時点で，呼気中に排泄される安定同位元素の量を比較したところ，肝機能の指標の GOT が高い時は排泄が悪かった（図 3）．このことは，肝機能の指標としていた GOT

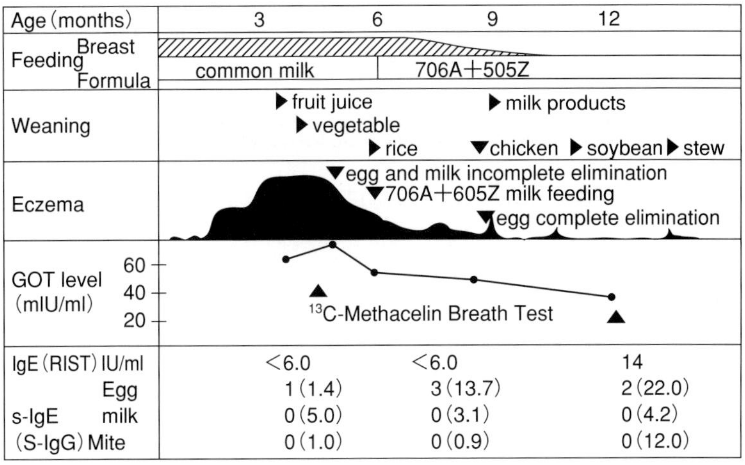

図 2. 症例（HK，14 カ月，女児）
湿疹症状と血中 GOT 値は 5 カ月目に最高値を示し，湿疹症状の改善に平行して GOT 値も正常域に回復した.

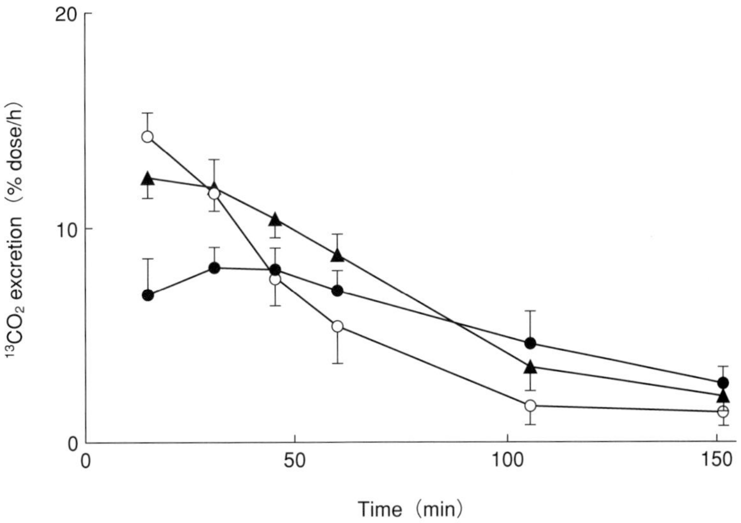

図 3. 血中 GOT 値が高い児（●），同児の GOT 値回復後（▲），正常児（○）の呼気中に排泄される安定同位元素量の比較

が肝臓由来と考えたくなるが，人でのさらなる追求は肝生検になり，小児では不可能に近い.

しかし，食物アレルギーで肝臓が障害される事実を追求する必要があり，食物アレルギーモデルマウスを作り，食物負荷時の肝臓における炎症所見の検討を行った.

食物アレルギーモデルマウスに抗原を経口投与し，3 時間後に肝臓での IL-4，IL-6 の発現陽性細胞を検討したところ，有意に増加していることが判明し[2]，食物アレルギーの時に肝臓も非常に関係が深い臓器であることが明らかになった.

このことは，食物関与のアトピー性皮膚炎児の体内では，肝臓でもアレルギー反応による炎症変化が起こり，その後一連の炎症産物が血液中に流れ，アトピー性皮膚炎の症状増悪に関係してくると推察され，治療面でも従来の治療と異なり，肝庇護剤の使用がより効果的になってくる[3]．

［3］食物関与のアトピー性皮膚炎児の治療の実際

アトピー性皮膚炎の治療を考えた時，小児特有の問題はどこにあるかが重要である．筆者らが日常診療で感じることは，初期対応がその後に強く関係していることから，初期対応を含め検討してみる．

1）スキンケア

アトピー性皮膚炎児の皮膚培養でほとんどに黄色ブドウ球菌が検出されることから，1日2回入浴し，安価の石鹸を用いて手でよく湿疹部位を洗うことである．しかし，よくなってくると手抜きをしがちになり，1日2回入浴しなくなると，再度悪化する例がある．この入浴は小児のアトピー性皮膚炎治療に非常に重要といえる．

1）環境調整

家庭内のダニ，カビ，ペット対策は重要であり，この問題をきちんとしておく必要がある．

3）薬

薬の効果は先の2つがきちんと守られているという前提で論議すべき問題であり，薬を塗れば治る，薬を飲めばよくなるという考えは改めるべきといえる．ステロイド剤の軟膏に関しては，湿疹がひどい時はきちんと用い，よくなってきたら徐々に軽いものに変えていく対応が重要である．小児に長期広範囲に使用続けると，副腎機能に影響することがあり，長期使用は問題である．瘙痒が強い時には，抗ヒスタミン剤，抗アレルギー剤を使用する．また，筆者らは漢方薬の使用，肝庇護剤の使用なども症例に応じて用いている．

4）食物日誌の活用

アトピー性皮膚炎の増悪因子は患者個人によって非常に異なる．そこで，何が最もよい原因探索法かを検討した結果，食物日誌が重要になる．先にも述べた食物日誌で，ポイントは食物のみならず，日常生活状態をきちんと記載することである．摂取後2日間は注意し，症状と原因食品との関係を検索していく．

以上のように，小児のアトピー性皮膚炎は薬の前にいくつかのことをきちんと行っておくと回復が早い．

（飯倉洋治，水野裕美子，今井孝成）

文献

1）秋本憲一，ほか：屋内環境要因がアレルギー疾患発症に及ぼす影響についての検討．アレルギー42：7, 1993.
2）Sakamoto Y, Iikura Y, Ueno K, et al：The expression of IL-4, IL-6 and TNF-α in the liver of food-sensitized mice after oral challenge. Int Arch Allergy Immunol 118：226-227, 1999.
3）伊藤幸生，ほか：抗アレルギー剤を使わず，肝庇護剤だけで改善したアトピー性皮膚炎の一症例．アレルギー・免疫 7：116-118, 2000.

6 食物アレルギーの臨床症状

4. 食物アレルギーの加齢に伴う臨床症状の推移

◆はじめに◆

紀元前3千年の中国で既に食物摂取による皮膚症状の記載がなされ，ヒポクラテスはミルク摂取による腹痛と蕁麻疹の誘発について指摘している．このように食物アレルギーの歴史は古く，臨床症状は非常に多彩であり(**表1**)[1]，加齢とともにさまざまに変化していく．食物アレルギーの初発の症状としては下痢，嘔吐などの消化器症状が最も多いとされるが，ほとんどが加齢とともに消失する[2]．しかし，食物アレルギーの確定診断は抗原となる食物の除去負荷試験によるところが大きく，その煩雑さと困難さゆえ，また臨床病理的特徴が個々で非常に異なるため[3]食物アレルギーの発症および展開について詳細に検討した報告は少ない．一般に，食物アレルギーの予後は概ね良好であり，Eggleston[4]は最初の1年で6，7割が寛解するという．また，Bock[5]は3歳以上の食物アレルギー児の19%は症状が消失するが，3歳以下の児では食物負荷テストが陽性であった44%が陰性になる．したがって，年長で診断された食物アレルギー児ほどoutgrowする率が減少する．そして臨床症状が消失しても皮膚試験での陽性所見は持続することが多いと報告している．馬場[6]は食物アレルギーについて生後6カ月で牛乳アレルギーあるいは卵アレルギーと診断された児の，3歳および6歳時でのoutgrowした頻度について検討したが，3歳時にはそれぞれ62.5%，51.2%，6歳時にはそれぞれ78.6%，72.2%がoutgrowしていたと報告している．鶏卵アレルギー児を2年から2年半経過観察した報告では44%が寛解し，皮膚症状や消化器症状ではなく，血管浮腫や呼吸器症状を呈する場合はアレルギー症状が持続しやすいという[7]．食物アレルギーによる鼻汁，咳嗽，喘鳴あるいは呼吸困難などの呼吸器症状の頻度は10～30%といわれている[8)-10)]．牛乳アレルギーについては2歳までに28%が，4歳までに

表1. 食物アレルゲンの主な症状と疾患

臓器	主な症状	主な疾患
全身	発熱，ショック	アナフィラキシー，発育不全
皮膚	蕁麻疹，湿疹，瘙痒	血管神経性浮腫，ストロフルス アトピー性皮膚炎
眼	粘膜腫脹，瘙痒，発赤	アレルギー性結膜炎
消化器	口唇，舌，口腔粘膜腫脹 口蓋，咽頭の浮腫と瘙痒 悪心，嘔吐，腹痛，下痢，便秘 下血，ミルク嫌い	口角炎，口内炎 アナフィラクトイド紫斑病，鉄欠乏性貧血 吸収不良症候群，蛋白漏出性腸症 好酸球性腸炎，過剰性大腸炎，胃腸炎
呼吸器	咳，呼吸困難，鼻汁，鼻閉，くしゃみ	気管支喘息 アレルギー性鼻炎，副鼻腔炎
耳	耳漏，難聴	滲出性中耳炎
泌尿器	頻尿，血尿	蛋白尿，夜尿症，無症候性血尿，起立性蛋白尿 ネフローゼ症候群，アレルギー性膀胱炎
神経系	頭痛，めまい，行動異常，性格変化	片頭痛，アレルギー性緊張弛緩症候群，てんかん

56%，6 歳までに 78%が寛解したが，牛乳の除去はいわゆるアレルギーマーチ[6]の阻止には結びつかず，40%が気管支喘息，21%がアトピー性皮膚炎，43%がアレルギー性鼻炎と診断された[11]．このように食物アレルギーは抗原によって予後も異なり，同一抗原でもさまざまな症状を呈し，さまざまな経過を示す．食物過敏性が長く続けば続くだけ治癒しにくいのは事実であり，食物アレルギーを有している年長児がどのように経過し，そして outgrow していくのかは予測しにくい．

食物抗原だけでなく吸入抗原に対する特異的 IgE 抗体の加齢による推移について検討した報告は多く，Sigurs ら[12]は生まれてから 4 年後，12 年後，15 年後で IgE 抗体とアレルギーの臨床症状との関係を検討したが，2 歳以下の 135 例中 46 例で卵白 RAST が陽性であったが，その 57%は次の 2 年間のうちに吸入抗原に対して陽性となり，12〜15 歳までには 76%で陽性になったという．われわれは乳児から成人までのアレルギー性疾患患者を対象として，CAP-RAST 法を用い特異的 IgE 抗体の測定を行ったが，その結果（図 1〜6），やはり卵白や牛乳に対する特異的 IgE 抗体は乳児期から高い症例が多く，他のアレルゲンに対する抗体の出現はやや遅れる傾向にあるが，低年齢児においてもそば麦抗原などに対する抗体の出現がみられるようになってきている．食物抗原に対する抗体は年齢とともに低下する傾向にあるが，大豆や特にそばに対する抗体は 20 歳を過ぎても高値を示す例もみられる．一方，吸入性抗原であるダニに対する抗体は早めにピークを示しそのまま持続する傾向にある．

1 食物アレルギーの臨床症状と推移

食物アレルギーの頻度が最も高いのは乳児期である．その理由として消化機能や分泌型 IgA などの免疫能を含めた腸管粘膜の未熟さや抗原としての曝露量の多さなどが考えられる．その臨床症状は周知のとおり多岐にわたるが，乳児期には下痢などの消化器症状や発赤疹，湿疹などの皮膚症状が多い．その後，消化器症状の多くは軽快するが，皮膚症状は持続することが多い．皮膚症状の 1 つにアトピー皮膚炎があり，症状の増悪に食物が関与しているかどうかについてはまだ議論があるところである．症例によっては症状を悪化させることはコンセンサスが得られているが，年齢による相違が大きく，因果関係を決定するには困難なことが多い．したがって，アトピー性皮膚炎の症状を悪化させる因子としての食物アレルギーの関与の頻度はさまざまであるが，乳児期から幼児期にかけて関与が高いとされる[13]．また，蕁麻疹についても乳児期には食物によるものが多いという報告がある[14]．食物抗原としては鶏卵，牛乳，大豆，小麦が多い．幼児期以降は消化機能や免疫能の発達とともに食物アレルギーの関与は減少していく[15][16]．しかし，米，小麦などの穀物類については若干遅れるか，もしくは乳幼児期より増加することもある．

一般に皮膚症状に比べ消化器症状は比較的早く消失することが多い．しかし，症例 1（図 7）のように乳幼児期だけでなく思春期のころにも原因食物の摂取によって，嘔吐や下痢などの消化器症状を呈する場合もある．症例 1（図 7）の場合は乳児期に原因食物が特定され，その除去と抗アレルギー薬の経口によって予防・治療がスタートした．原因食物の誤摂取によるアレルギー症状はみられたが，皮膚症状，呼吸器症状は比較的安定し，耐性獲得の確認のため負荷試験を行ったが，卵アレルギーに関

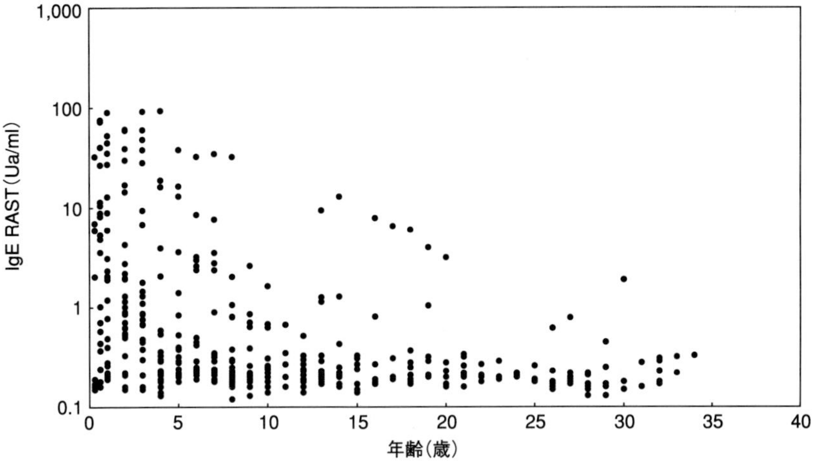

図 1. 卵白特異的 IgE 抗体

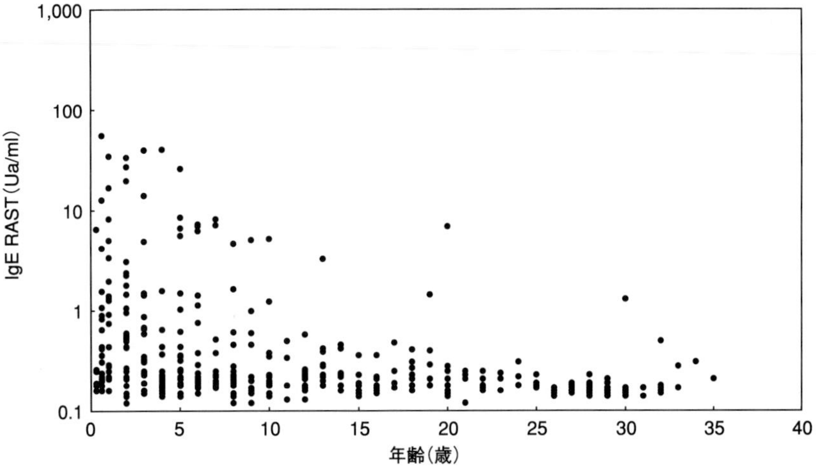

図 2. 牛乳特異的 IgE 抗体

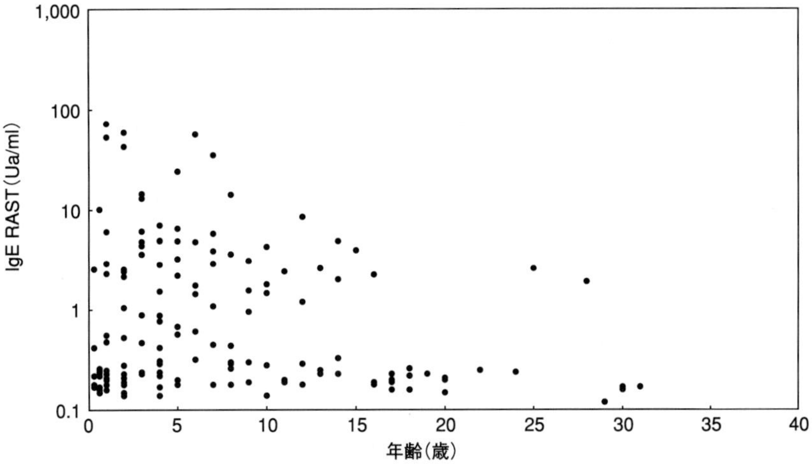

図 3. 小麦特異的 IgE 抗体

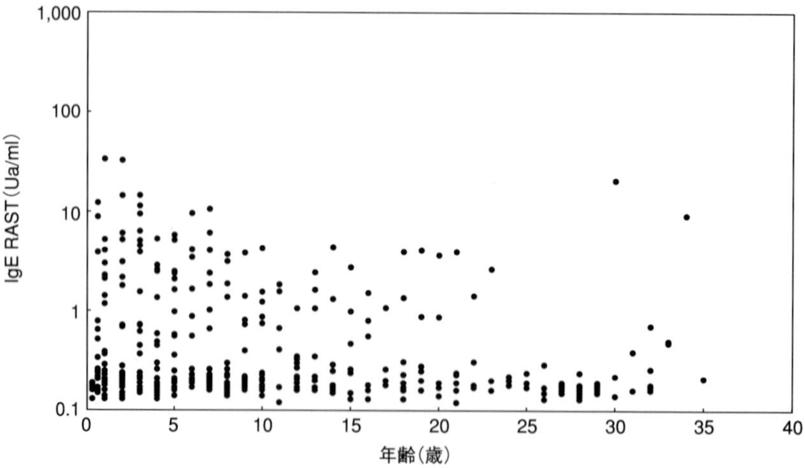

図 4. 大豆特異的 IgE 抗体

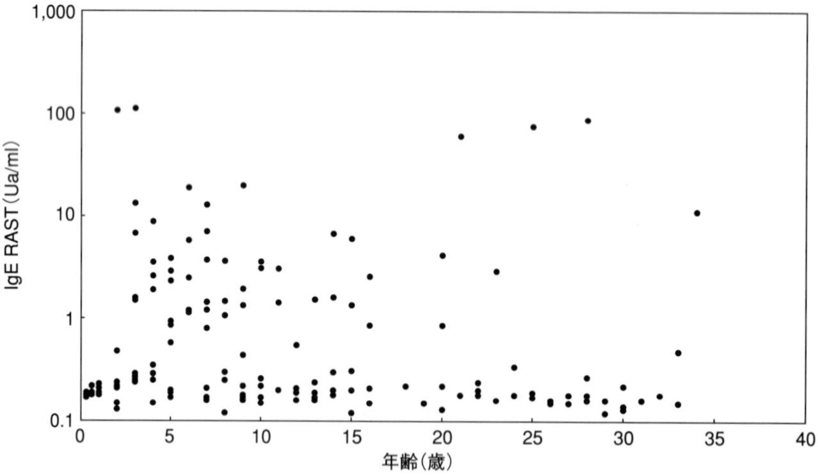

図 5. そば特異的 IgE 抗体

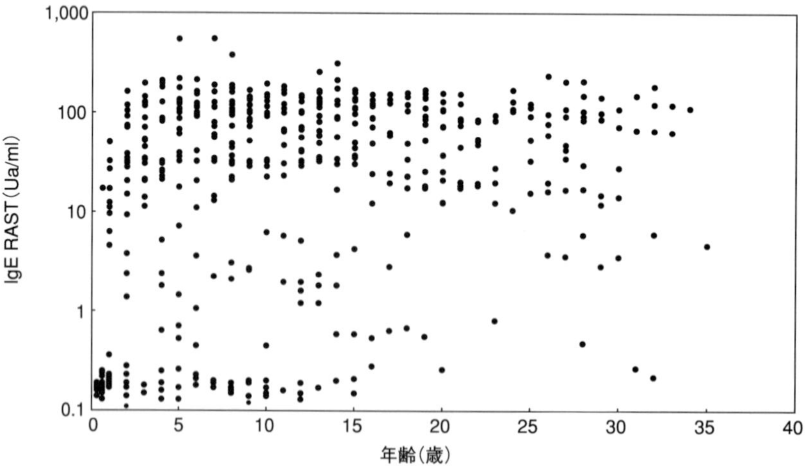

図 6. ダニ (Df) 特異的 IgE 抗体

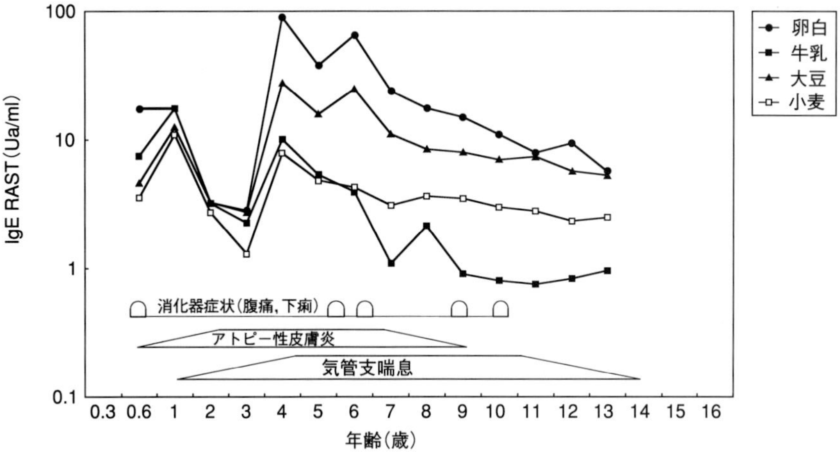

図 7. 症例 1

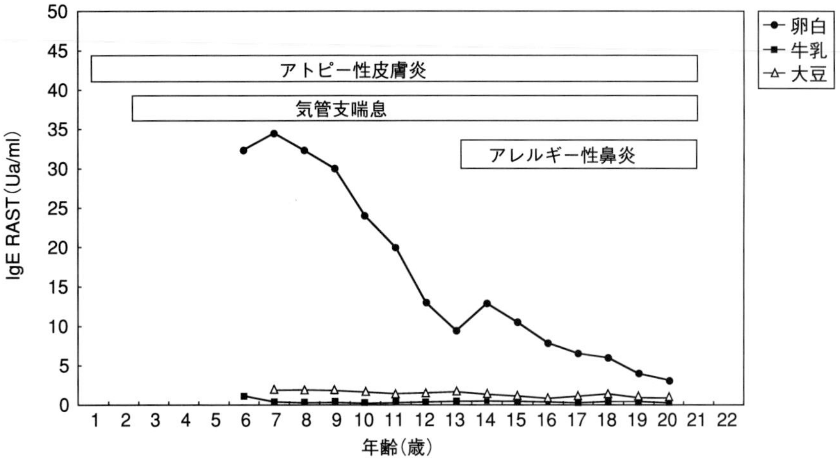

図 8. 症例 2

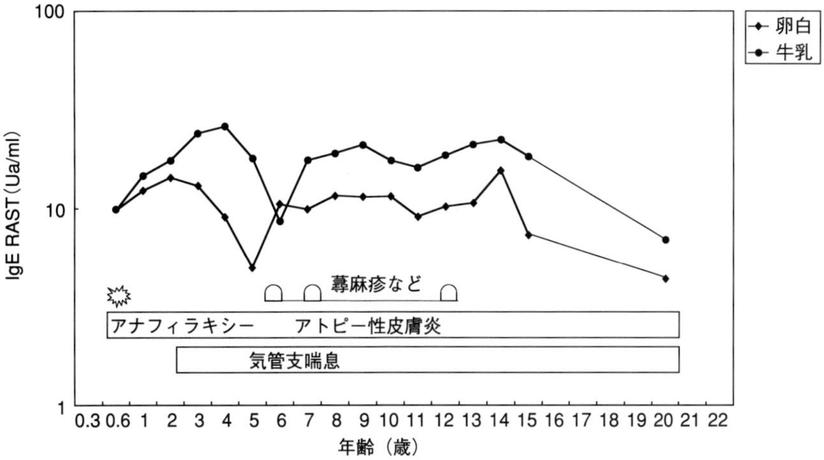

図 9. 症例 3

しては現在まで耐性が得られていない．乳児期に発症した卵アレルギーや牛乳アレルギーなどの動物蛋白に対するアレルギーの多くは6〜7歳頃には消失することが多く，思春期まで持ち越す例は少ないとされるが，症例1（図7）のほかに症例2（図8），3（図9）のように成人後も症状を誘発する場合ももちろんある．症例2（図8）は生後1，2カ月頃から湿疹が出現し，1歳過ぎにアトピー性皮膚炎および気管支喘息と診断され，13歳頃にアレルギー性鼻炎と診断された．乳児期から鶏卵アレルギーがあり，鶏卵除去と抗アレルギー薬の内服が行われ，症状のコントロールがはかられたが，12〜13歳頃になってようやく鶏卵の二次食品の摂取が可能となり，現在に至っている．症例3（図9）は生後6カ月頃鶏卵食品の摂取によって蕁麻疹が出現し，二度目の摂取時に呼吸困難に陥り，アトピー性皮膚炎と気管支喘息の診断のもとで鶏卵除去が指導され，継続されていたが，5歳時，7歳時および12歳時に誤摂取により蕁麻疹や咳嗽が出現した．現在成人しているが鶏卵アレルギーに対する耐性は確認されていない．症例4（図10）は乳児期にアトピー性皮膚炎と診断され，その後気管支喘息，アレルギー性鼻炎，アレルギー性結膜炎とアレルギーマーチをひた走った症例であり，乳児期から鶏卵だけでなく牛乳および大豆アレルギー症状を呈したため，卵・牛乳・大豆の制限と抗アレルギー薬によってきめ細かく指導された．その後，順調に成長し，7歳頃には牛乳および大豆に関しては摂取可能の状態になったが，鶏卵については摂取によって蕁麻疹などが出現し，耐性の獲得には至っていない．いずれの症例も卵アレルギーにおいて卵白特異的IgE抗体は陰性化（スコア1以下）していないが，陽性であっても摂取可能な例は多い．症例5（図11）は乳児期より湿疹が出現し，アトピー性皮膚炎と診断され，6歳時に当科受診となった．ダニや杉，ネコなどの吸入抗原のほかに卵白，牛乳，大豆，そばの食物抗原に陽性を示したため，環境整備とと食物除去の指導を行った．臨床上牛乳アレルギーに対してもっとも早く耐性が得られ，続いてそばに対しても耐性を獲得したが，抗体の低下がみられた鶏卵に対しての耐性の獲得のみ遅れている．大豆については抗体は高値であったが，アレルギー症状は呈さなかった．

先に述べたように抗体の発現は低年齢児でもみられるが，一般にそばアレルギーの発症は年長児に多い．症例6（図12）は20歳を過ぎてからそばアレルギーを発症し，28歳時に誤って摂取したためアナフィラキシーショックを起こした．アナフィラキシー型のアレルギー反応を示す場合は耐性獲得に長い時間を要するか，困難であるといわれている．症例7(図13)は15歳の男児．乳児期から鶏卵，牛乳製品にて呼吸困難やアナフィラキシーが出現し，除去を続けていた．大豆製品では蕁麻疹が出現していた．3歳の時，気管支喘息と診断された．7歳の時に味噌，醤油については症状が誘発されなくなったが，自宅で試しにヨーグルトを摂取したところ呼吸困難が出現した．10歳の時にも乳製品で同様の症状が誘発されたが，13歳頃からヨーグルト以外の乳製品は摂取可能になった．鶏卵については白血球ヒスタミン遊離試験では陰性になったが，微量摂取でも症状が誘発されるため除去が続けられている．生後6カ月頃より湿疹が悪化し，1歳頃に気管支喘息と診断された症例8(図14)は，2歳頃から小麦および米に対するアレルギーが出現し，抗アレルギー薬の内服や除去を試みたが，家業が米屋のため米に対する除去は困難であった．それでも10歳頃には臨床症状が落ち着き始めた．環境による減感作療法的な機序が働いた可能性が考えられたが，確認できていない．

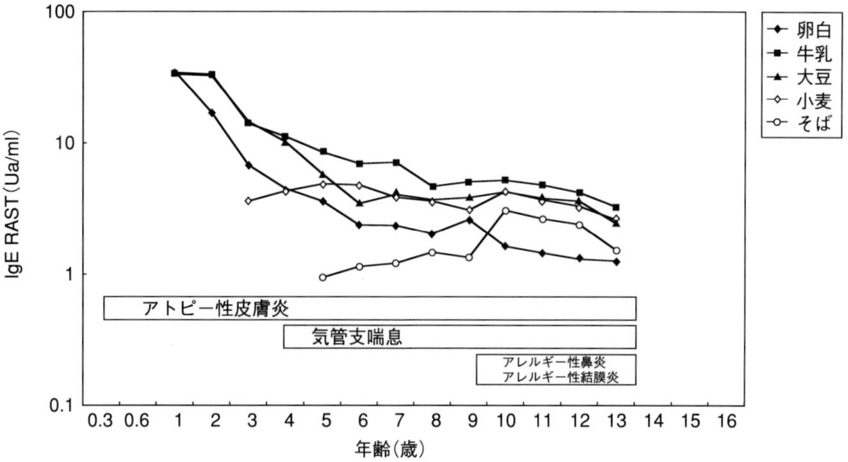

図 10. 症例 4

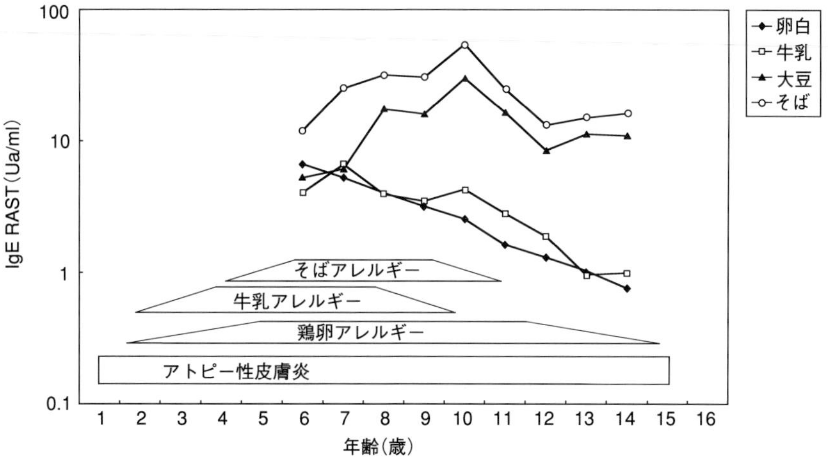

図 11. 症例 5

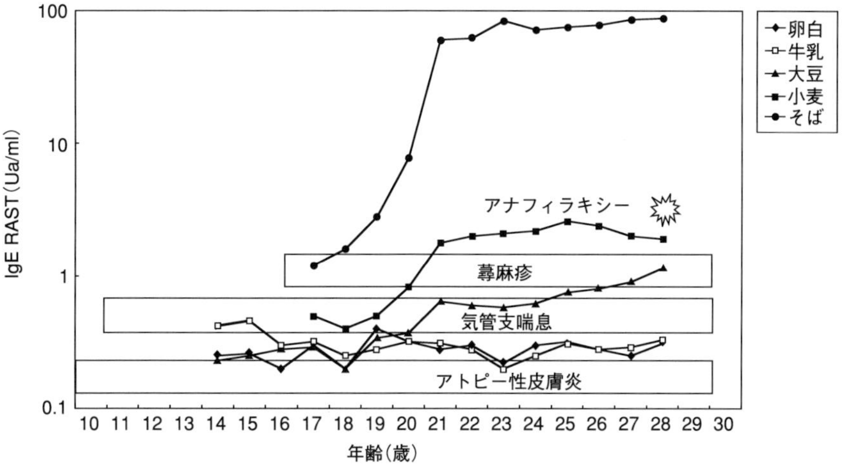

図 12. 症例 6

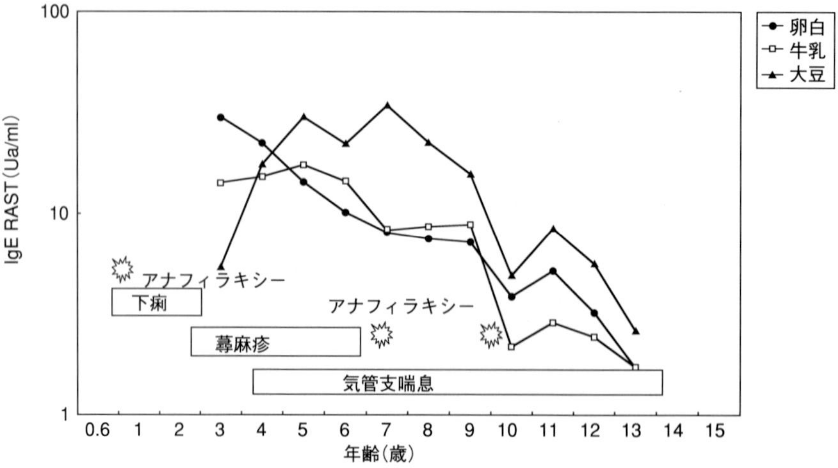

図 13．症例 7

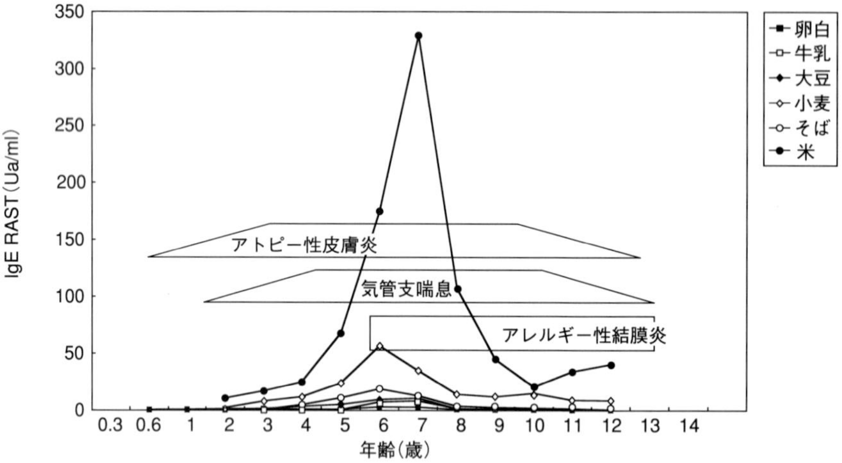

図 14．症例 8

◆おわりに◆

以上，数例の食物アレルギー患者の乳児期から思春期あるいは成人に至るまでの臨床症状の経過について提示したが，その経過はまちまちであり，同一抗原でも臨床症状は変化していく．これは食物アレルギーには免疫反応だけでなく，神経系や内分泌系，さらに標的臓器の成熟度あるいは過敏性などがかかわっているためと考えられるが，詳細は不明である．このように食物アレルギーの発症と寛解の詳細なメカニズムが解明されていない現在では，例えば１人の卵アレルギーの乳児がいたとしてもその子がどのような症状を呈し，いつ頃耐性を獲得できるのか予測することは不可能である．すなわち，その子はアレルギーのあらゆる症状を呈する可能性があり，outgrow しない可能性もあるわけであるが，かといって手をこまねいているわけにもいかず，日常診療ではそのような最悪の状況を想定しつつ過度にならないような食事療法，環境整備および必要な薬物療法を実施していくことになる．

（山口公一）

文献

1）岩崎栄作，馬場　実：食品とアレルギー．治療 68(10)：41-46，1986.
2）Walker-Smith JA, Ford RP, Phillips AD：The spectrum of gastrointestinal allergies to food. Ann Allergy 53(6 pt 2)：629-636, 1984.
3）Schreiber RA, Walker WA：Food allergy facts and fiction. Mayo Clin Proc 64(11)：1381-1391, 1989.
4）Eggleston PA：Prospective studies in the natural history of food allergy. Ann Allergy 59(p 2)：179-182, 1987.
5）Bock SA：The natural history of food sensitivity. J Allergy Clin Immunol 69：173-177, 1982.
6）馬場　實：小児アレルギー性疾患の発症と展開；予知と予防の可能性について．アレルギー　38：1061-1069，1989.
7）Ford RP, Talor B：Natural history of egg hypersensitivity. Arch Dis Child 57：649-652, 1982.
8）馬場　實：食物アレルギーとは．治療学 25：10-13，1991.
9）佐々木聖：食物アレルギーと消化器疾患．治療学 25：89-94，1991.
10）Onorato J, Merland N, Terral C, et al：Placebo-controlled double-blind food challenge in asthma. J Allergy；Clin Immunol 78：1139-1146, 1986.
11）Bishop JM, Hill DJ, Hosking CS：Natural history of cow milk allergy；Clinical outcome. J Pediatr 116：862-867, 1990.
12）Nele S, Gunnar H, et al：Appearance of atopic disease in relation to serum IgE antibodies in children followed up from birth for 4 to 15 years. J Allergy Clin Immunol 94：757-763, 1994.
13）伊藤節子：アレルギーマーチ．抗原診断，ASTHMA 5：19-26，1992.
14）三宅　健，ほか：乳幼児期の蕁麻疹に関する疫学的研究；蕁麻疹の頻度とその背景について．小児保健研究 48：623-628，1989.
15）McNeish AS：Enzymatic maturation of the gastrointestinal tract and its relevance to food allergy and intolerance in infancy. Ann Allergy 53(6 pt 2)：643-648, 1984.
16）Sopo SM, Pesaresi MA, et al：Mononuclear cell reactivity to food allergens in neonates, children and adults. Pediatr Allergy Immunol 10 (4)：249-252, 1999.

7 食物アレルギーの診断法

1．概説

1 食物アレルギーのメカニズムについて

食物アレルギーを診断する際に「食物アレルギーの定義」が非常に重要になるのでもう一度触れたいと思う．総論の最初の食物アレルギーの定義で述べられているように摂取した食物が原因となり免疫学的機序を介して蕁麻疹・湿疹・下痢・嘔吐・咳・ゼーゼーなどの症状が起こることを食物アレルギーという．アレルギーは「過敏症」と訳されるが免疫反応の１つであり，われわれの身体にとっての異物を排出するためのメカニズムの１つである．したがって，われわれが食物によるアレルギーを起こす対象はほとんどの場合人間以外の動植物由来の蛋白質である．**表１**に示すように食物アレルギーが免疫学的機序を介しているということが重要である[1]．よく誤解されていることであるが，食物そのものの作用によるものは食物アレルギーには含めない．例えば乳糖分解酵素が欠損していることにより乳糖を体質的に分解できない乳糖不耐症という病気では乳糖を含む食物を食べると下痢をする．あたかも牛乳アレルギーのような症状であるが，この場合には免疫学的機序を介していないので食物アレルギーとはいわず食物不耐症という．食物はわれわれが生きていくのに必須であるが，各人の体質により食物により身体に不利益な反応が起きることもある．ここでいう体質とは何かという点を次に述べてみたい．

免疫学的機序は大きく分けると**表１**に示したように２つに分類される．第一は即時型アレルギー反応といい免疫グロブリンE（IgE抗体：石坂公成博士が1960年代に発見）という生体内の蛋白質が原因となり起こるものである．食物アレルギーの多くはこのタイプである．個人個人の免疫の反応性の違いにより卵に対するIgE抗体を作るヒトもいれば牛乳に対してIgE抗体を作るヒトもいる．このことが卵のアレルギーをもつヒト，牛乳のアレルギーをもつヒトを決める要因の１つになるのである．

表１．食物による副作用の分類

１．食物アレルギー（定義：免疫学的機序を介するもの）
１）IgE依存性食物アレルギー
即時型の食物アレルギー
２）IgE非依存性食物アレルギー
遅発型・遅延型の食物アレルギー
２．食物不耐症（定義：非免疫学的機序によるもの）
乳糖不耐症，薬理学的副作用（カフェインなど），食中毒など

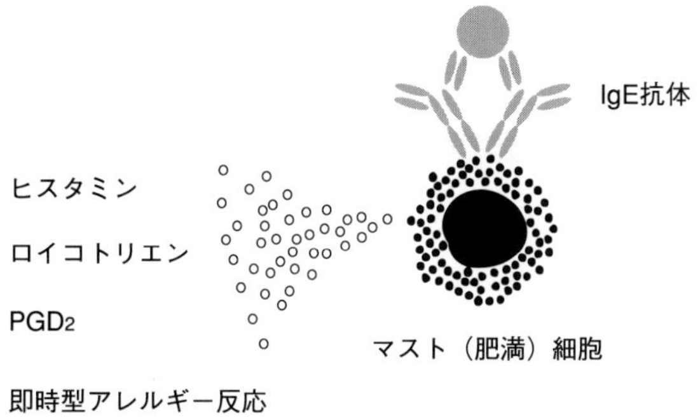

図 1. アレルギー反応のメカニズム

図1に示すようにこのIgE抗体が皮膚・腸粘膜・気管支粘膜・鼻粘膜・結膜などに存在するマスト細胞に結合した状態で食物抗原と出会うことにより抗原によりIgE抗体2分子が架橋され，マスト細胞が活性化されて化学伝達物質（ヒスタミン・ロイコトリエンなど）が放出されアレルギー反応が引き起こされる．その化学伝達物質により蕁麻疹・湿疹・下痢・咳・ゼーゼーなどの症状が惹起されるのである．つまり，即時型食物アレルギーでは摂取した食物が抗原性を残したまま腸から吸収された後，血液を介して皮膚・気管支粘膜・鼻粘膜・結膜などに到達してアレルギー反応が起きると考えられている．即時型の場合には食物を摂取した直後から2時間以内ぐらいにアレルギー反応を認めることがほとんどである．

乳児期にアトピー性皮膚炎として発症してくる食物アレルギーの場合，乳児は母乳栄養中で一度も卵や牛乳を飲んだことがないのに卵や牛乳に対して既にIgE抗体をもっていることがよく認められる．このようなケースでは経母乳感作といい母親が摂取した食物抗原が腸管から抗原性を保ったまま吸収され血液中からさらに母乳に食物抗原が分泌されていると考えられている．つまり，われわれの血液中にはいつも食物摂取後に食物が抗原性を保って存在すると考えられている．人間の身体はいつも自分以外の蛋白質を排除しようという免疫が働いているが，通常ヒトでは食物抗原を異物と認識していたとしても排除しようとしない状態になっている(免疫学的寛容という)．つまり，食物アレルギーの患者では免疫学的寛容が食物に対して成立していない状態と考えられている．また乳児期に発症した食物アレルギーが年齢とともによくなるということはさまざまな変化はあるが，最終的には食物抗原に対して免疫学的寛容が成立することだと考えられている．

もう1つの免疫学的機序は即時型に対してIgE抗体に依存しない非即時型(あるいは遅発型，遅延型）と呼ばれる反応である．この場合の詳細なメカニズムはまだ解明されておらず議論の多いところであるが，T細胞というリンパ球による反応ではないかと考えられている．即時型と異なり食物を摂取してから数時間後に湿疹・瘙痒などの皮膚症状が主に認められる．この場合に診断の指標になる検査は抗原特異的リンパ球芽球化反応[2)]かパッチテスト[3)]が有用という報告もあるが，診断においては食物除去・負荷試験が非常に重要である．

食物アレルギーはわれわれの日々の食生活に直結した身近な問題なので，患者およびその保護者が実際の食生活で経験的に「ある食物に対してアレルギーがある」と自己診断されているケースが多数見受けられる．自己診断がいつも間違っているわけではないが，食物アレルギーの診断は熟練した小児アレルギーの専門医ですらたいへん難しい作業である．今まで述べてきたことを踏まえて，診断の各ステップに関して解説したいと思う．

（海老澤元宏）

文献

1）Sampson HA：Adverse reaction to Foods. Allergy（Principles and Practce），Fifth Edition（editited by E Middleton Jr, CE Reed, EF Ellis, et al），Vol II，p 1162-1182, 1998.
2）Kondo N, Agata H, Fukutomi O, et al：Lymphocyte response to food antigens in patients with atopic dermatitis ho are sensitive to food. J Allergy Clin Immunol 86：253-260, 1993.
3）Roehr CC, Reibel S, Ziegert M, et al：Atopy patch tests, together with determination of specific IgE levels, reduce the need for oral food challenges in children with atoopic dermatitis. J Allergy Clin Immunol 107：548-53, 2001.

7 食物アレルギーの診断法
2. 問診

◆はじめに◆

食物アレルギーの患者の問診にあたって**表 1** に示すように乳児期発症型と学童・成人期発症型で原因食物抗原が異なり[1)2)]，また出現する症状にも違いがあるので分けて説明していきたいと思う．

1 乳児期発症型

このタイプでは原因抗原として卵・牛乳・小麦・大豆が 4 大アレルゲンとなっているが，最近では肉・魚・イモ・ピーナッツなども増えており抗原の種類が広がっている．乳児期発症の場合よくみられる症状としては湿疹・瘙痒・発赤などでアトピー性皮膚炎合併例がほとんどである．**図 1** に小児アレルギー専門医によるアトピー性皮膚炎合併の多い乳児期発症型の食物アレルギーの診断のプロセスを示す．まず問診のポイントを**表 2** に示す．第一にすべきことは詳細な生活歴およびアレルギー病歴（環境：自宅だけでなく実家も含めたペットとの接触の有無，両親•同居家族の喫煙の有無，栄養状況：母乳栄養か人工栄養か，人工栄養の場合用いているミルクの銘柄・種類は何か？　母乳栄養の際には母親が好んで食べるものや毎日食べているものを聞くこと．離乳食は始めているか？　離乳食の食物との因果関係の有無）•家族のアレルギー病歴•既往歴（出生時の状況•出生体重，体重増加の状態など）をとることである．かなりの確率で病歴から食物アレルギーの関与が推察される．

表 1．食物アレルギーの各病型で考慮すべき抗原

1．乳児期発症型でよくみられる食物抗原
①卵
②牛乳
③小麦
④大豆
⑤ピーナッツ
⑥ゴマ
⑦魚
⑧肉（牛＞鶏＞豚）
2．学童成人期発症型でよくみられる食物抗原
①エビ・カニ
②魚類
③小麦
④卵
⑤そば
⑥貝
⑦果物
⑧ナッツ類

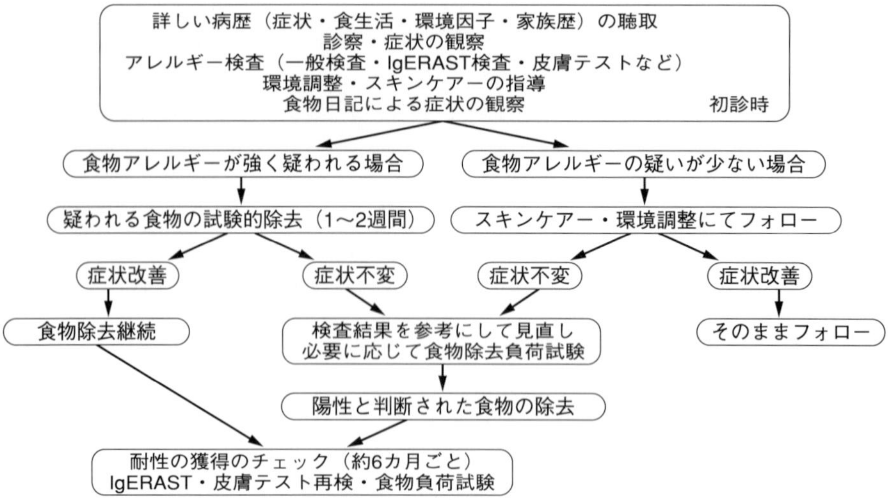

図 1．小児アレルギー専門医による食物アレルギーの診断のプロセス

表 2．食物アレルギーの問診のポイント

乳児期発症例
アレルギー病歴
1）湿疹の発生状況・痒みの有無・継続の程度（2カ月以上か）
2）慢性の下痢の有無
3）環境
①自宅だけでなく実家も含めたペットとの接触の有無
②両親・同居家族の喫煙の有無
4）栄養状況
①母乳栄養か人工栄養か
②人工栄養の場合，用いているミルクの銘柄・種類は何か？
③母乳栄養の際には母親が好んで食べるものや毎日食べているものを聞くこと
④離乳食は始めているか？　離乳食の食物との症状の因果関係の有無
5）家族のアレルギー病歴
6）既往歴（出生時の状況・出生体重，体重増加の状態など）
学童成人期発症例
1）原因と思われる食物摂取をした時の症状
2）同じ食品で繰り返し症状が誘発されたか
3）花粉症の合併の有無（口腔アレルギー症候群）
4）運動との関連性はないか（食物依存性運動誘発性アナフィラキシー）
5）環境
6）既往歴（アレルギー病歴を含む）
7）家族のアレルギー病歴

2 学童・成人期発症型

学童・成人期に認められる食物アレルギーの場合，新たに発症してくる症例も含め問題となる食物抗原は乳児期に発症するタイプとは**表 1** に示すように大幅に異なる．学童期では乳児期に発症した卵・牛乳のキャリーオーバーの症例，花粉症の増加に伴い口腔アレルギー症候群による果物・野菜など，成人ではエビ・カニの甲殻類・魚類などの頻度が多くなってくる．それらの事実を踏まえたうえで**表 2** に示すようなポイントに注意して病歴をとる必要がある．出現する症状のほとんどは即時型による蕁麻疹・発赤・瘙痒などの皮膚症状，下痢・嘔吐などの消化器症状，あるいは果物・野菜などによる口腔アレルギー症候群では口腔内の違和感や痒みなどが主体で，小児期のようにアトピー性皮膚炎に伴った湿疹という形をとることは比較的少ないと考えられている．食物依存性運動誘発性アナフィラキシーを念頭において運動との組み合わせで症状の出現がないかも重要なポイントである．また，偏った食生活が食物アレルギーの原因になることがある．以前経験した症例でウナギの大好きな5歳の男の子が毎日ウナギを食べていたらウナギのアレルギーになってしまったという笑えない話がある．

（海老澤元宏）

文献

1）飯倉洋治，赤澤　晃，今井孝成，ほか：厚生省食物アレルギー対策検討委員会平成 10 年度報告書．1999.
2）海老澤元宏，池松かおり，小松真紀，ほか：食物アレルギーの診断および治療の動向．アレルギーの臨床 21：1009-1014，2001.

7 食物アレルギーの診断法
3．一般臨床検査

1 食物アレルギーにおける一般臨床検査の進め方と考え方

表1に示すように問診から食物アレルギーの関与が疑われる場合に必要に応じて，一般検査として血液一般検査・生化学検査を行う．一般検査の中で末梢血好酸球数はアレルギーの状態を反映して動く．特に乳児期発症型では抗原刺激を繰り返し受け，アトピー性皮膚炎の悪化に伴い好酸球増多を呈してくる症例が多くみられる．診断がついてコントロールがよくなると好酸球数は減少するので病勢をみていくのによいマーカーとなる．また，乳児期早期の症例でいまだ抗原特異的IgE抗体が陽性になっていない例で好酸球の増多のみが認められ，後に抗原特異的IgE抗体が陽性になっていくケースも多く認められる．食物アレルギーが疑われ食物制限が行われているようなケースでは鉄欠乏による小球性低色素性の貧血もしばしば認められる．乳児期後半ではもともと鉄欠乏を起こしやすく，ヘモグロビンは比較的低値をとるが11 g/dl未満の症例では血清鉄や不飽和鉄結合能やフェリチンの測定も必要になる．また湿疹がひどく皮疹が滲出傾向を伴っているような症例や食物アレルギーによる蛋白漏出性胃腸炎合併例では，低蛋白血症や低ナトリウム血症なども伴うことがある．湿疹のひどい例ではLDHの高値もしばしば認められる．また乳児では肝細胞傷害性の肝機能障害を認めるケースもある．サイトメガロウイルスの感染や他の明らかな原因のない例では食物アレルギーやアトピー性皮膚炎の診断後，適切な治療により改善していく印象を受ける．乳児期発症型で湿疹病変が滲出傾向を示すような場合には皮膚の細菌培養検査も重要で，黄色ブドウ球菌の表在性の感染が多くみられ，耐性化しているケースも増えている．黄色ブドウ球菌対策も乳児アトピー性皮膚炎合併例では治療上重要である．

学童期および成人の食物アレルギーでは一般臨床検査で異常値を示すことは乳児期発症のケースに比べ少ないと思われる．

表 1．一般臨床検査

1．乳児期発症例
- 1）血液一般検査（白血球分画、好酸球数も）
- 2）生化学的検査（総蛋白・肝機能・電解質関連など）
- 3）貧血合併例では血清鉄・不飽和鉄結合能・フェリチンなど
- 4）湿潤傾向のある湿疹合併例では一般細菌検査

2．学童成人期発症例
- 1）血液一般検査（白血球分画、好酸球数も）
- 2）生化学的検査（総蛋白・肝機能・電解質関連など）

一般検査と同時にほとんどのケースで抗原特異的 IgE 抗体や総 IgE 値の検査を行う．抗原特異的 IgE 抗体に関しては後ほど詳しく解説されるが，診断上非常に重要のため基本的な考え方にだけ触れておく．乳児期には抗原特異的 IgE 抗体の検出が比較的高い確率で食物アレルギーの診断と結びつくが，1歳を過ぎて徐々に食物の耐性（寛解していくこと）を獲得していくようになると IgE CAP-RAST 検査や皮膚テストによる IgE 抗体の検出があくまで診断の補助的意味しかもたないところが診断を難しくしていく．また学童・成人でも抗原の交叉反応性により陽性となる食物アレルゲンも多数存在し抗原特異的 IgE 抗体が陽性でも直ちに食物アレルギーとは診断できない．逆に果物などでは抗原特異的 IgE 抗体が陰性でも皮膚テストで陽性となり，実際の負荷試験でも陽性となる症例もある．したがって，あくまでも抗原特異的 IgE 抗体は食物アレルギーの診断において参考にとどめ最終的には病歴・検査を参考に食物除去負荷試験にて確認することが必要である．食物負荷試験のところでも述べるが，食物アレルゲンの種類によっても IgE 抗体の検出の意味が異なってくる．卵に対する IgE 抗体が検出されても，何も症状が出ずに摂取可能な人もいるし，ほんの微量摂取しただけでショック症状を呈する人もいる．さらに，診断を難しくすることには体調（下痢・風邪・疲れ・アレルギー症状の悪化など）や環境によっても症状が出現したりしなかったりすることがある．

（海老澤元宏）

7 食物アレルギーの診断法
4. 皮膚テスト

◆はじめに◆

近年，試験管内での抗原特異的 IgE 抗体の測定の精度改善は著しく進み，日常診療において汎用されている．一方，生体を利用した抗原検索の手段である皮膚テストは，わが国においては 1970 年代に抗原診断法として臨床の場に取り入れられた[1]．現在臨床の場でアレルゲン皮膚テストが軽視され，抗原特異的 IgE 抗体の測定しか行われていない場合が多くなっているが，欧米では，近年プリック針の工夫などにより皮膚テストがアレルギーの診断方法として依然重要視されている．ここでは皮膚テストの種類・原理・方法に関して触れ，食物アレルギーの診断における意義に関して述べる．

1 皮膚テストの原理

皮膚の真皮内にはマスト細胞が 5,000〜12,000/mm^3 存在し，マスト細胞上に存在する抗原特異的 IgE 抗体が抗原と結合することによりマスト細胞の脱顆粒を起こさせ，皮膚に膨疹・発赤が起こることを利用した検査方法である．皮膚テストには，表皮に傷をつけ抗原を真皮内に到達させるプリックテスト・スクラッチテストと皮内注射により真皮内に直接抗原を負荷する皮内テストとがある．

2 プリックテストおよびスクラッチテスト

[1] 手技

前腕屈側面（あるいは背中）をアルコール綿にて消毒し乾燥させた後，抗原液（鳥居薬品社製スクラッチエキス）を 2 cm 間隔で 1 滴ずつ滴下する．その際に陰性コントロールとして対象液（50%グリセリン食塩溶液）をおく．スクラッチテストは 3〜5 mm 程度針先で軽く傷をつける方法で，プリックテストは，木綿針をペンチで折ったものをコルク栓に差したものや 27 G の注射針などで皮膚を軽く圧迫し皮膚に傷をつける方法である．いずれの場合も出血をさせないということがポイントである．出血させてしまうと非特異的反応が強く出現し診断の信頼性が低下する．これらの方法では術者の熟練度により検査にばらつきが生じるため，近年欧米ではパンクチャーテストといって標準化された皮膚テスト用の針を皮膚に直角に圧迫することによる方法が主流になってきている．それらの針は，Bifurcated needle や Lancet，Morrow-Brown needle，Greer Derma PIK などが代表的なものである[2)3)]．

［2］判定

判定は検査後 15～30 分の間で行うのが一般的である．膨疹径と発赤径の測定を行い，強い反応では偽足が出ることがあるので記録する．わが国での皮膚テストの判定基準は 1972 年のスクラッチテスト研究班による判定基準が広く用いられている[1]．すなわち，膨疹 5 mm 以上または発赤 15 mm 以上，あるいは陰性コントロールの膨疹径の 2 倍以上を陽性とするものである．小児を対象としたものでは膨疹径 3 mm 以上または発赤径 10 mm 以上という判定基準もある[4]．

3 皮内テスト

［1］手技

鳥居薬品社製の皮内テスト用の抗原エキスを 27 G の針を装着した 1 ml シリンジを用いて行う．接種部位はプリックテストと同様で，前腕屈側が用いられる．0.02 ml の抗原エキスを空気が入らないように皮内注射する．その際，0.5％フェノール生食液を対象コントロールとする．抗原の希釈度は，1,000 倍希釈（ハウスダスト，花粉類，食物），1 万倍希釈（カビ類）のものがあり，それぞれさらに希釈して用いる．皮内テストでは，アナフィラキシーショックを起こすことがあるので必ずプリック・スクラッチテストを行ってから注意して行うべきである．

［2］判定

判定は，15 分後に膨疹径・発赤径を測定し，石崎らの判定基準に従い膨疹径 9 mm 以上または発赤径 20 mm 以上を陽性とする[5]．

4 皮膚テストに影響を与える因子

皮膚テストは生体を用いて行うので以下の点に注意して行う必要がある．

［1］薬剤

抗ヒスタミン薬・抗アレルギー薬・副腎皮質ホルモンはアレルギー反応を修飾するので注意が必要である．特に抗ヒスタミン薬・抗アレルギー薬の中には，作用時間が長く 3 日間程度のウオッシュアウトが必要な薬剤もある．

［2］日内変動

内因性コルチゾールの影響で，夕方に皮膚テストを行った場合には遅発型反応が出やすいことが知られている．

5 皮膚テストと他のIgE抗体検出法の比較

IgE抗体を検出する方法には現在のところ**表1**に示すように大きく分けて3通りあり，原理と特徴をまとめた．皮膚テストには**表1**に示すように長所も多く欧米では広く行われているが，日本ではIgE CAP-RASTが汎用され最近ではあまり行われなくなった．しかし，皮膚テストにより非常に有用な情報を得ることもある．例えば乳児期のアレルギー児では，IgE CAP-RAST陰性（血液中にはIgE抗体陰性）でもプリックテストで陽性（皮膚にはIgE抗体陽性）となることもあるので，プリックテストでアレルゲンが特定されることもある．逆にIgE CAP-RASTは陽性でもプリックテストでは反応を示さない場合もある．以前は2〜3カ月の乳児では皮膚テスト・IgE CAP-RASTは陽性となることが少ないため，検査をしてもあまり意味がないと考えられていたが，最近の外来での傾向をみると2〜3カ月児でも陽性になることがあり，感作が低年齢化している印象を受ける．特に皮膚テストは先ほど述べたようにIgE CAP-RAST陰性例でも陽性になる例も多く，有用と思われる．抗原特異的IgE抗体を検出するのに最も用いられている方法は血液を採取し血液中の試験管内でアレルゲン特異的IgE抗体を検出する方法である．代表的なものはIgE CAP-RAST法が最も普及しており，IgE抗体を半定量化することができる．通常クラス0から6までに分類し，0は陰性，1を偽陽性とし，2以上を陽性とする．そのほかにもMAST法，FAST法，AlaSTAT法などがある．異なる方法間では経時的なデータの比較やクラスの比較は意味がない．いずれもアレルゲンを吸着させた物質に血液を加えアレルゲンと血液中のIgE抗体を反応させた後洗浄し，放射性同位元素あるいは酵素を付着させたIgEに対する抗体を次に加えて最終的にアレルゲン特異的IgE抗体を検出する．

最後に同じように試験管内で行う検査で，白血球の1つである好塩基球表面に存在するIgE抗体を利用しアレルゲンを加えることによりヒスタミンを好塩基球が遊離する性質を利用して抗原特異的IgE抗体の検出を行うヒスタミン遊離反応という検査も保健適応で臨床の場で利用されている．ヒス

表1．各種IgE抗体検出法の原理・特徴

	原理	長所	短所
試験管内IgE抗体検出法			
IgE CAPRAST法など	血液中のIgE抗体を直接測定	数字化可能 手技容易	検査費用高額
ヒスタミン遊離反応	好塩基球からのヒスタミン遊離を測定	数字化可能 特異性あり？	検査費用高額 薬剤の影響あり 細胞状態の影響あり
皮膚テスト			
プリックテスト	皮膚の中のマスト細胞の反応を利用	検査費用低価格 高感度	薬剤の影響あり 暴れる子供には人手がかかる
皮内テスト	皮膚の中のマスト細胞の反応を利用	検査費用低価格 高感度	薬剤の影響あり 稀にショックあり 暴れる子供には人手がかかる

表 2．食物アレルギーの診断に皮膚テストが有用な場合

1．プリックテストの有用な場合 ①IgE CAP-RAST 検査が陰性の場合 （特に乳児期早期例） ②果物・野菜アレルギー （果物・野菜を刺してすぐに皮膚テストを行う） ③血液検査で抗原がない例 ④生の状態にに反応するケース 2．皮内テストが有用な場合 予防接種の安全性の確認（原液の 100 倍希釈液にて）

タミンを放出する程度でクラス分けしているが，好塩基球は血液採取後に徐々に活動性が低下してくることや，ほとんどのケースは翌日に検査を行っているため好塩基球の状態や加えるアレルゲンの濃度などの問題が多く，意義づけが難しい点もある．また，好塩基球からヒスタミンの遊離が通常条件では起きない群も存在する．ヒスタミン遊離反応で陽性例では負荷試験で陽性になる症例が多いとの報告もある．したがって感度はよくないが，特異性はよいと考えられている．

6 皮膚テストの食物アレルギーの診断における有用性について

皮膚テストが食物アレルギーの診断において有用であるケースを表 2 にまとめた．皮膚テストのうち皮内テストを食物アレルギーの診断に行うことは実際にはほとんどない．食物アレルギーの患者における麻疹・インフルエンザワクチンの接種においてワクチンの希釈液を皮内反応して安全性を確認するのに用いられている．プリックテストは果物・野菜アレルギーの際に有用で，血液検査で調べられない時に果物・野菜そのものを用いて，あるいは蛋白抽出液を用いて検査可能である．

（海老澤元宏）

文献

1）スクラッチテスト研究班（班長：松村龍雄）：スクラッチ反応．アレルギー　21：50-63，1972．
2）Adinoff AD, Rosloniec DM, McCall LL, et al.：A comparison of six epicutaneous devices in the performance of immediate hypersensitivity skin testing. J Allergy Clin Immunol 84：168-174, 1988.
3）Engler DB, DeJarnett AC, Sim TC, et al：Comparison of the sensitivity and precision of four skin test devices. J ALlergy Clin Immunol 90：985-991, 1992.
4）奥間　稔，小幡俊彦，岸田　勝，ほか：小児における皮膚テストの再検討．アレルギー　37：1169-1177，1988．
5）石崎　達：即時型皮内反応；陽性判定基準を中心にして．アレルギー　13：183-191，1964．

7 食物アレルギーの診断法
5. ヒスタミン遊離試験

◆はじめに◆

食物アレルギーの診断は簡易な問診とCAP-RASTの結果より安易に食物制限がなされていることが多く，過度の食物制限のため成長不良をきたす症例も稀ではない．そのため，食物アレルギーの診断は慎重に行い，適切な指導を行わなければならない．本稿においては，当院における食物アレルギー診断へのアプローチを示し，ヒスタミン遊離試験の食物アレルギー診断への位置づけ，食物負荷試験とヒスタミン遊離試験またはCAP-RASTの結果の関係を自験例を中心に紹介する．

1 当院における食物アレルギー診断へのアプローチ

当院ではまず詳細な病歴の問診（現病歴，既往歴，家族歴，食生活，環境など）を行い，食物日誌をつけさせ，食物と症状の関係を把握する．診断への検査としては，白血球数および分画(好酸球数)，IgE-RIST（総IgE測定），CAP-RAST（抗原特異的IgE測定），皮膚テスト（プリックテスト），ヒスタミン遊離試験を行い診断の目安とし，場合によって，食物除去（試験）を行う．確定診断のためには，食物負荷試験を入院にて行っている．多くの場合は，Single-blind food challengeにて負荷試験を行い，他覚症状に乏しく，自覚症状のみで判断に困る場合には，Double-blind placebo-controlled food challengeを行っている．

2 食物負荷試験

当院での食物負荷試験は，海老澤らの方法に準じて施行している[1)2)]．鶏卵，牛乳，小麦，大豆は凍結乾燥粉末（キューピー社製）を用い，その他の食品に関してはその食品そのものを負荷している（場合によっては加熱処理を行う）．微量から負荷を開始し，15分間隔で増量し，1時間で投与を終了する．皮膚症状，呼吸器症状，粘膜症状，消化器症状などを48時間まで観察し，スコアをつける．症状が発現した場合を陽性と判定し，負荷を中止し，症状に応じて薬剤投与や輸液を行っている．

3 食物負荷試験の問題点

食物負荷試験には以下の問題点が考えられる．①負荷試験は患者（被検者）の十分な観察，および突然出現するアレルギー反応への対応も必要なため，患者本人のみならず(時にその家族)，医者，看護師の時間的拘束をもたらすこと．②負荷試験のみでは保険適応がないので費用の問題（特に，入院で行う場合).③負荷試験にて出現すると考えられるアナフィラキシーショックを含めたアレルギー反応のリスクと，それに対しての親と患者本人の不安の問題，が挙げられる．そのため，負荷試験前に慎重なアレルギー検査を行い，負荷試験の前に予想を立てることが重要と考えられる．アナフィラキシーショックを含めた強いアレルギー反応が予想される場合は，その症状に対応できる準備が必要である(例，輸液，薬剤投与のための末梢静脈ルートの確保など)．明らかにアナフィラキシーが推測される場合は，負荷試験を施行しないなどの対応も重要である．

4 ヒスタミン遊離試験（HRT）

ヒスタミン遊離試験は，抗原によって誘発される末梢血好塩基球からのヒスタミン遊離を *in vitro* で行う試験である．患者の好塩基球上の IgE 抗体が抗原の架橋により好塩基球からヒスタミンを遊離するという生物学的反応を *in vitro* で試験するため，CAP-RAST と比較すると生体反応をより反映すると考えられている．また，アレルゲンに対する“生体内で反応する”特異的 IgE 抗体の証明にもなると考えられる．一般的にヒスタミン遊離試験は，CAP-RAST や皮膚テストと比較すると，陽性的中率や特異度は高く，偽陽性度は低いなどの長所がある．しかし，感度は低く，偽陰性度が高いといった短所もある[3)]．そのため，CAP-RAST や皮膚テストはアレルギーのスクリーニングに，HRT はアレルゲンをより確定するためのステップとして有用と考えられている．

5 当院でのヒスタミン遊離試験

EDTA 添加末梢血をデキストランで白血球層を分離後，タイロードバッファーで浮遊させ，37℃で凍結乾燥粉末(鳥居薬品)にて刺激する．上清中のヒスタミン量をヒスタミン分析用 HPLC にて測定し，ヒスタミン遊離率(%)＝(抗原刺激による遊離ヒスタミン量－自然遊離ヒスタミン量)/(細胞内総ヒスタミン量－自然遊離ヒスタミン量)×100 で表している．10%以上の遊離率を認めた場合を陽性と判定している．

6 食物負荷によるアレルギー症状の出現の有無と CAP-RAST またはヒスタミン遊離試験（HRT）の関係

当院での卵白または牛乳によるアレルギー症状出現の有無と CAP-RAST またはヒスタミン遊離試験(HRT)の関係を検討した結果を**表 1，2** に示す．Sensitivity(感度)，specificity(特異度)，positive predictive value (陽性適中率)，negative predictive value (陰性適中率) を下段に示す．アレルギー症状出現の判定は，上述の食物負荷試験陽性の場合か，問診上明らかに食物によってアレルギー症状が出現した既往が 2 回以上ある場合を陽性とした．陰性は，食物負荷試験にて陰性か，普段の食事で症状の発現なく摂取できている場合を陰性とした．CAP-RAST は 1 以上を陽性とし

表 1．CAP-RAST と症状出現の関係

卵白				牛乳			
		RAST＞1				RAST＞1	
		＋	−			＋	−
症状	＋	15	1	症状	＋	7	0
	−	7	9		−	10	16

卵白：
感度：93％
特異度：56.3％
陽性的中率：68.2％
陰性的中率：90％

牛乳：
感度：100％
特異度：61.5％
陽性的中率：41.2％
陰性的中率：100％

表 2．HRT と症状出現の関係

卵白				牛乳			
		HRT				HRT	
		＋	−			＋	−
症状	＋	12	5	症状	＋	3	3
	−	0	15		−	0	21

卵白：
感度：70％
特異度：100％
陽性的中率：100％
陰性的中率：75％

牛乳：
感度：50％
特異度：100％
陽性的中率：100％
陰性的中率：87.5％

た．卵白による症状発現と CAP-RAST の結果との関係は，**表 1** に示すように，感度と陰性適中率はそれぞれ 93％，90％と高値であったが，特異度と陽性適中率はそれぞれ，56.3％，68.2％と低値であった．同様に，牛乳においても感度と陰性適中率は両方とも 100％と高値であったが，特異度と陽性適中率は，それぞれ 61.5％，41.2％と低値であった．一方，HRT と症状出現の関係（**表 2**）であるが，卵白によるものでは，特異度と陽性適中率はそれぞれ，100％，100％と高値であったが，感度と陰性適中率はそれぞれ，70％，75％と CAP-RAST と比較して低値であった．牛乳においても同様に，特異度と陽性適中率は両方とも，100％と高値を示したが，感度と陰性適中率はそれぞれ，50％，87.5％と CAP-RAST と比較して，低値を示した．これらの結果は過去に報告された結果と同様であった[3]．CAP-RAST の感度と陰性適中率において優れていることは，幅広く疑わしい食物アレルギー患者のスクリーニングとしては有効であるが，特異度，陽性適中率が低く，偽陽性度も高いことから，CAP-RAST の結果のみでは，診断としては不十分で，この結果のみで安易に食物除去などの指導をすべきではないと考えられた．一方，HRT 陽性であれば，食物による症状出現は高率に予想され，症状出現に対しての対応の準備が必要であろう．しかし，HRT 単独の結果では偽陰性も多く，注意が必要であろう．CAP-RAST と HRT 結果を組み合わせて考えることにより，食物摂取の指導の目安や食物負荷試験前の対応を考えることにはより有用であると考えられた．

[1] 食物負荷試験により食物除去を解除できた症例（負荷試験前のヒスタミン遊離試験の有用性）

実際に，さまざまなアレルギー検査を行い，食物負荷試験にて診断を確定させ，食物除去解除をす

ることができた症例を呈示する.

【症例】

（年齢）6歳

（性別）男児

（臨床診断）食物アレルギー，気管支喘息，アトピー性皮膚炎

（現病歴）生後6カ月よりアトピー性皮膚炎の診断にて他院で加療され，CAP-RASTの結果をもとに，食物アレルギーを疑い，卵，ミルク，乳製品，鶏肉，牛肉の除去が行われてきた．小学校入学に伴い給食が始まるため食物除去解除目的にて入院となった.

（入院時検査所見）

- 総IgE；1773 IU/m*l*,
- CAP-RAST score；卵白3，卵黄2，牛乳2，牛肉0，鶏肉0
- プリックテスト；陽性：卵白，卵黄，牛乳，鶏肉　陰性：牛肉
- HRT；陽性：卵白　陰性：牛乳

7 食物負荷試験の結果

牛肉（塩茹で），鶏肉（塩茹で），卵黄（固茹で），牛乳凍結乾燥粉末にて負荷試験を行い，各食物において症状の出現を認めず，除去解除に成功した．全卵凍結乾燥粉末負荷試験では，負荷試験開始40分後より，顔面および躯幹を中心に瘙痒感を訴え，蕁麻疹と紅斑を認めた．直ちに負荷試験を中止し，輸液および抗ヒスタミン薬の投与を行った．本症例は，CAP-RASTおよびプリックテストにより牛乳および卵アレルギーが疑われたが，HRTでは卵白のみに陽性で牛乳に対しては陰性であった．HRTの有用性を示す一例と考えられた．しかし，このような症例ばかりでなく，HRT陰性で症状出現を認めた症例（偽陰性例）もあり，負荷試験は診断を確定させるために重要であると考える.

8 ヒスタミン遊離試験のキット

われわれの方法は，実験室レベルでの設備が必要である．最近では，キット化された簡便なルシカHRT（旭化成工業）やHRTシオノギ（塩野義製薬）が開発され，病院の検査室や外注の検査会社で実用化されている．少量の検体で多種類のアレルゲンに対する測定が可能である[4].

1）ルシカHRT

ルシカHRTは全血を用いて，血清存在下における好塩基球からのヒスタミン遊離を測定する．ヒスタミンの結合担体としてグラスファイバーを用いたマイクロプレートによる方法である．結果は抗原特異的に遊離されたヒスタミン遊離量と非特異的に遊離されたヒスタミン遊離量との差をヒスタミン遊離量とし，このヒスタミン遊離量がカットオフ値15 ng/m*l*を越えた場合を陽性としている．結果を絶対量で判定するため，採血時の末梢血中の好塩基球の絶対数の影響を受ける可能性が考えられ

る．

2）HRT シオノギ

HRT シオノギは全血検体に抗白血球抗体固相化磁性粒子を加えて反応した後，磁石により磁性粒子に結合した白血球を分離し，洗浄後，抗原を加えており，血清非存在下での好塩基球からのヒスタミン遊離を測定する．結果はヒスタミン遊離率（%）=（抗原刺激による遊離ヒスタミン量－自然遊離ヒスタミン量）/（細胞内総ヒスタミン量－自然遊離ヒスタミン量）×100 で表し，20%以上を陽性としている．この方法では，末梢血中の好塩基球の絶対数の影響は受けないと考えられる．

われわれの HRT の方法と上述した 2 種類のキットでの比較を行った結果はほぼ同等の結果が得られており，有用な検査キットであると考えられる．

◆まとめ◆

HRT は CAP-RAST と比較すると陽性的中率や特異度は高く，偽陽性が低いといった長所もあるが，感度は低く，偽陰性が高いといった短所がある．CAP-RAST や皮膚テストはアレルギーのスクリーニングに，HRT はアレルゲンをより確定するための負荷試験前のステップとして有用と考えられた．

（三浦克志，飯倉洋治）

文　献

1）海老澤元宏，赤澤　晃，久能昌朗，ほか：食物アレルギーの診断法の確立；乾燥食品粉末を用いた食物負荷試験．医療 54：79-84，2000．
2）海老澤元宏，池松かおり，小松真紀，ほか：食物アレルギーの診断．小児科診療 64：1377-1380，2001．
3）岩崎栄作，山浦美沙，増田　敬，ほか：グラスファイバー法を用いた好塩基球ヒスタミン遊離試験の食物アレルギー診断における臨床評価；血清特異的 IgE 抗体，皮膚試験との比較検討．アレルギー43：609-618，1994．
4）伊藤節子：ヒスタミン遊離試験の食物アレルギーの診断における有用性．小児科 41：265-271，2000．

7 食物アレルギーの診断法
6. RAST ほか抗体検索

◆はじめに◆

IgE は即時型アレルギー反応において重要な役割を果たしている．マスト細胞上の高親和性 IgE 受容体に結合した IgE がアレルゲンにより架橋されることによって，ヒスタミン，ロイコトリエンなどの化学伝達物質やサイトカインが放出されアレルギー性炎症を誘導すると考えられている[1)2)]．ヒト血中 IgE 濃度は極めて低く，測定には鋭敏な測定法が必要とされる．IgE 測定には総 IgE を測定する RIST（radioimmunosorbent test）と特異的 IgE を測定する RAST（radioallergosorbent test）がある．本稿ではその測定法について述べる．

1 RIA（radioimmunoassay）

RIA は目的とする抗原，または抗体を放射性アイソトープで標識した抗体または抗原と *in vitro* 反応させ，放射活性を定量的に測定することにより目的となる抗原または抗体の量を測定する方法である．抗原抗体反応は一般に特異性が高く，微量物質の検出ができるため多くの物質に応用されている．測定原理から競合的結合測定法とサンドイッチ法に分けられる．

[1] 競合的結合測定法

一定量の放射性アイソトープ標識された目的抗体と一定量の試料を混合する．目的抗体に対する抗原を吸着させた固相に混合液を加え抗原抗体反応を起こさせる．試料中の非標識抗体の量が多ければ固相抗原と反応する標識抗体の量は少なくなる．余剰の抗体を洗浄し，固相に結合した標識抗体の放射活性を測定する．試料中の目的抗体が多ければ放射活性は低値を，逆に試料中の目的抗体が少なければ放射活性は高値を示す．

[2] サンドイッチ法

固相した抗原に試料を加え抗原抗体反応を起こさせる．余剰の抗体を洗浄し，放射性アイソトープで標識された目的抗体に対する特異的二次抗体を加え抗原抗体反応を起こさせる．余剰の二次抗体を洗浄し，放射活性を測定する．試料中の目的抗体が多ければ放射活性は高値を，逆に少なければ放射活性は低値となる．

競合的結合測定法もサンドイッチ法も既知の濃度の抗体を含む標準検体を用い希釈系列を作成し標準曲線を求めておく．両方法とも抗原と抗体を入れ替えれば抗原の量も測定可能である．

2 IgE 抗体測定法

[1] RIST (radioimmunosorbent test)

血清中の IgE 濃度は IgG 濃度のおよそ 10 万分の 1 である．成人での総 IgE の正常範囲は 40～200 IU/ml（1 IU≒2.4 ng）と非常に微量な蛋白であるため感度の高い測定法が必要とされる．総 IgE は competitive（競合）RIA（radioimmunoassay）法により測定される（**図 1**）．抗 IgE 抗体を吸着させたプレートに放射性アイソトープで標識した既知量の IgE 希釈系列を加え，プレートに結合される IgE の飽和量を求める．その飽和値のおよそ 80％の標識 IgE 量を選択し，患者血清と混合したのちに抗 IgE 抗体を固相したプレートと反応をさせる．患者血清中の IgE，または標識 IgE と抗 IgE 抗体の抗原抗体反応が起こり，患者血清中の IgE 濃度が高ければ結合される標識 IgE の量は減少する．放射能活性を測定し，あらかじめ既知の IgE を含む血清の希釈系列を用いて作成した標準曲線から患者血清中の IgE 量を測定する．

[2] RAST (radioallergosorbent test)

RAST 法は *in vitro* で最初に登場した測定方法である[3]．固相抗原に患者血清を反応させてから放射性アイソトープ標識抗 IgE 抗体を加え反応させ，洗浄後に残存放射能をカウントし，既知の基準血清のカウント値との比較から患者血清中の特異的 IgE 量を相対的に測定する（**図 2**）．判定は陽性，疑陽性，陰性に分かれるが，現在よく用いられている分類を**表 1** に挙げる．

[3] MAST (multiple antigen simultaneous test)

化学発光酵素抗体法を基本原理としている．16 種類のアレルゲンを結合したチャンバーを用いることにより，多項目の特異的 IgE 抗体を同時に測定することができるため，アレルゲンスクリーニングに有用である．現在，吸入系アレルゲンと食物アレルゲンの 2 種類がある．

[4] CAP system

RAST の改良型測定法である．従来の RAST 法ではアレルゲンはペーパーディスクに吸着されていたが，CAP system では固相として多孔性のセルローススポンジを内蔵したプラスチックカプセル（immuno CAP）を用いる．Immuno CAP はペーパーディスクに比べて内部表面積が多くアレルゲンの吸着量が多いため約 3 倍の抗原結合能を有しており，そのため感度は極めて上昇した．自動測定も可能であるため，測定時間が短縮され，非特異的 IgE 抗体の影響を受けにくく現在広く使用されている．感度の高い半面特異性が下がり疑陽性が出やすい危険性もある．なお，数種類の同系統のアレルゲンを一個の immuno CAP に吸着させたマルチアレルゲンも開発されており，スクリーニングに使用されている．

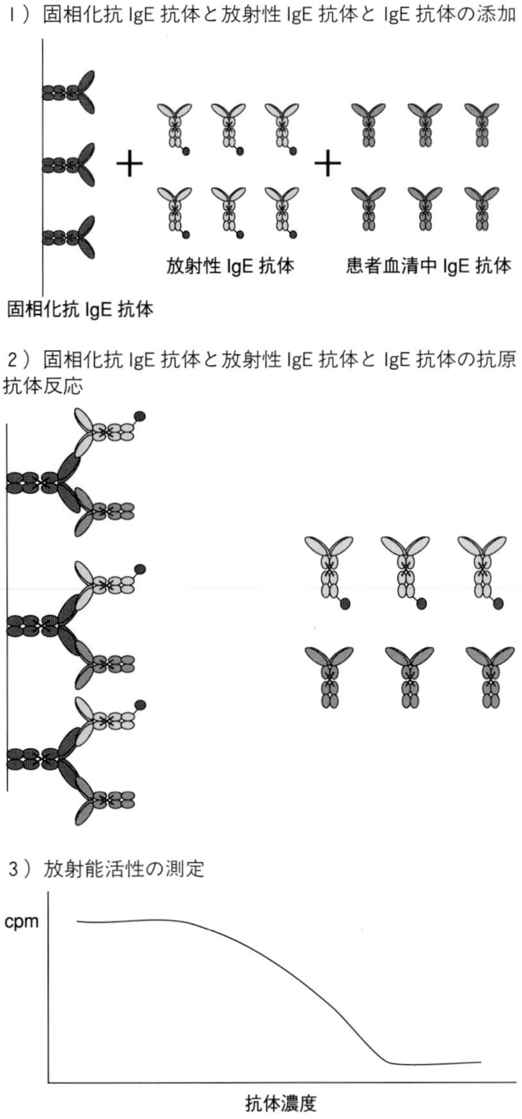

図 1. RIST の原理

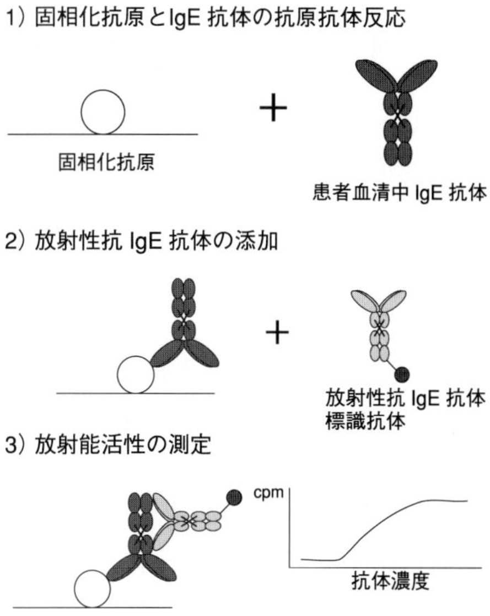

図 2. RAST の原理

表 1. 特異的 IgE 抗体判定基準

クラス	特異的 IgE 抗体価（U/ml）	判定
6	100<	陽性
5	50.0-99.9	
4	17.5-49.9	
3	3.50-17.4	
2	0.70-3.49	
1	0.35-0.69	疑陽性
0	0.35>	陰性

[5] FAST（fluorescence allergosorbent test）

発光に傾向基質を使用した ELISA（enzyme-linked immunosorbant assay）である．本法は CAP システムと同じく数時間のうちに測定が可能である．感度は RAST を上回るとされている．

[6] AlaSTAT

AlaSTAT はアレルゲンを可溶性ポリマーに吸着させ，抗原抗体反応を液相で行う方法である．核酸，糖質，脂質アレルゲンも測定することができる．CAP と感度，特異度，測定時間ともほぼ同様である．

［7］QAS（quidel allergy screen）

名前からもわかるようにスクリーニング用に供される．基本原理はEIAであり，1本のdipstickにて9種類のアレルゲンが吸着されている．感度は若干劣る．

◆おわりに◆

*in vitro*におけるIgE測定法について述べてきた．IgE抗体測定法は定量的測定法ではないため，結果の解釈にはスコア化されている．異なる方法では，使用する抗原，試薬の違いにより直接比較することはできない．しかし，同じ方法間での比較は，測定する施設が異なっても可能であることが確認されている[4]．血清総IgE値が高値を示す場合，非特異的結合により弱陽性の結果を示すことがある．通常IgE 1,000 IU/ml以下では偽陽性はあまりみられないようである[5]．逆に血清中の抗原特異的IgGがIgEと抗原間の反応を抑制し偽陰性示すことがある[6]．例えば減感作療法中の患者の血清中には抗原特異的IgGがμg/mlのレベルで検出される[7]．多くの臨床研究では*in vivo*で行う皮膚テストの方が感度が高いと報告されている[8]．皮膚テストと比較した時のIgE測定法の長所は，簡便な方法で，採血以外に患者にリスクがないこと，内服薬の影響を受けにくいこと，健常な皮膚の少ないアトピー性皮膚炎患者の場合でも行うことができることである．一方，高価であること，すぐに結果がでないことが短所であろう．

最後に，食物アレルギーの診断には，IgE測定や皮膚テストの結果のみで判断してはならない．IgE測定や皮膚テスで陽性であっても食物負荷試験陰性のことも経験されている[9]．食物除去の診断には食物除去・負荷試験を用いて慎重に行わなければならない．

（田知本　寛，池松かおり，海老澤元宏）

文　献

1）Saito H, Ebisawa M, Tachimoto H, et al：Selective growth of human mast cells induced by Steel factor, IL-6, and prostaglandin E 2 from cord blood mononuclear cells. J Immunol 157：343-350, 1996.
2）Tachimoto H, Ebisawa M, Hasegawa T, et al：Reciprocal regulation of cultured human mast cell cytokine production by IL-4 and IFN-g. J Allergy Clin Immunol 106：141-149, 2000.
3）Wide L, Bennich H, Johansson SG：Diagnosis of allergy by an in-vitro test for allergen antibodies. Lancet 2：1105-1107, 1967.
4）Homburger HA, Jacob CL：Initial results of college of american pathologists interlabratory proficiency program for diagnostic allegy testing. J Allergy Clin Immunol 81：242, 1988.
5）Homburger HA, Jacob GL：Analytic accuracy of specific immunoglobulin E antibody results determined by a blind proficiency survey. J Allergy Clin Immunol 70：474-480, 1982.
6）Zimmermann EM, Yunginger JW, Gleich GJ：Interference in ragweed pollen and honeybee venom radioallergosorbent tests. J Allergy Clin Immunol 66：386-393, 1980.
7）Paull BR, Jacob GL, Yunginger JW, et al：Comparison of binding of IgE and IgG antibodies to honeybee venom phospholipase-A. J Immunol 120：1917-1923, 1978.
8）Berg TL, Johansson SG：Allergy diagnosis with the radioallergosorbent test；A comparison with the results of skin and provocation tests in an unselected group of children with asthma and hay fever. J Allergy Clin Immunol 54：209-221, 1974.
9）海老澤元宏：食物アレルギーの実態及び誘発物質の解明に関する研究；食物アレルギーの診断に関する研究（その1：食物負荷試験ネットワークの確立）．平成13年度研究報告書，p 4-6，2002.

7. 食物除去・誘発試験

1 食物除去試験

II．総論 7-②「問診」の図 1（130 頁）に示したように，乳児期発症型では問診にて明らかに病歴上疑わしい食物アレルゲンが考えられる場合には該当する食物の除去を 1〜2 週間行い臨床症状の改善が得られるかどうか食物日記を記録してもらう．この際に患児の年齢（低年齢ほど食物アレルギーの頻度は高い）・アレルゲン（卵・牛乳がやはり圧倒的に多い）を十分考慮することが重要である．7-②「問診」の図 1（130 頁）のチャートに示すように乳児期発症型で湿疹を主症状とする場合，問診上明らかでない場合に環境整備とスキンケアを指導しても改善しない場合にも検査所見などを参考にしたうえで食物除去試験を行う．乳児の場合には除去試験陽性の場合にはその後食物日記を用いた観察で在宅あるいは外来での食物負荷（経母乳的負荷試験も含む）での最終確認をし食物除去すべき食品を確定する．乳児期に食物アレルギーと診断されても定期的（おおよそ 6 カ月に一度ぐらい）に外来にて耐性を獲得したかを観察（食物日記による臨床症状・IgE CAP-RAST・皮膚テストなどの定期的フォロー）していきながら順次食物除去を解除していく．

学童成人期発症のタイプでは即時型のケースが多いが，疑われる食品の除去にて症状が誘発されないことは比較的わかりやすいと思われる．

2 食物負荷試験

[1] 外来および入院での食物負荷試験の適応

食物負荷試験の適応は，①除去試験後の確定診断のため，②多食物アレルゲン陽性症例で除去食を必要最小限にしたい場合（IgE 抗体を検出してもすべての食物が経口摂取して反応するわけではない），③食物除去後の耐性の獲得の判定，④幼児・学童で主観的症状のみを訴える場合［この場合には DBPCFC（ダブルブラインドプラセボコントロール負荷試験）が必要］などである．外来および食物日記を活用し在宅で食物負荷を行うことのできるのは，食物摂取により皮膚症状のみが誘発される症例や十分にアレルゲン特異的 IgE 抗体が低下しており，重篤な反応を惹起する可能性が低い場合である．それ以外は原則入院で行うべきであろう．入院管理下でわれるべき食物負荷試験の対象を**表 1** に示す．

表 1．入院での食物負荷試験の適応

・多抗原陽性感作例 （卵・牛乳・小麦・大豆・肉類・魚介類……） ・呼吸器症状・全身性反応のエピソード （アナフィラキシー既往は必ずしも食物負荷試験の禁忌ではない） ・給食などの集団生活前の食物アレルギーの再評価 ・幼稚園・学童・成人（心因的反応あり） （DBPCFC の適応） ・陽性反応が主観的症状のみの場合 （DBPCFC の適応） ・食物の摂取ができない場合 （味・口あたり・恐怖感などの問題のため）

［2］負荷試験の前提条件

外来/入院いずれでも負荷試験を行う場合に負荷する食物は負荷試験の前 2 週間以上除去されていることが必要である．さらに抗ヒスタミン剤・抗アレルギー剤など反応を修飾する薬剤が投与されていないこと・症状を判断するのに適した状態で行うこと（著しい皮疹・喘鳴・下痢の存在などでは負荷試験の判断が不可能）が前提条件である．特に皮疹がひどい場合には，蛋白質を摂取することにより身体が温まる反応（specific dynamic action）で，何を食べても痒がり食物アレルギーと誤診されてしまうため注意が必要である．

［3］負荷試験方法の種類

1）オープンチャレンジ

外来および食物日記を用いて行う場合はすべてオープンチャレンジである．検者も被験者も負荷するものが何であるかわかって行う試験で，結果が陰性の時は問題はないが，陽性に出た場合には年長児や成人の場合主観が入っている可能性を否定するためにさらに DBPCFC を行う必要もある．

2）シングルブラインドチャレンジ

被験者に何を負荷しているのかわからない状態で行う試験である．検者側にバイアスの入る余地があり，陽性に出た場合には DBPCFC にてさらに確認する必要がある場合もある．

3）ダブルブラインドプラセボコントロールチャレンジ（DBPCFC）

アメリカのアレルギー学会で推奨されている方法で検者・被験者とも負荷しているものが何であるかわからない状態で行う試験で，プラセボを対象として比較検討して判断するものである[1]．特に年長児や成人で客観的症状を伴わず瘙痒感・腹痛などの主観的症状のみ出現する場合やオープンチャレンジやシングルブラインドチャレンジにて陽性に症状が出現した場合に最終的な確認として行う試験である．欧米では最も信頼できる方法とされているが，プラセボと本物の負荷で異なった症状が出た場合の判断などは難しいこともある．3 歳未満ではまず必要ない．

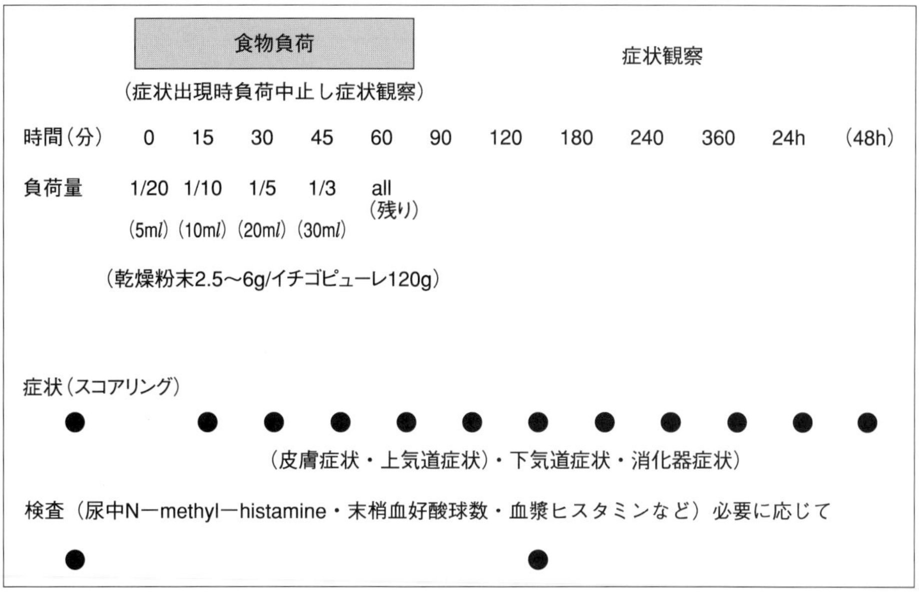

図 1. 食物負荷試験プロトコール

[4] 入院での食物負荷試験の方法

われわれの施設および関連施設で行っている入院での負荷試験の具体的な方法を紹介する[2]. すべての症例を入院管理で行いアナフィラキシーショックの対策から必ず静脈ルートを確保し，母親立ち会いのもと遅食空腹時に行う. 保護者に食物負荷試験の目的•方法を説明し書面による同意を得て行っていく. 食物アレルギーに関する病歴・食物日記による観察・プリックテスト・IgE CAP-RAST などを参考にして負荷する食物アレルゲンを決定する. 耐性の獲得を主に検討したアメリカアレルギー学会のマニュアルに沿って行っており，キユーピー(株)研究所にて作製した食物アレルギー診断食(各乾燥食品粉末とイチゴピューレ) を用いて卵・牛乳・大豆・小麦の食物負荷試験を行っている.

負荷方法は主にシングルブラインド法にて行い，年長児で主観的症状のみ訴える場合には DBPC-FC にて行っている. **図 1** に示すように食物の負荷は，各乾燥粉末(全卵：4.0 g，牛乳：6.0 g，大豆：2.5 g，鶏肉：3.0 g，小麦：6.0 g) をマスキングする媒体 120 g (イチゴピューレ) に混ぜ，全体量の 5%程度から負荷を開始して，15 分間隔で増量し 1 時間で投与を終了する. もし途中で症状が出現した場合には，その時点で負荷を中止し以降経過を観察する. 症状の評価には**表 2** に示す皮膚粘膜症状・上気道症状・下気道症状・消化器症状に分けたアメリカアレルギー学会のマニュアルを改変した症状スコアリングシステムによりスコアリングシートを用いて 24 (〜48) 時間までフォローアップする.

[5] 食物負荷試験の結果

昨年度までに国立相模原病院小児科で行った乾燥食品粉末 (鶏卵，牛乳，小麦，大豆・鶏肉) を用

表 2．食物負荷試験症状スコア

1．皮膚	
A）紅斑様発疹（%面積：9 の法則にて）	
B）発疹	0：なし
	1：軽度　（軽度の小さい紅斑）
	2：中等度（まとまった紅斑，盛り上がりのある発疹）
	3：重度　（全身の著明な紅斑，広がった盛り上がりのある皮疹）
C）瘙痒疹	0：なし
	1：軽度　（たまに掻く程度）
	2：中等度（2 分以上続けて掻く）
	3：重度　（続けて強く掻く）
D）蕁麻疹・血管運動性浮腫	0：なし
	1：軽度　（3 個未満）
	2：中等度（3 個以上 10 個未満）
	3：重度　（全身性）
2．鼻症状	
A）くしゃみ・痒み	0：なし
	1：軽度　（極たまに）
	2：中等度（10 回未満，目および鼻を間歇的に掻く）
	3：重度　（継続したくしゃみ，持続した目および鼻を掻く動作）
B）鼻閉	0：なし
	1：軽度　（多少口呼吸）
	2：中等度（かなり口呼吸）
	3：重度　（完全に口呼吸）
C）鼻汁	0：なし
	1：軽度　（ときどき鼻をすする）
	2：中等度（しばしば鼻をすする，ちり紙が必要）
	3：重度　（鼻を持続的にかんでいないと鼻水が落ちる状態）
3．胸部症状	
A）咳嗽	0：なし
	1：軽度　（極たまに）
	2：中等度（10 回未満）
	3：重度　（持続的に咳き込む）
B）喘鳴	0：なし
	1：軽度　（聴診にて呼気性喘鳴を聴取）
	2：中等度（呼吸困難・呼気性および吸気性喘鳴の聴取）
	3：重度　（呼吸困難，呼吸補助筋の使用，近くで聞こえる喘鳴）
4．腹部症状	
A）主観的症状	0：なし
	1：軽度　（悪心または腹痛）
	2：中等度（頻回の悪心または腹痛の訴え，活動性の低下）
	3：重度　（ベッドに横たわり，泣いている，不穏状態）
B）客観的症状	0：なし
	1：軽度　（1 回の嘔吐または下痢）
	2：中等度（2〜3 回の嘔吐または下痢，もしくはそれぞれ 1 回ずつ）
	3：重度　（3 回以上の嘔吐または下痢，もしくはそれぞれ 2 回ずつ）

いた食物負荷試験 92 例について解析した．シングルブラインド法により 83 例・DBPCFC により 9 例施行している．対象の平均年齢は 5.3±0.4 歳で，各アレルゲン別の負荷試験対象の平均年齢では卵：4.9 歳，牛乳：4.6 歳，小麦：2.6 歳，大豆：5.4 歳，鶏肉：3.8 歳であった．食物負荷試験の陽性率は今回の検討では全体としては 36%（33/92）であり，負荷試験結果を各アレルゲン別にみてみ

表 3．食物負荷試験結果および皮膚テスト・IgE CAP-RAST 陽性率

アレルゲン	食物負荷試験	Prick skin test	IgE CAP-RAST
全卵	22/36（61%）	35/36	34/36
牛乳	8/24（33%）	20/24	21/24
大豆	0/10（0%）	2/10	7/10
小麦	3/16（19%）	15/16	16/16
鶏肉	0/6（0%）	2/6	4/6
Total	33/92（36%）	74/92（80%）	82/92（89%）

ると，卵の陽性率が最も高く 61%(22/36)，牛乳の 33%(8/24)，小麦 19%(3/16) であった．大豆・鶏肉に関しては負荷試験で陽性になった症例は認められなかった．各アレルゲン別に IgECAP-RAST・プリックテストとの陽性率を比較してみると，**表 3** に示すように IgE CAP-RAST でスコア 2 以上で陽性とした場合（89%：82/92）とプリックテストの陽性例（80%：74/92）は実際の食物負荷試験にて確認できた陽性症例に比べていずれも 2 倍以上の陽性率を示していた．これらのことからも，食物アレルギーの耐性の獲得の時期（幼児期）に入った患児に対して IgE CAP-RAST やプリックテストを診断のよりどころとしたのでは過剰の食物除去を患者に強いることになり，外来診療においては IgE CAP-RAST・皮膚テスト・(ヒスタミン遊離試験）はあくまで食物アレルギーの診断の参考にし常に耐性の獲得を念頭におき負荷試験などで確認する作業が必要である．

（海老澤元宏）

文 献

1）Boch SA, Sampson HA, Atkins FM, et al：Double-blind, placebo-controlled food challenge（DBPCFC）as an office procedure；a manual. J Allergy Clin Immunol 82：986-997, 1988.
2）海老澤元宏，赤澤　晃，久能昌朗，ほか：食物アレルギーの診断法の確立；乾燥食品粉末を用いた食物負荷試験．医療 54(2)：79-84，2000.

8 食物アレルギー患者への対応（予防と治療）

1．抗原の除去・回避

◆はじめに◆

除去食療法を円滑に遂行するためには，覆面型食物アレルギーに対する理解が重要と考えられる．まず，覆面型食物アレルギーの概念について紹介し，主として本症に対応したアレルゲン除去について説明する．

なお，アトピー性皮膚炎(以下 AD)の場合は，ダニアレルギーの関与も重要であるが，ダニ対策については，本書の範囲外であるので，成書[1)]を参照して頂きたい．

1 固定型食物アレルギーと覆面型食物アレルギー

近年，食物アレルギーを即時型，非即時型に大別する傾向にあるが，従来から，固定型と覆面型の2つに分ける考え方がある．両者の比較を**表 1**[2)]に示した．

固定型食物アレルギーとは，たまに食べるものによって起こり，食べるたびに即時型（摂食後2時間以内）で症状が誘発されるのが特徴である．したがって，本人もアレルゲンであることをよく知っており，“固定型”の場合は経口誘発試験を行う意義は少なく，むしろ危険でさえある．一方，覆面型食物アレルギーは固定型食物アレルギーの 10〜100 倍ともいわれており，覆面型食物アレルゲンは毎日のように食べる食物，すなわち，日本人の場合は，鶏卵，牛乳および大豆とその二次製品が該当する．そして，不完全除去では症状の改善は望めず，仮にその食物を食べても，症状の悪化はないことが多いという特徴がある．

したがって，われわれ医師がその診断と治療において最も力を注ぐべきは，この覆面型食物アレルギーに対してなのである．

2 覆面型食物アレルギーの概念

覆面型食物アレルギーの概念は 1944 年，Rinkel によって提唱された[3)]．**図 1**[4)]に示したように，原

表 1．固定型食物アレルギーと覆面型食物アレルギーの特徴

	固定型食物アレルギー	覆面型食物アレルギー
症状の発現	食べるたびに即時型で発現することが多い	食べても症状が明確でないことが多い
原因食物	たまに食べる食物 （サバ，エビ，そばなど）	毎日のように食べる食物 （卵，牛乳，大豆などとその二次製品）
特異 IgE 抗体	診断できることが多い	診断できないことが多い

（松村龍雄：新臨床小児科全書．第 6 巻，p 80-106，1980 を要約）

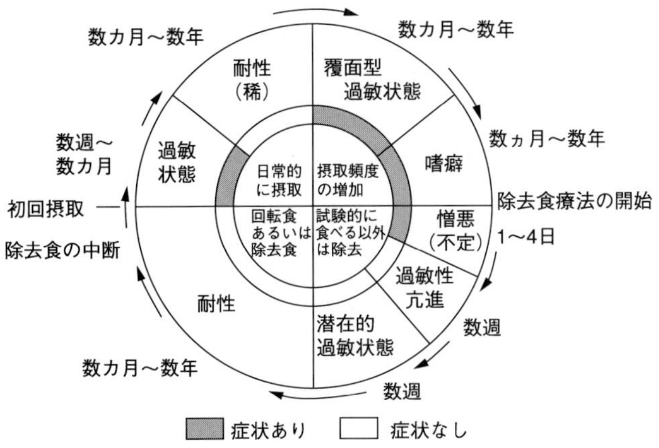

図 1. 食物アレルギーの感作度の変化

因食物を完全に中止すると数日後に症状は軽快するが，その食物に対する過敏性が亢進する．さらに除去を続けると，この過敏状態は数週の経過で低下する．そして，数カ月～数年の除去により，潜在的過敏状態を経て，原因食物を数日に 1 回程度，食べ続けても症状の出ない状態，すなわち，耐性獲得の状態となる．しかし，再び原因食物を頻回に食べ続けると，もとの覆面型食物アレルギーの状態，皮膚症状の場合は AD の状態に戻ってしまうのである．つまり，原因食物を毎日あるいは 2～3 日に 1 回以上，摂取している場合は，覆面型食物アレルギーの状態となり，持続的にアレルギー症状を呈すということのみならず，誘発反応がマスクされて，仮に原因食物を大量に摂取したとしても，症状の増悪は通常，みられないのである．

以上の現象は事実であり，その認識は食物アレルギーの診断と治療において極めて重要ではあるが，免疫学的にその機序が解明されておらず，実際に，この現象の存在を臨床的に体験した医師でなければ理解し難いという側面がある．

3 完全除去の必要性

アトピー性皮膚炎を対象としたわれわれの検討ではその 90.5%に食物アレルギーの関与が認められ[5]，本症は覆面型食物アレルギーの代表的疾患と考えられる．そして，数千人のアトピー性皮膚炎のアレルゲン診断と除去食療法の経験から，本症における食物アレルゲン摂取量と皮膚症状の関係を図 2 のようにまとめた．

まず，重要なことは，ごく微量のアレルゲンまで除去されなければ，ほとんど症状の改善はみられないということである．そして，前項で述べたように，皮膚症状の軽快のない時期（覆面型過敏期）に，食物アレルゲンを摂取しても症状の悪化がみられないのである．ここで，どの程度の食物除去が必要かということに言及したい．例えば，純粋母乳栄養児におけるアトピー性皮膚炎は，決して珍しくなく，母乳中の食物アレルゲンが原因であることは周知の事実である[6)7)]．ELISA サンドイッチ法に

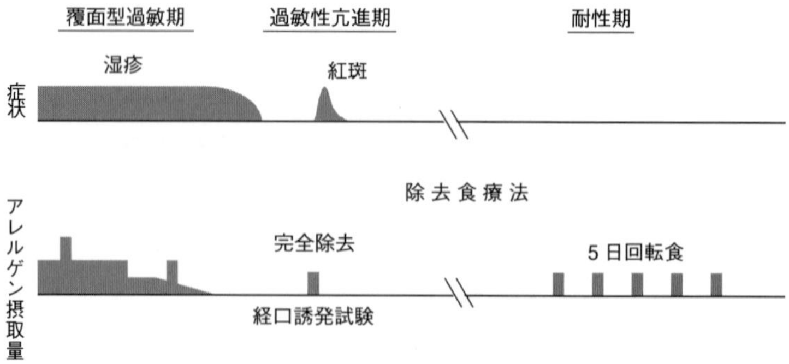

図 2．アトピー性皮膚炎におけるアレルゲン摂取量と皮膚症状の関係

よる測定では，母乳中の卵白アルブミンは＜0.5〜60 ng/m*l* 程度であるので[7]，乳児が1日1,000 m*l* 母乳を飲んだとして，摂取する卵白アルブミン量は高々0.05 mg/日程度と推測される．この程度の量でも，毎日摂取されれば，皮膚症状が形成されるのであるから，完全除去がいかに重要かわかるであろう．

4 除去食物の決定

アトピー性皮膚炎を対象としたわれわれの検討では，200例中181例（90.5%）が1種以上の食物による経口誘発試験が陽性であった[5]．200例中の食物アレルゲンの種類別頻度は，鶏卵83.5%，牛乳51.5%，大豆33.5%，小麦20.0%，米2.5%であった．覆面型食物アレルギーの場合，完全除去による症状軽快後の過敏性亢進期でなければ，経口誘発試験による診断は困難であることは既に述べた．したがって，食物アレルゲンの可能性の高い鶏卵および牛乳，場合によっては大豆の完全除去を実施することは妥当と考えられる．以上の成績から，**図3**のような方式で経口誘発試験を行い，食物アレルゲンを決定している．上記の5つは代表的な覆面型食物アレルゲンであるが，これら以外のアレルゲンに対しては，問診，食物日誌，RAST，皮膚反応を参考にして発見に努める．抗原性が強いと思われる食物はあらかじめ回転食（後述）としておくとそれらのアレルゲンの発見が容易になる．

アレルゲン診断後は，誘発陽性のアレルゲンのみの除去，すなわち，除去食療法に入る．

5 食物日記の活用

初診時にRAST，皮膚反応などの検査を行うとともに，食物日誌を母親に渡し，経口誘発試験によるアレルゲン診断が終了するまでは，必ず記載してもらう．毎日，口に入った食物は材料を含めてすべて書き出してもらうことが重要である．母乳栄養児の場合は母親の食べたものも記録しなければならない．量は必ずしも必要ないが，摂取時間は記録し，アレルギー症状の消失，発現についても経時的に記載してもらい，診断の参考とする．

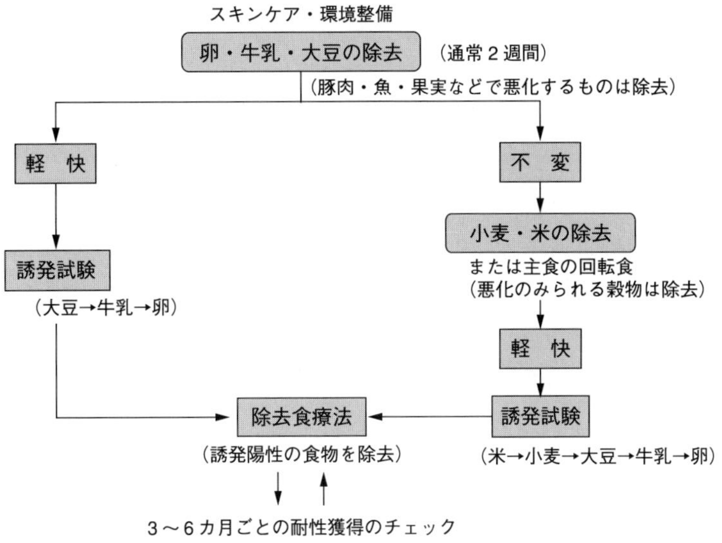

図 3．アトピー性皮膚炎における経口誘発試験と除去食療法

食物日誌記載の目的をまとめると以下の通りである．

①指示食物の除去が二次製品を含めて，微量まで完全に行われているか否かを知る，②除去食物療法の効果判定，③除去食物以外の食物アレルゲンの発見，④食物摂取の偏りを知る．

特に，魚類，甲殻類などの固定型食物アレルゲンになりやすい食物は，覆面型食物アレルゲンが除去されて，アレルギー症状がある程度，改善された段階で，明らかになる場合もあるので，診断上，注意を要す．

6 回転食による診断と予防

回転食とは，同一の食物を一定の間隔を置いて与える方法であり，1934 年，Rinkel によって提唱された[8]．その目的は，①除去食物以外の食物が新たなアレルゲンとなることを予防する，②アレルゲンの発見を容易にする，③頻回に食べている食物アレルゲンの摂取間隔を開けることによって，アレルギー症状を軽くする，④耐性獲得とされた食物が再度アレルゲンとならないようにする，の 4 つである．回転食の効果を発揮させるためには，4 日間以上の間隔を開けることが必要であり，5 日目に 1 日目と同様の食物を与える 5 日回転食が多く用いられる．以下，回転食の意義について述べる．

第一の目的では，アレルゲンとなりやすい動物性蛋白（豚，鹿，馬，兎，鯨，カンガルーなどの哺乳類，鳥類および魚介類）が原則として 5 日回転で与えられる．また，重症の AD の約半数に米・小麦アレルギーを認めるので[9]，重症 AD の場合は，離乳期から主食の回転食を行い，穀物アレルギーを予防することも有益である．主食の 5 日回転では，白米，小麦，オーツ麦，サツマイモ，あわ，ひえ，きび，たかきび，さごやしデンプン，アマランスなどから 5 種類を選んで与える．年長児の穀物アレルギーの治療が困難なことからも，腸管免疫の未熟な乳幼児期に回転食により多種抗原感作を予防することの意義は大きいと考えられる．

第二のアレルゲン診断の目的では，卵，牛乳以外の動物性蛋白の場合は5日回転食によりアレルゲン診断は比較的容易である．一方，穀類の場合は，誘発試験に基づいたわれわれの成績では，米アレルギーの50%が何らかの雑穀アレルギーを合併している[9]．したがって，5日回転によるアレルゲン診断は困難なことがある．離乳期の乳児の場合は，7〜10種類の主食を用意して8〜11日間で回転することもある．その中から症状悪化に関与すると思われる穀物を除いていき，適切な回転食をいうようにする．

第三の症状軽減の目的での回転食は原則として推奨されない．多種類の穀物にアレルギーのある場合，1食ごとの回転食を試み，稀に症状が軽減する場合もあるが，基本的には抗原診断を厳密に行って食物アレルゲンを除くべきであろう．

7 小児と成人における除去食療法

小児と成人のADにおける食物アレルギーの関与に基本的な違いはないが，以下の3点について，留意しておくべきである．

[1] 即時型反応の頻度

AD患者341名（0〜18歳）を対象とし，誘発陽性例における即時型反応（摂食後，2時間以内に発現する反応）陽性例の頻度を年齢別に検討した成績[10]を紹介する．なお，鶏卵，牛乳，大豆，小麦，米による誘発試験陽性の延べ数は708例であったが，過去に同じ食物摂取により即時型反応の既往のある13例を除いた695例を対象として検討した．

結果を図4[10]に示した．乳児の場合は誘発陽性例の25.6%に即時型反応が誘発され，しかも，30分以内に誘発される例が誘発陽性例の15.2%に認められた点は注目すべきであろう．

[2] アレルゲンの食物別頻度

食物別経口誘発試験陽性率を図5に示した．卵，牛乳，大豆，小麦，米に関する限り，経口誘発試験陽性例の頻度は，乳児，幼児，および学童以上において，有意の差がないことがわかる．一方，小麦，米RASTの陽性率は，年長となるほど高率になるので，RASTのみで診断をすると米，小麦アレルギーの場合は過剰診断となることに注意しなければならない．また，年長となるにしたがい，魚類，甲殻類，そば，キウイなどのアレルギー，特に固定型のアレルギーが高率となるが，これは食べる機会が多くなるということも一因であろう．したがって，成人における除去食療法は，食物アレルゲンが多岐にわたり，さらに社会的要因も加わるため，その継続には本人の強い意志が必要となる．

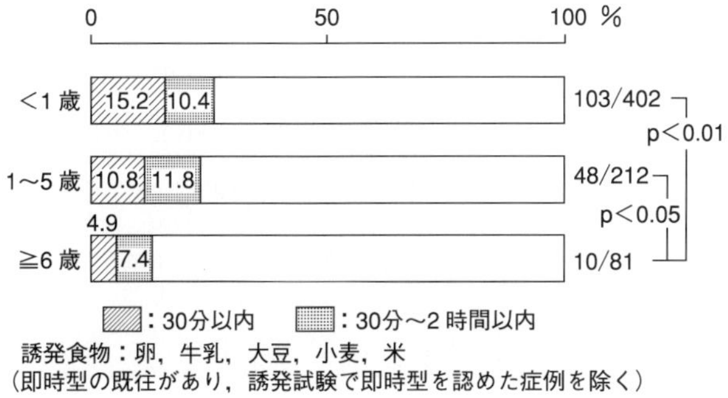

図 4．経口誘発試験陽性例における過敏性亢進例の頻度
ー年齢別検討ー

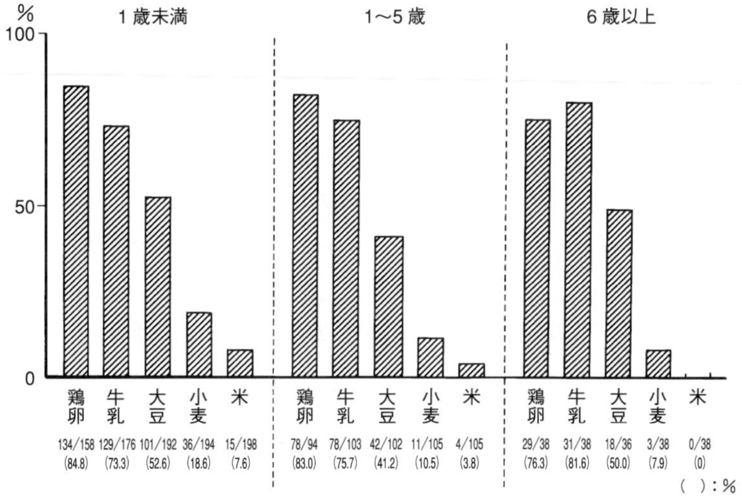

図 5．年齢別，食物別経口誘発試験陽性率

［3］吸入抗原の関与

RAST および皮膚テスト（プリックテスト）により AD 児のダニに対する IgE 抗体の陽性率を検討してみると，喘息合併群では 222 人中 74.8％であり，AD 単独群でも 225 人中 47.7％であった．したがって，アトピー性皮膚炎単独であっても，その約半数にダニの RAST が検出されることは本症におけるダニアレルギーの関与を強く示唆するものと考えられた．

そこで，本症の治療に除去食療法のみならず，ダニ抗原除去の併用を試みた．除去食療法単独群の場合の有効率は 62.9％であったが，ダニ抗原除去併用群においては 95.9％とその有効率が上昇した．以上のようにして得られた結果を年齢別に図 6[11)]にまとめた．食物抗原と吸入抗原の両者が関与する症例は年齢とともに増加することがわかる．

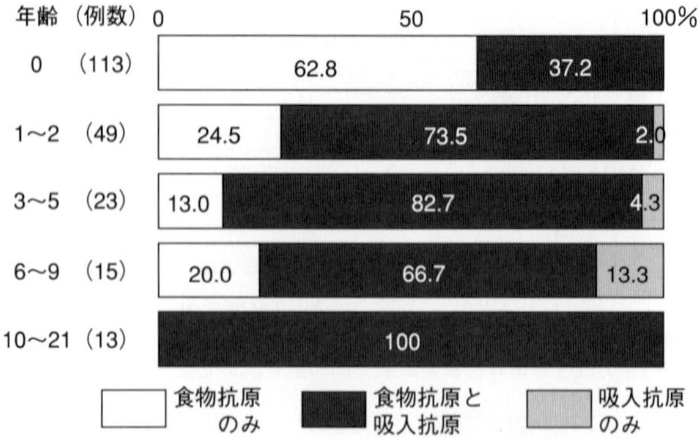

図 6．アトピー性皮膚炎の年齢別原因抗原

◆おわりに◆

覆面型食物アレルギーを中心とした抗原の除去・回避について述べた．固定型食物アレルゲンの発見は，覆面型食物アレルゲンの除去と回転食により，比較的容易である．成人の AD における食物アレルギーの関与は，小児と基本的な違いはないが，固定型食物アレルゲンが増加すること，およびダニアレルギーの関与が相対的に高率となることに注意すべきである．

（小倉英郎）

文　献

1）小倉由紀子，森田英雄，小倉英郎，ほか：ダニ抗原除去の実際．室内空気汚染とその対策，アレルギーの臨床 11：572-576，1991．

2）松村龍雄：食物アレルギー．新臨床小児科全書，第 6 巻，矢田純一編，金原出版，東京，p 80-106，1980．

3）Rinkel HJ：Food allergy, II . The technique and clinical application of individual food tests, Ann Allergy 2：504-515, 1944.

4）Radcliffe MJ：Food allergy and Intorelance. Diagnostic use of regimes, ed. by Brostoff J, Challacombe SJ, p 809, Bailliere Tindall, London, 1987.

5）小倉由紀子，小倉英郎，厨子典子：アトピー性皮膚炎における食物アレルギーの頻度．アレルギー50：621-628，2001．

6）松村龍雄：母乳栄養児の食物アレルギー．アレルギー学概説，日本アレルギー協会(編)，p.653-654，文光堂，東京，1969．

7）小倉英郎，小倉由紀子，友田隆士，ほか：母乳栄養のアレルギー学的研究；母乳中の卵白抗原および卵白抗体の検索．アレルギー38：342-351，1989．

8）Row AH：Food allergy. Springfield, eds. by Row AH, Thomas CC, p 55, 1980.

9）Ogura Y, Ogura H, Zushi N, et al：Cereal allergy in atopic infants. xiv International congress of Allergology and Clinical Immunol, Kyoto, 1991.

10）小倉英郎，小倉由紀子：アトピー性皮膚炎と覆面型食物アレルギー；アトピー性皮膚炎．アレルギーの臨床 15：254-257，1995．

11）小倉英郎，小倉由紀子：除去食療法の実際；食物アレルギーと除去食療法．アレルギーの臨床 19：574-581，1999．

8 食物アレルギー患者への対応（予防と治療）
2. 除去食とアレルギー疾患の発症予防

◆はじめに◆

除去食（本項は発症予防が主題であるので，除去食療法という言葉は避けた）を含めた，抗原除去がアレルギー疾患，特に気管支喘息の発症を予防するか否かは極めて興味深いテーマであるが，この領域での臨床研究は少ない．そこで，ハイリスク妊婦を対象として，妊娠中から乳児期における除去食がアレルギー疾患の発症を予防するか否かを検討した研究[1]を紹介する．

1 対象および方法

同胞のアトピー性皮膚炎の治療のために環境整備と除去食療法を実施中の母親で，妊娠中からのアレルギー疾患発症予防を希望した61名を対象とし，出生児を生後12カ月まで，prospectiveに観察した．

妊娠中の除去食は，妊娠5〜8カ月から鶏卵，牛乳とその二次製品の除去を指導した．その結果，妊娠中から鶏卵，鶏肉，牛乳，牛肉およびそれらの混入物もすべて除去できた症例を完全除去群(11例)，卵，牛乳そのもののみの除去となった群を不完全除去群(24例)，妊娠中からの除去ができなかった群を非除去群（26例）とした．なお，環境整備は3群とも，ほぼ同様に行った．経口誘発試験は**表1**に準じて行った．発症例は除去食による症状軽快後に米，小麦，牛乳，鶏卵の誘発試験を行った．小麦，米に関しては離乳後，摂取しても症状のない場合，あるいは他の食物の除去で軽快した場合は，小麦，

表 1. 経口誘発試験の方法

環境整備と推定食物アレルゲン除去により臨床症状の軽快した後に行う．
Ⅰ．乳幼児の場合
鶏卵……………加熱したものを0.5〜1個/日
牛乳……………100〜200 m*l*/日
大豆……………豆腐50〜150 g/日
小麦，米………主食として2〜3食/日
Ⅱ．年長児あるいは授乳中の母親の場合
鶏卵……………加熱あるいは半熟で1〜2個/日
牛乳……………200〜400 m*l*/日
大豆……………豆腐300 g/日あるいは大豆，納豆100 g/日
小麦，米………主食として2〜3食/日
1）3（〜5）日間連続摂取を原則とするが，第1，2日目でも明らかに症状が誘発されれば中断する．
2）乳幼児にRAST陽性の食物を負荷する場合は，医師の観察下で，ごく少量を与え，30分間症状が出なければ残りの量を与える．特に，鶏卵，牛乳あるいは小麦の場合，注意が必要である．また，第1日の負荷量を半量に減ずる場合もある．
3）年長児のRAST強陽性者も上記に準じて行う．

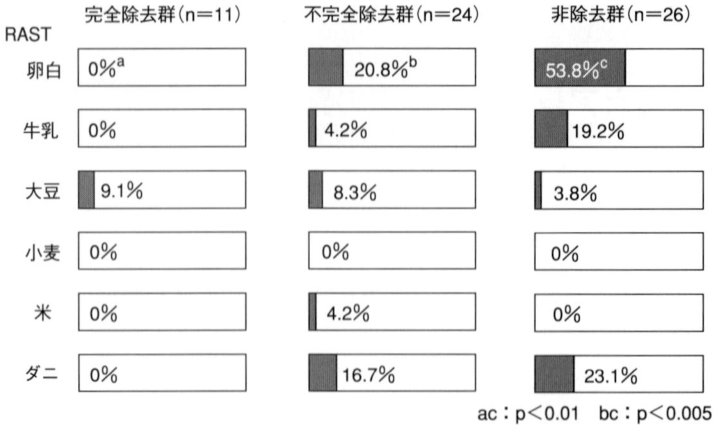

図 1. 生後 12 カ月までの RAST スコア陽性率

米アレルギーなしとした. 非発症例の経口誘発試験は, 大豆は生後 7〜8 カ月, 牛乳, 鶏卵は生後 8〜12 カ月に施行した. なお, ダニ RAST は, D pteronyssinus あるいは D farinae のうち, 高値の方の RAST スコアを用いた.

2 対象乳児のアレルギー家族歴

対象の選択条件から, 全症例の同胞にアトピー性皮膚炎を認めるが, 両親ともにアレルギー疾患を認める頻度は, 完全除去群 36.4%, 不完全除去群 8.4%, 非除去群 11.5%であった. 統計学的に有意ではなかったが, 完全除去群が他 2 群に比して, 高率の傾向があた. したがって, 完全除去群の除去食の効果は過小評価される可能性があった.

3 生後 12 カ月までの RAST スコア陽性率

スコア 1 以上の頻度を図 1 に示した. 完全除去では大豆が 9.1%であった以外は, すべて陰性であった. 不完全除去群および非除去群では陽性例が増加し, 卵白 RAST 陽性率は完全除去群に比して有意に高率であった. また, ダニ RAST 陽性率は, 統計学的に有意ではなかったが, 不完全除去群および非除去群が完全除去群に比して高率の傾向を呈した.

4 生後 12 カ月までの経口誘発試験陽性率

図 2 に示した. 鶏卵, 牛乳の経口誘発試験陽性率は, 完全除去群が非除去群に比して有意に低率であった. しかし, 完全除去群においてもかなりの頻度で, 誘発陽性例が存在し, アトピー性皮膚炎としての発症はないものの潜在的に過敏状態にある児が予想以上に多いことが判明した. これらの児も

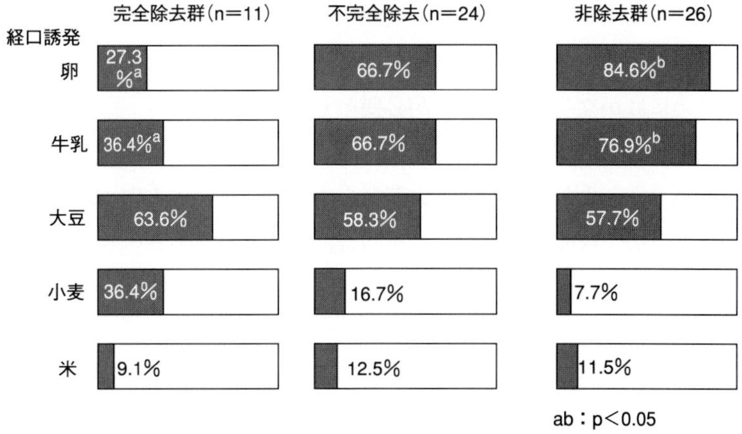

図 2. 生後 12 カ月までの経口誘発試験陽性率

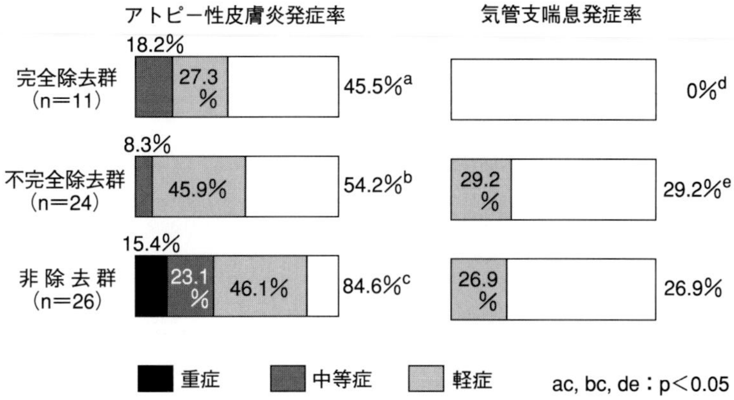

図 3. 生後 12 カ月までのアトピー性皮膚炎および気管支喘息の発症率

除去食の継続により，発症を予防した状態で，耐性獲得あるいは治癒の状態に達する可能性が考えられた.

5 生後 12 カ月までのアトピー性皮膚炎および気管支喘息の発症率（図 3）

アトピー性皮膚炎の発症率は，非除去群が完全除去群あるいは不完全除去に比して有意に高率であり，しかも，重症例は非除去群においてのみに認められた. また，気管支喘息の発症は完全除去群には認められず，その発症率は不完全除去群に比して有意に低率であった.

◆おわりに◆

以前のわれわれの乳幼児気管支喘息を対象とした検討では，経口誘発試験により，90 例中 16 例(17.8%)に咳嗽，喘鳴などの気道症状が誘発され，乳幼児喘息のかなりの症例に食物アレルギーの関与が考えられた[2)]．そして，今回述べたように，妊娠中から乳児期における除去食は乳児期のアトピー性皮膚炎および喘息の発症を予防することも明らかにされた．しかし，今回のわれわれの成績からは，実際の効果を得るためにはかなり厳密な除去が必要と考えられた．

したがって，妊娠中の除去食は栄養面の管理を含め，医師および医療スタッフとの連携を保ちながら実施されるべきであろう．また，その効果の有無を直接的に評価する方法がないため，除去食療法を経験したことのある母親を対象とするなど，その適応には慎重であるべきと考えられた．

（小倉英郎）

文　献

1）小倉英郎，小倉由紀子：胎内感作；小児喘息における感作．喘息 7(3)：61-69，1994．
2）小倉由紀子，小倉英郎：乳幼児の喘息と食物アレルゲン；アレルギーマーチ．喘息 5(2)：75-82，1992．

3. アレルギー用食品

◆はじめに◆

食物アレルギーにおいて，薬物療法はあくまで二義的なものであり，適切なアレルギー用食品を準備することが，最も重要である．アレルギー用食品は，原材料として当該アレルゲン食物を使用しない，あるいは他の材料で代用したアレルゲン除去食品（アレルギー用醤油，味噌，油，パンなど）と当該アレルゲンの活性を酵素処理あるいは抽出などの操作によって低減化した低アレルゲン食品（アレルギー用粉乳，酵素処理米など）に分けることができる．前者においては，製造過程におけるアレルゲンの混入防止が重要であるし，後者では，アレルゲン活性の低減化の程度が問題となる．なお，これとは別に，アレルギー反応の抑制効果をもった食品も開発されつつあり，これらも広義のアレルギー用食品に含まれるが，本稿では割愛する．

以下，アレルギー用食品の使用上の注意点を述べる．

1 アレルゲン除去食品

アレルゲン除去食品の入手先について表1にまとめた．

アレルゲン除去食品に限ったことではないが，一般の食品においても，予想に反して患児のアレルギー症状の悪化を認める場合がある．このような場合は，特定された食品に関して，原材料の調達から加工のどの過程でアレルゲンの混入が生じたか，製造元に問い合わせる必要がある．しかし，近年，わが国の食品製造業は巨大化の一途をたどり，その流通機構を含め，複雑多岐となっている．製造元の窓口担当者が知らないこともしばしばであり，製造現場を含めて，問い合わせなければならない．また，このような調査に対する拒否的反応も少なからずみられ，困難を感ずる場合もあるが，粘り強い努力が必要である．

従来は，一般の食品における微量のアレルゲン混入に関して，製造業者に表示義務はなかったが，平成12年12月，「食物アレルギーの実態および誘発物質に関する研究班」（主任研究者：海老澤元宏）は，「食品衛生調査会表示特別部会」との協力の下に，食品表示に関する提言を行った[1]．その詳細は割愛するが，特筆すべき点は，卵，乳または乳製品，小麦，そば，ピーナッツの5品目に関しては，微量の混入であっても最終製品にまで表示するとした点と，いわゆるキャリーオーバーまでもその対象範囲とした点である．2002年4月から実施されており，今後の進捗を見守りたいが，当該食物に対するアレルギー患者においては大きな福音となるであろう．

表 1．アレルゲン除去食品の入手先

1．みそ，しょうゆ
新進科研株式会社……ダイズノンみそ，ダイズノンしょうゆ（小麦みそ，小麦しょうゆ）
（群馬県前橋市五代町 679-3　TEL 027-269-2221）
大髙醤油株式会社……ひえしょうゆ，あわしょうゆ，きびしょうゆ，米しょうゆ
（千葉県山武郡成東町富田 540　TEL 0475-82-5581）
マルカ味噌株式会社……ひえみそ，あわみそ，きびみそ，米みそ
（千葉県東金市田間 1976　TEL 0475-54-1441）
白菊商事株式会社……純米しょうゆ
（岡山県川上郡成羽町下原 915　TEL 0866-42-3131）

2．油脂
ボーソー油脂株式会社……なたね油，べに花油，A-1 ソフトマーガリン（なたねマーガリン）
（千葉県船橋市日の出 2-17-1　TEL 047-433-5551）
日本食品化工株式会社……コーンサラダ油
（静岡県富士市田島 30 番地　TEL 0545-52-3781）
鹿北製油（有限会社）……ごま油，しそ油
（鹿児島県伊佐郡菱刈町荒田 3070　TEL 09952-6-2111）

3．麵類
新潟食品販売株式会社……越の雅麵（米うどん）
（新潟県南蒲原郡田上町坂田 28　TEL 0256-52-4181）

4．菓子，パン，ほか
日英堂（有限会社）……クッキー，パン
（群馬県前橋市住吉町 1 丁目 15-10　TEL 027-231-3725）
辻安全食品株式会社……菓子，パン，調味料，カレールーなど
（東京都杉並区荻窪 2-41-12　TEL 03-3391-6261）
中田物産株式会社……菓子，パン，調味料など
（東京都練馬区練馬 1-22-7　TEL 03-3994-6911）
ミヤコ株式会社……菓子
（愛知県岡崎市薮田 2-5-4　TEL 0120-548385）
ポロロフード……クッキー
（神奈川県足柄上郡松田町惣領 1115　TEL 0465-82-8706）
森永製菓株式会社……アマランスビスケット・ウエファース（アマランス，小麦）
（東京都港区芝 5-33-1　TEL 03-3456-0136）

注）パンについては保存日数が限られるので各地にアレルゲン混入のないパンを作ってくれる業者を確保することが望ましい．
鹿肉，馬肉，兎肉，蛙肉，キジ肉などは各地の精肉店で入手できるので交渉して頂きたい．

2 低アレルゲン食品

現在，臨床に応用されているのはアレルギー用粉乳と酵素処理米である．いずれも酵素処理により蛋白質をアミノ酸ないしオリゴペプチドレベルまで分解したものである．分解の程度を強くすれば，アレルゲン性を低くすることができるが，味や臭いを損なうという隘路がある．また，IgE を誘導するエピトープに個人差がある場合，残存する蛋白抗原に反応する症例には無効である．いずれにせよ，低アレルゲン食品の場合は，完全にアレルゲン活性が消失しているわけではないことをその臨床応用においては心すべきである．

また，現在，育種学的あるいは遺伝子工学的手法によるアレルゲンの低減化の研究が進められているが，これらの操作による新たなアレルゲン活性をもった蛋白質出現の可能性もあり，注意が必要で

表 2. アレルギー用粉乳の比較

	カゼイン加水分解乳			乳清蛋白分解乳	アミノ酸混合乳
品　名	ニューMA-1	エピトレス	ペプディエット	のびやか	エレメンタルフォーミュラー
一般組成（100 g 中）					
蛋白質（アミノ酸）	15.7 g	14.5 g	14.5 g	12.2 g	13.6 g
脂肪	18.0 g	20.0 g	20.6 g	25.0 g	2.5 g
炭水化物	60.5 g	60.0 g	59.4 g	57.5 g	78.6 g
エネルギー	467 kcal	478 kcal	481 kcal	504 kcal	391 kcal
脂肪の種類	サフラワー油ヤシ油	カノーラ油，ヤシ油，パーム油，ラード	サフラワー油，パーム油，パーム核分別油，エゴマ油	パーム核油，カノーラ油，エゴマ油，サフラワー油，（シソ油）	サフラワー油エゴマ油，（シソ油）
蔗糖（100 g 中）	5.0 g	8.0 g	8.0 g	0 g	0 g
ラフィノース（100 g 中）	0.85 g	0 g	0 g	0 g*	0 g
乳糖（100 g 中）	0 g	0 g	0 g	29.5 g	0 g
ビタミンK（100 g 中）	25 μg	25 μg	17 μg	25 μg	25 μg
浸透圧（調乳時）	335 m Osm	330 m Osm	330 m Osm	285 m Osm	400 m Osm
抗原性の残存：牛乳	(±)	(±)〜(+)	(±)	(±)	(−)
大豆	(−)	(−)	(±)(レシチン)	(−)	(−)
飲みやすさ	(−)	(±)	(+)	(+)〜(++)	(+)
価　格	350 g：1600 円 850 g：3500 円	350 g：1600 円 980 g：3500 円	350 g：1700 円	350 g：1300 円 980 g：3080 円	420 g：3600 円

＊ラクトオリゴ糖 2.3 g

あろう.

3 アレルギー用粉乳について

表 2 に，現在，わが国で市販されているアレルギー用粉乳の主なものをまとめた. これらのアレルギー用粉乳は，多くの症例において，満足すべき結果を収めているが，改善の必要性が切望される場合も少なくない. 非常に過敏な牛乳アレルギー児の場合は，アレルゲン性をさらに低減化する必要があるし，また，月齢の進んだ乳児あるいは幼児に対しては，特有のアミノ酸臭を軽減し，飲みやすくすることも重要である.

一般に，カゼイン分解乳に比して乳清蛋白分解乳が味がよい. また，“ペプディエット®”“のびやか®”[2)]などのいわゆるペプチドミルクは味のよさを追及して開発されたものである. 低アレルゲン性に関しては，アミノ酸混合乳が最も有利と考えられるが，無効例も存在し，脂肪中の微量の蛋白成分がアレルゲンとなる可能性も考慮すべきである. そのため，**表 2** には脂肪の由来についても記載した.

栄養学的には多くの製品が問題はないが，アミノ酸混合乳においては，脂肪が極端に押さえられている. これは，この製品が消化管手術後の児の粉乳として開発されたものであるからで，長期使用は離乳期以後の児とした方が無難である.

最後に，アレルギー用粉乳の使用に伴う下痢の問題であるが，まず，アレルギー症状としての下痢と浸透圧性下痢を鑑別する必要がある. 後者の場合は，薄めの調乳とし，1 週間程度かけて，標準調乳とするなどの配慮が必要である. また，乳糖を使用している製品の場合は，二次性乳糖不耐症の可能性を考慮して，乳糖分解酵素の投与あるいは乳糖を含まない製品への変更などを検討する．

4 酵素処理米について

重症ADの約半数に米あるいは小麦アレルギーが関与しており，従来より，雑穀を用いた除去食療法が行われてきた．しかし，患者が年長児や成人の場合，長期間，雑穀の摂取を続けることが困難な症例も少なくない．また，米アレルギーの半数に雑穀アレルギーの合併を認め[1]，治療に苦慮する場合もある．

現在，酵素処理米としてはアクチナーゼ処理米（資生堂）が市販されている．また，これとは別に高度精白米（いわゆる削り米）が各地の地元業者によって作られている．米の表面を削ることによって，100 gあたりの蛋白量を8 gから6 g程度に減量したもので，軽症の米アレルギーの場合は，雑穀あるいは低アレルギー米との併用で，有効な場合がある．

アクチナーゼ処理米については，既に池澤らが，AD患者に用いて良好な成績を報告[3]している．われわれは，経口誘発試験により，米アレルギーが確認された11例（全例最重症〜重症）を対象にアクチナーゼ処理米の臨床効果を検討した経験があるが，中等度改善以上を有効とした場合，その有効率は81.8%（9例/11例，著明改善6例，中等度改善3例）であった[4]．

以上から，アクチナーゼ処理米は米アレルギー患者の治療に有用な食品と考えるが，約20%の無効例には，雑穀や削り米の併用を行っている．なお，削り米の使用に際しては，ビタミンB_1の補充に注意すべきである．

◆おわりに◆

アレルゲン除去食品の場合はアレルゲン混入の完全回避が，低アレルゲン食品の場合は可能な限りのアレルゲン活性の低減化が強く要望される．しかし，アレルゲン除去食品においては，微量のアレルゲンが混入する場合も少なくなく，製造メーカーと密接な連絡を取り，改善に努めているのが現状である．今後は，高感度の測定法により混入アレルゲンの検定を行う必要がある．また，低アレルゲン食品においては，当該アレルギーの存在することが確認された患者を対象とした臨床治験の必要性を強調したい．

（小倉英郎）

文　献

1）飯倉洋治，小倉英郎，海老澤元宏，ほか：アレルギー物質を含む食品に関する表示について．厚生科学研究，食物アレルギーの実態及び誘発物質の解明に関する研究平成12年度報告書，海老澤元宏（編），p 37-39，2001．

2）小倉由紀子，小倉英郎，厨子典子，ほか：牛乳アレルギー児における乳清蛋白分解乳のプリックテスト及び経口誘発試験の検討．日児誌 100，1508-1514，1996．

3）池澤善郎，池部敏市，小倉英郎，ほか：アトピー性皮膚炎に対する低アレルゲン米（HRS-1）の臨床効果．アレルギー40：633-642，1991．

4）小倉英郎，小倉由紀子，厨子典子：アクチナーゼ処理米の臨床効果とその使用方法について．アレルギーの臨床 13，566-571，1993．

4. 食品抗原の修飾（加熱，酵素，酸，還元などの処理による影響）

◆はじめに◆

アレルゲンにはIgEエピトープとT細胞エピトープが存在し，アレルギー反応に係わっている．加熱，酵素，酸，アルカリ，還元，化学物質などによるこれらエピトープに影響を及ぼす処理はアレルゲンの活性に変化をきたす．

食物は加熱などの種々の調理を施した後，摂食される．消化管での胃酸の処理や各種消化酵素による分解の後に体内へ吸収される．つまり，食物はこれらの処理によってそのアレルゲン活性は低減化されているといえる．

食物のアレルゲン活性の低減化を意図的に引き起こすことによって低アレルゲン性食品が作製される．低アレルゲン化食品は食物アレルギー患者の除去食療法から派生する負担を軽減してくれ，患者のQOL向上に役立つ．

本稿では，上記の種々の処理によって食物アレルゲンにどのような影響があるかを概説し，さらに，その臨床応用に言及する．

1 アレルゲンのIgEエピトープとT細胞エピトープ

[1] IgEエピトープの修飾

抗原には抗体と結合する抗原決定基であるB細胞エピトープとT細胞上のT細胞レセプターと結合するT細胞エピトープが存在する．

食物アレルギーの多くにおいてIgE抗体が主要な役割をしている．その意味で，B細胞エピトープの中でもIgEエピトープが重要である．

IgE抗体は蛋白質分子の一次構造から形成されるエピトープ(sequential epitopes)だけではなく，立体構造からなるエピトープ（conformational epitopes）も認識できる．sequential epitopesは連続する数個のアミノ酸から構成される．一方，conformational epitopesは非連続ではあるが近接する数個のアミノ酸から構成される（図1）．

前者のsequential epitopesは加熱変性のような立体構造は破壊するが，一次構造には影響しにくい処理によっては保持されている．しかし，酵素処理によるアミノ酸の間での切断やアミノ酸の置換や欠失など一次構造までも変化が生じる修飾をするとIgE結合能は低減化される．

一方，conformational epitopesは三次元構造に変化を引き起こすような処理によって容易に低減化する（図1）．

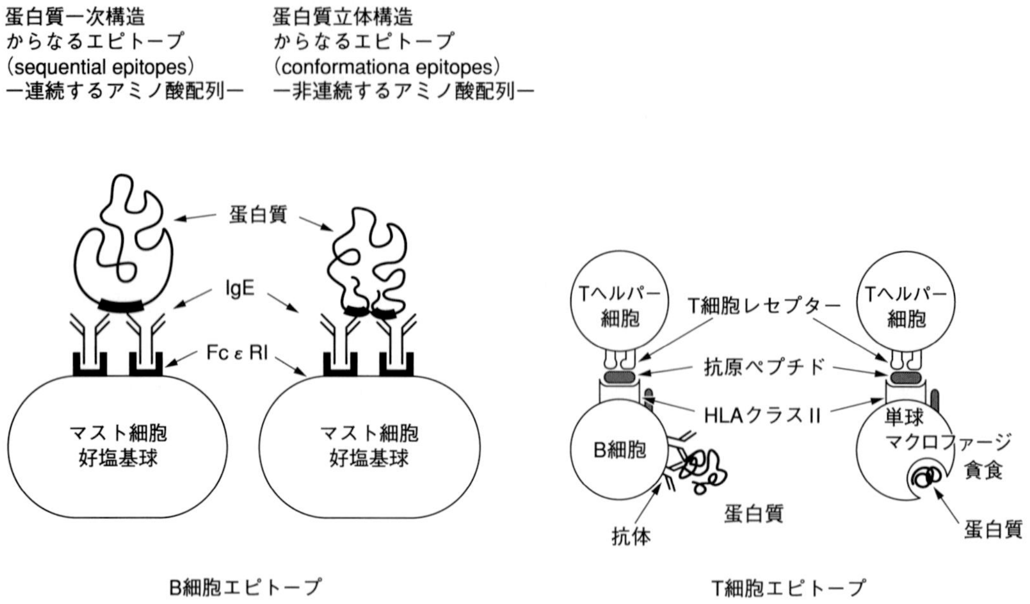

図 1．B 細胞エピトープと T 細胞エピトープ

立体構造に変化を惹起する処理によって蛋白質の内側に埋没していた IgE エピトープが表面に露出することもある．このような場合は，反対にアレルゲン性が強くなることもある．

食品抗原を治療のための修飾には IgE エピトープの構造的破壊がある．これによってアレルギー反応のエフェクター相でのマスト細胞や好塩基球上の IgE 抗体との結合によって開始される化学伝達物質の遊離やサイトカインの産生が引き起こされないようになる．最近になって IgE 抗体の Fc 部位と高い親和性で結合する FcεR I はこれらの細胞以外にも存在することが明らかになった．例えば，一部の好酸球，単球，血小板，皮膚ランゲルハンス細胞である．IgE エピトープの破壊はこれらの細胞の機能を抗原特異的に低下させる可能性がある．

抗原提示能をもつ B 細胞，単球・マクロファージは低親和性 Fcε レセプター（FcεR II：CD 23）を保有する．アレルゲンはこれらのレセプターに結合する IgE 抗体と結合することによって B 細胞，単球，マクロファージを活性化する．IgE エピトープの破壊はこれらの FcεR II陽性で抗原提示能をもつ細胞の活性化を阻止することになる．

単球・マクロファージは貪食によって抗原を取り込み，細胞内で処理した後，抗原提示する．このような場合にはアレルゲンの IgE エピトープを破壊しても単球・マクロファージの抗原提示能を抑える効果はない．

［2］T 細胞エピトープの修飾

CD 4^{+}T 細胞（T ヘルパー細胞）はヒトの主要組織適合抗原（major histocompatibility antigen）

である HLA クラスIIを表現する抗原提示細胞によって処理されたペプチドによって活性化される(図 1).

アレルゲンは B 細胞，単球・マクロファージ，樹上細胞，ランゲルハンス細胞など抗原提示細胞に取り込まれペプチドまで分解される．処理されたペプチドはこれらの細胞上に発現する HLA クラスII分子の溝状の構造に収容される．T 細胞レセプターは HLA 分子とその溝の中に収容された抗原ペプチド上の数個（約 8～10 個）のアミノ酸から構成される T 細胞エピトープを認識する．これによって，抗原情報が T 細胞へ伝達され，T 細胞は活性化される．つまり，T 細胞レセプターは蛋白質の立体構造に基づく conformational epitopes を認識することはできず，HLA と複合体を形成したペプチド上の T 細胞エピトープとしか反応しない．

よって，T 細胞エピトープは一次構造からなる IgE エピトープと同様，熱変性など一次構造に影響しない処理に対しては安定であり，酵素処理のような一次構造を切断あるいはアミノ酸の置換・欠失による配列の変化をきたすような修飾によってはじめて低減化する．

［3］Th 1/Th 2 バランスの正常化

T ヘルパー細胞は Th 1 タイプと Th 2 タイプとのサブタイプにそのサイトカインの産生プロフィールから分類されている[1]．Th 1 タイプの T ヘルパー細胞は IL-2 や IFN-γ を産生する．一方，Th 2 タイプの T ヘルパー細胞は IL-4，IL-5，IL-13 を産生する．

食物アレルギーのような IgE 抗体が主要な働きをしているアレルギー疾患では Th 2 へ偏倚している（図 2）.

Th 2 細胞の活性化はアレルギー疾患発症へと進展し，一方，Th 1 細胞が優位になることは遅延型アレルギーの発症へとつながる(図 2)．活性化された Th 2 細胞から産生される IL-4，IL-5 や IL-13 などいわゆる Th 2 サイトカインが IgE-B 細胞の分化増殖を引き起こす．

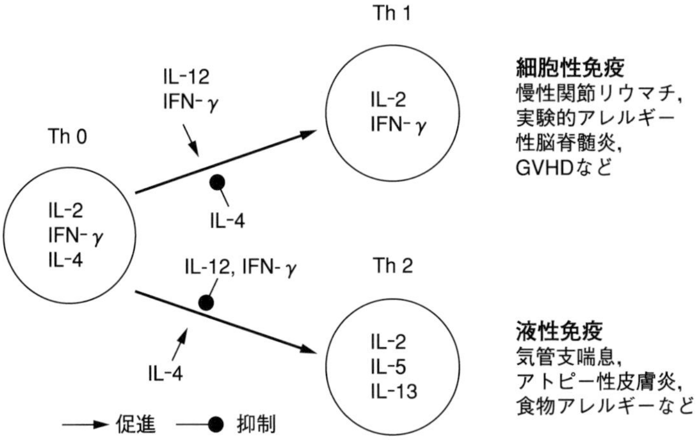

図 2．Th 1/Th 2 バランスとアレルギー疾患

種々の修飾を施したアレルゲンを用いて Th 2 優位の状態から Th 1 へ偏倚させ，Th 1/Th 2 バランスを正常化することによるアレルギー疾患治療の試みがなされている．

2 各種処理の影響

[1] 加熱

加熱によって蛋白質は変性し高次構造が変化する．立体構造に IgE エピトープをもつ場合その IgE 結合能は減弱すると予想される．一方，一次構造に IgE エピトープがある場合は，オボアルブミンのように加熱によって断片化されるアレルゲンもあるが[2)]，一般的には加熱によっては変化しない場合が多い．

加熱による低アレルゲン化のもう 1 つの機序は，加熱によって変性し，消化酵素による分解を受けやすくなることである．

食物アレルゲンは加熱などの調理を受けたあとに摂食されることが多いため，加熱処理に対して安定であるアレルゲンが多い（**表 1**）．

鶏卵白のように，加熱処理に対して安定なオボムコイドや反対に不安定なオボアルブミン，オボトランスフェリン，リゾチームが混在している場合は，患者 IgE 抗体がどの蛋白質と反応するかで鶏卵経口摂取による過敏症状の有無は異なる．

生卵によって過敏症状が出現する鶏卵アレルギー患者の約半数は加熱鶏卵なら摂食できる．生卵は摂取できなくても，加熱卵だけでも解除できると患者の負担は減る．

表 1．食品アレルゲンと各種処理に対する安定性

1．加熱に対して安定 （卵白の ovomucoid（Gal d 1），米の RP 16 KD 蛋白質，タラの parvalbumin（Allergen M；Gad c 1），エビの tropomyosin，牛乳 α-カゼイン，β-ラクトグロブリン，α-ラクトアルブミン，ピーナッツの Ara h 1 や Ara h 2，大豆の Kunitz trypsin inhibitor，モモの lipid transfer protein
2．加熱に対して不安定 果物・野菜，牛乳（β-カゼイン，ウシ血清アルブミン），卵白（オボアルブミン）
3．酸に対して安定 牛乳 β-lactoglobulin，ピーナッツ 65 kDa コンカナバリン A 反応性糖蛋白質，卵白オボアルブミン
4．酸に対して不安定 果物
5．消化酵素に対して安定 卵白の ovomucoid（trypsin inhibitor），牛乳の β-lactoglobulin，大豆の β-conglycinin，Kunitz trypsin inhibitor，soy lectin，シロガラシの Sin a 1（2 S albumin/amylase inhibitor），カラシ菜の Bra j IE，ピーナッツの Ara h 1，Ara h 2，peanut lectin，米の RP 16 KD タンパク質（α-amylase and/or trypsin inhibitor），タラの parvalbumin（Gad c 1）

表 2. 卵白ならびにオボムコイド特異 IgE 抗体価と卵白経口負荷試験

経口負荷試験	凍結乾燥卵白		加熱卵白*1	
特異 IgE 抗体価 (CAP system)	卵白	オボムコイド	卵白	オボムコイド
95%以上の患者が負荷試験陽性になる値	10.5	6.22	62.1	19.6*3
95%以上の患者が負荷試験陰性になる値	(－)*2	(－)*2	0.6	1.14*4

＊1；90°C，1時間加熱
＊2；特異 IgE 抗体価 0.35 UA/ml 未満（クラス 0）でも負荷試験陽性となる患者が存在するため，95%以上の患者が陰性となる抗体価を求めることができない．
＊3；卵白特異 IgE 抗体価とは関係なく 95%以上の患者が負荷試験陽性となる．
＊4；卵白特異 IgE 抗体価とは関係なく 95%以上の患者が負荷試験陰性となる．

卵白中で加熱に対して最も安定なアレルゲンはオボムコイドである．

加熱卵が摂取可能か否かを予測するのに，卵白やオボアルブミンに対する特異的 IgE 抗体よりオボムコイド特異的 IgE 抗体の方が診断精度において優っている．オボムコイド特異的 IgE 抗体を測定することによって加熱卵摂取の可否を予測することができる．**表 2** に 95%以上の患者が経口負荷試験陽性となる特異的 IgE 抗体価（CAP-FEIA）を示す．

一方，加熱に対して不安定な食物アレルゲンも報告されている．これらによるアレルギーは口腔内に限局した症状を特徴とする口腔アレルギー症候群として知られている．

果物や野菜が原因となることが多い．トマト果実は生で食べると口腔アレルギー症候群のような過敏症状を呈するが，トマトジュースやケチャップでは無症状である．

リンゴアレルゲンも加熱処理(100°C，20 分)でその活性は消失する．缶詰のリンゴはアレルゲン活性がわずかに残っているにすぎない[3]．

キウイアレルゲンも 80～90°Cの加熱処理でアレルゲン性を失う[4]．このような食物は加熱調理を施してから食べるように指導すればよいことになる．例外は，モモの lipid transfer protein であり，加熱に対して安定である[5]．

果物・野菜以外にも加熱に対して不安定なアレルゲンも存在する．牛乳の β-カゼインやウシ血清アルブミン[6]，卵白のオボアルブミン[2]がその例である．

[2] 酵素処理

蛋白分解酵素によってアレルゲンは分解され低分子化する．IgE エピトープまで破壊されれば，そのアレルゲンの IgE 結合能は減弱する．その際，立体構造だけではなく，一次構造に基づく IgE エピトープの破壊も可能である．

図 3 に示すように経口摂取された食物は胃腸で消化酵素によって低分子化される．よって，食物アレルゲンは消化酵素に対して安定な蛋白質が多いとされる（**表 1**）．

特に，ペプシンに対しする安定性は，食物アレルゲン活性と一致するという報告もある[7]．

しかし，オボムコイド上にも消化酵素に対して比較的安定な IgE エピトープと.不安定な IgE エピ

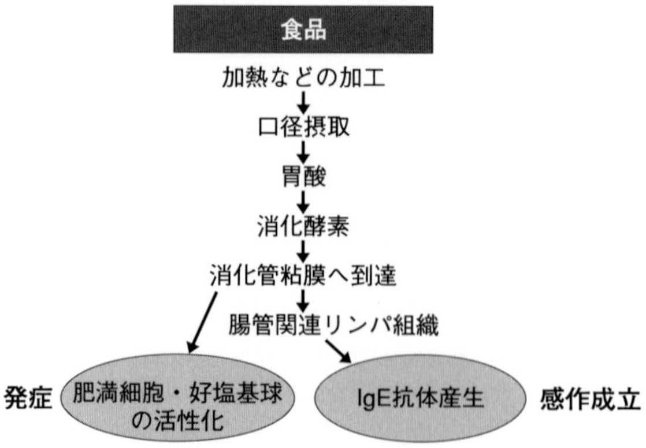

図 3. 食品アレルゲンによる感作成立と発症

トープが存在する.

その認識の仕方は，鶏卵摂取による過敏症状の有無に影響する.

例えば，不安定なエピトープを認識する患者はそうではない患者と比較すると，オボムコイド特異的 IgE 抗体価が高値でも無症状であることが多い.

消化酵素分泌の発育は食物アレルギーの outgrow に関与する.

当然のことながら，ペプシンに対して安定な IgE エピトープを認識する患者は outgrow しにくい[8].

ペプシン処理によって低分子化したピーナッツアレルゲンの IFN-γ 産生能は元のピーナッツアレルゲンと比較して不変であるが，IL-4 産生能は低下している. 筆者らは同様な結果をペプシン処理したオボムコイドによっても得ている[9].

酵素処理によって IgE 結合能を失うまで低分子化されているが，T 細胞エピトープは保たれているペプチドは経口免疫療法に使える可能性がある. 今後の検討が必要である.

胃のペプシンは食物を消化分解することによって消化管からの吸収を高めている. 食物アレルギーの観点からみると，低分子化することによってアレルゲン性の減弱を引き起こしていることになる. さらには，前述の *in vitro* の実験結果を当てはめることができるならば，Th 1/Th 2 比率を Th 1 優位の状態を維持する，つまり，寛解維持にも役立っている可能性ある.

［3］還元

分子内の S—S 結合は蛋白分子の立体構造の安定性保持に役立ち，加熱処理などに対して安定であることに関与している. 還元剤によって S—S 結合を解離することによって立体構造を変化させると，conformational epitopes を破壊したり，消化酵素や加熱処理に対する感受性を高めることができる.

レドックス制御蛋白質の 1 つであるチオドレキシンによって S—S 結合を切断することによって小麦の低アレルゲン化が試みられている[10].

［4］酸

果物に含まれるアレルゲンは酸に対して不安定であることが多いが，多くの食物アレルゲンは弱酸に対して安定である[11]．

［5］マレイン酸処理

無水マレイン酸で処理された蛋白質はマクロファージ上の scavenger receptors によって特異的に処理される．抗原がマクロファージによって処理されると Th 1 タイプの反応を引き起こすとされている．食物アレルギーでは Th 2 へ偏倚している．よって，アレルゲンをマレイン酸処理すれば Th 1 の方へ偏倚させることが期待される．

Shrimp の主要アレルゲンである tropomyosin をマレイン酸で処理し，mouse の系で検討した報告がある．処理された tropomyosin は IgE 結合能だけではなく IgG 結合能も低下した．

Mouse の脾臓細胞からの tropomyosin によるサイトカインの産生パターンは処理によって IL-4 産生優位（Th 2 タイプ）から IFN-γ 産生優位（Th 1 タイプ）へと偏倚もしていた[12]．

3 将来の展望

意図的にアレルゲン構造を修飾することによって，低アレルゲン化や免疫療法に有効なアレルゲンを作製しようとする試みがある．

アミノ酸配列を変異させた合成ペプチド[13]や部位特異的変異誘導（site-directed mutagenesis）によって作製されたリコンビナントアレルゲン[14]を用いた方法が報告されている．

オボアルブミンの T 細胞エピトープの一部のアミノ酸を置換したアナログペプチドは，オボアルブミン特異的 T 細胞株のオボアルブミンに対する応答性を阻害することが可能である[13]．

cDAN 上の IgE エピトープをコードする塩基配列の一部を置換したり，あるいは欠失させることによって IgE エピトープを破壊する．しかし，T 細胞エピトープをコードする塩基配列は保存する．このような改変 cDNA を大腸菌や酵母に導入し融合蛋白を産生させる．このようにしてつくられたリコンビナントアレルゲンは，その IgE 結合能が減弱しているため安全に投与できるうえに，さらに，Th 2 優位な状態から Th 1 の方向へ偏倚させることができる．花粉アレルゲンで試みられているが，最近，ピーナッツの主要アレルゲンである Ara h 1，Ara h 2，Ara h 3 の修飾リコンビナントアレルゲンが作製され，*in vitro* や動物実験ではあるが低アレルゲン化と T 細胞増殖能の保持が証明されている[15]．

このような遺伝子工学の手法を用いて作製されたリコンビナントアレルゲンは意図的に分子設計できるという意味で，今後，有望な分野となる．

（宇理須厚雄）

文献

1）Mosmann TR, Coffman RL：Differential patterns of lymphokine secretion lead to different functional properties. Annu Rev Immunol 7：145-173, 1989.
2）Honma K, Kohno Y, Saito K, et al：Specificities of IgE, IgG and IgA antibodies to ovalbumin. Comparison of binding activities to denatured ovalbumin or ovalbumin fragments of IgE antibodies with those of IgG or IgA antibodies. Int Arch Allergy Appl Immunol 103：28-35, 1994.
3）Vieths S, Jankiewicz A, Schoning B：Apple allergy；The IgE-binding potency of apple strains is related to the occurrence of the 18 kDa allergens. Allergy 49：262-271, 1994.
4）Gall H, Kalveram KJ, Forck G, et al：Kiwifruit allergy；A new birch pollen-associated food allergy. J Allergy Clin Immunol 94：70-76, 1994.
5）Sanchez-Monge R, Blanco C, Perales AD, et al：Class I chitinases, the panallergens responsible for the latex-fruit syndrome, afe induced b y ethlene treatment and inactivated by heating. J Allergy Clin Immuno 106：190-195, 2000.
6）LeeY-H：Food processing approachs to altering allergenic potential of milk-based formula. J Pediatr 121：S 47, 1992.
7）Astwood JD, Leach JN, Fuchs RL：Stability of food allergens to digestion in vitro. Nature Biotechnology 14：1269-1273, 1996.
8）Urisu A, Yamada K, Tokuda R, et al：Clinical significance of IgE-binding activity to enzymatic digests of ovomucoid in diagnosis and prediction of outgrow of egg white hypersensitivity, Int. Arch. Allergy Immunol 120：192-198, 1999.
9）山田一惠，宇理須厚雄：食物アレルギーの治療（アウトグロー）．小児科診療 9：1383-1388，2001．
10）Buchanan BB, Adamidi C, Lozano RM, et al：Thioredoxin-linked mitigation of allergic responses to wheat. Proc Natl Acad Sci USA 94：5372-5377, 1997.
11）Taylor S：Chemixtry and detection of food allergens. Food Technology 46：146-152. 1992.
12）Rajagopal D. Ganesh KA. Subba Rao PV：Modulation of allergen-specific immune responses to the major shrimp allergen, tropomyosin, by specific targeting to scavenger receptors on macrophages. Int Arch Allergy Immunol 121：308-16, 2000.
13）Shimojo N, et al；Identification of the disease-related T cell epitope of ovalbumin and epitope-targeted T cell inactivation I egg allergy. Int Arch Allergy Appl Immunol 105：155-1994.
14）Singh MB, De Weerd N, Bhalla PL：Genetically engineered plant allergens with reduced anaphylactic activity. Int Arch Allergy Immunol 119：75-85, 1999.
15）Bannon GA, Cockrell G, Connaughton C：Engineering, characterization and in vitro efficacy of the major peanut allergens for use in immunotherapy. Int Arch Allergy Immunol 124：70-72, 2001.

5. 抗原の完全な除去が困難な場合の対応

【a．抗ヒスタミン剤，抗アレルギー剤（chemical mediator 作用薬)】

◆はじめに◆

食物アレルギーと確定診断された場合，最も効果的な唯一の治療方法は原因食物（物質）の除去といえる．しかしながら，以下のような状況においては抗ヒスタミン剤などの薬物投与を試みてよいと考える．

①原因食物を摂取しても全身性反応（アナフィラキシー）に至らず，軽度の局所症状に限定される，かつ（家庭や幼稚園・学校での）食事における特別扱いを避けたい場合，②原因食物が多岐にわたるため，完全除去が困難な場合・栄養的に問題がある場合，③重症であり厳格な原因食物除去を行っているが，予期せずうっかり摂取した時に少しでも軽症に経過することを望む場合，などである．

本稿では同剤の作用機序と，現在までに評価されている臨床効果について述べる．

1 抗ヒスタミン剤の作用機序

ヒスタミン H_1受容体アンタゴニストを慣習的に，いわゆる「抗ヒスタミン剤」と称している．ヒスタミン H_1受容体は 7 回膜貫通型の G 蛋白共役型受容体である．H_1受容体アンタゴニストは図 1 に示すようにエチルアミン構造を共有している．

H_1受容体アンタゴニストの効果は，ヒスタミンと H_1受容体結合を競合するアンタゴニスト作用により発揮される．マスト細胞などが活性化されたあとのメディエーター遊離抑制効果を示唆する研究報告もあるが，詳細はいまだ明らかとはいえない．

即時型アレルギー反応時の組織局所におけるヒスタミン濃度は，10^{-6}〜10^{-3}M と考えられているが，それに対して H_1受容体アンタゴニストの組織局所濃度はせいぜい 10^{-6}M といわれている．したがって H_1受容体アンタゴニスト代謝産物も重要な薬理活性を有すると考えられており，事実第二世代の代表的 H_1受容体アンタゴニストである cetirizine は，古典的 H_1受容体アンタゴニスト hydroxizine の代謝物質である．

2 抗アレルギー剤の作用機序（DSCG を中心に）

インタール®（disodium cromoglycate；DSCG）に代表される抗アレルギー剤の作用は，従来，細胞膜あるいは粘膜安定化作用によるといわれてきた．

DSCG は，ヒト肺あるいは扁桃[1)]由来マスト細胞からのヒスタミン，プロスタグランジン D_2遊離を

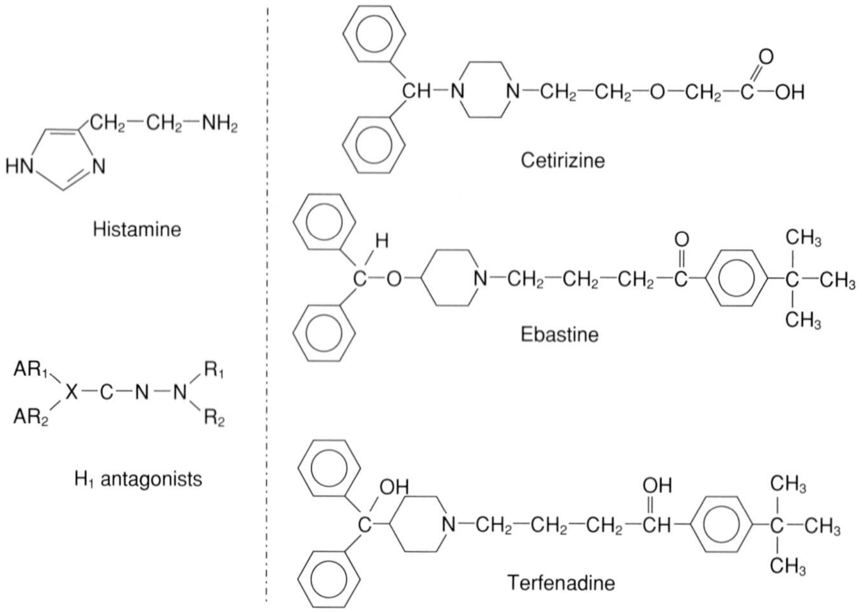

図 1．H1受容体アンタゴニスト

抑制する．但しその抑制は 10^{-3}M という高濃度でのみ認められた．DSCG はまた好中球，好酸球の活性化を 10^{-7}M レベルの濃度で抑制する可能性が示唆されている[2)]．

DSCG の「抗アレルギー作用」に関する報告は多いが，そのほとんどはマウスやラットなど齧歯類マスト細胞におけるデータに由来する[3)-5)]．ヒト臍帯血由来マスト細胞を用いて IgE 受容体を刺激した場合，ヒスタミンやロイコトリエンなどの科学伝達物質が遊離されるが，DSCG はこの活性化を抑制する．但しこの抑制効果も 10^{-3}M という高濃度においてのみ認められた[6)]．

3 抗ヒスタミン剤・抗アレルギー剤の臨床効果

食物アレルギーに抗ヒスタミン剤や抗アレルギー剤が有効といえる否か．

文献上，有用と断定するにはエビデンスが乏しい．すなわち Burks らは，鶏卵アレルギーを有するアトピー性皮膚炎患児に DSCG を投与して，鶏卵摂取後のアレルギー症状抑制効果を検討したが，プラセボに比し有意な抑制効果は認められなかった[7)]．

しかしながら，抗ヒスタミン剤・抗アレルギー剤の臨床効果を示唆する重症食物アレルギーの症例も報告されており[8)]，ケース・バイ・ケースで臨むべきといえよう．

◆おわりに◆

食物アレルギーに対する最も効果的な治療方法は原因食物（物質）の除去であることは明らかといえるが，原因食物（抗原）の完全除去が困難な場合には，抗ヒスタミン剤・抗アレルギー剤の投与を試みてもよいと考える．むしろ，使用せざるを得ない，と表現する方が適切な場合もある．

文献的なエビデンスが不十分であっても，「効果/副作用のバランスを考えると，投与しておいた方がよかろう」との臨床的判断に至る症例は少なくない．筆者らがそのような症例に遭遇した場合には以下のような手順で臨んでいる．①本症例は確かに食物アレルギーである→②治療（対処）の本質は原因除去である→③しかし本症例においては○○の理由により（完全）除去が困難である→④抗ヒスタミン剤・抗アレルギー剤に，ある程度の効果を期待できるかもしれない→⑤同剤を投与することのリスクとして××が想定できる→⑥そのうえで親・本人に納得と同意を促すようにしている．

（勝沼俊雄，富川盛光）

文献

1）Okayama Y, Benyon RC, Rees PH, et al：Inhibition profiles of sodium cromoglycate and nedocromil sodium on mediator release from mast cells of human skin, lung, tonsil, adenoid and intestine. Clin Exp Allergy 22：401-409, 1992.

2）Kay AB, Walsh GM, Moqbel R, et al：Disodium cromoglycate inhibits activation of human inflammatory cells in vitro. J Allergy Clin Immunol Jul 80（1）：1-8 1987.

3）Theoharides TC, Sieghart W, Greengard P, et al：Antiallergic drug cromolyn may inhibit histamine secretion by regulating phosphorylation of a mast cell protein. Science 207：80-82, 1980.

4）Wells E, Mann J：Phosphorylation of a mast cell protein in response to treatment with anti-allergic compounds. Implications for the mode of action of sodium cromoglycate. Biochem Pharmacol 32：837-842, 1983.

5）Wells E, Jackson CG, Harper ST, et al：Characterization of primate bronchoalveolar mast cells. II. Inhibition of histamine, LTC 4, and PGD 2 release from primate bronchoalveolar mast cells and a comparison with rat peritoneal mast cells. J Immunol 137：3941-3945, 1986.

6）Shichijo M, Saito H, Nagai H, et al：The effects of anti-asthma drugs on mediator release from cultured human mast cells. Clin Exp Allergy 28：1228-1236, 1998.

7）Burks AW, Sampson HA：Double-blind placebo-controlled trial of oral cromolyn in children with atopic dermatitis and documented food hypersensitivity. J Allergy Clin Immunol 81：417-423, 1988.

8）坂本泰寿，松本　勉，飯倉洋治ほか：多種食物摂取によって頻回の全身アナフィラキシー症状を呈した食物アレルギー患児　適切な食物指導と適切な抗アレルギー薬投与で症状改善を観た1例．アレルギーの領域 5：624-627，1998.

8 食物アレルギー患者への対応（予防と治療）
5．抗原の完全除去が困難な場合の対応

【b．対症療法の用法と用量】

◆はじめに◆

抗原の完全除去が困難，あるいはできない場合とは，原因抗原の検索がされていない場合，検索の方法が煩雑でできない場合，代替食品がない場合，原因食品の種類が多く除去が困難な場合，治療上の判断で完全除去が行われていない場合などである．したがって症状はさまざまであり，食物アレルギーに起因するあらゆる症状が起こる可能性がある．これらの症状は発現する時間により食物抗原摂取後数分から2時間以内に出現する即時型から，それ以降に出現する非即時型に分類される．注意が必要なのは即時型反応で，蕁麻疹などの皮膚症状が最も多くみられるが，嘔吐，下痢などの消化器症状，咳嗽・喘鳴などの呼吸器症状が出現することも多く，さらにアナフィラキシーショックを起こし生命にかかわる場合もあり，局所反応のみか全身反応を伴うか診察時がどの状態かを的確に判断し，注意深く観察し症状に合わせて対応することが大切である．対症療法として抗ヒスタミン剤，抗アレルギー剤以外の薬剤について述べる．

1 気管支拡張剤，Xanthine誘導体

1．咳嗽・喘鳴などの気道狭窄症状が出現する場合，食物アレルギーでは粘膜浮腫が顕著に現れることが多く，アナフィラキシー時の治療に準じてエピネフリン（ボスミン®）0.1%を0.005〜0.01 ml/kgで皮下注射または筋肉注射を行うか，エピネフリン0.1〜0.2 mlを生理食塩水2 mlに混ぜて酸素を使用してネブライザーで吸入する．

2．気管支平滑筋の攣縮による気道狭窄に対しては，β刺激剤の吸入または内服を行う．
- ベネトリン® 吸入液0.1〜0.3 mlを生理食塩水2 mlまたはインタール® 吸入液1アンプル（2 ml）に混ぜてネブライザーで吸入する．必要に応じて酸素を使用する．
- ベネトリン® シロップ0.1 mg/kg/回を内服

3．β刺激剤の使用とともに喘息発作の治療に準じて（ガイドライン[1]より）xanthine誘導体であるアミノフィリンを使用する．初期投与時は，20分以上かけてゆっくり点滴静注することが望ましいので，即時型反応の初期治療より，即時型反応が遷延する場合，非即時型に気道狭窄が存在する場合に使用する．
- アミノフィリン（ネオフィリン®）を表1・2に沿って点滴静注する．

表 1. 乳幼児のアミノフィリン維持投与量の目安

年齢		アミノフィリン投与量（mg/kg/時）
2カ月≦	≦6カ月	0.5
6カ月＜	≦1歳	0.6
1歳＜	≦2歳	0.8
2歳＜	≦6歳	0.9

表 2. アミノフィリン投与量の目安

	年齢（歳）	投与量	投与量
事前経口投与		初期投与（mg/kg）	維持量（mg/kg/時）
(−)	2〜15	4〜6	0.8〜1.2
(−)	15以上	4〜6	0.7〜0.9
(+)	1〜15	3〜4	0.8〜1.2
(+)	15以上	3〜4	0.7〜0.9

2 副腎皮質ステロイド

ステロイドは，即効性はないが症状の遷延化を予防する.

- ハイドロコルチゾン（ソルコーテフ®）7〜10 mg/kg 静注し，その後は適宜 5 mg/kg 4〜6 時間ごとに行う.
- メチルプレドニゾロン（ソルメドロール®）1〜1.5 mg/kg をゆっくり静注または点滴静注する.

3 補液

アナフィラキシーショック状態に陥っている患者，あるいは予測される患者には，補液・薬物療法のため速やかに血管確保を行い初期輸液として等張電解質輸液（ソリタ T1号，乳酸化リンゲル液など）10〜20 ml/kg/hr で開始し利尿・血圧が保たれれば維持輸液に変更する.

4 鎮痛剤，鎮静剤

- 蕁麻疹などの皮膚症状出現時には，瘙痒・掻爬予防のためにヒドロキシジン（アタラックス P®）1 mg/kg 内服を行う. また, 前項に述べるような抗ヒスタミン剤・抗アレルギー剤も併用考慮する.
- 腹痛に対しては，ブスコパン® 3〜20 mg（幼児以上）の点滴静注，筋肉内注射が効果のあることがある.

5 皮膚作用薬

・皮膚瘙痒，蕁麻疹に対して，抗ヒスタミン軟膏が有効なことがある．

・全身瘙痒，蕁麻疹，声門浮腫に対して，塩酸ジフェンヒドラミン 2 mg/kg を徐々に静注することもある．筋注，皮下注，経口投与の場合，成人で 50 mg を投与して予防効果をみる．

（須田友子，赤澤　晃）

文献

1）古庄巻史，西間三馨（監修）：小児気管支喘息治療管理ガイドライン 2000．日本小児科学会作成，協和企画，p 40，2000．

【C．入院治療と外来治療の適応について】

1 食物アレルギーによる症状の治療

初期治療が大切でありその経過によって入院治療の要否が決まる．抗原の除去が完全にできない場合には，何らかの症状が起こる可能性があるので日頃から患者，保護者，幼稚園，学校にはその対処方法を連絡しておくべきである．

1）病院前での処置

・食べた食品の確認：商品名，食べた量，時間がわかるようにする．
・嘔吐させるかどうかの判断：食べた量が比較的多く，症状の進行が予測され意識が清明で誤嚥の危険がない場合に行うことがある．
・救急薬の使用：症状緩和のための頓服薬があれば使用．

2）救急外来での処置

救急処置を必要とする症状は，アナフィラキシーショックに準じる場合，呼吸器症状のある場合である．

アナフィラキシーショックは，食物アレルギーの症状の中で最も重篤なものであり，緊急処置を必要とし，時には気管内挿管が必要となる場合もある．

エピネフリン 0.005 ml/kg 筋注などの緊急処置で一時的に症状が軽快したようにみえても，非即時型反応で再び症状が出現することがあるため[1)2)]血管確保し，経過観察入院が必要となることがある．血圧維持のために塩酸ドパミン 5〜20 μg/kg/min を行うこともある．

【アナフィラキシーショックの治療】

仰臥位・下肢挙上
↓　経皮酸素モニタリング
気道確保・酸素投与
↓
エピネフリン（ボスミン®）0.1%　0.005〜0.01 ml/kg（最大 0.3 ml）皮下注または筋注
必要なら 5〜15 分おきに反復可
↓

抗ヒスタミン薬静注
ハイドロキシジン（アタラックスP®）0.5 mg/kg
↓
アミノフィリン静注
↓
ステロイド剤　ハイドロコルチゾン 7〜10 mg/kg 静注
必要時 5 mg/kg 4〜6 時間ごと反復投与
↓
血圧低下が持続する時
塩酸ドパミン 5〜20 μg/kg/min 持続静注
必要に応じて，ヒト血清アルブミン・新鮮凍結血漿なども併用

入院の適応となるのは，症状が重篤な場合，遷延する場合，生命に危険がないが蕁麻疹，痒みが改善しない場合も適応となることがある．

2 食物アレルギーの日常管理

1）外来での指導

食物アレルギーの日常管理は，治療しながらいかにQOLを高めるかである．完全な除去が困難な場合の目標としては，

①重篤な症状が出ないこと
②必要最低限の食物除去であること
③発育・発達が正常であること

が挙げられる．

患者指導のほとんどは，外来指導で行うことができるが指導内容が複雑な場合，診断が困難な場合，栄養状態の改善が必要な場合などは入院治療が必要となる．外来診療での指導内容として以下の項目がある．

①原因食品の診断

・**初期診断と定期的再評価：**食物抗原の診断は，他項に譲るが，摂取食品と症状から的確に推定し，血液検査で特異抗体の検出，皮膚テストの施行，必要ならば食物負荷試験を行う．血清学的検査だけで判断するようなことをせず必要最低限の食物除去になるように注意が必要である．小児の場合には，身体の成長，消化機能の発達に伴って症状が出にくくなるので数カ月ごとに見直しをする必要がある．例えば，1歳未満で診断されたら，1歳時，1歳6カ月時，2歳と6か月ごとに再評価を行うことが望ましい．但し，成人で多いそば，ピーナッツアレルギーは，短時間での変動が少ないのでこの限りではない．

・**症状が軽い場合の食物負荷試験の実施**：食物負荷試験の適応は，他項に譲るが，すべての負荷試験を入院して行う必要はなく，予想される症状が軽微なもので十分に観察できる体制であれば外来診療においても可能である．

②**食物日誌の記載**：食物日誌は，本人が食べた食品，食材と症状，日常生活をすべて記入する日誌である．授乳中の場合には母親の摂取した食物も記入しておく．食物アレルギーの症状の出現は，単に食物の摂取だけでなく体調，日常生活によっても左右されやすいので特に診断に苦慮している場合には有用である．

③**家族・他の養育者，幼稚園，保育園，学校との連携**：食物除去を行う場合には，保護者だけでなく，家族および学校などの協力が必要であり，疾患に対する理解，食物除去の必要性の理解，症状出現時の対応方法に関して患者・学校・病院の連携が必要である．

④**栄養状態の評価(発育，発達)**：食物除去により摂取カロリー，栄養素が所要量を満たしているか，小児では特に成長・発達に遅れがないか外来受診時に定期的にチェックが必要である．

⑤**除去食指導，栄養指導**：一概に除去といっても程度があるので，完全除去が必要であるのか，どの程度なら食べられるのか，加熱食品，加工食品なら食べられるのか，まで診断が必要な場合がある．さらに除去食指導の，食品表示の見方，加工食品の見分け方，代替食品の提示，購入方法，除去時の栄養指導が必要である．

⑥**緊急時の対処方法指導**：誤って食べてしまった場合の対処方法や症状が出現してきた場合の対処方法，連絡体制を予め決めておく．

⑦**緊急時使用薬品の指導**

例）アナフィラキシーショック頓服内服薬　体重 10 kg の児

プレドニゾロン® 5 mg	左記混合　1回分頓服
アタラックスP® 10 mg	
ホクナリンドライシロップ® 0.5 mg	

⑧**本人，家族の心理的負荷軽減のための心理的サポート**：食物除去を行っている場合には以下のように本人，家族の負担がありそのサポートが必要である．

・幼小児の場合には，本人が他の児と同じものを食べられない，一緒に食事ができない．
・患児が間違がって食べないように気をつける
・毎日の献立の作成
・代替食品の購入方法，購入経費
・幼稚園・学校との連携（幼稚園，学校が必ずしも好意的に受け入れてくれない場合の家族の負担）

⑨**医学的知識の向上のための勉強会**：家族，本人だけでなく，幼稚園・学校に対しても行う必要がある．

2）入院での指導

①**外来では困難な食物負荷試験の実施**：ある程度の症状の出現が予測される場合には，アナフィラ

キシーショックを起こした場合の対応，経過観察のために入院が適当である．

②重篤な食物アレルギー患者の栄養状態の改善：食物アレルギーに伴う，消化管からの吸収障害，食物制限のための栄養状態の改善が必要になる場合がある．

（須田友子，赤澤　晃）

文献

1）Barbara J, Stark MD, et al：J Allergy Clin Immunol 78：76-83, 1986.
2）Hugh A, Sampson MD：New Engl J Med 327：380-384.

6. 社会的対応

1 アレルギー物質を含む食品表示に関して

厚生労働省は平成13年4月1日よりアレルギー物質を含む食品表示を**表1**に示すように義務化した[1]．卵•牛乳•小麦に関しては症例数が多いことより，またそばとピーナッツに関しては重篤な症例があることより法令で規定し，残りの19品目に関しては省令で規定している．わかりやすくいうと法令で規定するということは違反した場合には刑事訴訟を受ける可能性があり，省令で規定するということは民事訴訟の対象になりうることを意味する．アレルギー物質を含んでいるのに標示しなかった場合に罰則を適応するためには食物抗原を検出するための方法が必要になるので厚生労働省では検出法の開発準備をしている．まだ，未解決な部分（添加物•香料など）は多いが，1年間の猶予期間（企業などの準備期間）を経て平成14年4月より実質的に適用された．標示に関する問題点としてどれくらいアレルギー物質を含んでいたら表示義務があるかということ，さらにお弁当など多種類の製品よりなる食品に関して限られたスペースでどのように患者にわかりやすく標示するかという問題が非常に問題だが，今後の検討あるいは議論をもって2年ごとに見直しを図っていくことになっている．このことにより食品表示が不十分なことにより食物アレルギーを健康危害を被るケースを未然に防ぐことがある程度可能になると考えられる．

2 保育園・幼稚園・学校での対応について

保育園・幼稚園においては弁当の場合は母親が作るので内容に関してほとんど問題ないが，隣の子の弁当を食べたり，おやつなどで問題になるケースがあるので食物アレルギー児の対応は保母や先生がお子さんごとに何が問題になるのかを十分に把握し食物アレルギーを理解する必要がある．給食で保護者が除去食を依頼する場合は，最近は医師の診断書を求めるケースが多くみられる．保護者から

表 1．アレルギー物質を含む食品に関する表示について

法令で規定する特定原材料：以下の5品目とした。 ①卵、②乳または乳製品、③小麦：食物アレルギーの症例数が多いことから ④そば、⑤ピーナッツ：食物アレルギーの症例が重篤なため これらの食品に関しては微量混入・添加物のレベルでも表示義務あり。 **表示を奨励する特定原材料**：以下の19品目とした。 あわび、いか、いくら、えび、オレンジ、かに、キウイフルーツ、牛肉、くるみ、 さけ、さば、大豆、鶏肉、豚肉、まつたけ、もも、やまいも、りんご、ゼラチン

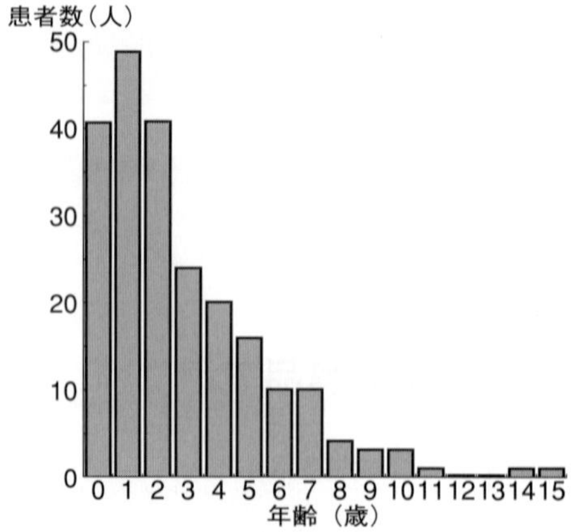

図 1．当科通院中の食物アレルギー児の年齢別分布

の申告では過剰な除去，自己判断のケースもあると思われるので食物除去に関する診断書を求めていくのは致し方のないことかと思う．

友人宅や幼稚園や保育園などでは周囲の人の食物アレルギーに関する正しい認識が不可欠であるといえる．今後，食物アレルギーに関する啓発もわれわれアレルギーの診療に携わるものの義務である．誤って食物アレルゲンを摂取してしまった場合は可能ならまず吐かせてしまうことと，アナフィラキシータイプの児は直ちに医療機関を受診するべきである．

学校給食においては個別対応が可能な自治体も出てきているが，ほとんどの食物アレルギーの患者は個人的に対応しているのが現状である．当院での外来患者のデータを図 1 に示すが[2)]，学童まで食物アレルギーがキャリーオーバーするケースは乳児期発症の患者のうち約 10％以内と推測される．診断のところでも述べたが，過去の強い食物アレルギーによる反応に対する恐れから過剰な除去を親や医師が患児にしている場合がある．幼稚園児や学童にまで除去が継続していく場合に精神的にも非常に子どもの負担になり，性格や情緒にも多大な影響を与える．小学校入学前にはそのような理由で多くの患者が食物除去の再考のために負荷試験を受けにくるケースも多くみられる．常に食物アレルギーの診断を見直し，患児や保護者の方の生活の質を保つ必要がある．

（海老澤元宏）

文　献

1）海老澤元宏，ほか；アレルギー物質を含む食品に関する表示について；食物アレルギーの実態及び誘発物質に関する研究(主任研究者：海老澤元宏)．p 483-485，平成 12 年度厚生科学研究費補助金，免疫・アレルギー等研究事業研究報告書，2001．
2）海老澤元宏，池松かおり，小松真紀，ほか：食物アレルギーの診断および治療の動向．アレルギーの臨床 21：1009-1014，2001．

CHAPTER Ⅱ

各　論

1 主要抗原とこれによるアレルギーの特徴，症状，診断，対応

1．卵

◆はじめに◆

食生活の改善に伴い感染症が減る一方，アレルギー疾患の増加がみられており，中でも食物アレルギーの増加が目立つ．あらゆる食品が食物アレルギーの原因となりうるといっても過言ではなく，アレルゲンとなる頻度は国あるいは時代の食生活を反映しているが，鶏卵（以下卵）は，どの国においても常に小児の食物アレルギーの原因として最も頻度の高い食品である．

卵は必須アミノ酸のバランスが極めてよく栄養面からも優れた食品であるのみならず，安価で視覚的にも美しく美味しいうえ，起泡性，熱凝固性，流動性，乳化性などの調理上の優れた特性を有している．そのため卵料理の材料としてのみならず，加工食品の製造過程においても利用価値が高く，加工食品を摂取する機会の多い現代の食生活において卵アレルギーが増加の一途をたどる一因となっている．

1 卵アレルゲン

[1] 鶏卵中のアレルゲンの種類

卵のアレルゲンは主に卵白（可食部の 62%）に存在する．卵白の 88%は水分で，残りの大半は 40 種類以上の蛋白質からなる．卵蛋白の 11%を構成し分子量約 28,000 のオボムコイド (Gal d 1，以下 OM)，卵蛋白の 54%を構成し分子量約 45,000 のオバルブミン (Gal d 2，以下 OA)，卵蛋白の 3.4%を構成し分子量約 14,300 のリゾチームなどが抗原性が高いとされている．いずれの分子量も，食物アレルゲンとしての条件である，粘膜を通過できる大きさ (70,000 まで)，かつ隣り合った IgE レセプター上の特異 IgE 抗体を架橋するのに十分な大きさ（10,000 以上）の範囲内に入っている．

卵黄は 50%の水分と 33%の脂質，16%の蛋白質とわずかな炭水化物よりなる．蛋白質の中には，卵白抗原の 1 つであるオボトランスフェリン（Gal d 3，分子量約 76,600）が卵白の約 15%含まれているが，OA や OM の含有量は痕跡程度である．そのため，乳幼児期の卵アレルギーに関しては，卵黄よりも卵白に反応しやすく，卵白特異 IgE 抗体陰性で卵黄特異 IgE 抗体陽性例は自験例では経験していない．

[2] オバルブミン（OA）とオボムコイド（OM）の特性

卵白の主要抗原である OA と OM の分子化学的特性と加熱処理および酵素処理によるアレルゲン性の変化をまとめたものを**表 1** に示す．生あるいは半熟卵の摂取によりアレルギー症状を起こして

表 1. 卵の主要抗原である OA と OM の分子化学的特性とアレルゲン性

	オバルブミン（OA）	オボムコイド（OM）
構造上の特性	1 本の糖鎖を含む残基数 385 の単一のポリペプチド鎖よりなる糖蛋白質 分子量：約 45,000 卵白蛋白質の 54%を占める	4～5 本の糖鎖を含む残基数 186 の糖蛋白質で分子内に 3 個の S-S 結合を持つ 3 ドメインよりなる 分子量：約 28,000 卵白蛋白質の 11%を占める
加熱による変化	凝固する	凝固しない（水溶性）
加熱によるアレルゲン性の変化	低下	安定
消化酵素によるアレルゲン性の変化	低下	安定 低分子化はされるが IgE 抗体結合能の低下はみられない

も，加熱卵ではまったく症状を起こさない症例をよく経験する．これは卵アレルギーには OA(蛋白量として OM の 5 倍量存在)によるアレルギーが多く，加熱により OA の抗原性が低下するためであると考えられる．自験例では，卵白 CAP-RAST 陽性の卵アレルギーの乳幼児 49 例全例が OA 特異 IgE 抗体陽性であるのに対し，OM 特異 IgE 抗体陽性率は 85.7%であった．OA 特異 IgE 抗体陰性例で OM 特異 IgE 抗体陽性例は存在せず，49 例中 42 例では OA 特異 IgE 抗体の方が高く，残りの 7 例ではほぼ同等であった．

OA が加熱により凝固しやすいのに対し，OM は加熱によっても凝固せず，水溶液中に溶出されるという特徴をもつ．茶碗蒸しの上澄みを SDS-PAGE により検討したところ，ほとんどが OM で，計算上，全卵中の OM の約 70%が上清中に出ていた．茶碗蒸しの上澄みやコンソメスープで蕁麻疹や発赤，痒みを起こすのは水溶性の OM によると考えられる．

2 卵アレルギーの臨床

[1] 卵による経胎盤および経母乳感作

平成 4 年秋に厚生省により行われたアトピー性疾患実態調査[1)]によると，妊娠中あるいは授乳中にアレルギー発症予防の目的で食品除去をしていた母親はそれぞれ 11.9%，8.9%であった．そのうち，妊娠中の 83.9%，授乳中の 68.3%の母親は，医師の指示によるのではなく自主的に食品除去しており，除去食品で最も多かったのは卵であった．はたして経胎盤感作あるいは経母乳感作があり得るかどうかを文献的および自験例のデータから検討し，さらに食物アレルギー児における卵による感作の実態を示す．

1） 経胎盤感作

経胎盤感作があるかどうかについて，臍帯血中の特異 IgE 抗体を測定することにより検討した論文のまとめを**表 2** に示す．総症例数 1,000 例中 5 例（卵白 1 例，牛乳 4 例）においてのみ食物抗原特異 IgE 抗体を検出し，その頻度は 0.5%であった．この結果は，感作の予防を目的として，妊娠中に特定の食品を厳密に除去しても，それだけでは十分な効果は得られないことを示唆している．

表 2. 臍帯血中の食物アレルゲン特異 IgE 抗体の検出率

Dannaeus (1978)	0/52	
Michel (1980)	3/136	Milk
Croner (1982)	0/130	
Businco (1983)	1/101	Milk
Delespesse (1983)	1/96	Egg white
Fälth-Magnusson (1987)	0/212	
Lija (1988)	0/170	
Hattevig (1990)	0/103	

5/1,000＝0.5％

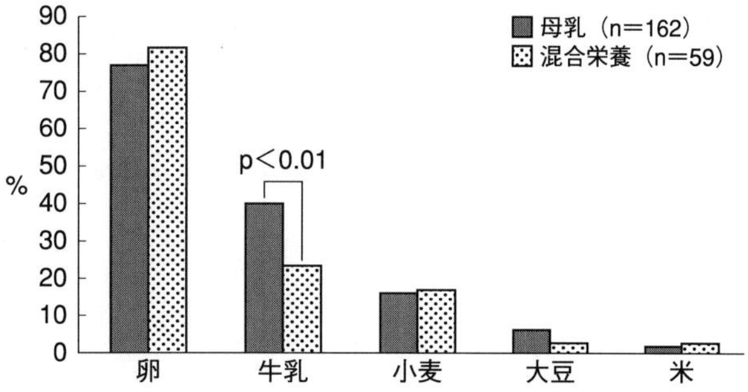

図 1. 離乳前のアトピー性皮膚炎乳児におけるアレルゲン特異 IgE 抗体陽性率 (n＝221)

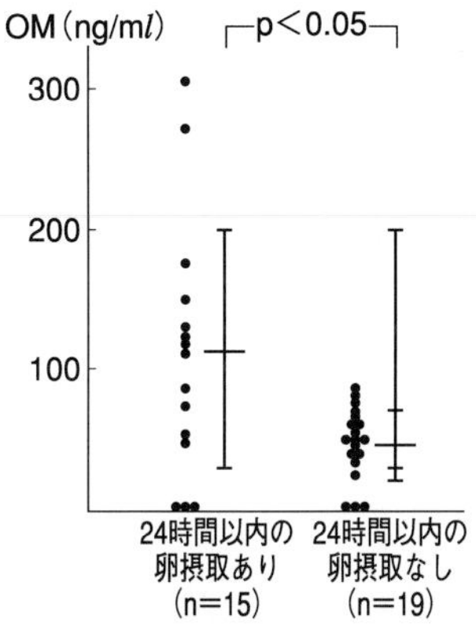

図 2. 母親の卵摂取と母乳中オボムコイド

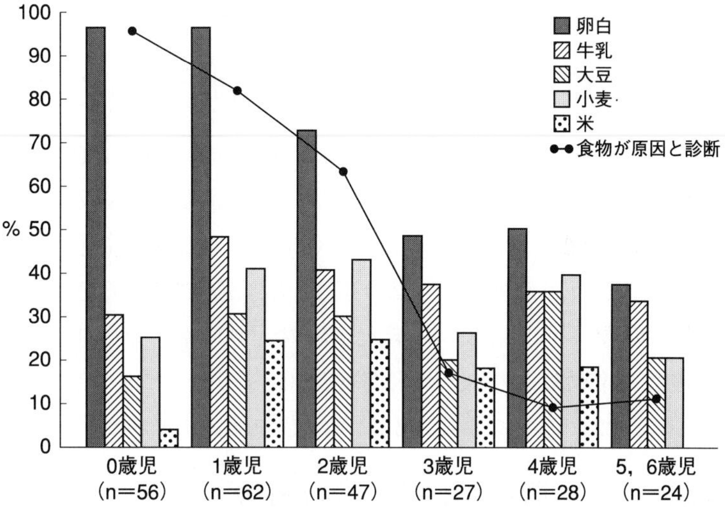

図 3. アトピー性皮膚炎初診時における食物アレルゲン RAST 陽性率 (n＝244)

2) 経母乳感作

離乳前に湿疹を主訴として来院した母乳または混合栄養児 221 例(2 カ月児 10 名, 3 カ月児 70 名, 4 カ月児 75 名, 5 カ月児 47 名, 6 カ月児 19 名) における食物抗原による感作率を図 1 に示す. 卵白による感作率が最も高く, 次いで牛乳, 小麦となっていた. 初診時に 1 つの食物抗原によってのみ感作されていたのは 122 名であり, 卵白によるものが 84.4％と牛乳 14.7％, 小麦 0.8％に比べて高く, アトピー素因を有する児を最初に感作する食物抗原として卵が重要であることが示唆された. 離乳開始前の乳児を対象として検討したデータであるため, 卵に関しては経母乳感作が考えられた. 実際に, 卵アレルギー児の母親の母乳中に数十〜数百 ng/ml の OM を検出することができた (図 2)[2]. 母乳を 1 日に 1 l 飲むと仮定すると, 毎日数十〜数百 μg の抗原を摂取することになる. これはアトピー素因の強い児にとり, 抗原特異的 IgE 抗体を産生するのに非常に好都合な条件である.

このように，卵はアトピー素因を有する母乳栄養または混合栄養の乳児を，感作しやすい条件を有しているのである．

[2] アトピー性皮膚炎における卵アレルギーの関与

食物アレルギーによる症状は多彩であるが，1995年度の厚生省アレルギー総合研究事業成果報告書[3]によると，小児においても成人においても湿疹と痒みが最も多く，アトピー性皮膚炎もこの中に含まれると考えられる．原因食品としては，卵が最も多かった

小児科アレルギー外来における乳幼児アトピー性皮膚炎244名の食物抗原による感作の状態を初診時の年齢別に図3に示す．いずれの年齢においても卵白による感作率が最も高く，しかも低年齢児ほど高かった．感作されている抗原がアトピー性皮膚炎の原因となっている割合も低年齢児ほど高かった[4]．

[3] 即時型アレルギー反応における卵アレルギーの関与

食物アレルギー対策委員会（委員長：飯倉洋治）の平成11年度報告書[5]によると，食物を摂取後60分以内に医療機関における治療を要するほど重篤な即時型反応を起こした1,579例のうち，原因抗原として最も多かったのは卵で419例（26.5%）であり，牛乳，小麦がそれに続いていた．卵により即時型反応を起こした症例の年齢分布は，乳児例が半数近くを占め，加齢とともに減少し，90%以上の症例は7歳以下であったが，成人でも少数例の報告がみられた．419例中，生後3カ月以下の乳児は4例で，報告例数は生後4カ月以降増加し，7カ月をピークとしてその後減少している．離乳食の開始時期と一致して直接摂取による即時型反応を起こした例が増加していると考えられる．

[4] 卵アレルギーによる症状

卵アレルギーに特有の症状はなく，あらゆる症状が出現するが，最も多いのは，乳児におけるアトピー性皮膚炎であり，しばしば離乳食開始前より発症する．

離乳後，直接摂取により，蕁麻疹，全身発赤などの皮膚症状，咳嗽，喘鳴などの呼吸器症状，口内違和感，腹痛，下痢などの消化器症状，眼瞼浮腫，球結膜浮腫などの眼症状，鼻汁などの鼻症状などアナフィラキシー反応による一連の即時型症状も惹起され，重篤な場合にはショックを起こす．

母乳中の微量の卵抗原では明確な即時型反応が起こらずにアトピー性皮膚炎が唯一の症状であっても，直接摂取により蛋白量としてmg〜g単位の卵を摂取すると即時型反応を起こすことがあるので，負荷試験または食事指導を行う場合に注意が必要である．

学童あるいは成人になってもoutgrowしていない卵アレルギー患者においては，わずかな量の卵でも即時型反応を起こすが，口腔粘膜に触れると痒みやイガイガ感などの口内違和感を覚えることが多く，この時点で口より出し，口腔内をよく濯ぐことにより大抵の場合には症状発現を避けることが可能である．

表 3. 卵アレルギーの関与したアトピー性皮膚炎児の 1 歳時の食物による感作状態と，3 歳時の喘鳴発症率，ダニ RAST 陽性率，血清 IgE 値

	卵白単独 RAST 陽性群 (n=74)	複数食物 RAST 陽性群 (n=57)	
喘鳴発症率	2.7%	15.8%	p<0.01
ダニ RAST 陽性率	37.8%	89.4%	p<0.001
血清 IgE 値 (mean±SD)	147.4±35.4 (IU/m*l*)	774.8±1120.8 (IU/m*l*)	p<0.001

[5] 卵アレルギー児の経過

乳児期に卵アレルギーの関与するアトピー性皮膚炎として発症し，3 歳まで経過観察できた 131 例について，複数食物アレルゲン RAST の累積陽性率でみると，卵以外の食物アレルゲンによる感作は大半は 1 歳までに成立しており，1 歳以降 3 歳までに新たに感作されたのは 7 例 (5.3%) に過ぎなかった[4]．しかも，1 歳までに卵によってのみ感作されていた 73 例と 1 歳時に卵以外の食物による感作も成立していた 54 例との間で，3 歳時における喘鳴発症率，ダニ RAST 陽性率 (スコア 2 以上)，血清総 IgE 値を比較検討すると，**表 3** に示すように，いずれの項目も卵アレルギー単独の児の方が統計学的に有意に低かった．このことは，卵アレルギーによるアレルギー症状を発症した乳児に対して，新たな食物アレルギーを成立させないよう離乳食の進め方の工夫が必要であることを示唆している．

アトピー性皮膚炎で発症した卵アレルギー児の経過は乳児期早期に卵除去食 (授乳中の母親も含む) を開始した場合には，早い症例では 1 歳過ぎから，残りの大半も 2 歳までには，十分に加熱した少量の卵を含む食品から徐々に開始することが可能となる．しかし，ごくわずかに混入した卵によっても即時型反応を起こすため，小学校入学時にも除去を余儀なくされる症例が少数例ではあるが存在する．このような症例でもさらに経過観察を続けると，徐々に摂取可能となる場合があることを念頭においた経過観察と食事指導が必要である．

3 卵アレルギー児における診断と治療

[1] 卵アレルギーの診断

卵アレルギーの診断にも，他の食物アレルゲンの場合と同様に，詳細な問診に基づく原因抗原の推定と抗原特異的な免疫反応の確認および除去・負荷試験による確定が必要である．負荷試験については二重盲検負荷試験が理想であるが，生卵由来の抗原を使用した場合や，加熱卵でも抗原量によっては，即時型反応を惹起することがあるので注意を要する．95%以上の陽性的中率で二重盲検負荷試験において陽性になる特異 IgE 抗体のレベルが Sampson ら[6]により出されており (卵に関しては 6 U_A/ml)，低年齢児においては必ずしも一律に負荷試験を行うのではなく，詳しい問診や特異 IgE 抗体の測定，ヒスタミン遊離試験[7]などの結果を参考に診断する．

表 4. アレルギー成立の予防をめざした離乳食の進め方

(1) 卵の開始を二次製品を含めて遅らせる.
(2) 卵以外の食品については遅らせる必要はなく，1歳までには卵以外の食品は何でも摂取できることを目標に離乳を進める.
(3) 米，野菜➡魚（魚卵を除く）➡ {豚肉➡鶏肉, 牛肉, 海草} ➡豆腐，大豆製品➡小麦➡卵二次製品➡卵（十分加熱したもの）
(4) 卵の除去を容易にするための工夫 ベビーフード，加工品，インスタントの調味料の使用を避ける.
(5) 大豆，小麦，米アレルギー予防のための工夫 味噌，醤油の使用を遅らせ，主食はよく精米した白米とする.
(6) アラキドン酸カスケードの抑制のための工夫 リノール酸の摂取をひかえる. 青背の魚を食べる習慣を離乳期よりつけておく.

表 5. 卵除除去食実施における留意点

1. 卵は必須アミノ酸のバランスが極めて良好な食品であるため，除去する場合には，複数の蛋白質を組み合わせて摂取する必要がある（表7参照）.
2. 加工品，インスタント食品，ベビーフードを用いずに，新鮮な食材から調理することにより卵除去は容易となる.
3. 鶏肉アレルギーがない限り鶏肉を除去する必要はないが，魚卵アレルギーは多いので注意する必要がある.
4. 卵アレルギー児は牛乳，小麦，大豆のアレルギーになりやすいため，これらの食品の摂取に偏らないよう，1日30品目を目標に多くの食材を用いた献立をたてることが大切である.
5. 多価不飽和脂肪酸のバランスにも配慮した食事が望ましい.

表 6. 卵除去食の方法と代替食品

卵除去の対象	代替食品または除去の方法（表7参照）
卵そのもの 生卵 卵料理	動物性蛋白質を多く含むもの 魚介類，肉類，牛乳，乳製品など 植物性蛋白質を多く含むもの 大豆，大豆製品など
料理中に卵を用いるもの つなぎ：ハンバーグなど 衣：フライ，天ぷらなど 卵とともに調理した野菜類など つなぎとして加工品中に含まれるもの ハム，ベーコン 練り製品など 灰汁とりに卵を用いるもの コンソメスープなど	 卵を使用しない，または片栗粉など 卵を使用しない 野菜類のみ調理する つなぎとして卵を含まない製品を選ぶ 卵を用いずに灰汁をとる コンソメスープの素などインスタントの調味料を使用しない，
生産ラインにおいて混入する卵成分	ベビーフード，レトルト食品などを用いず，素材を用いて料理する

[2] 卵アレルギー児の食事指導

卵アレルギーの治療の原則も他のアレルギーと同様，原因の回避，すなわち卵の除去である[8]. 一方，卵アレルギーは，乳児期にアトピー性皮膚炎として発症することが多く，しかも乳児期は新たな食物アレルギーが成立しやすい時期でもある[4]ため，離乳食の進め方の工夫と授乳中の母親の食事指導も

表 7. 卵 1 個に相当する蛋白質量を含む食品とその成分表（五訂日本食品標準成分表に基づく）

	重量 (g)	タンパク質 (g)	イソロイシン (mg)	ロイシン (mg)	リジン (mg)	メチオニン (mg)	フェニルアラニン (mg)	スレオニン (mg)	トリプトファン (mg)	バリン (mg)
鶏卵	50	6.2	335	541	443	207	315	285	92	413
和牛・もも・皮下脂肪なし	30	5.9	285	513	561	171	247	285	67	295
豚・もも・赤身	30	6.6	329	541	605	191	265	308	80	350
鶏・もも・皮なし	30	6.6	327	549	602	190	275	306	77	338
マイワシ	30	5.9	275	466	532	171	247	275	66	314
サンマ	35	6.5	300	508	570	207	259	300	74	342
マダイ（養殖）	30	6.5	312	531	625	198	260	302	71	354
ハモ切り身	30	6.7	321	524	685	203	246	278	71	342
ヒラメ（養殖）	30	6.4	305	529	641	214	275	315	73	336
木綿豆腐	90	5.9	322	530	405	87	332	239	90	332
牛乳	190	6.3	333	608	509	165	295	255	80	403

	エネルギー (Kcal)	脂質 (g)	カルシウム (mg)	鉄 (mg)	飽和脂肪酸 (g)	一価不飽和脂肪酸 (g)	多価不飽和脂肪酸 (g)	n-6 合計 (g)	n-3 合計 (g)	n-6/n-3
鶏卵	75.5	5.2	26	0.9	1.44	2.01	0.74	0.64	0.09	7.0
和牛・もも・皮下脂肪なし	66.0	4.3	1	0.3	1.31	1.62	0.16	0.16	0.00	—
豚・もも・赤身	38.4	1.1	2	0.3	0.33	0.44	0.09	0.08	0.00	—
鶏・もも・皮なし	41.4	1.4	3	0.6	0.35	0.59	0.22	0.19	0.03	7.1
マイワシ	65.1	4.2	21	0.5	1.03	1.05	1.13	0.12	1.01	0.1
サンマ	108.5	8.6	11	0.5	1.56	3.51	1.94	0.19	1.74	0.1
マダイ（養殖）	58.2	3.2	3	0.1	0.77	1.02	0.98	0.14	0.83	0.2
ハモ切り身	43.2	1.1	24	0.1	0.41	0.38	0.44	0.06	0.37	0.2
ヒラメ（養殖）	37.2	1.2	7	0.0	0.21	0.21	0.35	0.03	0.32	0.1
木綿豆腐	64.8	3.8	108	0.8	0.67	0.77	1.87	1.65	0.23	7.2
牛乳	127.3	7.2	209	0.0	4.48	1.88	0.22	0.19	0.02	7.6

必要になるという特徴をもつ.

多価不飽和脂肪酸のバランスも考慮し，新たな食物アレルギーの成立の予防を目指した離乳食の進め方と卵除去の実施上の注意を**表 4，5** に示す．授乳中の母親の卵除去については，診断のための除去および治療の開始時には，二次製品を含む完全除去が必要な場合が多いが，月齢が進み，児の消化能力や腸管の局所免疫能が成熟するにつれ母親が卵を摂取しても症状をが惹起されなくなっていくことを念頭において食事指導する必要がある.

卵除去のための代替食品の取り方を**表 6** に，卵 1 個に含まれる蛋白量とほぼ同量の蛋白を含む食品の一覧を**表 7** に示す．**表 7** では小児で不足しやすいカルシウムと鉄および脂肪酸の量，n-6，n-3 の量と比なども合わせて示す．アレルギー炎症の予防の観点からは，卵よりも優れた食品が多く存在し，卵除去による栄養上の問題は容易に解決できることがわかる.

表 8．1 週間の献立

	朝食	昼食	夕食	間食
1 日目	チキンライス ミカン お茶	ご飯 サバの照り焼き 昆布とサツマイモの甘煮 豚肉とホウレンソウのみそ汁	ご飯 ハンバーグ カボチャの煮物 キュウリとワカメ，桜エビの酢の物	バナナ ニューMA-1
2 日目	おにぎり タコと切り干し大根のサラダ ジャガイモとニラの味噌汁	ご飯 根菜入りつくね 三つ葉としいたけの和え物 アスパラガスとトマトのサラダ	ご飯 カレイの煮つけ アサリときのこのマリネ 大根と油揚げのみそ汁	柿 ニューMA-1
3 日目	ご飯 納豆 ホウレンソウとしめじの和風炒め 玉ネギとワカメのみそ汁	イワシの照り焼き丼 タケノコと春菊の吸い物	ご飯 豚肉餃子 厚揚げとピーマンの味噌炒め	リンゴ ニューMA-1
4 日目	ワカメとサケの混ぜご飯 小松菜の磯部和え 大根，ニンジン，さやいんげんのみそ汁	ご飯 肉団子の野菜あんかけ きのこソテー ワカメと油揚げのみそ汁	ヒジキご飯 サンマの塩焼き 焼きナス 白菜の煮びたし ナシ	スイートポテト ニューMA-1
5 日目	ご飯 大豆の五目煮 ホウレンソウとえのきの柚子浸し オレンジ	カレーライス ワカメとトマトとキュウリの酢の物	ご飯 ブリの塩焼き しめじのおかかまぶし 大根，ニンジン，オクラ，油揚げの吸い物	メロン ニューMA-1
6 日目	ご飯 アジの開き レンコンのきんぴら ジャガイモと玉ネギのみそ汁	ご飯 三色野菜の豚肉巻き トマトの和風サラダ 大根，ニンジン，三つ葉の吸い物	ご飯 サワラの照り焼き 小松菜と油揚げの煮びたし けんちん汁 ブドウ	お豆腐団子 (みたらし団子風) ニューMA-1
7 日目	ご飯 〆サバのとろろ昆布和え 玉ネギとキャベツのみそ汁	カボチャのオムライス ブロッコリーのサラダ	ご飯 カツオのエスニック風たたき ホウレンソウの白和え 蒸しナスのじゃこオイルがけ	バナナ ニューMA-1

表 9. 1週間の献立の栄養価計算

	エネルギー (kcal)	蛋白質 (g)	脂質 (g)	炭水化物 (g)	カリウム (mg)	カルシウム (mg)	リン (mg)	鉄 (mg)	A レチノール当量 (μg)	ビタミン D (μg)
1 日目	1,747.7	57.5	47.1	266.9	2,913	504	862	9.0	2,225	180.0
2 日目	1,487.6	52.2	38.6	232.4	3,162	349	771	8.7	773	6.6
3 日目	1,601.4	61.8	44.7	229.2	2,662	468	906	10.5	1,588	120.1
4 日目	1,505.3	52.0	40.7	230.8	2,730	448	818	10.3	1,417	130.5
5 日目	1,718.5	58.9	49.3	260.0	3,982	408	890	10.8	1,624	118.0
6 日目	1,682.4	55.0	43.6	259.3	2,837	479	871	8.7	1,007	114.8
7 日目	1,597.7	57.4	45.8	239.1	3,219	498	862	8.1	1,635	122.8
1 週間平均	1,620.0	56.4	44.3	245.4	3,072	451	854	9.4	1,467	113.2
所要量	1,550.0	45.0	47.4	232.5	1,100	500	700	8.0	300	10.0
充足率（%）	104.5	125.3	93.4	105.5	279.3	90.1	122.0	118.1	489.0	1132.5

	ビタミン E (mg)	ビタミン K (μg)	ビタミン B1 (mg)	ビタミン B2 (mg)	ビタミン C (mg)	食物繊維総量 (g)	食塩 (g)	n-6/n-3 比	PFC 比		
									P（%）	F（%）	C（%）
1 日目	13.3	281.0	1.03	1.05	151	13.2	7.7	1.8	13.2	24.2	62.6
2 日目	10.0	289.8	0.72	0.99	138	21.7	6.4	2.6	14.0	23.4	62.6
3 日目	10.2	683.9	0.96	1.41	98	13.2	5.9	2.8	15.4	25.1	59.4
4 日目	7.2	199.8	0.98	1.03	89	14.8	7.4	1.1	13.8	24.3	61.9
5 日目	10.6	289.0	1.16	1.43	209	19.9	7.7	1.4	13.7	25.8	60.5
6 日目	9.2	239.4	1.11	0.89	128	11.0	7.9	2.0	13.1	23.0	64.0
7 日目	8.7	259.5	0.77	0.91	124	17.8	4.9	2.4	14.0	25.0	59.0
1 週間平均	9.9	320.4	0.96	1.10	134	15.9	6.8	2.0	13.9	24.4	61.4
所要量	6.0	20.0	0.60	0.80	50	15.5	10.0	3 以下	10〜15%	25〜30%	55〜65%
充足率（%）	164.7	1601.8	160.1	137.7	267.6	102.8	◎	◎	◎	○	◎

4 卵アレルギー児のための献立

卵アレルギー児のための献立を表 8 に示す．この献立では，牛乳，小麦およびインスタント調味料や加工食品を用いていない．アレルギー用ミルク（ここではニューMA-1）以外は特別のアレルギー用食品は使用せずに，どこにおいても手に入る普通の食材を用いて，子どもの好きなごくありふれたメニューを中心にしている．この献立を幼児用に設定した時の栄養価計算を表 9 に示すが，多価不飽和脂肪酸のバランスも考慮し，1 日に 1 回魚料理を取り入れ，味がよく安価でしかも n-6/n-3 比が 2.0 と低い菜種油を用いることにより，n-6/n-3 比を一週間平均 2.0 まで下げることができた．多価不飽和脂肪酸は酸化を受けやすいという欠点があるため，ショウガやニンニクなどの抗酸化作用のあるものを積極的に取り入れ，食物繊維の充足にも配慮した献立である．

◆おわりに◆

卵アレルギーは，食物アレルギーの中で最も頻度が高く，軽微な皮膚症状から重篤なアナフィラキシーショックに至るまであらゆる症状の原因となっている．しかもアトピー素因を有する個体において，生涯で最初に経験するアレルギー症状であることが多く，その後の経過の鍵を握っているといっても過言ではない．

そのため，卵除去をするのみならず，食物による新たな感作を避け，しかもアレルギー炎症の予防を目指した食事指導を行うことが患者および家族の Quality of Life を保つために重要である．

附）表 8，9 の献立作成，栄養価計算は同志社女子大学生活科学部臨床栄養学研究室 2001 年度ゼミ生の伊藤友美，久保田敦子，越川じゅん，真鍋裕子氏によるものであり，レシピ集はアレルギー患者に用いている．

（伊藤節子）

文　献

1) 厚生省児童家庭局母子衛生課監修：アトピー性皮膚炎生活指導ハンドブック．南江堂，東京，1994
2) 伊藤節子：乳幼児における臨床；IgE 抗体と IgG 抗体•血中，母乳中のアレルゲン濃度．食物アレルギー，三河春樹，ほか（編），pp 23-27，メディカスインターコン，1999.
3) 三河春樹：アレルギー疾患の疫学的研究．厚生省アレルギー総合研究報告書　247-251，1995.
4) 伊藤節子：アレルギーマーチにおける食物アレルギー．小児科臨床 51：1957-1966，1998.
5) 飯倉洋治，赤澤　晃，今井孝成，ほか：厚生省食物アレルギー対策検討委員会平成 11 年度報告書．2000.
6) Sampson HA HoDG：Relationship between food-specific IgE concentration and the risk of positive food challenges in children and adolescents. J Allergy Clin Immunol 100：444-451, 1997.
7) 伊藤節子：ヒスタミン遊離試験の食物アレルギーの診断における有用性；即時型アレルギー反応を中心に．小児科 41：265-271，2000.
8) 伊藤節子：食物アレルギーの治療・予後．小児科診療 61：750-757，1998

1 主要抗原とこれによるアレルギーの特徴，症状，診断，対応

2. 牛乳

◆はじめに◆

食物アレルギーの原因食品として，牛乳は鶏卵に次いで頻度の多い食品である．しかも，人工栄養の乳児においては，ミルクは生後早期に摂取する異種蛋白であり，最も早期にアレルギー症状の出現する食品である．

牛乳アレルギーとは，牛乳製品を摂取することにより起こる免疫学的機序の関与した過敏症状をいう．臨床症状は多彩であり，また，その免疫学的機序に関しては，Ⅰ型の即時型反応のみならず，III型，IV型の機序もみられる．

治療の面においては，低アレルゲン化ミルクが開発されており，ミルクアレルギーの乳幼児において広く用いられている．

1 牛乳中のアレルゲン活性物質[1)]

牛乳中には蛋白質が通常 3〜3.5%含まれ，大部分は脱脂乳に存在する(図 1)．脱脂乳中の蛋白質はさらに，カゼインと乳清蛋白質に分類される．カゼインは牛乳蛋白質の 75〜85%を占める主要蛋白質であり，カゼインはさらに α_{S1}，α_{S2}，β，κ の 4 つのファミリーに分類される．一方，乳清蛋白質には β-ラクトグロブリン，α-ラクトグロブリン，血清アルブミン，免疫グロブリンなどが含まれる．

牛乳アレルギーの原因となる蛋白質は数多く存在し，20 種類以上のアレルゲンが確認されている．また，摂取されるまでの過程においてさまざまな物理的・化学的修飾を受け，新たなアレルゲン活性を生じる可能性も出てくる．牛乳加熱時に認められるメイラード反応により牛乳中の β-ラクトグロブ

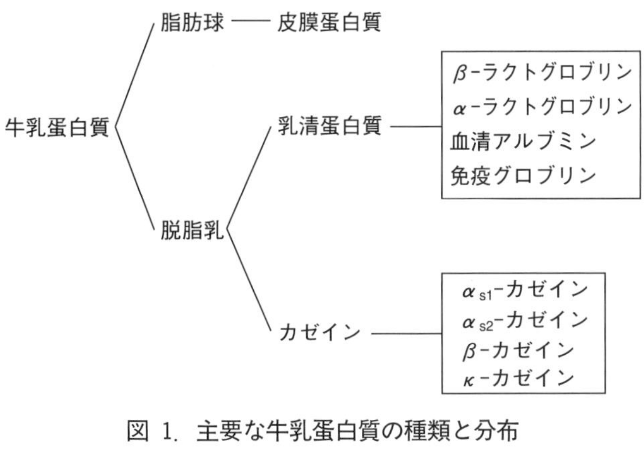

図 1. 主要な牛乳蛋白質の種類と分布

表 1. 牛乳蛋白質とそのアレルゲン性

蛋白質	牛乳蛋白質中の%	分　子　量	アレルゲン性
カゼイン	80		++
α_{S1}-カゼイン	30	23,600	++
α_{S2}-カゼイン	9	25,200	−
β-カゼイン	29	24,000	−
κ-カゼイン	10	19,000	−
γ-カゼイン	2	12,000	−
乳清蛋白質	20		++
α-ラクトアルブミン	4	14,200	+
β-ラクトグロブリン	10	18,300	+++
血清アルブミン	1	66,300	+
免疫グロブリン	2	160,000〜900,000	+
プロテオース・ペプトン	3		−

（文献 2）より引用）

リンが乳糖と結合すると，そのアレルゲン活性が高まるといわれている．

また，牛乳アレルギー患者の 82%が β-ラクトグロブリン，43%がカゼイン，41%が α-ラクトアルブミン，27%がウシ γ-グロブリン，そして 18%がウシ血清アルブミンに対して反応し，この順にアレルゲン活性が高いことが示されている．その中でも最も主要な牛乳アレルゲンと考えられているものは，α_{S1}-カゼインと β-ラクトグロブリンである．これら 2 種類の蛋白質は牛乳中には多量に含まれているが，母乳中には通常まったく含まれていないものであり，ヒトにとっては異種性の高い蛋白質である．そのことが強いアレルゲン活性の原因となっていると考えられる．

表 1 に主な牛乳蛋白質の成分の割合，分子量，アレルゲン活性を示す[2]．

[1] β-ラクトグロブリン

β-ラクトグロブリンは乳清蛋白質の主要成分で，牛乳全蛋白質の 7〜12%，乳清蛋白質の約半分を占めている．β-ラクトグロブリンは球状蛋白質で分子量は約 18,400 であり，牛，羊，ヤギ，犬，豚，鹿，馬，イルカのミルクにも含まれている．牛乳中の β-ラクトグロブリンはアミノ酸の配列も決められており，また，立体構造も X 線結晶解析の結果明らかにされている．(**図 2**)[3]，さらに，β-ラクトグロブリンは最近になってレチノール結合蛋白質との相同性が明らかにされ，ビタミン A などの腸管内における疎水性物質輸送機能が注目されている蛋白質でもある．

[2] α_{S1}-カゼイン

α_{S1}-カゼインは，牛乳中にコロイド状に分散しているカゼインミセルを構成している主要な成分である．全牛乳蛋白質の 36%を占めている．199 個のアミノ酸からなっており，β-ラクトグロブリンにみられるような機序だった構造をもっていない．

α_{S1}-カゼインのエピトープに関しては，牛乳アレルギー患者血清中の IgG 4 抗体は N 末端から 46〜65 番目のエピトープと強い反応性が見い出されており，牛乳アレルギーの発症に関与している可能性が示唆されている[2]．

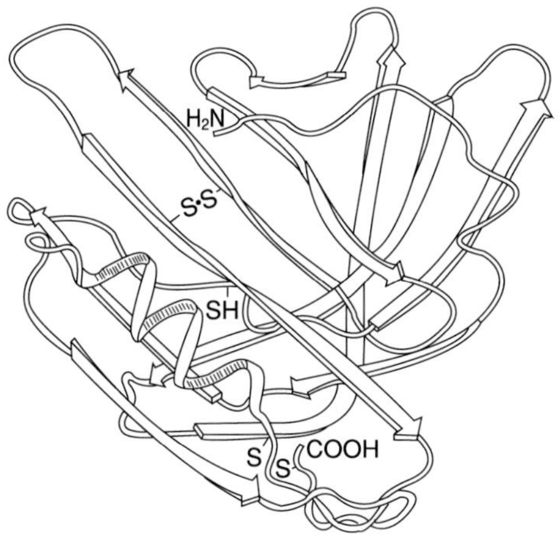

図 2. β-ラクトグロブリンの構造
(文献 3 より引用)

2 牛乳アレルギーの症状

牛乳アレルギーの症状は消化器症状，呼吸器症状，皮膚症状の他多彩なものがある(**表 2**)[4]．その症状は牛乳，乳製品を摂取して 1 時間以内に症状の出現する即時型反応とそれ以降に症状の出現する非即時型反応に分けられる．

[1] 即時型反応

発症機序として主に IgE 抗体が関与するもので，症状は抗原摂取後，早い場合には 5 分以内に出現することもある．

厚生省食物アレルギー対策検討委員会平成 11 年度報告書による牛乳アレルギーの主症状を**図 3** に示す[5]．皮膚症状が最も多く，急性蕁麻疹，紅斑，発疹などが出現する．次いで，呼吸器症状として，喘息，咳嗽，呼吸困難がみられる．ぐったり，顔面蒼白などの全身性のアナフィラキシーショックもみられる．これらの症状は 1 歳未満の乳児に多い．

[2] 非即時型反応

非即時型反応の症状としては，腹痛，遷延する下痢，嘔吐などやそれによる低栄養，体重減少などがある[6)7)]．頻回の下痢により血便を呈し貧血をきたすこともある[8,9)]．また，一方では，ときに便秘に傾くこともある[10)]．低アルブミン血症から蛋白漏出性胃腸炎の状態となることもある．これらの症状は乳児期に出現することが多い[11)]．

一般に牛乳に対する IgE 抗体は陰性を示すことが多く，むしろ IgG 抗体が陽性を示す場合がある[12)]．抗原負荷により小腸粘膜から TNF-α（tumor necrosis factor）が分泌されるという報告も

表 2. 牛乳アレルギーの臨床症状・疾患

消化器症状	嘔吐，下痢，腹痛，血便，便秘，口唇炎，口角炎，アフタ性口内炎，吸収不全，難治性下痢，蛋白漏失性胃腸炎，クローン病
呼吸器症状	鼻炎，咳嗽，喘息，中耳炎，Heiner 症候群，肺ヘモジデローシス
皮膚症状	蕁麻疹，血管性浮腫，肛門周囲炎，脂漏性皮膚炎，アトピー性皮膚炎
その他	血尿，蛋白尿，体重増加不良，鉄欠乏性貧血，血小板減少症，アナフィラキシー，ミルク嫌い，易刺激性

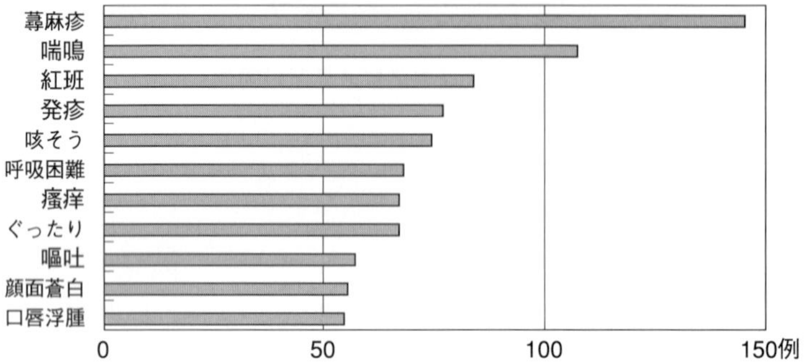

図 3. 牛乳アレルギーの主症状（文献 5 より引用）

ある[13].

アレルギー性好酸球性胃腸炎においては，胃食道逆流により，嘔吐，腹痛，嚥下障害，体重減少などが生ずる．1 歳未満の乳児における胃食道逆流の 40%はミルクによるアレルギーによるという報告もある[14]．消化管粘膜には好酸球の浸潤が認められ[15)16]，健康人より多くの IL(interleukin)-4，IL-5 が分泌される[17].

その他，肺ヘモジデロージスや Heiner 症候群の報告もある．Heiner 症候群は稀な疾患であるが，ヘモジデロージスによる肺炎や消化管の炎症により，鉄欠乏性貧血や体重減少をきたす疾患であり，牛乳に対する IgG 沈降抗体が検出されており，牛乳による過敏反応と考えられている[18].

3 牛乳アレルギーの治療

牛乳アレルギーと判明した場合は，牛乳，乳製品の除去を行う．アナフィラキシーのような重篤な症状を呈する場合には，加工品も含めて厳重に除去を行う．症状がそれほど強くない場合には二次製品，加工食品は摂取可能な場合もある．症状の程度に合わせて除去を指導する．

表 3. 牛乳を除去する時の食品

牛乳，コーヒー牛乳，フルーツ牛乳，粉乳，山羊乳
牛肉，ハム，ソーセージ
バター，チーズ，マーガリン
ヨーグルト，ヤクルト，フルーツサワー，パイゲンC，スノーラック，カルピスおよびその他の乳酸飲料
ポタージュ，スープの素，インスタントカレー，ホワイトソース，インスタントのマッシュポテト
チョコレート，キャラメル，バターアメ，キャンデー，ドロップ，チューインガムなど
ミルクココア
ケーキ，カステラ，ビスケット，ホットケーキ
クリーム，プリン，ウエハース
食パン，コッペパン，菓子パン
アイスクリーム，シャーベット
粉末ジュース，ソーダラップ，市販の果汁，ジュース類（一部のもの）
その他大部分の菓子類
インスタントラーメン，インスタントスープ
果実の缶詰

［1］牛乳，乳製品を含む食品と代替食品[19)]

牛乳は良質の蛋白質，カルシウムを多く含んだ食品である．除去を指示する際には，代替となる食品の摂取を指導する．

牛乳，牛肉，牛レバー，それらを含む食品を除去することになる．その他で除去する食品には，ヨーグルト，乳酸飲料，バター，チーズのほか，純植物マーガリンにも発酵乳が混合されている．パーム油でできたアレルギー用マーガリンは使える．インスタントのカレーには牛乳やバターが入っているので，家庭で植物油を使いカレールーをつくるようにする．インスタントのマッシュポテトにも牛乳が含まれている．また，から揚げ粉にもスキムミルクが入っているので片栗粉をつけて揚げるようにする．

ほとんどのお菓子には，牛乳・バターが含まれている．ケーキやカステラのほかにチョコレート，キャラメル，キャンディー，ドロップ，チューインガムなどにも含まれている．また，食パンや菓子パン，アイスクリーム，シャーベットにも含まれているので，家庭で牛乳を含まないパンを焼いたり，フルーツで果汁を作りシャーベットを作ることができる．果物の缶詰にはつやを出すために牛乳が使われているものがあるので注意する必要がある．牛乳を除去するときの食品を**表 3** に示す．

牛乳や牛肉に代わる蛋白質の食品としては鶏肉，兎肉，羊肉，馬肉などの肉類，魚介類，卵，豆腐類などを用いる．牛乳 200 m*l* に代わる蛋白食品を**表 4** に示す．

カルシウム源としては，干しエビ，シラス干し，ワカサギ，小アジなどの小魚や，ヒジキなどの海藻類，豆腐類などである．牛乳中のカルシウム 200 mg に代わる食品を**表 5** に示す．

除去食を指導する際には，蛋白質の食品，カルシウムの食品を十分摂取することで栄養不足のないようにする．

表 4. 牛乳（200 ml）に代わる蛋白食品（5.8 g）

20 g	カツオ	小 1/3 切		サバ	1/3 切
25 g	イワシ	1/2 尾		サワラ	1/3 切
	カジキ	1/3 切		サンマ	1/3 尾
	ブリ	1/3 切		シシャモ	1+1/2 尾
	マグロ	1/3 切		タイ	1/3 切
	伊勢エビ			ヒラメ	1/3 切
30 g	アジ	中 1/2 尾		フナ	1/2 尾
	メザシ	中 2 尾		カニ	
	カレイ	1/3 切		鶏肉	
	キス	小 1 尾		豚肉	
	サケ	1/3 切		馬肉	
	兎肉			芝エビ	大 4 尾
35 g	アユ	1/2 尾		伊達巻	
	ウナギ	1/2 串		ガンモドキ	中 1/2 枚
	イサキ	1/2 尾	45 g	アワビ	
	コイ	小 1/2 切		さつま揚げ	小 1 枚
	タラ	大 1/3 切		ウインナー	3 本
	ドジョウ	4 尾	50 g	タコ	
	ニシン	中 1/4 尾		焼きちくわ	2/5 本
	ワカサギ	小 6 尾	55 g	ハマグリ	むきみ 6 個
	イカ			生揚げ	中 1 枚
	ロースハム		60 g	カキ	むきみ 3 個
	羊肉			はんぺん	3/4 枚
	納豆	小 4/5 個	85 g	木綿豆腐	1/4 丁
40 g	ホタテ貝	1/2 個			

表 5. 牛乳に代わるカルシウム食品（200 mg）

10 g	ハゼ佃煮		65 g	なず菜	
15 g	ヒジキ		70 g	小松菜	
	タニシ		75 g	アユ	1+1/4 尾
	アミ佃煮			カツオ	1 切
	ゴマ			がんもどき	中 1 枚
	エビ佃煮		85 g	大豆	
	フナ甘露煮			生揚げ	1 枚
	田作り			カブの葉	
20 g	ワカサギ佃煮		90 g	メザシ	中 6 尾
	ワカメ		95 g	大根の葉	
25 g	ドジョウ	小 3 尾	100 g	カジキ	1+1/2 切
	ワカサギ	4 尾	105 g	シシャモ	5 尾
	青のり			身欠ニシン	
30 g	桜エビ			パセリ	
	昆布		135 g	シラウオ	2/3 カップ
	葉唐辛子			京菜	
35 g	アミ			菜の花	
40 g	シラス干し	2/5 カップ	165 g	木綿豆腐	2/3 丁

[2] 低アレルゲン性調整粉乳について[1)]

牛乳アレルギーあるいは不耐症による下痢の多くは，1 歳未満の乳児に発症する．一般の調整粉乳の摂取により過敏症状を呈する乳児に対しては，低アレルゲン性調整粉乳の開発が行われ，現在広く治療乳として用いられている．

低アレルゲン性調整粉乳の開発に用いられてきた主要な技術は蛋白質抗原の除去，加熱，酵素分解の 3 つに大別される．

人乳に対して異種性の高い牛乳蛋白質としては β-ラクトグロブリン，α-カゼインが挙げられる．特に β-ラクトグロブリンはカゼインと違って胃内消化を受けにくく，小腸に未分解のまま到達しやすいため，牛乳の主要なアレルゲンとして注目されている．調製粉乳の組成から β-ラクトグロブリンや α-カゼインを除去する方法が行われているが，これらは人乳化（母乳化）が進んだミルクと呼ばれるが，低アレルゲン化が進んだミルクとは呼ばれないことが多い．

加熱処理に関しては，100℃または 115℃で 30 分間加熱処理したホエー蛋白質は免疫原性がほとんどなくなり，アナフィラキシーショックも誘発しなくなることがモルモットでは示されている．しかし，このような温度の熱処理は水溶性の著しい低下，また，蛋白質の栄養価の低下から，加熱処理のみで乳蛋白質の低アレルゲン化を図る方法は通常取られていない．

蛋白質抗原の酵素分解は，最も一般的な乳蛋白質の低アレルゲン化方法である．現在の時点では，酵素分解で蛋白質の大きさを数残基程度のペプチドまで小さくすることが，蛋白質の抗原性を低減化する確実な方法といえる．

酵素分解で低アレルゲン化される乳蛋白質の代表はカゼインである．カゼインはホエー蛋白質に比べると，加熱では抗原構造を壊しにくいが，酵素処理では容易に分解される．このカゼイン酵素分解物をベースとした低アレルゲン化調整粉乳は，40 年以上前から市販されているものであり，第一世代の低アレルゲン化調整粉乳と呼ばれている．その蛋白組成は遊離アミノ酸が 70 モル%以上を占め，含有するペプチドの長さが 8 残基以下という特徴をもつ．

次の第二世代は，10〜20 年前より市販されているホエー蛋白質酵素分解物であり，遊離アミノ酸が 40〜60 モル%を占め，含有するペプチドの長さが 12 残基以下となっている．

最も新しい第三世代は，市販されてまだ数年のホエー蛋白質酵素分解物であるが，遊離アミノ酸が 20 モル%以下を占め，含有するペプチドの長さが 15 残基以下となっている．第三世代の低アレルゲン化調整粉乳は分解度を抑えて，酵素分解物特有の苦味の問題を軽減する工夫がなされている．

ミルクの飲用により，種々の過敏症状を呈する乳児にとって，治療乳は大きな恩恵となっている．近年，低アレルゲン性調整粉乳はじめ各種の治療乳の開発により，ミルクアレルギーや乳糖不耐症，難治性下痢症などの小児の治療は行いやすくなった．アレルゲン活性の多様性の面から，また風味の問題の面から，さらに技術の改良をいろいろな角度から行うことにより，第四，第五世代の低アレルゲン化調整粉乳の開発が期待されている．

[３] ミルクアレルギー，難治性下痢症などにおける治療乳の用い方

ミルクアレルギー，乳糖不耐症，難治性下痢症などに用いられる市販品特殊ミルクを**表 6** に示す．

ミルクアレルギーが判明したら，ミルクならびに乳製品は除去し，代替となるミルクを飲ませる．ミルクアレルギーの治療乳として現在市販されているものとしてニューMA-1，のびやか，エピトレス，ペプディエットなどがある．カゼインや乳清蛋白質を加水分解して作られている．

表 6. ミルクアレルギー，難治性下痢症などに用いられる市販品特殊ミルク

品　名	容量 g	会社名	適応症
ニューMA-1	350 850	森永乳業（株）	乳糖不耐症・ミルクアレルギー・大豆アレルギー
明治のびやか	350 850	明治乳業（株）	ミルクアレルギー・牛乳蛋白質不耐症・大豆等蛋白質不耐症
エピトレス	400 850	明治乳業（株）	牛乳アレルギー・蛋白質不耐症・難治性下痢
エレメンタルフォーミュラ	400	明治乳業（株）	
ペプディエット	350	雪印乳業（株）	牛乳アレルギー・乳糖不耐症・ガラクトース血症
ソーヤミール	350 850	明治乳業（株）	牛乳アレルギー・乳糖不耐症・ガラクトース血症
ラクトレス	350	明治乳業（株）	乳糖不耐症・難治性下痢症
ノンラクト	350	森永乳業（株）	
ボンラクト i	360 1,000	和光堂（株）	

ミルクアレルギーの症状が極度に強い場合には，このような治療乳にも過敏反応を示す場合がある．このような場合には，大豆乳(ボンラクト，ソーヤミール)か，アミノ酸調整粉乳(エレメンタルフォーミュラ) を用いる．しかし，これらの代替乳は特有の苦みと臭気があり投与できない場合もある．アミノ酸調整粉乳は浸透圧がやや高いために，消化器症状が誘発される乳児もみられる．

なお，大豆乳は，大豆に複合感作されている例や，使用開始後新たに大豆に感作される可能性もあることから，長期使用には，あまり適さない．また，一部の治療乳はビタミン K 濃度が低いため，ビタミン K 欠乏症による頭蓋内出血の報告もあるので注意する[20]．

4 牛乳成分を含む薬品

牛乳アレルギーの患者においては，その過敏症状が強い場合には，牛乳成分を含む薬品の投与は行わないように注意する．牛乳アレルギーの患者に投与禁忌の薬剤一覧を**表 7** に示す．表中の薬剤を処方する場合，問診により患者のアレルギー歴を十分確認することが必要である．また，これらの薬剤によるアナフィラキシー様症状の発現は，低年齢層に限定されていないので注意する．

牛乳アレルギーの患者に乳糖が使用されることについては，局方乳糖では純度試験により残留蛋白質はほとんどないとされており，問題ないと考えられている．

◆おわりに◆

近年，日本人における牛乳ならびに乳製品の摂取量は増加し，牛乳アレルギーの頻度は上昇している．牛乳アレルギーの機序はⅠ型反応のみならず，Ⅲ型，Ⅳ型の免疫反応も関与し，その病態は複雑である．

表 7. 牛乳に対しアレルギーのある患者に投与禁忌の薬剤一覧

一般名・商品名（会社名）	概　　要
アミノレバン EN（大塚）	＊「肝不全用経口栄養剤」である本剤は添加物としてカゼインを含有することから、牛乳に対しアレルギーのある患者に対する注意を喚起するために記載。
アンチビオフィルス（日研） antibiotics-resistant lactics and bacteriae	＊本剤によるアナフィラキシー様症状の発現は「耐性乳酸菌等に起因するアナフィラキシー様症状ではなく、製剤化に際して『安定化剤として添加されている脱脂粉乳』によるものである。
エマベリン L-Cap.（塩野義） nifedipine	＊本剤は添加物としてカゼインを含有する。
エンシュア・リキッド （明治乳業-大日本）	＊本剤は半消化態栄養剤で-配合成分としてカゼインナトリウム・カゼインナトリウムカルシウムが配合されている。
エンシュア・H （明治乳業-大日本）	＊本剤は半消化態栄養剤で-配合成分としてカゼインナトリウム・カゼインナトリウムカルシウムが配合されている。
エンテロノン-R（HMR） antibiotics-resistant lactics and bacteriae	＊本剤によるアナフィラキシー様症状の発現は「耐性乳酸菌等に起因するアナフィラキシー様症状ではなく、製剤化に際して『安定化剤として添加されている脱脂粉乳』によるものである。
エントモール散（山之内） antibiotics-resistant lactics and bacteriae	＊本剤によるアナフィラキシー様症状の発現は「耐性乳酸菌等に起因するアナフィラキシー様症状ではなく、製剤化に際して『安定化剤として添加されている脱脂粉乳』によるものである。
クリニミール （森永乳業-エーザイ）	＊本剤は半消化態栄養剤で-配合成分として牛乳由来のカゼインが配合されている［添付文書，1999.8.改訂］。
コレポリー-R 散（東和薬品） antibiotics-resistant lactics and bacteriae	＊本剤によるアナフィラキシー様症状の発現は「耐性乳酸菌等に起因するアナフィラキシー様症状ではなく、製剤化に際して『安定化剤として添加されている脱脂粉乳』によるものである。
コンビチーム錠（マルホ） 膵臓性酵素 220 mg・アスペルギルス・オリラーゼ産生酵素 120 mg/錠	＊膵臓性消化酵素剤（pancreatin）は、ブタ膵臓から精製したものであり、原動物の摂取により過敏症発現の既往者では、本剤服用により過敏症発現の可能性が予測。 ＊本剤は添加物としてカゼインを含有する。
タンナルビン（菱山） albumin tannate	＊ albumin tannate は、すべてタンニン酸と牛乳カゼインを原料として製造されている。本剤服用によるアナフィラキシー様症状及びショックの発現は、albumin tannate の原料である牛乳由来の蛋白質『カゼイン』によるとされている。
ハーモニック-F（エスエス製薬） 低乳糖乳蛋白質	＊本剤は牛乳由来のカゼインが含まれているため、アナフィラキシー様ショックを引き起こすことがある［添付文書，1999.6.改訂］
ハーモニック-M（エスエス製薬） 乳精蛋白質 低乳糖乳蛋白質	＊本剤は牛乳由来のカゼインが含まれているため、アナフィラキシー様ショックを引き起こすことがある［添付文書，1999.6.改訂］
ビオスリー・同錠（鳥居） clostridium butyricum（酪酸菌）	＊本剤によるアナフィラキシー様症状の発現は「耐性乳酸菌等に起因するアナフィラキシー様症状ではなく、製剤化に際して『安定化剤として添加されている脱脂粉乳』によるものである。
ベスビオン（雪印乳業-藤沢） MCT カゼイン 低乳糖脱脂粉乳 全粉乳	＊本剤は半消化態栄養剤で-配合成分として牛乳由来のカゼインが配合されている［添付文書，1999.10.改訂］
ポリラクトン（吉富製薬） Lactobacillus acidophilus 等耐性乳酸菌 400 mg 含有	＊本剤によるアナフィラキシー様症状の発現は「耐性乳酸菌等に起因するアナフィラキシー様症状ではなく、製剤化に際して『安定化剤として添加されている脱脂粉乳』によるものである。
ミルマグ錠（阪急共栄物産） 1 錠中 magnesium hydroxide 0.35 g 添加物：サッカリンナトリウム・香料・脱脂粉乳（カゼイン含有）	＊本剤は添加物としてカゼインを含有する。

表 7．続き

一般名・商品名（会社名）	概　要
メイアクト錠・小児用細粒（明治製菓） cefditoren pivoxil	＊本剤は添加物としてカゼインナトリウムを含有する。
メデマイシンカプセル（明治製菓） midecamycin	＊本剤は添加物としてカゼインを含有する。
ラコール（大塚-雪印） 乳カゼイン・分離大豆蛋白・トリカプリンダイズ油・シソ油など	＊本剤には牛乳由来のカゼインがくまれているため、アナフィラキシーショックを惹起することがある。
ラックビー（日研） lactbacillus biofidus（ビフィズス菌）	＊本剤によるアナフィラキシー様症状の発現は「耐性乳酸菌等に起因するアナフィラキシー様症状ではなく、製剤化に際して『安定化剤として添加されている脱脂粉乳』によるものである。
ラックビー-R 散（日研） antibiotics-resistant lactics and bacteriae	＊本剤によるアナフィラキシー様症状の発現は「耐性乳酸菌等に起因するアナフィラキシー様症状ではなく、製剤化に際して『安定化剤として添加されている脱脂粉乳』によるものである。

乳児において用いられる低アレルゲン性調整粉乳は現在広く用いられているが，さらに開発が進められている．牛乳アレルギーの患者においては，牛乳ならびに乳製品の除去だけでなく，薬品の中で牛乳成分を含むものも除去するように指導する必要がある．

（向山徳子）

文　献

1）上野川修一，近藤直実編：食物アレルギー対策ハンドブック．p 247-256，サイエンスフォーラム，東京，1996．
2）上野川修一：食品抗原の生化学的特徴．小児科診療 56：979-986，1993．
3）Papiz MZ, Sawyer L, Eliopoulos EE, et al：The structure of β-lactoglobulin and its similarity to plasma retinol-binding protein. Nature 324：383-385, 1986.
4）山下恭子，有田昌彦：新生児の栄養と代謝；ミルクアレルギー．小児科 MOOK 48：228-241，1987．
5）飯倉洋治，赤澤　晃，今井孝成，ほか：厚生省食物アレルギー対策検討委員会平成 11 年度報告書．2000．
6）Powell GK：Enterocolitis in low-birth-weight infants associated with milk and soy protein intolerance. J Pediatr 88：840-844, 1976.
7）Powell GK：Milk-and soy-induced enterocolitis of infancy. J Pediatr 93：553-560, 1978.
8）Machida H, Smith A, Gall D, et al：Allergic colitis in infancy；clinical and pathologic aspects. J Pediatr Gastroenterol Nutr 19：22-26, 1994.
9）Odze R, Wershil B, Leichtner A：Allergic colitis in infants. J Pediatr 126：163-170, 1995.
10）Iacono G, Cavataio F, Montalto G, et al：Intolerance of cow's milk and chronic constipation in children. N Engl J Med 339：1100-1104, 1998.
11）Sampson HA：Food Allergy. Part 1；Immunopathogenesis and clinical disorders. J Allergy Clin Immunol 103：717-728, 1999.
12）福岡圭介，福岡晴美，有田昌彦：ミルクアレルギー．輸液・栄養ジャーナル 15：979-984，1993．
13）Heyman M, Darmon N, Dupont C, et al：Mononuclear cells from infants allergic to cow's milk secrete tumor necrosis factor alpha, altering intestinal function. Gastroenterology 106：1514-1523, 1994.
14）Iacono G, Carroccio A, Cavataio F, et al：Gastroesophageal reflux and cow's milk allergy in infants；a prospectioe study. J Allergy Clin Immunol 97：822-827, 1996.
15）Katz A, Goldman H, Grand R：Gastric mucosal biopsy in eosinophilic（allergic）gastroenteritis. Gastroenterology 73：705-709, 1977.
16）Moon A, Kleinman R：Allergic gastro-enteropathy in children. Ann Allergy Asthma Immunol 74：5-12, 1995.
17）Jaffe J, James S, Mullins G, et al：Evidence for an abnormal profile of interleukin-4（IL-4）, IL-5, and gamma

interferon in peripheral blood T cells from patients with allergic eosinophilic gastroenteritis. J Immunol 14：299-309, 1994.
18) Heiner DC, Sears JW：Chronic respiratory disease associated with multiple circulating precipitins to cow's milk. Am J Dis Child 100：500-502, 1960.
19) 馬場　實, 中川武正：食物アレルギーの手びき. 南江堂, 東京, 1994.
20) 池上　宏, 黒崎知道, 島羽　剛, ほか：カゼイン水解乳栄養中にビタミンK欠乏症を発症した牛乳アレルギーの3乳児例. 日本小児アレルギー学会誌 3：44-47, 1989.

1 主要抗原とこれによるアレルギーの特徴，症状，診断，対応
3. 小麦，その他穀物

◆はじめに◆

穀物は小麦・ライ麦・大麦・オート麦・米などが属し，世界中の食物蛋白の中でも70%を占める食物である[1]．穀物の中でも小麦は，食物アレルギーの原因食品として小児，成人ともに頻度の高い食品である．小児では小麦を摂取することによって感作が成立し，皮膚症状，消化器症状，呼吸器症状が認められる[2)3)]．一方，成人では小麦やその他の穀物は経気道的に感作されることが多く，パン製造業者に小麦粉の吸入による喘息やアレルギー性鼻炎が認められる[4]．また，小麦による食物依存性運動誘発性アナフィラキシーは重篤な症状を示す物理アレルギーの1つである[5]．本稿では，穀物アレルギーの疫学(頻度と耐性獲得)，食物依存性運動誘発性アナフィラキシー，食物抗原の種類，交叉差抗原性について述べる．

1 穀物アレルギーの疫学

小児における穀物アレルギーの頻度について述べる．乳幼児のアトピー性皮膚炎で約40%に食物アレルギーが関連していると報告されている[6)7)]．卵，牛乳，大豆，ピーナッツ，魚に加えて，小麦は食物アレルギーの原因食品に挙げられている[8]．平成7年から13年までの7年間に国立相模原病院小児科において食物アレルギーと診断された患児305例を対象に原因抗原を調査すると，卵，牛乳に次いで小麦は3番目に頻度の高い食品であった[9] (図1)．米は5大アレルゲンの中に含まれているが，今回の調査では3例であった．トウモロコシも4例含まれていた．厚生労働省食物アレルギー研究班，飯倉らによって行われた本邦における即時型食物アレルギー実態調査の結果でも，全体では鶏卵，牛乳に次いで小麦が第3位となっており，年齢別では4〜6歳では鶏卵，牛乳に次いで小麦は3番目に頻度の高い食品となっている．7〜19歳では鶏卵，エビに次いで小麦が第3位であった[10]．小児，特に6歳以下の食物アレルギーでは小麦は鶏卵，牛乳に次いで重要な食物抗原である．

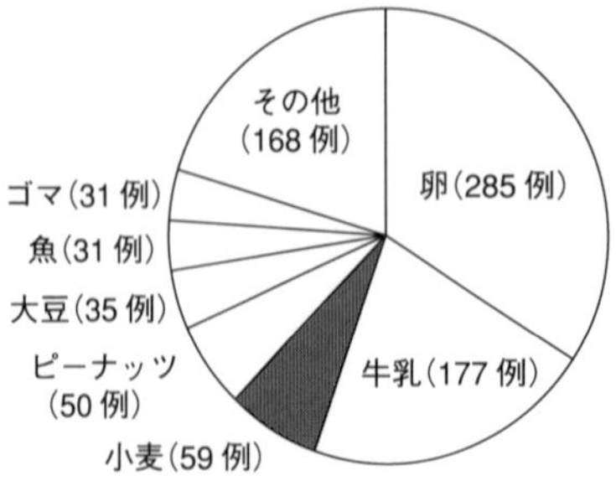

図 1. 食物アレルギー患児の食物抗原分布
平成7年から13年に国立相模原病院で食物アレルギーと診断された305例の食物抗原分布．
(文献9より引用)

表 1. 食物抗原別除去率の経年的変動

	0〜1 歳	1〜2 歳	2〜3 歳
卵白	100%	90%	70%
牛乳	90〜100%	50〜60%	40%
小麦	90〜100%	50〜75%	35%
大豆	60〜100%	30〜50%	20%

平成 7 年 4 月から平成 13 年 6 月まで，国立相模原病院で食物アレルギーと診断された 305 例中，3 歳まで経過観察できた症例の各食物抗原別の経年的食物除去率.
（文献 11）より引用）

次に，小児の小麦アレルギー患児の耐性獲得について述べる．平成 7 年から 13 年までの 7 年間に国立相模原病院小児科において食物アレルギーと診断された 305 例の患者の中で 3 歳まで経年的にフォローアップできた患者の耐性獲得状況を調査したところ，1 歳では約 20%，2 歳では約 45%，3 歳では約 65%の患児が小麦除去を解除されていた．食物アレルギーの耐性獲得には患者ごとに異なっているが，一般的に 3 歳までの耐性獲得状況を抗原別に比較すると小麦＞牛乳＞卵の順で小麦は卵，牛乳より比較的早い時期から食べられる傾向が示されている[11]（**表 1**）．20 歳以上の成人食物アレルギーにおいても小麦は最も頻度の高い食物であった[10]．ショック症状を呈した抗原に限定した場合でも小麦は有意に高頻度であった．小麦は小児，成人を問わず食物アレルギーの中で頻度の高い食品であるとの研究結果が大半であった．

2 小麦と食物依存性運動誘発性アナフィラキシー

食物の摂取と運動の組み合わせで誘導されるアナフィラキシーは非常に重篤な症状を示すことが知られている．食物依存性運動誘発性アナフィラキシー（FEIAn）は甲殻類[12]，セロリ[13]，ヘーゼルナッツ，ピーナッツ[14]，エンドウ，大豆，バナナ[15]など，さまざまな食品の関与が報告されているが，小麦は最も頻度の高い食品と報告されている[14][16]–[18]．横浜市の中学生を対象に行われた FEIAn の疫学調査では甲殻類に続いて小麦が第 2 位であった[19]．この調査の中には小麦と梅干しの食べ合わせと運動の組み合わせにより FEIAn が認められた非常に稀な症例[20]も含まれていた．FEIAn は学校で昼食を摂った後，昼休みなどに激しい運動をした場合に生じることが多く，給食で使用されることの多い小麦は FEIAn の原因抗原の 1 つとして重要であろう．

3 抗原の特徴について

穀物中に含まれる蛋白の特徴と食物抗原性について述べる．穀物中の蛋白は，水溶性アルブミン・塩に可溶なグロブリン・エタノール可溶性の prolamins・酸性あるいはアルカリに可溶性を示す glutelins から構成されている[21]．

小麦を例にすると，小麦は小さな胚芽と大きな胚乳からなりデンプンや蛋白質が貯蔵されている．

表 2. 小麦による食物アレルギーと抗原蛋白

小麦アレルギーの種類	抗原	文献
小麦による食物依存性運動誘発性アナフィラキシー	ω-5 gliadin (Tri a 19)	5, 22
baker's asthma	water soluble protein	
	1) α-amylase inhibitor family	23
	2) acyle-CoA oxidase	24, 25
	3) fructose-bisphosptase aldolase	26
	4) peroxidase	
	water insoluble protein	
	gliadins	
小児の小麦アレルギー	water soluble protein	
	1) α-amylase inhibitor family	27, 28, 30
	gliadins	31
	ω-5 gliadin (Tri a 19)	32

胚乳には小麦中のデンプンが 100%と蛋白質が 72%, 脂質が 50%含まれている[21]. 小麦の prolamins は gliadin, glutelins は glutenin である. 小麦の gliadin は, 分子量 30 kd の α-, β-, or γ-gliadins と分子量 60 kd の ω-gliadins と呼ばれる 2 つのポリペプチドから構成されている[21]. 小麦粉を水で練り込むと水溶性のデンプンと蛋白質が洗い流され gliadin と glutenin の混合物 gluten が得られる. Kushimoto らによりペプシンやトリプシン処理で小麦のアレルゲン性が変化すること, つまり消化によりアレルゲン性が変化すると報告されている[16].

小麦の原因抗原を症状別に**表 2** に示す. 小麦によるアレルギーは, ①食物依存性運動誘発性アナフィラキシー, ②パン製造業者にみられ喘息症状やアレルギー性鼻炎症状のみられる職業アレルギー (baker's asthma), ③小児にみられ皮膚症状, 消化器症状, 呼吸器症状を示す小児アレルギー, に分類することができる. 食物依存性運動誘発性アナフィラキシーの主要原因抗原は ω-5 gliadin (Tri a 19) と報告されている[5)22)]. baker's asthma では, 水溶性蛋白質の α-amylase inhibitor family[23]・acyle-CoA oxidase や fructose-bisphosptase aldolase[24)25)]・peroxidase[26]が原因抗原として報告されている. 水に不溶性の蛋白質の gliadins の中にも IgE と結合する蛋白質も認められている. 小児アレルギーでは, 水溶性蛋白質中に IgE と結合する蛋白質, α-amylase inhibitor などが報告されている[27)-30)]. 小児アトピー性皮膚炎患者の血清 IgE は gliadin を認識するとの報告もあり[31], 最近では ω-5 gliadin (Tri a 19) が小児の小麦摂取後の即時型アレルギーの主要抗原であることが報告された[32].

大麦由来の prolamins は hordeins, ライ麦は secalines と呼ばれる蛋白質[21]である. prolamin のほかに α-amylase 54 kd と, β-amylase 64 kd が含まれ, baker's asthma 由来の IgE によって認識される[33]. ライ麦から 25 kd の蛋白質が同定され α-amylase inhibitor とホモロジーがあり小麦や大麦と交叉抗原性も確認されている[34]. Palosuo らは小麦依存性運動誘発性アナフィラキシーの患者でライ麦の γ-70 と γ-35 secalins, 大麦由来の γ-3 hordein と小麦由来の ω-5 gliadin に交叉抗原性を見い出している[5].

米はわが国をはじめ世界で約半数の主食で, わが国では"おもゆ"として, 離乳食の開始時期から摂取する食物である. 小麦, 大麦, ライ麦とは反対に, 米は 8%の prolamins と 80%の glutelins が胚芽に含まれている[35]．米の主要抗原は 14 kd の蛋白で，小麦由来の α-amylase inhibitor と 40%，大麦由来の α-trypsin inhibitor と 20%のホモロジー示す蛋白質である[36]．

4 交叉抗原性

穀物の交叉抗原性について述べる．Jones らは 225 名の小児に小麦，ライ麦，大麦，オート麦，米，トウモロコシを用いて皮膚テストを施行した[37]．70 名が 1 抗原以上の穀物に陽性であった．28/70 に 1 品目，16/70 に 2 品目，12/70 に 3 品目に，4 品目以上では 14/70 に陽性で，穀物間の交叉抗原性は高いものであった．しかし，注意しなければならない点は，実際に食物負荷試験陽性者は 70 名中わずか 15 名であったことである．すなわち，皮膚テスト陽性者のうち 55 名は摂取可能ということである．また，Sicherer らは，1 つの穀物に反応しても約 80%は他の穀物には耐性をもっていると報告している[38]．穀物，小麦，大麦，ライ麦，オート麦はイネ科の草と交叉抗原性をもつ[28][39]．穀物に対して皮膚テスト陽性の小児のうち実際に摂取して症状を有するのはわずか 20%であった[38]．すなわち，摂取して症状を有するかどうか慎重に判断しなければならない．

◆まとめ◆

穀物はわれわれの摂取する多くの食品に含まれている食物である．食物アレルギーの中で小麦は頻度の高い食物であり，稀な疾患であるが重篤な症状を示す FEIAn を起こす食品でもある．穀物からさまざまな抗原蛋白が同定されることにより，症状と抗原蛋白の関連性などの解析が可能となるであろう．また，穀物間の交叉抗原性も明らかにされつつあるが，特異的 IgE 抗体を検出したとしても即食物除去を行うべきではない．食物アレルギーは患者ごとに背景か異なるため，食物を摂取したうえでの症状の有無が問題で個々の症例別に対応していく必要がある．

（田知本　寛，池松かおり，海老澤元宏）

文　献

1）Payne PI：Breeding for protein quantity and protein quality in seed crops. Academic Press, London, 1983.
2）Sicherer SH：Determinants of systemic manifestations of food allergy. J Allergy Clin Immunol 106：S 251-257, 2000.
3）Sampson HA：Part 1；immunopathogenesis and clinical disorders. Food allergy, J Allergy Clin Immunol 103：717-728, 1999.
4）Baur X, Posch A：Characterized allergens causing bakers'asthma. Allergy 53：562-566, 1998.
5）Palosuo K, Alenius H, Varjonen E, et al：Rye gamma-70 and gamma-35 secalins and barley gamma-3 hordein cross-react with omega-5 gliadin, a major allergen in wheat-dependent, exercise-induced anaphylaxis. Clin Exp Allergy 31：466-473, 2001.
6）Sicherer SH, Sampson HA：Food hypersensitivity and atopic dermatitis；pathophysiology, epidemiology, diagnosis, and management. J Allergy Clin Immunol 104：S 114-122, 1999.
7）Eigenmann PA, Sicherer SH, Borkowski TA, et al：Prevalence of IgE-mediated food allergy among children with atopic dermatitis. Pediatrics 101：E 8, 1998.
8）Sicherer SH, Morrow EH, Sampson HA：Dose-response in double-blind, placebo-controlled oral food challenges in children with atopic dermatitis. J Allergy Clin Immunol 105：582-586, 2000.

9）池松かおり，海老澤元宏：食物アレルギーの発症と耐性獲得．日本小児アレルギー学会誌．
10）飯倉洋治，今井孝成：食物アレルギーの実態及び誘発物質の解明に関する研究；重篤な食物アレルギーの全国調査に関する研究．平成 13 年度研究報告書，p 16-18，2001．
11）海老澤元宏：食物アレルギーの実態及び誘発物質の解明に関する研究；食物アレルギーの診断に関する研究（その 2）．平成 13 年度研究報告書，p 7-9，2002．
12）Maulitz RM, Pratt DS, Schocket AL：Exercise-induced anaphylactic reaction to shellfish. J Allergy Clin Immunol 63：433-434, 1979.
13）Kidd JM, 3 rd, Cohen SH, Sosman AJ, et al：Food-dependent exercise-induced anaphylaxis. J Allergy Clin Immunol 71：407-411, 1983.
14）Guinnepain MT, Eloit C, Raffard M, et al：Exercise-induced anaphylaxis：useful screening of food sensitization. Ann Allergy Asthma Immunol 77：491-496, 1996.
15）Kivity S, Sneh E, Greif J, et al：The effect of food and exercise on the skin response to compound 48/80 in patients with food-associated exercise-induced urticaria-angioedema. J Allergy Clin Immunol 81：1155-1158, 1998.
16）Kushimoto H, Aoki T：Masked type I wheat allergy. Relation to exercise-induced anaphylaxis, Arch Dermatol 121：355-360, 1985.
17）Varjonen E, Vainio E, Kalimo K：Life-threatening, recurrent anaphylaxis caused by allergy to gliadin and exercise. Clin Exp Allergy 27：162-166, 1997.
18）Dohi M, Suko M, Sugiyama H, et al：Food-dependent, exercise-induced anaphylaxis；a study on 11 Japanese cases. J Allergy Clin Immunol；87：34-40, 1991.
19）Aihara M, Miyazawa M, Osuna H, et al：Food-dependent exercise-induced anaphylaxis：influence of concurrent aspirin administration on skin testing and provocation. Br J Dermatol 146：466-472. 2002.
20）Aihara Y, Kotoyori T, Takahashi Y, The necessity for dual food intake to provoke food-dependent exercise-induced anaphylaxis（FEIAn）；a case report of FEIAn with simultaneous intake of wheat and umeboshi. J Allergy Clin Immunol 107：1100-1105, 2001.
21）Pernollet JC, Mosse J：Structure and location of legume and cereal seed storage proteins. Academic Press, London；1983.
22）Palosuo K, Alenius H, Varjonen E, et al：A novel wheat gliadin as a cause of exercise-induced anaphylaxis. J Allergy Clin Immunol 103：912-917, 1999.
23）Franken J, Stephan U, Meyer HE, et al：Identification of alpha-amylase Inhibitor as a major allergen of wheat flour. Int Arch Allergy Immunol 104：171-174, 1994.
24）Posch A, Weiss W, Wheeler C, et al：Sequence analysis of wheat grain allergens separated by two-dimensional electrophoresis with immobilized pH gradients. Electrophoresis 16：1115-1119, 1995.
25）Weiss W, Huber G, Engel KH, et al：Identification and characterization of wheat grain albumin/globulin allergens. Electrophoresis 18：826-833, 1997.
26）Sanchez-Monge R, Garcia-Casado G, Lopez-Otin C, et al：Wheat flour peroxidase is a prominent allergen associated with baker's asthma. Clin Exp Allergy 27：1130-1137, 1997.
27）James JM, Sixbey JP, Helm RM, et al：Wheat alpha-amylase inhibitor；a second route of allergic sensitization. J Allergy Clin Immunol 99：239-244, 1997.
28）Jones SM, Magnolfi CF, Cooke SK, et al：Immunologic cross-reactivity among cereal grains and grasses in children with food hypersensitivity. J Allergy Clin Immunol 96：341-351, 1995.
29）Sutton R, Hill DJ, Baldo BA, et al：Immunoglobulin E antibodies to ingested cereal flour components；studies with sera from subjects with asthma and eczema. Clin Allergy 12：63-74, 1982.
30）Varjonen E, Vainio E, Kalimo K, et al：Skin-prick test and RAST responses to cereals in children with atopic dermatitis. Characterization of IgE-binding components in wheat and oats by an immunoblotting method, Clin Exp Allergy 25：1100-1107, 1995.
31）Varjonen E, Vainio E, Kalimo K：Antigliadin IgE—indicator of wheat allergy in atopic dermatitis. Allergy 55：386-391, 2000.
32）Palosuo K, Varjonen E, Kekki OM, et al：Wheat omega-5 gliadin is a major allergen in children with immediate

allergy to ingested wheat. J Allergy Clin Immunol 108：634-638, 2001.

33) Sandiford CP, Tee RD, Taylor AJ：The role of cereal and fungal amylases in cereal flour hypersensitivity. Clin Exp Allergy 24：549-557, 1994.

34) Garcia-Casado G, Armentia A, Sanchez-Monge R, et al：A major baker's asthma allergen from rye flour is considerably more active than its barley counterpart. FEBS Lett 364：36-40, 1995.

35) Tanaka K, Sugimoto T, Ogawa M, et al：Isolation and characterization of two types of protein bodies in the rice endoserm. Agric Biol Chem 44：1633-1639, 1980.

36) Izumi H, Adachi T, Fujii N, et al：Nucleotide sequence of a cDNA clone encoding a major allergenic protein in rice seeds. Homology of the deduced amino acid sequence with members of alpha-amylase/trypsin inhibitor family, FEBS Lett 302：213-216, 1992.

37) Jones SM, Sampson HA：Atopicdermatitis：from pathogenesis to treatment. RG Landes Co, Georgetown, Texas, 1996.

38) Sicherer SH：Clinical implications of cross-reactive food allergens. J Allergy Clin Immunol 108：881-890, 2001.

39) Donovan GR, Baldo BA：Crossreactivity of IgE antibodies from sera of subjects allergic to both ryegrass pollen and wheat endosperm proteins；evidence for common allergenic determinants. Clin Exp Allergy 20：501-509, 1990.

1 主要抗原とこれによるアレルギーの特徴，症状，診断，対応
4. そば

1 そばアレルギーの歴史

そば backwheat (Fagopyrum esculentum) はたで(蓼)科に属する植物で，最上[1]によれば原産地は満州黒竜江畔およびバイカル湖畔と考えられ，中世にトルキスタン，ロシアを経てヨーロッパへ伝えられ，わが国最初の記録としては727年(養老6年)そば栽培が奨められたとされる．このことからそばはそれ以前に朝鮮半島からわが国へもたらされたと推測できる．国内で最も有名なのは更科(さらしな)そば(戸隠，更級(さらしな)産)であろう[2]が北海道，出雲，……など地方独特のそばも知られ，そばきり（ざるそば，かけそば)，そばがき，そば饅頭，そばぼうろ，そばだんご，あるいはそば焼酎，最近ではそば茶などの原料としても使用され，またそば殻は枕の材料として好んで用いられる．西欧では主にビスケットや揚げ煎餅などの菓子に，また第二次大戦中には代用穀粉としてパンの材料にも使われたが，わが国の使用頻度は海外に比して格段に多いと考えて差し支えない．

ここでそばに起因するアレルギーに関する歴史的経緯の概要を辿ってみると，既に“食物アレルギーの歴史（I．総論-2)”で触れたように，1909年Smith[3]の最初の報告は患者自身の手記を引用し症状の特徴を具体的に記述したものである．それによれば患者は9歳の頃，そば菓子をほんの少し食べた時，咽喉部，食道および胃の苦痛をおぼえ，熱い鉛を嚥下したように感じ，嘔気を催し，眼が充血し，顔面は紅潮して腫れ上り，口唇も浮腫のため結節状となり，全身の皮膚は灼熱感と瘙痒が強かったが翌朝には症状は回復している．その後患者はそば粉を挽いた製粉機で小麦粉をつくり，これを材料とする菓子を食べ，軽いながら同様の症状を経験し，さらに2回，知らずに口にしたそば菓子で著しい呼吸困難と咳嗽を来している．また患者は胡椒を使った食物で同様の症状が現れたことから胡椒へのそばの混入を知ったこともあり，またやや薄黒い蜂蜜を食べて悪心を来したので原因を調べたところそばの花から集めた蜜であったという．

一方患者は床上にこぼれ，乾燥状態で撒き散らされたそば粉を吸入して長時間くしゃみ発作が続いた経験も有し，これらの記載はそばが経口的にも経気道的にも抗原となり得ること，そしてごく微量でも著明な症状発現がみられ，抗原性が極めて強いことなど本症の本質と特徴を明確に示していて興味深い．詳細につき関心をお持ちの方は筆者による本論文の邦訳[4]が出ているのでご覧戴きたい．なおSmithの記載は“そば中毒 (buckwheat-poisoning)”と題しその機序にアレルギーが関与することは触れていない．しかし1906年Pirquet[5]がアレルギーの概念を確立して僅か3年後のことであるから致し方あるまい．

その後の海外の報告をみるとHighmanら(1920)[6]がそばによるangioneuroticな浮腫の症例を

記載し，Blumstein（1935）[7]はアレルギー患者500例中8例（1.6％）がそば過敏症で，うち6例製パン業と関連ある吸入性喘息（1例は経口的にも発症）であったという．Unger（1945）[8]はそばによる重症喘息例を記載し，そばの抗原性が強く掻皮試験も著明に出るので皮内反応は避けるべきであるといっている．またOrdman（1947）[9]は南アフリカで第二次大戦後小麦粉の不足から代用穀粉として使用されたそば粉による製粉業，製パン業者のアレルギー3例を報告，Horesh（1972）[10]も本症4例を提示し，そばの抗原性は極めて強いが小麦との交叉過敏性はないと指摘している．そして後述するように筆者らの職業性そばアレルギー本邦第1例報告（1970）[11]，本邦共同研究報告（1975）[12]より遅れるが1983年SwedenでもGöhteら[13]が健康食品としてのそばの精粉および包装業者の職業アレルギーについて記載しており，吸入アレルゲンとして内外で産業医学的に問題にされている．

一方わが国では1937年三沢[14]が内科学会宿題報告でそばを摂取して喘息発作，腹痛，下痢などの胃腸症状，そして蕁麻疹を来した症例を提示したのが最初とされる．翌年西垣[15]もそばを食べて喘息発作をみた症例を報告，三沢[14]およびその門下塩山ら[16]は喘息発作を誘発する植物性食品の化学的分析を行ってなすとほうれんそうにはhistamineとcholine；筍，山芋，里芋，そば，栗，くわい，松茸などはcholineを比較的多量に含有し，アレルギー患者がこれらの食品を多量摂取すると発症しやすいが抗原特異性はないとして真のアレルゲンと区別するために仮性アレルゲンPseudoallergenと呼びそばもこの中に含めた[17)-19]．これに対し1942年田中[20)21]はそばエキス中のcholine量が少量であるにもかかわらず激烈な過敏症状を惹起すること，Prausnitz-Küstner被働性転嫁試験（PK反応）[22]でreaginが証明されることから本症が厳密な意味で抗原抗体反応に因るアレルギーであると主張，このことは後述の如くアレルギー学的検討を経て現在異論のないところである．

1960年松村ら[23)24]はそば殻枕を使用して惹起される喘息症例を報告し，そばの吸入性抗原としての意義を指摘，食餌性喘息44例について証明されたアレルゲンは延べ68種，うち卵37，牛乳21，大豆5，そば5件で，そばについては吸入性と食餌性の両面で抗原性を示す[25]としているが，このことはSmithの第1例報告[3]にも既に触れられている．松村ら[26)27]はさらにそばによるepilepsyの症例も提示し，また北原（1960）[28]もそばを摂取して喘息発作を来した小児の症例を報告，いずれも抗原の確実な診断と除去療法の重要性を強調している．

筆者は1970年そばアレルギーの臨床像の全貌を把握する目的で自身の体験[11)29)30]，臨床例[29]を総括し，1973年全国調査[31]を行って，本症が気管支喘息，鼻アレルギー，結膜アレルギー，消化管アレルギー，蕁麻疹といった症状が並行して臓器の境目なしに発現し，重篤な場合はshockに至るので，全身のアレルギーと把握すべきで"そばアレルギー症 buckwheat allergose"の呼称を与えることを提唱した．この際そばの抗原性はわれわれの知る最も強烈なものの1つで，経口的にも経気道的にもアレルギー反応を惹起することが他の抗原と大きく異なる点で，アレルギー免疫学的検討の結果もたらされる反応はCoombsら[32]のI型（即時型，IgE型）アレルギーの典型であることを記載した．

一方筆者ら[11]はそば屋の調理師として勤務し，9年の感作期間を経てそばアレルギーをみるようになり，経気道吸入のみならず経口摂取に際しても定型的発症を来す症例を見出し，職業性そばアレルギー本邦第1例として報告した．さらに筆者ら[12)33]は共同研究を行って職業上そばを扱うそば屋の調理師のほか販売業者，製粉業者および製麵業者，そしてその工場と同棟に居住する小児にまで職業性そばアレルギーが及ぶことを記載した．同様に奥村[34]はそば製粉工場勤務者の作業着に付着したそば粉に感作され発症した配偶者の喘息症例を，また三宅[35]も自宅で祖父が食堂を自営，そば打ちをして仕事着のまま抱いていた生後5カ月の幼児にみられたそばが原因と考えられるアトピー性皮膚炎の症例を報告している．

これらと相前後してそばアレルギー症例に関する記載はかなりあって[36)−41)]，そば摂取[38]あるいはこれによる皮内反応[40]時に anaphylactic shock を起こす危険性が指摘され，また学校給食に出されたそばにより喘息発作がみられること[42]は新聞で報道されながら社会的には何の対策も講じられなかった．そのような中で1988年12月札幌で学童が給食のそばを摂って死亡するという不幸な出来事が報じられたことは全国に大きな波紋を喚び，食物アレルギーへの関心が亢まったのは周知の通りである．そこで筆者は“そばアレルギーにおける shock そして死”と題し学会[43,44]ならびに論文[45]で予防対策として患者自身の注意，医療の場における注意，給食調理の場における注意はいかにあるべきか，また社会的対応の必要性を強調し，gourmet 流行の現今，食品へのそばなどの抗原食品の濫りな添加混入を禁じ，これらを含有するものには表示を義務づけるよう食品衛生上の行政的対応の必要性を強調した．幸い2001年4月からこれが実現された[46]のであるが，あくまで予防措置の重要な対応の一端ではあってもすべてが解決したわけではなく，多くの問題を残しており，このことについてはIII. 特論-9「抗原食品表示義務とその後に残された諸問題」で後述する．

2 そばアレルギーの疫学的事項

そばアレルギーが全年齢全人口の何%にみられるのか疫学調査の記録は国内・海外ともこれまで見あたらない．筆者[47,48]が1963〜1987年の期間 allergy clinic で年齢の限定なく診療した気管支喘息患者2199名中32名に本症がみられたので喘息患者の1.46%に相当する．一方筆者ら[31]が1973年に実施したそばアレルギー全国調査によれば地域的には北海道から九州まで全国的に存在して男/女比は1.6，過敏症状の初発年齢をみると10歳以下の幼時に最も多く，10代，20代，……の順で患者(小児では親)は通常偶然の機会にそばを摂取したり，そば殻枕を使用することにより本症に気づいている．しかし後述症例2に提示するように公害認定患者が筆者の allergy clinic における検査の結果そばアレルギーと診断された case もある．また全国調査[31]で169例中10例が職業上のそばへの曝露により発症していたので，先に触れたようにさらに共同研究[12]で詳細な検討を行い，職業環境内におけるそば抗原に対する感作成立の実態を明らかにできた．なお家族歴の明らかな131例中13例で家族にもそばアレルギーが存在し，発症に何らかの遺伝因子の関与も推測されたが，そばアレルギーにおける遺伝学的検討報告にはまだ接していない．

最近の研究では1998年荒井ら[49]が受診した成人喘息患者3102例につき食物の関与を検討し，えび，かに，そばの頻度が高く，そばアレルギーは14例(0.45%)で，うち喘息発作5，蕁麻疹6，嘔吐2，……などの症状がみられ，scratch test, RAST 全例陽性で，卵白，牛乳，大豆などが問題になる小児とは異なることを記載している．また厚生省食物アレルギー対策検討委員会（委員長：飯倉洋治教授）[50]の1999年度の報告書によれば食物アレルギー調査対象病院を受診した1565名（小児，成人）中即時型アレルギーを起こした食品は卵，牛乳，小麦，そば，えび，ピーナッツの順で，そばアレルギーは82名（5.24%）で年少児では1歳，その後9歳と20歳代にpeakがあり，そばは全年齢層で問題になる抗原食品であるとしている．そして惹起される臨床症状は蕁麻疹が最も多く，呼吸困難，眼瞼浮腫，嘔吐がこれに続くという．筆者らの1973年の全国調査では喘息発作が症状の筆頭であったが，当時allergy clinicで診療の主対象が気管支喘息であったことを反映したものかも知れない．

以上の報告はすべて病院で診療した患者におけるそばアレルギーの集計であるが，一般人についての調査はつい最近まで行われていなかった．1998年高橋ら[51]は横浜市の小学校児童92680名について養護教諭の協力のもとにアンケート調査を実施し，そばアレルギー児は194名（男140，女54）で罹患率は0.22%，症状は蕁麻疹37.3%，皮膚瘙痒感33.3%，喘鳴26.5%，anaphylactic shock 3.9%（4名）で，卵•牛乳アレルギーより高率であったと報告し，そばアレルギーは稀なものではなく学校生活における予防対策の必要性を強調している．

筆者ら[51]は1998年以来医学部のない某大学の学生•職員，一部家族（すべて成人）のアレルギー調査を実施しているが，食物アレルギー相談に来室した298名中確実に即時型アレルギーと考えられるものは5名，そのうちそばアレルギー4名（1.34%），ひまわり種子アレルギー1名で，いずれも症状は数時間～翌朝までに治まるとして医療機関を訪れていなかった．これらを考えれば，最悪の場合死の転帰さえ考えられるそばアレルギーなど即時型アレルギーの中には医療現場では遭遇しないcaseが少なからず存在することも想像され，広汎な全年齢における疫学調査を臨床家に委せっ放しにせず，公衆衛生領域でも，また行政面からも速やかに実施し，その結果に基づくきめ細かな対応が必要と考える．

3 そばアレルギーの臨床上の特徴

そばアレルギーの典型的な症例では喘息発作，鼻アレルギー，結膜アレルギー，蕁麻疹，消化管アレルギーの5症状が揃って発現するが，実施に際しては抗原の生体内への侵入方式（経路，量）および各個体の身体的条件（臓器感受性の差など）に応じてcase by caseに，また同一症例でもその時々で種々の組み合わせで現われ，相互間に一線を画することができない．したがって既に述べたように本症は全身のアレルギー反応と把握し，“そばアレルギー症 buckwheat allergose”と呼ぶのが妥当と筆者は考えている[11)29)30)47]．

そばアレルギーが他の食物アレルギーと異なるもう1つのpointは症状発現が経口的にも経気道的にも起りうる点である．通常食物アレルギーにおける抗原の生体への侵入経路は経口的であって，これが経気道的に侵入しても発症しない．反対に吸入性アレルギーにおいては抗原の侵入経路は経気道的であって，経口的侵入では発症はない．然るにそばアレルギーにおいてはこれら両経路で過敏症状が現われることが最も特徴的である．松村ら[24]はこのことを“そばアレルギーの二面性”と呼んでいるが，Smith の本症第１例報告[3)4)]でもそば菓子で発症するほか撒き散らされたそば粉に曝露された直後から長時間続くくしゃみ発作を起こすことが記述されている．1931 年生まれの筆者自身も三沢(1937)[14)]がわが国最初のそばアレルギーの報告をする以前の 3〜4 歳からそば殻をまぜ返して喘息発作を起こし，そばを食べて上記そばアレルギーの定型的症状をみることを体験上知っていた(後述症例1)[11)30)]し，その後の臨床例[29)]や全国調査結果[31)]からも他の食物アレルギーでは通常みられないそばアレルギーの特徴と考えられる．但し，筆者が診療したパンクレアチンの調剤をすると職業性吸入性喘息を起こす病院勤務の薬局長の場合，パンクレアチン製剤の内服でも発症しており[53)]，いわゆる“二面性”[24)]は必ずしもそばアレルギーに限るものではないかも知れない．その機構について１つの可能性として，そばのように抗原性が桁外れに強い場合高度に感作された生体がその抗原に経口的(あるいは経皮的)に曝露されれば激烈なアレルギー反応を惹起するのは当然ながら，経口摂取に比較すれば少量の抗原吸入によっても，感作された生体の一部である呼吸器が抗原曝露により鼻症状〜喘息発症を招来するのは理解できよう．しかも吸入誘発試験で負荷されたそば抗原量が一定 level 以上であれば shock に陥いる[45)]という事実からこのような一元的機構の推測もなされ得るのではないかと思われるが，この点に関しては今後さらなる検討が必要と考える．

ここで筆者自身の体験も加え臨床例，全国調査結果，そしてこれまでの諸家の記載を綜括し，そばアレルギーの典型的な臨床症状を以下列挙する：—

１．経口的にそばを摂取するとき

a）そばを少量摂取するだけで食べ終るか終らないうちに口内違和感〜咽喉部狭窄感(しびれるような感じ，じかじかする感じ，ひりひりする感じ)が現われ，同時に口唇の浮腫をみ，しばしば結節状となる．(最近これのみを取り出して oral allergy syndrome[54)]と呼ぶことがあるが，筆者は食物アレルギーの１症状にすぎないと考えている．)

b）くしゃみ，鼻汁，鼻閉，結膜充血，眼瞼浮腫，流涙などアレルギー性鼻炎，アレルギー性結膜炎を来す．しばしば喘息の前駆症状となる．

c）咳嗽，喘鳴，胸部圧迫感が著明となり，起坐呼吸を伴う気管支喘息症状を呈する．

d）これと相前後して全身に蕁麻疹を生じ，瘙痒と灼熱感が著しい．

e）上腹部痛，悪心嘔吐，下痢などの胃腸症状を来す．著明な場合は輾転反側するような急性腹症[29)]の形をとることもある．

f）重篤な場合 anaphylactic shock に陥り[29)31)38)50)]死亡することがある[43)−45)]．

２．そば粉を吸入するとき（通常はそば殻枕の使用など）

a）くしゃみ，鼻汁，鼻閉，結膜充血，流涙などアレルギー性鼻炎，アレルギー性結膜炎の症状をみると共にしばしば咽喉部瘙痒感を伴う．

b）咳嗽，喘鳴，胸部圧迫感が著明となり，起坐呼吸を伴う気管支喘息症状を呈する．なお吸入誘発試験でそばを吸入させた直後に重篤な喘息発作に続き anaphylactic shock に陥いることがある．

3．経皮的そば抗原注射に際して

医療の現場で皮内反応や減感作療法の目的でそば抗原液を患者に注射する場合，原則的には上記そばの経口摂取によるａ)からｆ)まで挙げた症状のいずれも惹起されうるが，特に重篤な場合注射直後から急性腹症，重症喘息発作，anaphylactic shock を起こし[29)40)45)]生命の危機に瀕することがある．

そばアレルギーのこのような臨床症状は生体への抗原侵入後ごく短時間(直後ないし遅くとも 10 分以内)に発現し，殆んどの場合数時間以内～翌朝までには軽減～消失する即時型の経過をとり，アレルギー免疫学的検査結果(次項)と綜合して Coombs ら[32)]のⅠ型(IgE 型)アレルギーの典型と考えられる．本症診療にあたって注意すべきはたびたび指摘したようにそばの抗原性が強烈であるため稀ならず急性腹症～anaphylactic shock を惹起する点であって，筆者[30)]の経験した臨床例 35 例中 RAST により抗体価を確認した 22 例についてみると score 4：5 例，score 3：10 例，score 2：7 例であり，shock に至ったのは score 3～4 であった[43)−45)]．このように特異 IgE 値が高値，また PK titer[22)]が高値の，生体のそばへの感作の程度が高度な case では shock を含め重篤なアレルギー反応を来たしやすいと考えておくべきであろう．しかし感作の程度がそれ程ではないと一応考えられるものでも shock を起こさない保証はない．

そばアレルギーの臨床像は通常即時型アレルギー反応の急性経過をとるが，そば殻枕使用による場合は毎晩の抗原曝露があり[24)47)55)]，また職業と関連する抗原曝露に因る場合(その職業環境に出入りし，あるいは従事者の仕事着に付着して抗原が家庭内に持ち込まれる場合，小児を含む家族[12)34)35)]にも発現する)，症状重畳により一見慢性型の喘息症状を呈することに留意したい．したがってアレルギー診療に際してはこのような形でのそばアレルギーが含まれうるし，そばと他の吸入抗原との重複感作に因る気道アレルギーは決して稀ではないので，原因となるすべての抗原の洗い出しと確定，そしてこれらへの対応が重要となる．

4 そばアレルギーの診断

診療に際しまずアレルギー学的観点からの問診を行うことはすべてのアレルギー疾患で必要であり，問診における患者との問答から抗原検索の端緒が得られることは少なくない．したがって問診も重要な“検査”の１つと考え，たっぷり時間をかけ(筆者は新患１名に 40 分あるいはそれ以上かける)，医師自らが実行すべきで，それぞれの施設で予め作成準備されたアレルギー問診票を用い，そばに偏らずアレルギー症状を惹起しうるすべての抗原を調べるという視点から極力正確に抗原曝露と発症との関連を聴取する．特にそばアレルギーでは anaphylactic shock を含む重篤なアレルギー症状の危険性が予想されるので，皮内反応，吸入誘発試験など患者への抗原負荷は慎重でなければならず，実地上は問診と *in vitro* 検査のみで(PK 反応はそのような危険はなく，むしろより鋭敏ではあるが，現在の実地医家は日常あまり利用したがらないようである)抗原確定を迫られることが少なくない[45)]．こ

表 1. そば抗原に対するアレルギー学的検査成績

検　査	自験 32 例		全国調査(1973 年)169 例	
	実施例数	陽　性	実施例数	陽　性
皮内反応*	24	23 (閾値 10^{-3} $\sim 10^{-8}$)	87	86
搔皮試験	—	—	82	81
鼻反応	2	2	5	4
PK 反応	19	17	48	46
吸入誘発試験	4	4	25	24
食餌誘発試験	5	5	52	47
RAST	18	score { 4……4 3……8 2……6		
沈降抗体	13	0		

* 重症 8 例は抗原液の生体への注射が危険と考えられ不施行

のような場合問診は最も威力を発揮する“検査法”となる．幸いそばアレルギーの症状は典型的な即時型のパターンをとるので，抗原診断にあたっては前記特徴を念頭に抗原曝露との関係を丹念に質問すれば案外正しい答えが得られるので，問診を終えた段階で凡その見当はつけられるはずである．したがって問診結果に応じ RAST を中心に case by case にアレルギー免疫学的検査法のいくつかを選択して抗原を確定することになる．ここで**表 1** として筆者の本症臨床例 32 例ならびに 1973 年に実施した全国調査 169 例における検査成績を提示しご参考に供する．なおこの中には IgE 発見前，RAST の臨床応用前の case が含まれ，項目が不揃いであるが，PK 反応[22]は当時 reagin の証明になくてはならない精度の高い検査法であった．そばに対する沈降抗体は諸家の成績でも筆者の臨床例でも証明されず(**表 1**)，前述臨床症状と相俟ってそばアレルギーは Coombs ら[32]の代表的 I 型(即時型，IgE 型)アレルギーの 1 つと考えられ，1942 年田中[20)21]が本症が厳密な意味で抗原抗体反応によるアレルギーであるとした主張の正当性が是認される．

5 そばにおける抗原活性成分について

そば製品においてしばしばそばに混ぜて用いられるものに小麦粉があるので両者間の交叉過敏性を疑う向きがある．しかし筆者の臨床例 32 例で小麦粉あるいはその製品によりアレルギー症状を来す case は皆無で，交叉過敏性を検討した 7 例中 1 例で皮内反応が小麦粉に陽性を呈したが，RAST はすべて陰性で，臨床的に小麦粉との交叉過敏性を認めるものはなかった．

そばの抗原活性はそばに含まれる蛋白に存在すると考えられている．柳原ら[56]はそば水性エキスの透析で透析内液 non-dialysate 中に高力価の IgE 産生物質を含むことをみ，gel-filtration により分子量 108000，50000，17000 のものを分離し，いずれも抗原活性を有するがこのうち分子量 17000 のものが RAST およびその inhibition test からそば抗原の major allergen であるとしている．そして透析外液 dialysate 中にはそばと抗体との結合を抑制する hapten 様物質が存在することも明らかにしており，臨床への応用の手がかりを与えることが示唆されている[57].

一方中西ら[58]もそば蛋白を電気泳動でニトロセルローズ膜に転写し酵素抗体法を用いて分子量14000〜73000にわたり複数の抗原性を有する蛋白が認められるが，反応の強さから主抗原と考えられるのは分子量約20000の蛋白であるという結果を得ている．これに対し分子量8000〜9000の蛋白とする報告[59]もあるが，近藤ら[60]はimmunoblotting法で患者の特異IgE抗体と結合する蛋白として分子量67000〜70000，26000，24000のものを取り出し，RASTおよびRAST inhibitionを用いて分子量24000の蛋白がそば主要抗原の1つであるとしており，なお少なからず食い違いがある．

そばアレルギーではないが城ら[61][62]は代表的I型職業アレルギーであるほや喘息において工学研究者と共同でほや粗抗原を精製し，分子量数十万以上，106000，22800，9980の4種の糖蛋白を分離し，分子量22800の精製抗原で減感作を行えば症状の誘発をみず安全に，しかも特異IgG抗体産生のみを促し著明な効果が得られることを示している．これに対し，そばアレルギーにおけるそばが代表的I型食物アレルギー，吸入性アレルギーを惹起する強烈な抗原性を有する抗原とされながら，抗原活性成分としての蛋白の分子量すら諸説紛々の現状であり，上記ほや喘息に倣って今後医学以外の多くの分野の研究者の協力を得て，それぞれの領域の知識とtechniqueをfullに生かしてそば抗原の検討が行われれば，食物アレルギー臨床への貢献は測り知れないと筆者は考えている．ぜひ21世紀における進展を期待したいものである．

6 症例

【症例1】S. N., 1931年生まれの筆者自身

主症状：①そば摂取による喘息発作，鼻症状，結膜充血，蕁麻疹，胃腸症状．②そば殻枕使用による喘息発作

病歴概要：特に感作の機会に気づかないが，3〜4歳頃，母が来客用のそば殻枕の中味を更新するため入手したての新しいそば殻を盥に入れておいたのをかき廻して遊び喘息発作を起こしたことを筆者の最も早い経験として記憶している．その1年後ごく少量のそばを摂取して直後より咽喉部の違和感〜刺戟症状と狭窄感を訴え，数分後くしゃみ，鼻汁，結膜充血，さらに喘息症状が現われ，約10分後全身の著明な蕁麻疹，嘔吐下痢を来した．父は英文学者で英文の医学書など本業以外の書物も読んで知っていたので，これらの症状がアレルギーによると教えてくれ，筆者は幼時より“アレルギー”という言葉を知り，それ以来そば殻枕の使用とそばの摂取を避けることにしていた．

1945年の大晦日“もう子供ではなくなったのだから大丈夫ではないか”と親に勧められて年越そばを匙半分ほど食べてみたところ，直後より上記の諸症状が著明に発現，翌元日の朝ようやく軽快した．1950年7月夏休みで旅行中藤沢市の食堂でうどんを食べた直後にそば摂取時と同様の症状が現われ，恐らくそばを通した湯でうどんが調理されたためと思われた．また1960年11月学会の帰途湯布院で土産物の蜂蜜を求めて帰り舐めたところ咽喉部の違和感，狭窄感と軽い喘鳴をみたが，蜂蜜で発症したのはこの時以外になく，Smith[3]のいうbuckwheat honeyだったと推測している．

1961年冬友人宅で出されたそば入りと断っていない饅頭で発症したが，少量で気づいたので2～3時間で消失，1962年1月新婚旅行中不注意にそば殻枕を使用して喘息発作を起こし，1965年には静岡市内のデパートで催された名産展で手打ちそばが出店していて，急に著明なくしゃみと鼻汁，さらに喘息発作をみた．1966年12月病院医局の忘年会で“みそば”と称する生そばを使った white sauce 様料理をそばとは知らず摂取し，著明なそばアレルギーの症状は翌朝まで続いた．

1971年2月アレルギー実技の研修をさせて戴いた群馬大学第1内科医局の ski tour に誘われて参加し，途中岩井堂 bus stop の土産物店で，また1974年8月家族旅行で入った軽井沢駅前の食堂で，何れも手打ちそばが調理されていて鼻症状～喘息発作を起こし，現場を離れ1時間ほどで軽快した．

1976年には病院の当直中婦長と共にした茶菓（ビスケット）で喘息発作を起こして“急患”に早変わりし，1990年7月には湯布院音楽祭 tea time で地元提供のラスクパン様菓子をつまんでそばアレルギー症状を呈し，1991年4月（59歳）阿蘇高森の田楽の里で食べた田楽料理の団子にそばが混入していて鼻症状，結膜充血，続いて喘息症状，蕁麻疹，腹痛を来し，4時間持続，3日後そばに対する RAST を検査して score 2 であった．これが今のところそばアレルギー体験の最後のエピソードであるが，過去60余年そばへの曝露を回避するよう常に留意し，これが完全に達成されている限り発症はなく，他のすべての治療は必要ない．しかし不注意で，また予測できない形で抗原であるそばへの接触があると必ず症状が発現し，暗示や心因の関与は全く認めない．幸いこれまで shock に至った経験はないが，抗そば IgE が RAST score 2 の level を維持していること，そして理由は明白でなくとも初発症状と思われるものを感じたら大量摂取に至らないよう気配りをしているためもあると思う．

合併症：大分へ赴任後6年目，1984年3月（52歳）より杉花粉症発病，その後毎年2～4月発症，本年も同様であった．

アレルギー学的検査成績：上記体験の合間を縫い実施したアレルギー学的検査結果をみると，まず国立静岡病院在職中1964年（32歳）は IgE 発見前で，唯一の reagin 証明法は Prausnitz-Küstner 被働性転嫁試験（PK 反応）であったので，当時の内科病棟婦長の協力を得てこれを実施し陽性反応が得られた．その後メモした検査成績を整理すれば**表2**の如くで，そばに対する RAST は1975年（43歳）以来 score 2 が続き，1997年（65歳）にも score 2 でこの時点でもそばアレルギーからの脱却はみられていない．

【症例2】K. A., 24歳男子，職業：運送会社員

1968年頃川崎市在住中喘息発症，感冒に罹ると著明な発作があり，年中咳，痰，鼻汁をみるようになり，1972年公害認定を受けた．1974年大気汚染のない横須賀市へ移住したが症状軽快の傾向なく精査を希望して1975年1月13日筆者の外来へ来院した．問診に際し患者はそばを摂取すると咽喉部違和感があり，その後1～2時間蕁麻疹を生じ著明な瘙痒を伴うと訴え，喘息発作を起こすことはないということであったが一応そばアレルギーが疑われた．

アレルギー学的検査は**表3**の如くであったが，吸入誘発試験に際しそばエキス 10^{-2} の 1.0 ml 吸入直後重症喘息発作を惹起し，shock 状態となり一時意識消失を来した．このため外科医1，内科医1名

表 2. アレルギー学的検査成績の推移

満年齢（年）	好酸球（%）	総 IgE（ng/ml）	そば RAST（score）	杉花粉 RAST（score）	その他の検査
32（1964）	9	150＞			PK：そば（+）
43（1975）		200	2		皮内反応：杉花粉（+），閾値 10^{-4}
50（1982）			2		
51（1982）	9	233	2		（鯖で蕁麻疹） RAST：鯖 0，家塵 0
52（1984）	5	114	2	2	（杉花粉症発症） 皮内反応：杉花粉（+），家塵（−）
59（1991）			2	2	（田楽でそばアレルギー） RAST：家塵 0
61（1992）			1	2	RAST：だに 2 種 0，卵白 0
65（1997）		34	2	2	RAST：家塵 0

表 3. アレルギー学的検査成績（症例 2〜4）

症例 No.		2	3	4*	
				1984-8-11	1987-5-30
そば以外の皮内反応および RAST score		家塵 (++) 羊毛 (+) もみがら (++) ぶたくさ花粉 (++) その他 31 種 (−)	家塵 (++)（RAST 0） だに (++)（RAST 0） ほうれんそう花粉 (++) その他 30 種 (−)	家塵（RAST 3） だに（RAST 4） アルテルナリア（RAST 0）	家塵（RAST 3） だに（RAST 4） 大豆（RAST 0） 牛乳（RAST 0）
そばに対する反応	皮内反応	10^{-4}液で (++)	危険と考え不施行		
	皮内反応閾値	10^{-7}	危険と考え不施行		
	PK 反応	(++) 抗体値 10×＜			
	吸入誘発試験	(+++)→ shock	危険と考え不施行		
	食餌誘発試験		危険と考え不施行		
	RAST	score 3	score 4	score 3	score 4
	沈降抗体		(−)		
血清総 IgE 値		147 unit/ml	658 unit/ml	350 unit/ml	116 unit/ml
末梢血好酸球		2%	3%		7.6%

* 前医による検査成績

の協力を得て救急治療を実施した．O_2吸入 5〜6 l/分，Theraptique 1 Amp 静注，Bosmin 0.2 ml 皮下注×2，Neophyllin 250 mg＋EL 500 ml 点滴静注，Solu-Cortef 200 mg 静注＋同 300 mg 管注により 30 分後回復できた．

本例において喘息症状の原因抗原は患者が結婚以来自宅で使用していたそば殻枕と結論されたのでこれを全廃せしめ，そばの摂取も禁じたところ症状は完全に消失した．

【症例 3】S. W., 26 歳女子，職業：造船所事務員

患者は幼稚園の頃年越しそばを食べて嘔吐，腹痛下痢を来し，それ以来そばを嫌うようになったが，3 年後親に勧められてそば 1 本を食べやはり嘔吐，腹痛をみた．その後はそばの摂取を極力控えているが，高校 1 年の頃外食で中華冷麺を食べ（おそらく何らかの形でそばが混入していたと本人は考えている）30 分後頭部発疹，顔面紅潮し，蕁麻疹は全身に及び腹痛，嘔吐，下痢を来したので驚いて急ぎ帰宅したが直後失神し気づいた時は病院で点滴中であったという.

1973年修学旅行で上高地へ行きそば殻枕を使用して喘息発作を起し，翌々年そば殻枕を扱っていて破れ，そば殻を頭からかぶり胸部圧迫感，呼吸困難をみたこともある．1978年8月現医初診，家塵に対する皮内反応が陽性であったのでこれによる減感作療法を受け，$10^{-1}\times0.15$ ml/月 2回を維持し有効であったが，そばに対する皮内反応は危険性を考え実施していない.

しかしその後もふと内容を確かめず口にした食品にそばが含まれていてアレルギー発症している．1979年4月薄皮饅頭を食べ直後蕁麻疹，喘息発作，shockを起こして近医で救急処置を受け，1980年12月フランス料理を食べオードブルのキャビアで口内違和感，咽喉部狭窄感，嘔吐をみて失神，この時も救急治療を受けたが，後日確認したところによれば調理に際しそば粉がかけられていたことが判明した．さらに1981年3月会社でクッキーを食べ同様の症状を経てshockで入院，また来院の1カ月前市販のコロッケで軽いshock状態を伴う腹痛をみて本人はこれへのそばの混入を疑っており，1982年12月14日今後の方針相談のため広島より大分の筆者へ紹介された.

アレルギー学的検査成績は**表3**の如くであるが，そばを微量といえども負荷することの危険性を考え，問診とRAST score 4の結果のみで筆者の経験した最も重篤なそばアレルギーと結論づけ，抗原回避に全力を集中し，若し発症の機会があれば救急病院をできるだけ1カ所に決めておいて即刻対応できるように指導した.

【症例4】T. A., 11歳男子，小学校6年生

患児は幼少時埼玉県居住の頃から気管支喘息発症，7歳頃よりそばを食べたり，そばの汁を飲むと結膜充血，嘔気，咳嗽，喘鳴が出現するのに気付き，1984年8月近医で検査を受け家塵(だに)とそばが原因抗原とされ，有症時対症薬物療法を受けこれらを避ける生活を心がけた．1986年札幌へ転居したが喘息症状は消失せず通院，1987年5月の検査でも前医と同様の結果(**表3**)であった．1987年春担任教師の家庭訪問に際し親からそばアレルギーについて申し出で，給食にそばが予定されている時握り飯かパンを代替に持参させる了解がとられたが，他児童への気兼ねから実行されなかったらしい.

1988年12月8日12時50分患児は空腹のため給食に出たそばを少量(1/3？)食べたところ13時10分口周に蕁麻疹を生じ申し出たが，学級担任はそばによるアレルギー症状およびこれにどう対処すべきか熟知していなかった模様で，13時20分母親に電話連絡し了解の下に養護教諭に相談することなく帰宅させた(13時25分)が付添いをつけなかった.

患児は路上で重篤な喘息発作を起こし嘔吐失神したらしく，13時30分頃自宅近くの駐車場で倒れているところを発見されたが意識消失しCyanoseがあり，既に呼吸停止し，瞳孔散大，口内に食物残渣を認め，付近に常用中のSultanol吸入器が散乱していた．心マッサージ，気管切開，吸引，O_2吸入，Solu-Medrol 250 mgを含む救急治療が最寄の病院で実施されたが効なく14時20分不幸の転帰をとった.

本ケースは学級担任が患児の挙動に注意せずそばを食べるのを制止しなかった，養護教諭に相談し保健室で症状の推移を観察したり必要な救急処置をとらなかった，付添人をつけて帰宅させなかったとして両親から損害賠償請求訴訟が起され，筆者の論文が書証として使用され，著者としての立場から証言を求められたことにより事件の全記録を入手できたので概要を述べた．

7 そばへの感作とそばアレルギーの outgrow の問題

そばアレルギー患者がいつそばに感作されたか，特別の場合を除けば明らかにできないことが多い．患者が発症に気づくのは比較的早い年代で，筆者自身も既に 3〜4 歳のころ最初の経験をしているし，筆者の臨床例では 35 例中 20 例，1973 年の全国調査でも 169 例中 115 例が 10 歳未満で本症に気づいている．厚生省食物アレルギー対策検討委員会[50)]の調査（そばアレルギー82 例），高橋ら[51)]の横浜市小学生の調査（そばアレルギー194 例）共に初発年齢の集計成績は示されていないが，小児期にかなりの数初発することは推測できる．

ではそば抗原への感作がいかなる機会に成立するのか，若干の可能性を考えてみる．

1．遺伝の関与

筆者ら[31)]の本症全国調査で家族歴の明らかな 131 例中 13 例で家族にもそばアレルギーを認めており遺伝的負荷は否定されないが，現在までそばアレルギー発症に関わる遺伝子検討の報告はみられない．

2．出産前後における児の感作

黒梅[63)]は臍帯血の IgE 値を測定して食物抗原が胎盤を通過し，母乳中へも移行して子を感作しうることを示している．さらに生後も 3 歳以下の小児では消化管絨毛の基底部の形質細胞から分泌され吸収を抑制する働きをする分泌型 IgA（secretory IgA）が未発達なため食物に感作されやすいとする．一方馬場[64)]は母親が妊娠 8 カ月以後分娩後 8 カ月までの間，子も生後 8 カ月まで卵および卵製品を完全に回避できれば子のアレルギー発症（卵アレルギーのみならず，だにその他による喘息発症を含めて）が抑えられることを報告，この時期における母子への卵投与がアレルギー素因を有する児のアレルギー発症の initiator となるとして早目に開始する風潮にある離乳食が子を感作する可能性を示唆している．

これらをそばアレルギーに敷衍すれば，母親が妊娠中から授乳期間中に強烈な抗原性を有するそばを摂取すること，子にも離乳期にそばを与え，また添い寝する母親や子がそば殻枕を使用することにより子がそばに感作される可能性がないとはいえず，今後さらなる検討が必要と考える．

3．職業環境内のそば抗原への曝露による感作

“歴史”の項でも触れたように筆者ら[11)12)65)]はそばの調理師，製粉，製麺，販売に従事する人が職業性そばアレルギーを惹起することを見出し報告したが，同時にかかる仕事場に出入りしそばに曝露を繰り返す小児を含む家族もそばに感作され発症することがあり[12)34)35)]，かかる場合は抗原への曝露開始から感作成立に至る過程が把握できる．これがこの項の冒頭で“特別の場合”とした理由であるが，詳しくはIII．特論-5「食品取扱い業者の食物素材による職業アレルギー」参照のこと．

さて次に一旦感作された場合，感作された状態はどれくらいの期間持続するのか――アレルギー疾

患の臨床症状が加齢につれて変化することは従来から小児科および内科それぞれの領域で指摘されて来た．中山ら[66]は小児気管支喘息の約 50%が自然治癒（outgrow）し，残りの半数が成人気管支喘息へ移行するとし，馬場[67]はこのような加齢に伴う変遷を allergy march と呼んでいる．食物アレルギーも 3 歳以上の小児では分泌型 IgA（sIgA）が消化管粘膜を覆って抗原の吸収を抑えるようになる（黒梅[63]）のでしばしば改善傾向がみられる．しかし筆者[30]自身 3〜4 歳に発症したそばアレルギーは定年，そして古稀を迎えても脱却していないし，52 歳になって発症した杉花粉症も毎年同花粉飛散季節になると鼻・結膜アレルギー症状と共に顔面から襟にかけての皮膚症状を認める．また筆者らが診療した職業性そばアレルギー2 例について確認できた近況では，本症第 1 例として報告した case[11)12)]は初診時 26 歳，現在 59 歳，転職で平素は症状はないが過日そば入りの菓子で発症，もう 1 例[65]は初診時 41 歳，現在 56 歳で二重マスク使用と作業衣を脱ぐ際の発症防止の目的で azelastine 内服により良好な control が得られているが，いずれもそばアレルギーの outgrow はみられていない．同様に厚生省食物アレルギー対策委員会[50]の調査でも，また荒井ら[49]，柴田[68]もそばアレルギーが成人においても軽快〜脱却できないことを指摘している．

以上より加齢に伴い多少の免疫機能低下の可能性はあっても枯草熱が閉経により軽快〜消失し（Hansen ら），65 歳で免疫機能が停止する（Bürger）とする主張は正当とはいえず，そばアレルギーを含めてアレルギー疾患の予後は安易に云々すべきでなく，生涯を通した観点から論じ，このことを念頭においた対策が必要と考える．

8 治療

［1］そばアレルギーに対する救急治療

そばアレルギーにおけるそばはわれわれの知る最も抗原性の強烈な，しかし極めて popular な抗原物質の 1 つである．したがって本症患者が一定量以上濃厚曝露されると即時型反応として発症する．前述の通り臨床的には抗原作用直後より以下殆んど同時性に発現し，口内〜咽喉部違和感ないし狭窄感，口唇浮腫，鼻症状，結膜充血，眼瞼浮腫，動悸，喘息様呼吸困難〜窒息症状，輾転反側するような腹痛発作あるいは嘔吐，全身の蕁麻疹を経て血圧低下，意識障害などの shock 症状に陥り死に至ることがある．したがってそば抗原の作用後上記症状のいくつかの発現を認めたら速やかに救急治療を開始すべきである．筆者らの経験例あるいは調査結果からみると本症重篤例の過半数は喘息症状を伴っているので重症喘息発作の救急治療に準ずる考えのもとに，複数の治療分担可能な staff による team work が必要となる．

① adrenalin 注射

0.1%塩酸 epirenamine 液 0.2〜0.3 ml 皮下注射し，15〜30 分後軽快しなければ同量追加する（重症時に十分な呼吸管理を条件として本剤 0.5〜1.0 ml を 5%葡萄糖 500 ml に混じて aminophylline や steroid と共に徐々に点滴静注を試みることもある．）

② 酸素吸入，呼吸管理

症状がそれ程さし迫った状態でなければ鼻カテーテルにより O_2 3〜5 l/min 与えるだけでよいが，換気障害が著しく，意識レベルの低下がある場合は速やかに熟練した医師により気管内挿管を行い，ventilator を連結して機械的換気，酸素吸入を行わねばならない．ventilator としては分時換気量を 0.5〜30 l/min，呼吸数を 6〜60 回/min に設定できる Servo ventilator が好都合であるが，一般的に普及している従量式あるいは従圧式 ventilator でも間に合う．気道内の吸引を行い，与える酸素には適度の温度と湿度をもたせ気道内の乾燥を防ぎ，粘液喀出を容易にする．特に ventilator 使用中は血液ガスを経時的に検査して酸素量と圧力，換気数，吸気と呼気のサイクル比などをその都度調節する．

③ 血管の確保と補液

呼吸管理と同時に血管確保が重要でこれにより補液その他薬物療法が可能となる．重症喘息発作を伴う時は著しい脱水があるので補液が重要で，5%葡萄糖液，生理食塩水あるいは Solita など大量に(最初の 24 時間に 2.5〜3.0 l にも及ぶ)用いる．

④ xanthine 製剤

喘息発作が混在する時は点滴に混じて，また葡萄糖液と共に極めて徐々に管注で使用する．血中濃度を 14〜18 μg/ml に維持させる必要から成人では初回 500 mg，6 時間ごとに 250 mg 追加し，1 日総量 1250 mg まで，小児では常用量 4〜5 mg/kg/日とされるので年齢により使用量に差がある．

⑤ steroid

たちどころの喉頭浮腫除去効果，抗アレルギー作用や昇圧は望めないが，可及的速やかな効果を期待し臨機応変の増減が必要となるので，通常水溶性 steroid，特に hydrocortisone を点滴で，また急ぐ時は管注で与える．用量は内服の標準量を遥かに超えて one shot 的に思い切り大量(成人では hydrocortisone 換算量 2000〜3000 mg/日に及んでもよい) 救命を最優先に考えて使用する．但し hydrocortisone そのものによる anaphylactic shock と思われる症例が時に報告されているのでこの点に留意する．

⑥ その他

血圧低下があるので adrenalin のほか noradrenalin，phenylephrine；呼吸賦活剤として Theraptique，重症時の acidosis 是正のため重曹水(Meylon, Jusonin)など適宜使用する．蕁麻疹に対しては抗ヒスタミン剤も用いうるが，そばアレルギーは即時型アレルギーであり翌日には症状は消失するので，救急治療上必要に迫られることは少ない．

＊　＊　＊

ここでは紙面の都合上そばアレルギーの救急治療以外の，通常の対症薬物療法については別項があるのでそれをご覧戴くことにし，次の 1 点に限り特に問題点を指摘しておく．最近 10 数年来 reagin の関与する Coombs ら[32]のいわゆる I 型アレルギーに属する気管支喘息においてもしばしば遅発型〜後遅発型反応ないし 2 相性発症をみることが注目され，これが気管-気管支粘膜への好酸球，好中球等の細胞浸潤(炎症)の結果，気道上皮の剝離，繊毛運動障害，さらに迷走神経末端たる irritant receptorが露出して気道過敏性の亢進をもたらし，喘息症状の慢性化～重症化の原因とされるようになった[69)-72)]．そしてかかる炎症反応を抑える目的で海外[73)]でもわが国[74)75)]でも早期からの吸入steroid使用が喘息治療guide lineとして勧められている．しかしこれには喘息症状の原因抗原によって齎らされるアレルギー反応のpatternが異なることは全く考慮されていない点に大きな問題がある．臨床上確かに家塵(だに)，真菌などで遅発型の喘息反応が起り日常生活の場で常時抗原曝露が避けられない場合吸入steroidが適応とはなり得ても，そばアレルギーにおけるそば，花粉症における花粉，過半数の職業性抗原により惹起される吸入性喘息は急性の，即時型喘息反応に終始し，抗原曝露がなくなりさえすれば症状は中断ないし消失するのですべての薬物療法は不要となる．したがってそばアレルギーにおいては吸入steroidの適応はないのであって，原因抗原も反応のpatternも調べないまま一律にsteroidの網をかけることは不当で，あたかも感染症に対し原因菌も感受性も調べないまま広域spectrumを有する抗生剤を使用するに等しく厳に慎むべきである．

[2] そばによる減感作療法の問題

そばアレルギーにおけるそばの抗原性はわれわれが日常生活上接する最も強烈なものの1つで，たびたび指摘したようにたとえ微量であっても患者への抗原負荷により重篤なアレルギー反応を惹起し，anaphylactic shockに陥いる危険性が大きい．既に1935年Blumstein[7)]はこのような理由からそばによる減感作療法を行うべきでないと警告している．城ら[61)62)]がほや喘息で粗抗原を精製し減感作に極めて有効で副作用の殆んどない抗原を作製したように，そばにおいても学際的研究によりそばの減感作に適した抗原が作製されることが望まれるが，それまでは安易に実施すべきでないと筆者も考えている．

[3] そばアレルギーの発症予防対策

そばアレルギーを未然に防ぐためにはそばへの感作を成立させない方策があればbestと考えられる．しかし職業性感作を除けば感作に至る過程は明らかでなく，残念ながら十分な感作防止対策はなく，前項で指摘したいくつかの可能性に対し配慮する程度となる．したがって患者における症状発現予防対策が中心とならざるを得ない．

そばが生命を脅かす程強烈な抗原性を示すとはいっても，卵や牛乳の如く日常摂取する多種の食品に広汎に含まれるものではないので，抗原曝露をなくす対応宜敷きを得れば症状発現予防は可能である．ここでは60余年のそばアレルギー患者としての筆者の体験を加味して以下これへの対策の要点を列挙する．

1．患者自身の注意

そばアレルギー患者(小児の場合親や教師も)にとって症状発現の予防の根幹は抗原除去回避の一言に尽きる．そばに感作された患者の体内にそば抗原が侵入する経路は経口的ならびに経気道的の2つがあるから，そばあるいはこれを混入する食品を一切口にしないこと，そしてそば粉塵を吸入しない(そば殻枕を使用しない，手打ちそばをやっている場所などに立ち入らない)ことを徹底すれば症状発現はないはずである．しかし市販食品中にそば入りであることが明示されていなかったため思わざる発症の機会がこれまで少くなかった．2001 年 4 月から抗原混入食品には表示が義務づけられそばもこれに含まれるため，正しく実行されればかなりの merit は予想される．食堂，レストラン，料亭などでそばを通した湯でうどんその他の麵類が調理されればそばの混入による発症もあるので，患者はメニューにそばのある店での麵類の注文は控えたいものである．

2．医療の場における注意

前項に指摘したように最近アレルギー疾患，特に気管支喘息診療に際し steroid，あるいは薬物による対症療法で症状を抑え込めば事足れりとし，原因抗原の確定とそしてこれをめぐる対応が蔑ろにされている．したがってそばなど重篤なアレルギー反応を惹起するおそれのある患者への十分な検査と指導が疎かになっていることも決して少なくないと考えられる．アレルギー患者に対して原因抗原を十分告知して本人の日常生活における注意を促すことは診療担当医の義務であり，診療科“アレルギー科”も実現された現在この点への改善が求められよう．事実症例 2 として提示した case では川崎市の公害認定患者が実際は自宅に原因のあったそばアレルギー患者であったことを考えれば大いに反省されねばなるまい．また既にしばしば指摘したように，そばが強烈な抗原性を有することから皮内反応や吸入誘発試験あるいは減感作療法を行って患者へ抗原負荷をすれば shock を起こす危険がある点，アレルギー診療に際し格段の留意が必要と考える．筆者は現在そばアレルギーが疑われる場合患者の安全を第一に考え詳細な問診と RAST，どうしても必要な場合は PK 反応により抗原確定を行うようにしている．

3．給食の場における注意

わが国では病院や学校給食のメニューにそばが月 1～2 回登場することは決して珍しくない．メニューに変化をつけるため挿入されると思われるが，給食対象者にそばアレルギー患者が含まれていれば思わぬ事故を招来する危険性があることは筆者[76)]が早くから指摘している．1986 年筆者が某病院の主催する喘息教室合宿講演会でそばアレルギーに言及したところ，出席者の 1 人が本症患者であることを申し出たため，幹事の配慮で翌日予定されていたそばのメニューが変更され事なきを得た．本稿症例 4 の如き不幸な事例の再発を防ぐためにも，別メニューがなく給食対象者にとって選択の余地のない給食にそばを登場させることは好ましくないが，もし敢えて加えるとすれば給食担当者の責任において細心の注意が払われねばならない．ここでは某病院の食札（毎食配膳に乗せられ明示されている）を**図 1** に示す．

4．社会的対応の必要性

わが国でそばが広く食用に供せられ，そば殻が枕の材料として愛用される反面，これらがそばアレルギー患者に激烈なアレルギー反応を齎らすことへの一般への認識は従来決して十分でなく，対応も殆んどないに等しかった．たまたま給食のそばで学童が亡くなるという不幸な事例の報道が社会に shock を与え，食物アレルギーへの関心が喚起されたのは確かである．そして行政上の 1 つの対応として抗原食品の表示が義務化され，一歩前進した観がある（後述特論参照）．しかしすべての市販される調味料[45)77)]，ふりかけ，菓子，土産物など，特に地域特産品の悉くに明確な表示（できれば赤字など

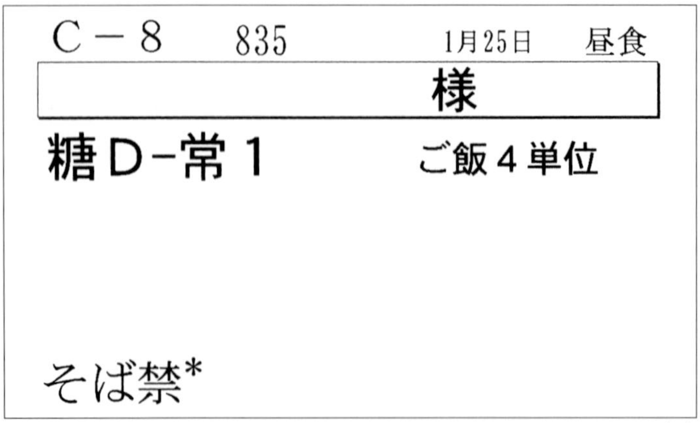
C－8　835　1月25日　昼食
様
糖D−常1　ご飯4単位
そば禁*

*朱書

図 1. 某病院の“そば禁”の食札

で一目瞭然にすべきであろう)が励行されうるか監視が必要であるし，食堂，レストラン，料亭などで提供される料理に“舌触りを変える”などの目的でそばが使われることへの規制は全くない．筆者自身もそのことを弁えながらも時に不図した機会に口にしてしまうこともあり，症例 3 の如く外食時に shock を頻回に起こし，その都度救急治療を要する case もあり，ホテルで提供される枕になおそば殻(半そばを含めて)がかなりの頻度で使用されている現状から，社会的対応としてさらなる理解と改善が必要と考える．

（中村　晋）

文　献

1) 最上　宏：日本食糧史考，上巻．最上　大（編・発行），p 502-504，東京，1996．（初版 1957）．
2) 最上　宏：日本食糧史考，下巻．最上　大（編・発行），p 587-588，東京，1994．
3) Smith HL：Buckwheat-poisoning—with report of a case in man. Arch Int Med 3：350-359, 1909.
4) 中村　晋(訳)：Smith のそばアレルギー第 1 例(1909 年)．臨床気管支喘息，光井庄太郎ほか，編，p 15-20，金原出版，東京，1985．
5) Pirquet C von：Allergie. Münch med Wschr 53：1457-1458, 1906.
6) Highman WJ, Michael JC：Protein sensitization in skin diseases；Urticaria and its allies. Arch Derm Syph 2：544-570, 1920.
7) Blumstein GI：Buckwheat sensitivity. J Allergy 7：74-79, 1935.
8) Unger L：Bronchial asthma. Springfied, C. C. Thomas, 1945.（9)より引用）
9) Ordman D：Buckwheat allergy—An investigation of asthma associated with flour substitutes used in the baking industry.（Reprint from the South African Medical Journal, Oct, 11th 1947, p. 737-739）Cape Times Limited, Cape Town.
10) Horesh A：Buckwheat sensitivity in children. Ann Allergy 30：685-689, 1972.
11) 中村　晋，室久敏三郎：気管支喘息の研究，第 5 報．そばアレルギーについて，アレルギー19：702-717, 1970．
12) 中村　晋，山口道也，ほか：そばアレルギー症の研究，第 3 報．職業性そばアレルギー症について．アレルギー24：191-196, 1975．
13) Göhte CJ, Wieslander G, et al：Buckwheat allergy：health food, an inhalation health risk. Allergy 38：155-159, 1983.

14) 三沢敬義：アレルギー性疾患. 日内会誌 25：133-262, 1937.
15) 西垣雄太郎：アレルギー性喘息の 1 例. 東京医事新誌 3074：685-686, 1938.
16) 塩山　通, 鳥居敏雄：食餌性アレルギーに関する研究. 日内会誌 28：663-677, 1940.
17) 三沢敬義：アレルギー性疾患に於ける食餌性アレルゲンの化学分析的研究. アレルギー 1：9-22, 1952.
18) 三沢敬義：食餌性アレルギー. 診断と治療 52：790-801, 1964.
19) 三沢敬義：アレルギー性腸症. 内科 4：441-447, 1959.
20) 田中隆人：食餌性アレルギーに就て. 九大医報 16：69-74, 1942.
21) 田中隆人：私信, 1973-7-6 日付.
22) Prausnitz C, Küstner H：Studien über die Überempfindlichkeit. Zentralblatt f Bakteri 86：160-169, 1921.
23) 松村龍雄, 由上修三：小児気管支喘息のアレルゲンと特異療法. 小児科臨床 13：124-135, 1960.
24) 松村龍雄, 舘野幸司, ほか：小児気管支喘息のアレルゲン診断と特異療法に関する研究：I. 枕のそばがらに附着しているそば粉による吸入性喘息. アレルギー 18：902-911, 1969.
25) 松村龍雄, 黒梅恭芳：食餌性喘息. 診断と治療 56：1570-1573, 1968.
26) 松村龍雄, 黒梅恭芳, ほか：食餌アレルギーによると思われる abdominal epilepsy と epilepsy の症例. 北関東医学 15：114, 1965.
27) 松村龍雄, 黒梅恭芳, ほか：食餌アレルギーと臨床. 日本医事新報 2151：3-7, 1965.
28) 北原静夫：食餌性アレルギーの内科. 日本医事新報 1878：6-11, 1960.
29) 中村　晋, 山口道也, ほか：そばアレルギー症の研究, 第 1 報. そばアレルギー症の症例について. アレルギー 23：548-553, 1974.
30) 中村　晋：そばアレルギー 60 余年の体験——今後のアレルギー性喘息診療のあり方を含めて. 治療 80：2864-2872, 1998.
31) 中村　晋, 山口道也：そばアレルギー症の研究, 第 2 報. そばアレルギー症に関する全国調査成績. アレルギー 23：554-560, 1974.
32) Coombs RRA, Gell PGH：The classification of allergic reactions underlying disease. In Clinical Aspects of Immunology, p. 575-596, Blackwell Scientific Publ, Oxford & Edinburgh, 1968.
33) 安江　隆, 安江厚子：アトピー性蕁麻疹. アレルギー 21：642-647, 1972.
34) 奥村悦之：ソバ製粉工場従事者の家族に発症したソバ喘息の 1 例. 産業医学 22：382-383, 1980.
35) 三宅　健：転居後に改善をみた重症アトピー性皮膚炎の 1 例——ソバアレルギー症例について. アレルギーの臨床 8：868-871, 1988.
36) 中山喜弘, 三之宮愛雄, ほか：食品過敏喘息について. アレルギー 13：131-134, 1964.
37) 坂内隆雄：そば粉減感作療法による重症気管支喘息児の 1 治験例. 医薬の門 9：368-369, 1969.
38) 松田健一郎：盛りソバを食べてアナフィラキシーショック・呼吸停止を来した症例. 医薬の門 10：666, 1970.
39) 山口尚彦, 吉田　浩, ほか：そば喘息について. 福島県医師会報 p. 2-4. 1970-10-20 日号.
40) 佐藤英一：そば粉エキス皮内反応によるアナフィラキシー・ショックの経験. 日内会誌 61：442-443, 1972.
41) 渡辺明子, 向山徳子, ほか：小児におけるそばアレルギーの 2 例. 小児科 15：325-334, 1974.
42) 中村弓子：そばで喘息発作. 朝日新聞 1980-1-17 日付.
43) 中村　晋, 勝谷　隆：そばアレルギーにおけるショックそして死. アレルギー 39：255, 1990.
44) Nakamura S：On the anaphylactic shock and death from buckwheat allergy. 13 th Would Congress of Asthmology (Interasma) Maebashi. 1990-10-23.
45) 中村　晋：そばアレルギーにおける shock そして死——予防対策を含めて. アレルギーの臨床 12：728-733, 1992.
46) 厚生労働省令第 23 号：食品衛生法施行規則及び乳及び乳製品の成分規格に関する法律施行規則の一部を改正する省令. 官報 3075：2-4, 2001-3-15 日付.
47) 中村　晋：そばとアレルギー. 治療 68：2047-2053, 1986.
48) 中村　晋：そばの生活環境内抗原としての意義. 治療 73：1537-1539, 1991.
49) 荒井康男, 佐野靖之, ほか：成人気管支喘息と食品アレルギー, 第 1 報. 食物アレルゲンによる皮膚反応と食物アレルギー. アレルギー 47：658-666, 1998.
50) 厚生省食物アレルギー対策委員会：平成 11 年度報告書. 2000-3-31 日付.

51) 高橋由利子，市川誠一，ほか：横浜市の小学生 9 万人を対象としたそばアレルギー罹患率調査．アレルギー 47：26-33, 1998.
52) 中村　晋，上田伸男，ほか：食物アレルギーに関する臨床的検討，第 2 報．即時型食物アレルギーの臨床疫学調査について．アレルギー50：307, 2001.
53) 中村　晋：気管支喘息の研究，第 6 報．薬剤師にみられた Pancreatin による職業性アレルギー症について．アレルギー20：361-364, 1971.
54) Amlot PL, Kemeny DM, et al：Oral allergy syndrome（OAS）; Symptoms of IgE-mediated hypersensitivity to foods. Clin. Allergy 17：33-42, 1989.
55) 中村　晋：気管支喘息診療の実際．p. 106-112，金原出版，東京，1976.
56) 柳原行義，油井泰雄：そばの抗原分析について．アレルギー27：153-154, 1978.
57) 柳原行義，江田昭英：そば過敏症についての免疫薬理学的研究，第 1 報．Dialysate の即時アレルギー反応におよぼす影響．日薬理誌 75：459-475, 1979.
58) 中西和夫，長谷川好規，ほか：新しい抗原分析法——Blot 法の紹介とソバ抗原の分析について．アレルギーの臨床 6：468-469, 1986.
59) Yano M, Nakamura R, et al：Purification and properties of allergic proteins in buckwheat seeds. Agric Biol Chem 53：2387-2392, 1989.
60) 近藤康人，宇理須厚雄，ほか：そば主要アレルゲンの Immunoblotting 法による検討．アレルギー42：142-148, 1993.
61) 城　智彦：特殊アレルゲンによる減感作——ホヤ喘息を中心にして．減感作療法の基礎と臨床，小林節雄，ほか（編），p 207-225，中外医学社，東京，1982.
62) 城　智彦，桑原正雄，ほか：全例で著効を認めたホヤ喘息の精製抗原による減感作療法．アレルギー40：1194-1199, 1991.
63) 黒梅恭芳：小児アレルギー疾患における食物の関与．日本医事新報 3462：17-22, 1990.
64) 馬場　実：小児アレルギー性疾患の発症と展開——予知と予防の可能性について．アレルギー38：1061-1609, 1989.
65) 中村　晋，山口道也，ほか：そば屋にみられた職業性そばアレルギーの症例．治療 70：2477-2481, 1988.
66) 中山喜弘，島貫金男，ほか：小児気管支喘息の発症とその経過．小児科臨床 27：1335-1346, 1974.
67) 馬場　実：食物アレルギーの現状．内科 59：662-670, 1987.
68) 柴田瑠美子：食物アレルギーによるアナフィラキシーの予知と対策——卵白とそば粉．アレルギーの臨床 20：437-442, 2000.
69) Reed CE：New therapeutic approaches in asthma. J Allergy Clin Immunol 77：537-543, 1986.
70) Reed CE：Basic mechanisms of asthma. Role of inflammation. Chest 94：175-177, 1988.
71) Cockroft DW：Airway hyperresponsiveness and late asthmatic responses. Chest 94：178-180, 1988.
72) Barnes PJ：New concepts in the pathogenesis of bronchial hyperresponsiveness and asthma. J Allergy Clin Immunol 83：1013-1026, 1989.
73) National Heart, Lung and Blood Institute：International consensus report on diagnosis and management of asthma（喘息の診断と管理のための国際委員会報告）．Japanese version, p. 11-60, Life Science Publ., Tokyo, 1992.
74) 牧野荘平：日本アレルギー学会喘息治療ガイドラインと問題点．治療 78：1501-1505, 1996.
75) 足立　満，美濃口健治：気管支喘息の定義と治療の変遷と最新の治療指針．Medical Practice 15：1818-1826, 1998.
76) 中村　晋：そばアレルギー症——健康管理上の問題点を中心として．大分大学保健管理センター紀要 2：35-43, 1979/80
77) 弓削真由美，新見やよい，ほか：胡椒の増量剤として含まれていたソバ粉によりアナフィラキシー症状を呈した 1 例．アレルギー50：555-557, 2001.

5. 大豆，ピーナッツ，種実類

◆はじめに◆

大豆，ピーナッツは植物学上の分類では同じマメ科に属するが，食品学や食品成分表による食品群の分類では，大豆は豆類，ピーナッツは種実類に分類されている．種実類にはアーモンドやクルミ，カシューナッツなどの堅果類（nuts）とゴマ，ケシの実，ヒマワリの種などの種子類（seeds）がある．

ここでは即時型食物アレルギーのアレルゲンとして頻度の高い大豆，ピーナッツに加え，アレルギー症状の原因抗原として報告のある種実類について述べる．

1 大豆

［1］食品としての大豆

大豆は蛋白質や脂質に富み，アミノ酸組成もメチオニン，シスチンの含量は少ないものの，動物性蛋白質に近く植物性蛋白質としては整っている．大豆は煮豆，豆腐，油揚げ，味噌，醤油，大豆油といった伝統的加工食品としてのみでなく，新しい用途として脱脂大豆から得られる蛋白質がハム，ソーセージ，水産練り製品，パン，スープ，シリアルなどの各種加工食品に利用されている．

このため大豆アレルギー患者にとっては，大豆蛋白質をまったく含まない食品を選択することはかなり困難なことである．また近年，大豆のもつ植物エステロゲンであるイソフラボン類が有する生体機能に関する効果が注目されている．

［2］大豆アレルギーの臨床

大豆は卵，牛乳とともにわが国における即時型食物アレルギーの三大抗原の１つとされてきたが，最近の報告によれば，三大抗原は卵，牛乳，小麦が占め，以下エビ，ピーナッツが続き，大豆は７番目の原因抗原となっている[1]．

大豆アレルギーの症状は他の即時型食物アレルギーと同様に，摂取後 30 分以内に嘔吐，腹痛，下痢などの消化器症状や呼吸困難，喘鳴などの呼吸器症状，瘙痒，蕁麻疹などの皮膚症状を呈する．また，食物抗原として摂取によるのみでなく，大豆粉塵の吸入により気道感作を受け喘息を生じた症例や[2]，豆腐を頻繁に扱う病院食堂の従業員が蕁麻疹を生じた症例などが報告されている[3]．

［3］主要抗原

大豆蛋白質の大部分はグロブリンであり，このほかにアルブミン，非蛋白窒素化合物などが存在す

表 1. アトピー性皮膚炎患者の IgE 抗体と結合する大豆蛋白質成分

蛋白質成分(質量 kDa)	帰属(画分)	検出頻度(%)*
70〜68	7S(α-サブユニット)	23.3
67〜63	7S	18.8
55〜52	7S	14.5
50〜47	7S	13.0
45〜43	7S(β-サブユニット)	10.1
41〜40	7S	7.2
38〜35	7S	7.2
35	11S(酸性サブユニット)	1.4
35〜33	7S	15.9
31〜29	ホエー(高分子画分)	4.3
30	7S(Gly m Bd 30 K)	65.2
28	7S(Gly m Bd 28 K)	23.2
21〜18	ホエー(低分子画分)	7.2
20	2S(Kunitz トリプシンインヒビター)	2.9
17	2S	1.4
15〜14	2S	2.9

*大豆蛋白質陽性者 69 人中の検出頻度　(文献 5 より引用)

る．グロブリンの主要蛋白質には，グリシニン(11S，S は超遠心分析による沈降係数)と β コングリシニン(7S)があり，ほかに 2S，15S グロブリンが含まれる．

1980 年に Moroz が[4]，大豆トリプシンインヒビター(Knuitz 型)を実験室で試薬として取り扱い，喘息を発症した喘息患者血清を用いたところ IgE 抗体がこのトリプシンインヒビターを認識していることを見い出したのが大豆アレルゲンとして特定蛋白質を同定した最初である．

その後大豆の主要抗原の研究は日本の研究者らによって多くの成果が得られている．

小川らは[5]3 カ月から 23 歳までの大豆特異 IgE 抗体陽性であるアトピー性皮膚炎患者の血清を用いて，大豆 2S，7S，11S グロブリン画分とホエー画分についてイムノブロット法を用いた検討から，15 種類の IgE 結合能をもつ大豆蛋白質を特定した(**表 1**)．

これらの蛋白質の中から IgE 結合頻度が 25%以上の 3 種類の大豆蛋白質を主要抗原と同定した．この 3 種類の蛋白質はすべて 7S グロブリンに分画される成分である．

IgE 抗体と結合する頻度が 65.2%と最も高い蛋白質を Gly m Bd 30K と命名した．

N-末端アミノ酸配列の解析から，この蛋白質は既に報告されていた大豆 34kDa oil body-associated protein(P-34)と同一のものであることが確認され[6]，ダニ抗原 Der p I と約 30%の相同性を有するパパインファミリーに属するチオールプロテアーゼであることが明らかになった．

その後のペプチド合成により Gly m Bd 30 K (P 34) の B 細胞エピトープが見い出され，ヒト IgE 抗体が認識するエピトープはダニ抗原 Der p 1 のエピトープとは異なることが報告された[7]．

他の 2 種類の主要抗原のうち，検出頻度 23.2%で分子量 60 kDa の β-コングリシニンの α-サブユニットを Gly m Bd 60 K，同じく検出頻度 23.2%で，分子量 28 kDa の蛋白質を Gly m Bd 28 K と命名した．

[4] 大豆加工品のアレルゲン性と低アレルゲン化食品

1) 加熱や発酵による抗原性の低下

加熱や発酵という加工工程を経た大豆蛋白は変性を受けている. 加熱による抗原性の変化は，100℃60分間加熱した大豆蛋白はIgE抗体との結合に変化をもたらさず，抗原性の低下は認められなかった[8]. 発酵食品については，みそ，しょうゆの抗原性は低下したが，大豆アレルギー患者にとってアレルギー症状を誘発する可能性は存在している[9]. また豆腐や大豆加水分解蛋白も抗原性の低下はみられるが，大豆アレルギー患者にまったく安全かに関しては注意を要する食品である.

大豆を含まない調味料として，ダイズノンしょうゆ（小麦を含む）や，あわ，ひえ，きびを使った雑穀しょうゆ，ダイズノン味噌や雑穀みそが市販されている.

2) 低アレルゲンダイズ東北124号

東北農業試験場で育成された東北124号はGly m Bd 60 KとGly m Bd 28 Kを欠損していることが判明し，さらに物理化学的処理を行い，残る主要抗原であるGly m Bd 30 Kの除去にも成功した. 現在，この低アレルゲン化大豆を利用した加工食品が大豆アレルギー患者に対するシングルブラインドの経口負荷テストを経て評価の段階にあり，大豆アレルギー患者の80%に有効性があることが認められている[10].

2 ピーナッツ

[1] 食品としてのピーナッツ

ピーナッツはローストされたものを食したり，クッキーやケーキに用いられるが，近年はAsian foodなどのエスニック料理やドレッシング，ソース，バタースプレッド，香料などに原型をとどめず，含有されているかどうかがわからない利用がされている. また，精製ピーナッツオイルは蛋白質を含まないとされるが，ピーナッツオイルを含んだ乳幼児用ミルクによりアレルギー症状が誘発された報告もあり[11]，ピーナッツオイルを含んだ食品に対してもピーナッツアレルギー患者は注意を要する.

[2] ピーナッツアレルギーの臨床

ピーナッツアレルギーはピーナッツの摂食のみならずピーナッツとの接触や吸入によっても症状が誘発される. 5歳までの幼児期に発症することが多く，口唇や口腔，咽頭の痒みや刺激感，鼻炎，蕁麻疹，喘息，吐き気や下痢，意識喪失，咽頭蓋と舌の腫脹による窒息が起こる. アナフィラキシーの主因は上気道の閉鎖と心肺機能停止である. アナフィラキシーショックで死亡した患者は全員喘息の既往があったことが報告されている[12].

また，ピーナッツは食物依存性運動誘発アナフィラキシーの原因抗原でもある.

ピーナッツアレルギーと大豆アレルギーの臨床症状の異なる点は，ピーナッツアレルギーは症状が

表 2. ピーナッツ主要抗原

主要抗原	等電点	質量（kDa）	報告者
Peanut I	5.25〜5.75	20〜30	Sachs, et al（1981）
Con A-reactive Glycoprotein	4.6	65	Barnett, et al（1986）
Ara h 1	4.55	63.5	Burks, et al（1991）
Ara h 2	5.2	17	Burks, et al（1992）

持続しアナフィラキシーにより時に死に至ることことがあるのに対し，大豆アレルギーの患者の多くは outgrow することである．

［3］主要抗原

ピーナッツの蛋白質はアルブミンとグロブリンに分けられ，グロブリンは arachin と conarachin に分けられる．**表 2** にピーナッツアレルギーの主要抗原を示した．

このほかに Ara h 3, Ara h 4, Ara h 5, Ara h 6, Ara h 7（いずれも種子貯蔵蛋白質）が報告されている．

Koppelman らは[13]北アメリカのピーナッツ患者の 95%以上が Ara h 1 を認識するのに対し，ヨーロッパではこれより低いことに関心を持ち，世界各地で栽培されている 3 種類のピーナッツ中の Ara h 1 と Ara h 2 を定量することにより，ピーナッツアレルギーの血清学的相違の解明を試みた．

その結果 Ara h 1 と Ara h 2 の含量には大きな違いはなく，血清学的相違はピーナッツのアレルゲン組成の相違にあるのではないことが判明した．

［4］抗原性の変化

ローストしたピーナッツと生のピーナッツをピーナッツアレルギー患者の血清と反応させ IgE 抗体の結合能を比較したところ，ローストしたピーナッツは生より 90 倍もの結合能を示し抗原性が増した[14]．

Beyer らは[15]中国ではピーナッツの消費量が多いにもかかわらずアメリカに比べピーナッツアレルギーの頻度が少ない要因として調理法の違いをあげている．中国ではピーナッツをフライかボイルで食べるのに対し，アメリカではローストして食べることが多く，フライやボイルでは Ara h 1 と Ara h 2 の含量が減少したが，ローストはフライやボイルより高温で行われるため，抗原性が増加したと思われる．

精製した Ara h 1 と Ara h 2 を糖の存在下で加熱するとメイラード反応（糖とアミノ酸の反応のようにカルボニル化合物とアミノ化合物との反応で褐変現象を生じる）により，生のピーナッツより抗原性が増し，消化酵素に対する抵抗性も増したことが報告されており[14]，メイラード反応によりアレルギーが起こりやすくなることを示唆している．

3 種実類

多くの種類の種実類が市場にみられ，さまざまな利用がされ，ピーナッツと同様「隠れた抗原」として食品に含まれている．

ピーナッツ同様，幼児期早期にアレルギー症状を発症し，症状は持続し，死に至る時もある．

1）種実類間の交叉抗原性

ピーナッツ，ヘーゼルナッツ，ブラジルナッツのうち少なくても 1 種類の特異 IgE 抗体をもつあらゆる年代の患者 731 人を対象とした調査によると[16]，282 人は 1 種類のナッツに，130 人は 2 種類のナッツに，319 人は 3 種類のナッツに対し特異 IgE 抗体を有しており，この結果は性別や年齢に無関係であった．

Ewan らは[17]，臨床症状に基づき，ピーナッツと他のナッツ類にアレルギー症状を呈した 62 人のうち 42％はナッツ類に複合的に感作されていたことを報告した．

また，ウルシ科に属するカシューナッツとピスタチオには交叉抗原性が存在する．

異なった科に属す種実間の交叉抗原性についての網羅的な調査による報告はないが，ナッツアレルギー患者は他のナッツ類にも交叉抗原性をもつ可能性が示唆されている．

2）花粉との交叉抗原性

ナッツ類と交叉反応を示すシラカバ主要抗原は分子量 17 kDa の *Bet v* 1 であり，これは植物がストレスに対抗し作り出す生体防御蛋白の 1 つ pathogenesis-related protein（PRP）である[18]．また 14 kDa の profilin は *Bet v* 2 と呼ばれ，ヘーゼルナッツとの交叉抗原性が知られている．

花粉とナッツ類にアレルギーをもつ患者の臨床症状として，食物と接触した時に生じる口腔内の痒み，刺激感，口唇腫脹などの口腔咽頭症状から全身的な蕁麻疹，アナフィラキシー症状に至る口腔アレルギー症候群（Oral Allergy Syndrome 以下 OAS）がある．OAS 患者の感作源として，花粉と食物のどちらに先に感作されたかについては，まず花粉で経気道感作が起こり，交叉抗原性をもつ食物を経口摂取することにより症状が誘発されるものと思われる．

シラカバ花粉症を有しないヘーゼルナッツアレルギー患者の報告もあり[19]，アナフィラキシーを起こすアレルゲンとして熱安定性の分子量 10 kDa の蛋白質が示唆されている．

3）その他の種実によるアレルギー

マカデミアナッツ，ブラジルナッツ，ココナッツ，ヒマワリの種子，ゴマ，ケシの実，ギンナンなどによる即時型アレルギーが報告されている．

◆おわりに◆

大豆はわが国においては古来より重要な蛋白供給源であるのに対し，欧米では食用油の原料，または肥料として用いられ，食用としてはピーナッツの利用頻度が高かった．

この食習慣の違いがアレルゲンに対する研究にもみられ，大豆については，主要抗原の同定と低アレルゲン食品の開発がわが国で進められている．大豆とピーナッツ間における交叉抗原性の存在は，一部の患者にみられるが，臨床情報に基づいたさらなる検討が必要である．

ピーナッツは種実類との交叉抗原性が存在する．また，これらの食品は「隠れた抗原」として即時型アレルギー反応を引き起こすことがあるので，ピーナッツや種実類にアレルギー症状を有する人は注意が必要である．

（田中和子）

文　献

1）飯倉洋治，赤澤　晃，今井孝成，ほか：厚生省食物アレルギー対策検討委員会平成11年度報告書．p1-46, 2000.
2）Baur X, Pau M, Czuppon A, et al：Characterization of soybean allergens causing sensitization of occupationally exposed bakers, Allergy 51：326-330, 1996.
3）Ikeda I, Ogawa T, Ono T：Tofu-Induced Urticarial Contact Dermatitis. Arch Dermatol 136：127-128, 2000.
4）Moroz LA, Yang WH：Kunitz soybean trypsin inhibitor, A specific allergen in food anaphylaxis. N Engl J Med 302：1126-1128, 1980.
5）Ogawa T, Bando N, Tsuji H, et al：Investigation of the IgE-binding proteins in soybean by immunoblotting with the sera of the soybean-sensitive patients with atopic dermatitis. J Nutr Sci Vitaminol 37：555-565, 1991.
6）Kalinski A, Weisemann JW, Matthews BF, et al：Molecular cloning of a protein associated with soybean seed oil bodies that is similar to thiol proteases of the papain family. J Biol Chem 265：13843-13848, 1990.
7）Hosoyama H, Obata A, Bando N, et al：Epitope analysis of soybean major allergen Gly m bd 30 K recognized by the mouse monoclonal antibody using overlapping peptides. Biosci Biotech Biochem 60：1181-1182, 1996.
8）Burks AW, Williams LA, Thresher W, et al：Allergenicity of peanut and soybean extracts altered by chemical or thermal denaturation in patients with atopic dermatitis and positive food challenges. J Allergy Clin Immunol 90：889-897, 1992.
9）Herian AM, Taylor S, Bush RK：Allergenic Reactivity of Various Soybean Products as Determined by RAST Inhibition. J Food Science 58：385-388, 1993.
10）Ogawa T, Samoto M, Takahasi K：Soybean Allergens and Hypoallergenic Soybean Products. J Nutr Sci Vitaminol 46：271-279, 2000.
11）Moneret-Vautrin DA, Hataher R, Kanny G, et al：Risks of milk formulas containing peanut oil contaminated with peanut allergens in infants with atopic dermatitis. Pediatr allergy Immunol 5：184-188, 1994.
12）Sampson HA, Mendelson L, Rosen JP, et al：Fatal and near-fatal anaphylactic Reactions to food in children and adolescents. N Engl J Med 327：380-384, 1992.
13）Koppelman SJ, Vlooswijk RAA, Knippels LMJ, et al：Quantification of major peanut allergens Ara h 1 and Ara h 2 in the peanut varieties Runner, Spanish, Virginia, and Valencia, bred in different parts of the world, Allergy 56：132-137, 2001.
14）Maleki SJ, Chung SY, Champagne Et, et al：The effects of roasting on the allergenic properties of peanut proteins. J Allergy Clin Immunol 106：763-768, 2000.
15）Beyer K, Morrow E, XM L, et al：Effects of cooking methods on peanut allergenicity. J Allergy Clin Immunol 107：1077-1081, 2001.
16）Pumphrey RS, Wilson PB, Faragher EB, et al：Specific immunoglobulin E to peanut, hazelnut and Brazil nut in 731 patients：similar patterns found at all ages. Clin Exp Allergy 29：1256-1259, 1999.
17）Ewan PW：Clinical study of peanut and nut allergy in 62 consecutive patients：new futures and asssociation. BMJ 312：1074-1078, 1996.
18）Van Loon LC, Pierpoint WS, Boller TH, et al：Recommendations for namong plant pathogenesis-related proteins. Plant Mol Biol Report 12：245-264, 1994.
19）Schocker F, Luttkopf D, Muller U, et al：IgE binding to unique hazelnut allergens：identification of nonpollen-related and heat-stable hazelnut allergens eliciting severe allergic reactions. Eur J Nutr 39：172-180, 2000.

6. エビ，カニ類

◆はじめに◆

エビ，カニ類は淡白な味，色合いの美しさなどから，多くの人に好んで食される代表的海産物である．動物分類学上は節足動物の甲殻類に属し，節足動物には昆虫類も含まれる．

同じように日本人が多く食するイカ，タコは軟体動物頭足類に属する．

甲殻類によるアレルギーは，エビを原因抗原とするエビアレルギーについての研究報告が多くあるが，カニについてはエビとの交叉抗原性があるとの報告にとどまっている[1)−5)]．

エビ，カニにアレルギー症状を有する患者は軟体動物にもアレルギー症状を呈することがあるため，ここでは節足動物と軟体動物によるアレルギーについて述べる．

1 エビ，カニアレルギーの臨床

即時型アレルギー症状として摂取後 30 分以内に蕁麻疹，呼吸困難，眼瞼浮腫，嘔吐，咽頭瘙痒感に加え多彩な全身症状を呈し，時にアナフィラキシーショックを生じる．

エビアレルギーの発症は学童期から成人期が多く，経年的に漸減することがない．また摂取によるのみでなく，吸入抗原として作用した例として，レストラン従事者が調理による蒸気で職業性喘息を引き起こした症例[6)]や，ペットフィッシュの餌を製造する工場従業員が原料となる乾燥エビに感作され喘息を発症した症例[7)]が報告されている．

原田らはわが国の食物依存性運動誘発アナフィラキシー（FDEIA）167 例の解析から，原因食物は小麦が最多で次いでエビであるが，20 歳未満の症例ではエビが最多であること，FDEIA は学童の昼食後の昼休みないし 5 時間目の体育授業中での発症例が 17 例あり，学校関係者に知識を啓発する必要性を述べている[8)]．

2 主要抗原

報告されているエビ主要抗原を，**表 1** にまとめた．エビの産地，種類，分子量の同定方法に相違はあるが分子量 34〜39 kDa のトロポミオシンが主要抗原である．トロポミオシンは多くの isoform を持ち，筋肉細胞のみならず非筋肉細胞にも存在し，筋肉では収縮作用の調節を行っている．トロポミオシンは 2 量体のコイルを形成している 2 つの並行した α ヘリックス構造で構成されている．

アレルゲン性をもつトロポミオシンは甲殻類や昆虫類，軟体動物などの無脊椎動物にみられ，脊椎動物のトロポミオシンはアレルゲン性を有しないとされている．

表 1. エビ主要抗原

抗原名	由来	分子量 (kDa)	報告者
Antigen I	エビの種類は不明，熱に不安定	20.5	Hoffmann[16]
Antigen II	エビの種類は不明，熱に安定	37	Hoffmann[16]
Pen i I	インド産エビのトロポミオシン	34	Shanti[17]
Pen a I	ブラウンシュリンプのトロポミオシン	36	Musmand[18]
Par f I	台湾産エビのトロポミオシン	39	Lin[19]
Met e I	南シナ海産エビのトロポミオシン	34	Leug[20]
Pan s I	ロブスターのトロポミオシン	34	Leung[21]

Baur らによれば[7]，吸入抗原としてペットフィッシュの餌である乾燥エビに感作された喘息患者の血中 IgE 抗体は，エビ抽出液の 80 kDa の蛋白質にのみ反応したこと，また，この患者は 26 種類の吸入抗原の中で花粉にのみ陽性反応を示したことを報告しており，甲殻類のアレルゲンがトロポミオシンのみではないことを示唆している．

3 交叉反応性について

[1] 軟体動物との交叉性

エビと頭足類であるイカとの交叉抗原性が Miyazawa らによって報告されている[9]．

彼らはイカの主要抗原をトロポミオシンと相同性が高い分子量 38 kDa の熱安定性の蛋白質と同定し Tod p 1 と命名した．

イカについては同じ頭足類であるタコとの交叉性はないとする報告もあるが[10]，筆者らの研究室では交叉性を示した症例もあり，今後症例数を増やしてさらなる検討が必要である．

日常摂取する貝類も軟体動物に属する．アワビ，サザエは腹足類，アサリ，カキ，ホタテ貝は斧足類に分類される．ホタテ貝とエビも交叉性を有し，交叉抗原は分子量 35〜39 kDa のトロポミオシンであること[11]，カキとエビ[12]，アワビとイカ[3]にも交叉性が存在することが報告されている．

[2] 昆虫類など他の動物との交叉性

ゴキブリは喘息を発症するアレルゲンの 1 つであるが，Crespo らは[13]，加熱したエビ（Atlantic shrimp）とゴキブリ（German cockroach）の両方または一方にアレルギー症状のある患者 89 名の血清を用いて交叉抗原性の検討を行った．その結果，エビとゴキブリに交叉抗原性が存在し，30〜43 kDa の蛋白質が交叉性をもつことを示した．

また，ブラウンシュリンプのトロポミオシンがフルーツミバエ(fruit fly)のトロポミオシンと 87% の相同性をもっていること[14]などから考えると，研究が進むにつれ抗原の交叉反応性はいろいろな面で注意を要するといえる．

脊椎動物や無脊椎動物に含まれるトロポミオシンの交叉性についての検討が Leung らによって報

告されている[4]. 彼らはエビアレルギー患者 9 人の血清と，甲殻類と軟体動物の 13 種類, grasshopper（バッタ，イナゴ，キリギリスの総称），ゴキブリ，フルーツミバエ，鶏，ネズミの筋肉から抽出した抗原液とを反応させ，全員が甲殻類と軟体動物，grasshopper，ゴキブリ，フルーツミバエに存在する分子量 38 kDa のトロポミオシンに反応を示したが，鶏とネズミには反応を示さなかったことを明らかにした.

ダニ（house-dust mite）との関連については，ダニが感作源となり，甲殻類や軟体動物を初めて摂取したときに症状を呈する「ダニ・甲殻類・軟体動物症候群」と診断されるアレルギー患者が存在する[5]. 飯倉らの調査は，食物アレルギー患者のハウスダストおよびダニに対する RAST 陽性率が高いことを示し[15]，食物アレルギー指導の際自宅の環境調整も重要なことを指摘している.

◆おわりに◆

エビアレルギーの頻度はわが国でも卵，牛乳，小麦，そばに次いで高く，症状は多彩な全身症状からアナフィラキシーショックを生じることがある. 特に FDEIA の原因抗原でもあることにも注意を要する. 甲殻類や軟体動物における交叉抗原性の検討の多くはエビアレルギー患者の血清を用いて行われ，共通抗原としてトロポミオシンを同定している.

トロポミオシンがアレルゲンとなり，エビやカニにアレルギー症状を呈する患者は軟体動物や節足動物にも注意が必要である. しかし，トロポミオシンが原因抗原でないケースもあり，すべての甲殻類や軟体動物の摂取を除去する必要がない症例を筆者らは経験している. 原因抗原の究明を行うことなく食品除去を行うことは望ましくない. また甲殻類にアレルギー症状を呈する患者は，ダニなどの環境抗原の除去も大切である.

（田中和子）

文　献

1）Leung PS, Chen YC, Gershwin ME, et al：Identifiction and molecular characterization of Charybdis feriatus tropomyosin, the major crab allergen. J Allergy Clin Immunol 102：847-852, 1998.

2）Reese G, Ayuso R, Lehrer SB：Tropomyosin；an invertebrate pan-allergen, Int Arch Allergy Immunol 119：247-258, 1999.

3）Leung PS, Chu KH：Molecular and immunological characterization of shellfish allergens. Front Biosci 15：306-312, 1998.

4）Leung PS, Mphil WKC, Duffey S, et al：IgE reactivity against a cross-reactive allergen in crustacea and mollusca：Evidence for tropomyosin as the common allergen. J Allergy Clin Immunol 98：954-961, 1996.

5）Lehrer SB, McCant ML, Salvaggio JE：Identification of crustacea allergens by crossed radioimmunoelectrophoresis. Int Arch Allergy Appl Immunol 77：192-194, 1985.

6）Desjardins A, Malo JL, L'Archeveque J, et al：Occupational IgE-mediated sensitization and asthma caused by clam and shrimp. J allergy Clin Immunol 95：608-617, 1995.

7）Baur X, Huber H, Chen Z：Asthma to Gammmarus shrimp. Allergy 55：97-98, 2000.

8）原田　晋，堀川達弥，市橋正光：Food-Dependent Exercise-Induced Anaphylaxis（FDEIA）の本邦報告例集計による考察. アレルギー49：1066-1073, 2000.

9）Miyazawa H, Fukamati H, Inagaki Y, et al：Identification of the first major allergen of Squid（Todarod Pacificus）. J Allergy Clin Immunol 98：948-953, 1996.

10）Carrillo T, Castillo R, Caminero J, et al：Squid hypersensitivity：a clinical and immunologic study. Ann

Allergy 68：483-487, 1992.
11) Goetz ZW, Whisman BA：occupational asthma in a seafood restaurant worker；cross reactivity of shrimp and scallops. Ann Allergy Asthma Immunol 85：431-433, 2000.
12) Lehrer SB, McCants ML：Reactivity of IgE antibodies with crustacea and oyster allergens；Evidence for common antigenic structures. J Allergy Clin Immunol 80：133-139, 1987.
13) Crespo JF, Pascual C, Helm R, et al：Cross-reactivity of IgE-binding components between boiled Atlantic shrimp and German cockroach. Allergy 50：918-924, 1995.
14) Daul CB, Slattery M, Reese G, et al：Identification of the major brown shrimp（Penaeus aztecus）allergen as the muscle protein tropomyosin. Int Arch Allergy Immunol 105：49-55, 1994.
15) 飯倉洋治，赤澤　晃，今井孝成，ほか：厚生省食物アレルギー対策検討委員会平成 11 年度報告書．p 1-46, 2000.
16) Hoffman DR, Day ED, Miller JS：The major heat stable allergens of shrimp. Ann Allergy 47：17-22, 1981.
17) Shanti KN, Martin BM, Nagpal S, et al：Identification of tropomyosin as the major shrimp allergen and characterization of its IgE-binding epitopes. J Immunol 151：5354-5363, 1993.
18) Musmand JJ, Daul CB, Lehrer SB：Shared antigenic/allergenic epitopes between shrimp Pen a 1 and fruit fly extract. J allergy Clin Immunol 91：341, 1993.
19) Lin RY, Shen HD, Han SH：Identification and characterization of a 30 kD major allergen from *Parapenaeus fissurus*, J Allergy Clin Immunol 92：837-847, 1993.
20) Leug PSC, Chu KH, Chow WK, et al：Cloning expression, and primary structure of Metapenaeus ensis tropomyosin, the major heat-stable shrimp allergen. J Allergy Clin Immunol 94：882-900, 1994.
21) Leung PS, Chen YC, Mykles DL, et al：Molecular identification of the lobster muscle protein tropomyosin as a seafood allergen. Mol Mar Biol Biotechnol 7：12-20, 1998.

7. 魚介類

◆はじめに◆

魚介（貝）類には膨大な種があり，日頃摂取しているものには，魚類と軟体動物の中のイカ，タコ類と貝類，節足動物の中のエビ，カニ類（甲殻類）がある．日本人は古来，資源の豊かな近海でそれらを摂取してきたが，近年はそれらを世界中から輸入し，世界一多量に摂取している民族である．

筆者も調査に協力した平成9年食物アレルギー対策委員会報告書によると，即時型アレルギーのみの集計ではあるが，それらに対するアレルギーの実態がとらえられている．上記の調査をもとに，乳幼児の三大抗原とされる，卵，牛乳，大豆アレルギーとそばと魚介類のアレルギーの人数を集計してみた．すると，3歳では魚類は卵，牛乳に次いで多く3位であり，甲殻類，魚卵もそれに次いで全体でも4位，5位であった．小1では魚類と甲殻類は同数で卵，牛乳に次ぎ，中2でも同様に全体でも3，4位を占めていた．そして成人ではなんと甲殻類，魚類が卵を越して1，2位を占めていることがわかった．また魚卵は加齢により低下し，貝類は増加していたが，大豆やそばにも比肩している結果であり，有力な抗原として浮上してきた（表1）[1]．

このように魚介類アレルギーは食物アレルギーの中でも重要な地位を占めることがわかったが，海洋王国の日本としては社会的経済的にも大きな影響を有しているといえる．

1 魚アレルギー

[1] 疫学と臨床症状

魚（類）アレルギーは魚の摂取の多い国では稀ではない．特に北欧，スペイン，イタリアでは食物アレルギーの主要な抗原とされている．ノルウェーでは国民の0.1％がタラアレルギーとされ[2]，フィ

表 1．食物アレルギー患者の世代別割合と三大抗原とそば、魚介類が原因と申告した人数

世代	患者/調査人数	%	鶏卵	牛乳	豆類	そば	魚介類 魚類	甲殻類	貝類	魚卵
3歳	260/3,036	8.6	117	68	5	13	34	22	6	15
小1	335/4,557	7.4	152	80	11	17	46	46	9	11
小5	297/4,775	6.2	126	60	11	18	48	44	7	4
中2	265/4,234	6.3	75	49	4	17	48	46	9	2
成人	290/3,132	9.3	63	25	4	11	71	86	25	4

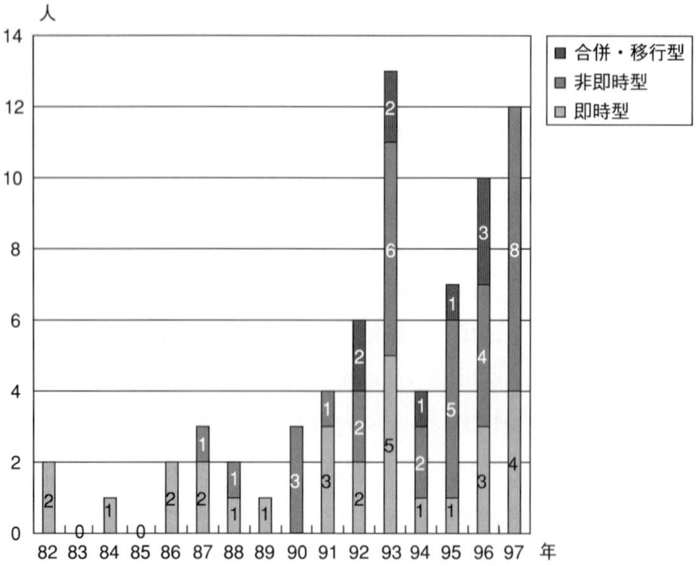

図 1．魚アレルギーの経年変化

ンランドでも 3 歳の小児の 3%が魚アレルギーといわれてきた[3]．

日本ではその頻度が不明であったが，先の集計では，即時型食物アレルギーの原因として，小児期では卵に次いで 2 番目，成人では甲殻類に次いで 2 番目を占めている[1]．日本でのまとまった臨床報告はなく，筆者の魚アレルギーの経験[4]を引用して解説を進める．筆者は過去約 20 年間に 70 例(男児 50 例，女児 20 例）の症例を得ており，90 年以降の増加を報告している（**図 1**）．さらに魚アレルギーについては**図 1** に示したが，小児期では非即時型アレルギーもほぼ同数存在するので，食物抗原としての重要性はさらに高まっている．この報告の患児背景としてはアトピー性皮膚炎 64 例や喘息/喘鳴 25 例であり，広範な吸入，食物抗原に感作された症例が多く，魚単独のアレルギーは蕁麻疹を呈した 6 例のみであった．

発症時期に関しては，諸家の報告では母乳栄養児では既に乳児期前半に，母乳を介して抗原が移行しアレルギーが出現している．さらに離乳食として与えられる乳児期後半から急増している．筆者の報告でも同様であり，1 歳台が年齢別発症では一番多いが，以後加齢とともに急減していった．

症状は即時型と非即時型に分けられる．即時型では口腔アレルギー症候群，蕁麻疹，下痢や嘔吐などの胃腸症状，時としてアナフィラキシーショックが知られている．死亡例も稀ながら報告されている．また，喉頭浮腫による喘鳴もある．調理の際魚の抗原を含んだ蒸気や掃除の際に魚の細かい粒子が室内空気中に舞うことがあり，それらを吸入しての喘息発作もある[2]．

非即時型については検討されている文献に乏しいが，筆者らの経験としてはほぼ即時型と同数であり，看過することはできない．ほとんどが摂取数時間後以降の紅斑，丘疹の出現によるアトピー性皮膚炎の増悪であるが，接触性皮膚炎の報告もある．母乳を介してのアレルギーでも，乳児にアトピー性皮膚炎として発症するので，母乳への魚抗原の移行についての情報に乏しいが，非即時型と考えら

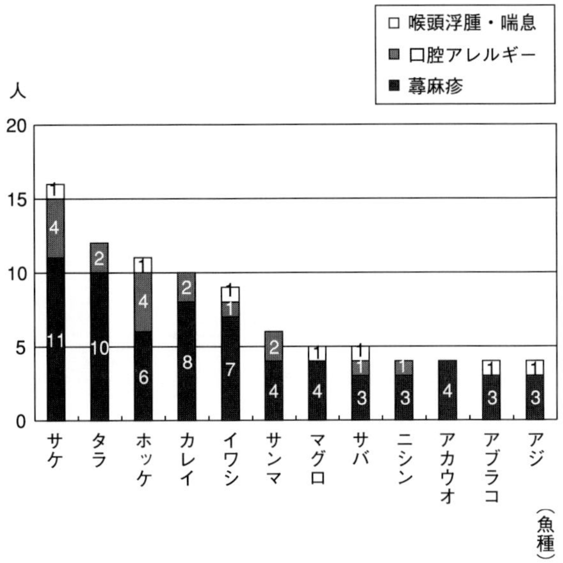

図 2. 即時型を呈した主要魚種 (2 人以下省略)

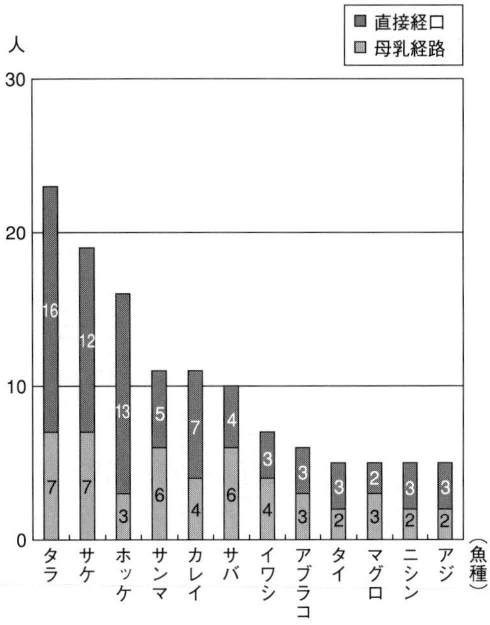

図 3. 非即時型を呈した主要魚種(4 人以下省略)

れる．つまり魚抗原は牛乳や卵抗原と同様母乳中に分泌され，同じような役割を果たしていると考えられる．

特殊な例として魚による食物依存性運動誘発性アナフィラキシーの報告もある[5]．

筆者の経験では即時型に関与した魚種は，1 人あたり 3 種までが圧倒的で，上位からサケ，タラ，ホッケ，カレイ，イワシ，サンマ，マグロ，サバであった (図 2)．非即時型では，1 人あたり 1 種というのは稀で，むしろ複数以上の魚種が関与しており，4 種以上に反応する者が半数以上で，中にはほとんどの魚が関与していると推定される症例も 3 例あった．魚種は上位よりタラ，サケ，ホッケ，サンマ，カレイ，サバ，イワシ，アブラコであった (図 3)．これらはいわゆる大衆魚であり，北海道ではよく摂取される魚種で，魚種とアレルギーの型にはあまり差はなく，また目立ってアレルギーを起こしやすい種というのはないようであった．

[2] 主要抗原

北欧で Aas, Elsayed らが 1966 年頃よりタラのアレルゲンの研究を開始してきた．そして彼らによって抗原は Allergen M（1986 年以降は Gad c 1 と命名されている）と名づけられた．Allergen M のアミノ酸構成の特徴として Ala, Asx, Lys や Phe に富み，His, Met, Pro を欠いていること，Arg 残基が一個しかないことなどが明らかになった．Allergen M の一次構造を図 4 に示すが，113 残基のアミノ酸と 18 残基目の Cys にグルコースが 1 分子結合した分子量 12,328 の酸性蛋白質である．そしてアミノ酸配列の相同性からタラのパルブアルブミンであることがわかった．パルブアルブミンは魚類，両生類の筋肉中に広く分布する Ca 結合性蛋白質である．

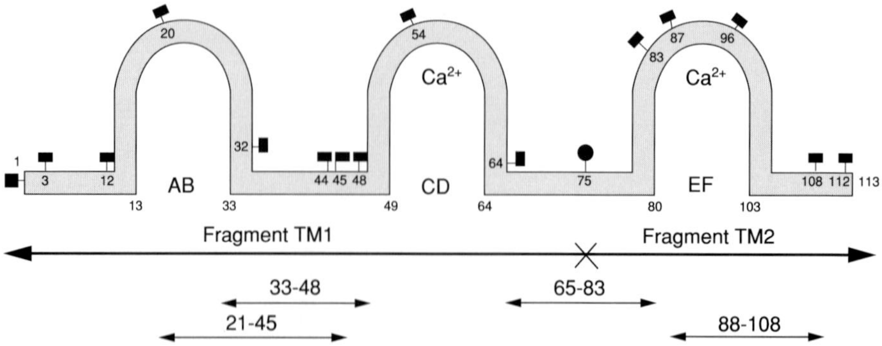

図 4. Allergen M（God c 1）の構造モデル（文献 6) より引用）

Allergen M は TMI（1～75 残基）と TM 2（76～113 残基）の 2 種のフラグメントからなる．両者は抗原性は類似している．AB，CD，EF の 3 つのドメインを有しており，後 2 者にカルシウム結合能がある．Gad c 1 の抗原性は加熱，酸塩基，酵素処理に安定性がある．そのため抗原性が立体構造によるものではなく，一次構造に依存するものと考え，IgE エピトープの解析を行った．そしてドメイン AB と CD の間にある 33～48 残基，CD と EF の間の 65～74 残基，EF にある 88～96 残基などにあることを見い出した．さらに CD の類似したアミノ酸配列の繰り返し構造も重要視している．その他にも数カ所に及ぶアミノ酸配列の類似性があり，またハプテンとして作用する部分も指摘されている[6]．

魚類には他のアレルゲンの存在が明らかになっている．Mata らはタラのすり身に 63 KD の単一蛋白を検出した[7]．また Kelso らはカジキ類の 1 種に 25 KD の蛋白質を検出している[8]．最近濱田，塩見はスケソウダラのすり身に IgE 結合能をもつ高分子成分を検出し，コラーゲンであると報告している[9]．また，メバチ筋肉からパルブアルブミンとコラーゲンを精製し，両分画に対する魚アレルギー患者の IgE 抗体の反応性を調べた．その結果 60%がパルブアルブミンに，20%がコラーゲンに，15%が両者に陽性を示した．筋肉中の両者の含有量はほぼ等しく，コラーゲンの IgE 結合能は魚間で差を認めなかったことより，コラーゲンも魚の主要抗原の 1 つになることを指摘している[10]．そのほかにも稀とは思われるが，ある種の魚の精子中のプロタミンがアレルギーを誘発させたと考えられる症例も報告されている．

［3］交叉反応

魚アレルギーの患者では複数の魚に対してアレルギー反応を示すことがあり，初めて摂取する魚でもアレルギーを起こすことがある．そこで近年皮膚テスト，SDS-PAGE，immuno-blotting，IgE inhibition などの検査法により，魚間の交叉抗原の検討が行われてきている．

de Martino らは皮膚テストでタラアレルギー陽性患児 20 例，陰性患児 40 例を対象にタラ以外の 17 魚種の皮膚テストを施行した．それによるとタラ陽性患児ではウナギ(85%)，バス，タイ，ヒラメ，マグロ（すべて 55%）では過半数以上の陽性者がいたが，サメに陽性者は 2 例（10%）のみであった．

一方，タラ陰性患児ではほとんどの魚種の皮膚テストは陰性であり，ウナギでの陽性者もいなかった．タラ陽性患児群でタラ，タイ，ヒラメ，サメは全例に摂取歴はあるが，ウナギを食べたことは全例なかったということである．これはウナギ１種を取りあげても，皮膚テストに使用したタラとウナギの抗原に交叉性があることを強く示唆する結果である．さらにタラと上記５種の魚肉抽出液間のRAST 阻害試験を実施し，平均阻害率が魚種によってさまざまだったと報告している．一番高かった組み合わせがウナギとタラで，89.7%，最も低値なのはヒラメとマグロの組み合わせで 32%としている[11]．

Sampson らの報告では 9 種の魚の SDS-PAGE により，種々の魚には幅広い蛋白バンドが認められたが，マグロ以外の魚では Gad c 1 に一致する 13 KD 付近の蛋白分画が認められた．さらに魚アレルギー患者血清を用いた immuno-blotting では，マグロ以外の魚種で最も特異的 IgE 抗体と強い反応を示したのは，13 KD 付近の蛋白分画であった．そのため 13 KD の蛋白，つまりパルブアルブミンが交叉抗原性に関与していると考えられている[12]．

タラとタラ以外の魚のパルブアルブミンの構造性の類似性は非常に高いと推定される．しかし，魚種には古代からのかなり複雑な系統図が知られており，パルブアルブミンの一次構造にある程度の差異があると推定される．それが RAST 阻害試験の差異につながったと考えられている．筆者の経験でも複数の魚種にアレルギーを呈した例で，魚が同じ目に限っていたのはわずかに１例であり，ほかは綱や目にまたがっており，交叉反応を裏づける結果となっていた．

コラーゲンや他の抗原性蛋白の交叉抗原性は未知である．魚類と甲殻類との交叉については否定されている．

［４］診断

詳細な摂取歴の問診と抗原検索が必要である．抗原検索には皮膚テスト，特異的 IgE 抗体の測定，経口負荷試験がある．

皮膚テストの場合は，魚抗原液には高濃度のヒスタミンが混入しており，擬陽性に注意すべきである．また，交叉反応による擬陽性もありうる．特異的 IgE 抗体検出法では検索できる魚種が増加しているが，交叉反応で陽性が出現することがある．さらに両者は即時性の反応を有する例には有効であるが，非即時型では必ずしも陽性に出ないこともあることを考慮すべきである．経口負荷試験は即時型の重症な反応例では禁忌であるが，軽症例や非即時型では有効である．Sampson らは魚経口負荷試験が 95%以上の患者で陽性になる特異的 IgE 抗体価の cut-off 値は 20 UA/ml であると指摘しており[13]，即時型反応例ではこれ以上の抗体価であれば，負荷は無用といえる．しかし，それ以下の値では交叉反応による擬陽性による間違った除去指導をしないためにも積極的に実施すべきである．現在は二重盲検法に使用する試薬はなく，通常はオープンで行われる．

しかし，問診聴取や負荷試験の際にも注意が必要である．サバ，カツオ，マグロなどの赤身魚の筋肉中にはヒスチジンが多量に含まれている．ヒスチジンは魚の死後ヒスタミンに変化する．また，トリプタミン，チラミンなどの生理活性アミンも蓄積する．それらを含む魚を摂取した際に，アレルギー類似症状が出現することがあり，仮性アレルギーとして定義されている．即時型アレルギーを呈しても皮膚テスト，特異的 IgE 抗体陰性の場合，また，鮮度の落ちた魚や缶詰の魚のみで発症する場合はこの点も考慮しなければならない．筆者の経験では成人が魚アレルギーと訴える場合は，むしろ仮性アレルギーの方が多い印象である．

また，かなりの種の海産魚にはアニサキスの幼虫の寄生が知られている．後述するが，アニサキス抗体が高い場合には魚アレルギーとの鑑別は必要である[14]．

［5］治療

基本的に抗原となる魚の除去が必要である．魚類には交叉抗原性が認められているが，すべての魚が食べられないわけではない．Aas は魚アレルギーの約半数に食べられる魚があるという報告をしており[15]，筆者の例でもほとんどすべての魚が食べられない可能性があるのは 70 例中 3 例であった．必要以上の除去は避けられるべきであり，負荷試験を行い摂取可能な魚種を増やすことも必要である．しかし，何らかの食物アレルギーを有する例では，魚アレルギーが起こりやすいと考え慎重に摂取すべきである．また，摂取を進めているうちにアレルギーを起こす魚種が増加することも念頭におくべきである．減感作療法の安全性と有効性については確立していない．

アレルギー症状が出現した場合は，対症療法を行う．

魚自体の低アレルゲン化も考えられている．パルブアルブミンは安定性が高いが，水溶性であり，すり身の製造の水さらしの工程で洗い流されることがあり，すり身およびそれを使用した魚肉練り製品はパルブアルブミンに反応する魚アレルギーの患者では摂取可能になる[9]．しかし，コラーゲンは不溶性であるのでこの過程では除去できず，コラーゲンに反応する例には有用ではない．

2 甲殻類・軟体類アレルギー

［1］疫学と臨床症状

前項で田中が甲殻類を中心に記述しているので，この項は記載を簡略化する．

先の厚生省の報告にはイカ，タコ，貝類の軟体類についての集計はなかったが，筆者の経験[16]を引用して解説を進める．筆者は 1982 年より経験しているが，甲殻類・軟体類の即時型アレルギーも増加している (図 5)．しかし，軟体類は甲殻類より少なく，しかも軟体類単独のアレルギーは少なく，ほとんどはエビアレルギーを合併していた．発症年齢は 0 歳台もあるが，1〜2 歳台が多く，7 歳以降は急減していた．

誘発症状は筆者の経験では，蕁麻疹，OAS，喘鳴，血管性浮腫であったが(図 6)，そのほかにもこれらによる食物依存性運動性アナフィラキシーは散見される．稀とは思われるが，筆者はイカによる二相性アナフィラキシーの症例を報告している[17]．

また頻度は不明であるが，非即時型としてアトピー性皮膚炎の増悪につながることもある．

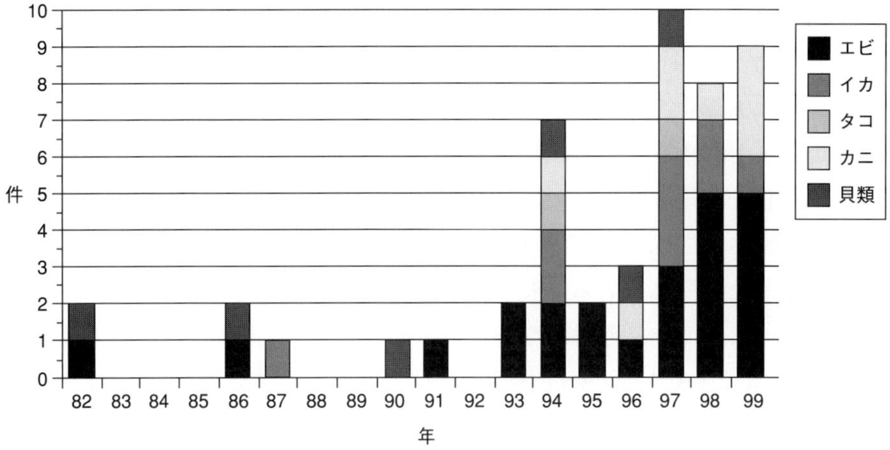

図 5. 種別の経年変化

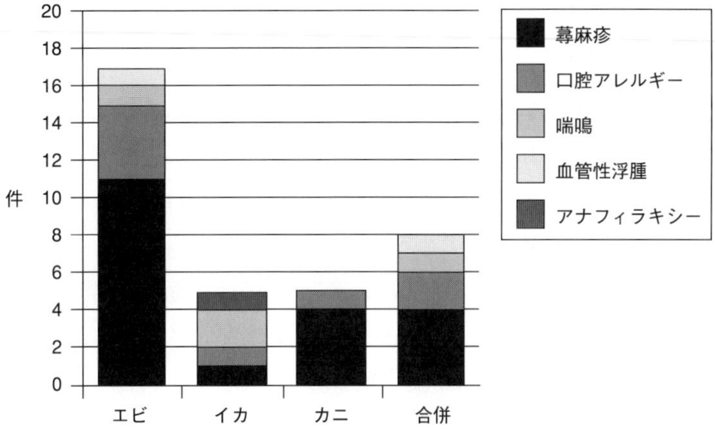

図 6. 種別にみた誘発症状

[2] 主要抗原

諸家の研究成果で，甲殻類，軟体類の主要抗原はトロポミオシンと決定されている．トロポミオシンはアクチン連結の筋収縮調節蛋白質であり，これまで多くの生物から単離されている．筋肉のみならず，血小板などの非筋肉細胞にも存在し，細胞運動にも関与している．トロポミオシンは，熱安定性のある分子量 36 KD 前後の蛋白質で，既に IgE エピトープが解析されている例もある．一部ではトロポミオシン以外の抗原も知られており，熱に対して不安定とされている．

[3] 交叉抗原

経験的に甲殻類を食べられない患者には軟体類も食べられない例もあるが，魚類は摂取可能であるといわれている．それはパルブアルブミンとトロポミオシンには免疫交叉がないためである．

諸家の報告をまとめると，トロポミオシンの種間の配列相同性は脊椎動物間では 90%以上，脊椎動物と非脊椎動物間では 50%以上である．マガキとサザエの配列相同性は 80%前後である．筆者は甲殻類・軟体類アレルギーの症例について，ホタテ貝の CAP-RAST を施行したが，負荷試験では陰性にもかかわらず，ほとんど陽性でありトロポミオシンの交叉抗原性によるものと考えられた[19]．

筆者の経験した症例を共同研究者の佐伯が免疫交叉性を検討した．それによると甲殻類と軟体類では免疫的交叉性が確認されたが，コイ，スケトウダラ，兎との交叉性はなかった[20]．広範囲の吸入・食物アレルギーを合併した症例で，これらを未摂取なのに甲殻類軟体動物 CAP-RAST が陽性を呈する症例もあった．ヒョウヒダニは節足動物であり，軟体動物とは生物学的に近い，また甲殻類はダニと同じ節足動物である．そこで CAP-RAST 陽性は吸入感作されているダニのトロポミオシンによることも考えられる．また成人が突然これらにアレルギーを呈してくることは知られているが，その一部には花粉・果物アレルギーのように，ダニのトロポミオシンに先行的に吸入感作されてきたことが背景にあることも予想される．

[4] 診断

問診と皮膚テスト，特異的 IgE 抗体測定が必要である．交叉反応に配慮し判定すべきである．また魚類と同様仮性アレルギーも知られている．

[5] 治療

原因となる甲殻・軟体類の除去が基本であるが，アレルギーが発症した際には，症状に応じた治療が求められる．

共同研究者の佐伯はトロポミオシンの低抗原化を試みている．

3 魚卵アレルギー

[1] 疫学と臨床症状

一般に魚類は数多くの卵をもつ．しかし，先の厚生省の調査でも魚卵のアレルギーの存在が明らかになったが[1]，これまで臨床報告はまったくない．これは魚卵を生食するのは世界的にも稀なことによると考えられる．また，一般的に鶏卵アレルギーの際には魚卵の制限を勧められるので，臨床の現場では問題が少なかったためかもしれない．筆者はイクラ，タラコ，トビッコの魚卵アレルギーを 1982 年より経験しているが，90 年代より増加している[21]．この分野も最近の筆者の経験を引用し解説する．筆者は 2000 年では 12 例（男 7 例，女 5 例），年齢 0〜22 歳の魚卵アレルギーの患者を得た．年長の 2 例を除き，初回摂取で即時型アレルギーを発症した．このことは胎内感作や母乳による感作，また免疫交叉を伺わせる．

イクラを負荷していない 1 例を除き，全例イクラアレルギーがあり，アナフィラキシーショックを

表 2. 魚卵アレルギー患者一覧表

No	受診時年齢	性	発症年齢	基礎疾患	誘発症状イクラ	誘発症状タラコ	uni-CAP イクラ	uni-CAP タラコ	初回摂取	卵アレルギー
1	1	女	1	WB, AD	An	n.d.	8.19	1.1	+	+
2	2	男	1	WB, AD	An	n.d.	20.4	12.7	+	+
3	3	男	2	BA, AD	U	−	0.55	<0.35	+	+
4	4	男	1	BA, AR	V, U	−	1.07	<0.35	+	+
5	4	女	1	AR	An	−	4.75	<0.35	+	
6	6	男	6	BA	n.d.	OAS	>100	>100	+	+
7	6	女	1	BA, AD	OAS	−	12.2	2.02	+	
8	7	男	5	BA, AD	OAS	−	4.2	<0.35	+	
9	8	男	不明	BA, AD, AR	AD 増悪	−	1.0	<0.35		
10	10	女	2	BA	OAS	OAS	0.98	1.56	+	
11	10	女	9	AD	OAS	−	2.48	1.1	+	+
12	26	男	不明	AD	OAS	OAS	4.87	1.7		

BA：気管支喘息　OAS：口腔アレルギー症候群
AD：アトピー性皮膚炎　An：アナフィラキシーショック
WB：喘息様気管支炎　U：蕁麻疹.
AR：アレルギー性鼻炎　V：嘔吐　n.d.：未施行

3例，OAS 3例，蕁麻疹1例，嘔吐+蕁麻疹1例，アトピー性皮膚炎の増悪1例であった．タラコでは未施行の2例を除く10例中3例にOASを認めた（**表2**）．誘発したイクラの粒数は判明した6例では1〜5粒であった．

［2］主要抗原

魚卵は卵膜と卵黄よりなり，卵白はない．卵黄の蛋白質はビテロジェニン由来である．エストロジェンにより肝臓内で合成されたビテロジェニンは，血中に分泌され，それが卵内に取り込まれる．これはカエルでも鶏でも同様である．そのビテロジェニンがカテプシンD様酵素により，リポビテリン（Lv），ホスビチン（Pv）および硬骨魚類特有の卵黄蛋白質であるβ′-コンポーネント（β′）と呼ばれる蛋白質に解裂され蓄積する．ある魚類ではビテロジェニンは少なくとも二種類あることが判明している[22]．

現在，北海道大学水産学部と共同研究を行っているが，まずイクラアレルギー患者血清と三種蛋白の複合体とのELISA分析を行った．その結果，健常人では塩溶性画分との反応は認められなかったが，一方，魚卵アレルギー患者血清では反応が認められた（**図7**）．そこで塩溶性画分をLv，Pv，β′に分離・精製し，それぞれ患者血清との反応を検討した．その結果β′との反応が特異的に認められ，β′が即時型アレルギーの主要な抗原であると確定された（**図8**）．また競争ELISAによってβ′がイクラアレルギー患者血清中のIgEと特異的に反応することが確認された[23]．

β′の一次構造やIgEエピトープについては不明である．また，イクラにはこれら塩溶性画分以外にも水溶性画分，不溶性画分もあるが，その検討は今後の課題である．

卵膜蛋白質の前駆物質はコリオジェニンと命名されているが，これもやはりエストロジェンの影響下に肝臓で生成され，卵巣に運ばれる．この抗原性についてはいまだ検討されていない．

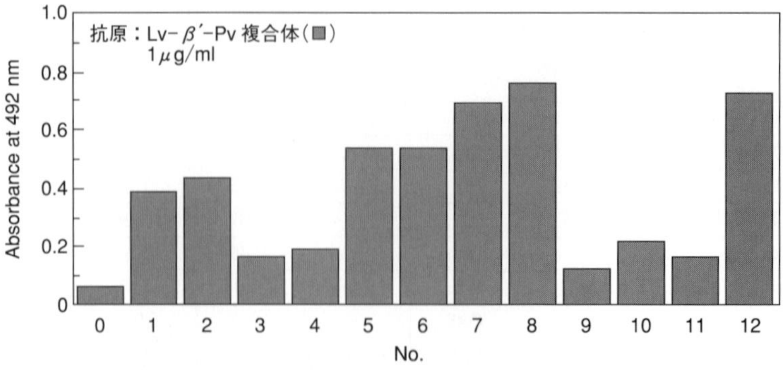

図 7. イクラアレルギー患者血清と Lv-β′-Pv 複合体との ELISA 分析
血清は No. 0, 3, 4, 5, 8, 9, 10, 11, 12 を 5 倍に，No. 7 を 10 倍に，No. 1, 17 を 20 倍に，No. 6 を 400 倍に希釈して用いた.

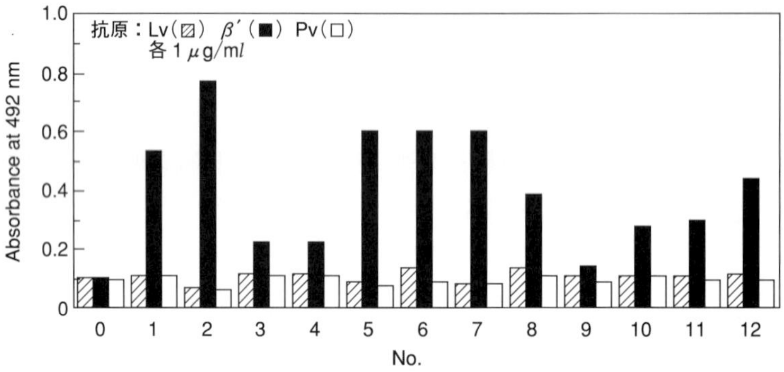

図 8. イクラアレルギー患者血清と Lv, β′, Pv との ELISA 分析
血清は No. 0, 3, 4, 9, 10, を 5 倍に，No. 5, 7, 8, 11, 12 を 10 倍に，No. 1, 17 を 20 倍に，No. 6 を 400 倍に希釈して用いた.

［3］交叉反応

イクラアレルギーが乳幼児期に初回摂取で発症していること，摂取歴のない症例でも CAP-RAST の陽性者を認めていることがあり，特に後者では広範な吸入・食物アレルギーを合併しているので，おそらく何らかの交叉反応による影響と推定している．先の北大水産学部との共同研究では，イクラ未摂取 CAP-RAST 陽性患者血清と Lv，Pv，β′との反応を検討した．その結果 Lv のみに反応する血清と Lv と β′両者に反応する血清が存在した (図 9) [23]．筆者は主に Lv が交叉反応の主要な抗原と推察している．Pv は免疫活性は低いようである。

筆者の経験では親魚とその魚卵の臨床的な交叉反応例はない．筆者らはイクラとタラコの交叉抗原性を inhibition immunoblotting で確認しているが[21]，症例中にはイクラとトビッコやイクラとシシャモの組み合わせもあり，魚卵同士には交叉性はあると予想される．魚卵の卵黄と卵膜の交叉は不明である．

また，先の魚卵アレルギー 12 例中 6 例に鶏卵アレルギーの既往があり，魚卵摂取歴がないのに CAP-

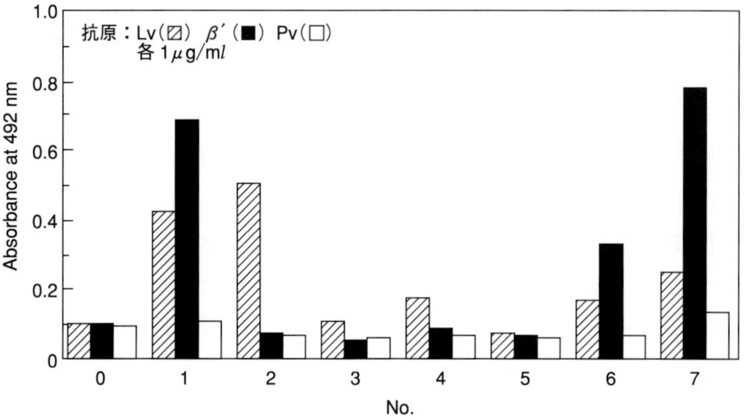

図 9. イクラ未摂取 CAP-RAST 陽性患者血清と Lv, β′, Pv との ELISA 分析
血清は No. 0, 3, 4, 5, 6 を 5 倍に，No. 2 を 50 倍に，No. 1 を 100 倍に，No. 7 を 500 倍に希釈して用いた.

RAST 陽性の症例をみると魚類と鳥類にも交叉性抗原の存在が考えられるが，交叉を否定する報告もある[24].

[4] 診断

詳細な問診と現在では CAP-RAST による特異的 IgE 抗体検索である．最近筆者は魚卵アレルギーの症例を基に，ファルマシアにイクラ，タラコの CAP-RAST の作製を依頼し，魚卵アレルギーを誘発した症例で測定する機会を得，その有用性を確認した(**表 2**)[21]．これらの CAP-RAST は近日中に発売される予定である．

皮膚テストは標準検査液がなく，著者は生イクラによる prick-prick を試みたが，誘発症状にかかわらず紅斑は 10 mm 以内で判断が困難な例もあり，実用的ではなかった．

[5] 治療

原因となる魚卵の除去が基本である．魚卵アレルギーが発症した際には，症状に応じた治療が求められる．

鶏卵でも指摘されているが，魚卵も加熱により抗原性が低下する可能性がある．筆者らはタラコアレルギーの 3 例中 2 例に焼きタラコ負荷を行ったが，発症しなかったので，イクラでも同様と思われる（イクラは通常加熱して食べるものではない）．

4 魚介類に寄生する生物によるアレルギー

世界の魚類から記載された寄生動物は約 1 万種以上といわれている．その中には甲殻類，吸虫類，単生類，ミクソゾア類，条虫類，線虫類，原正動物などがある．当然これらも魚介類と一緒に摂取されることもある．例えば吸虫類では横川吸虫，肝吸虫，肺吸虫など，条虫類では日本海裂頭条虫（サナダムシ），線虫類ではアニサキス，シュードテラノーバ，各種の顎口虫などがある．それぞれ人にアレルギーを発症させる可能性があるが，先述したアニサキス以外はほとんど検討されていない．

アニサキスは北日本周辺の海域に生息する，またはそこを回遊する魚類，イカ類に寄生している．中間宿主はそれらの餌になるオキアミである．

アニサキスは消化管内壁への迷入による消化管アニサキス症が知られているが，食物抗原としても注目されてきた．アニサキスの虫体抽出液やヘモグロビン，虫体排泄物・分泌物にはアニサキス症患者血清と反応する成分が確認されている．抽出液を冷凍，加熱処理後に皮膚テストに用いても抗原性は変化がなかったという報告もある[25]．

誘発症状として蕁麻疹や腹痛，稀にはアナフィラキシーの報告が散見される．筆者も魚類摂取によりアトピー性皮膚炎を呈した例で，アニサキス抗体陽性者を見い出しているが，その臨床的意義は不明である．しかし，RAST のスクリーニングで加齢による陽性率の増加をみており，知らず知らずのうちに摂取して（不顕性感染）感作が高まっている可能性がある．

魚食して何らかのアレルギー症状を出現した例で，諸検査にて魚類が陰性の場合，アニサキスアレルギーも考慮すべきである．しかし，アニサキスと回虫やゴキブリ，ユスリカとの交叉性についての指摘もあり[26]，その点を考慮して判断しなければならない．

◆おわりに◆

魚介類のアレルギーについて述べてきたが，日本人が慣れ親しんだ魚介類も近年アレルギーを惹起しており，食生活の現場ではまた問題が広がっていることが理解されたと考える．その増加の背景は複雑であるが，発症した患者をみるとかなり広範囲な食物/吸入抗原に感作されており，免疫交叉や何らかの過敏症体質が伺われた．また，環境ホルモンや抗生物質や広い意味での海洋汚染物質によって，魚介類の抗原性が高まっている可能性も出てきている．この方面の早急な解決を望みたい．また，一方アレルギーを回避するため，稲や大豆では遺伝子組み替え技術によって低抗原化が現実のものになっているが，魚介類ではそれは遠い将来である．現実的に魚介類の低アレルゲン化は，さまざまな食品化学技術を駆使して達成できると期待されている．

日本では取りあげた魚介類以外にも，クラゲ，ナマコ，ホヤ，ウニなどが摂取される．ホヤは吸入抗原としては知られているが，これらはまだ食物抗原としては重要視されてはいない．特に小児ではこれらは摂取される頻度，量が少なく感作率も低いと推定される．しかし，今後の食生活の変化で食卓にあがるにつれてアレルギーは増加する可能性もある．日常診療でも注意を払わなければならないと思われる．

（渡辺一彦）

文　献

1）飯倉洋治，赤澤　晃，今井孝成，ほか：厚生省食物アレルギー対策委員会平成 9 年度報告書．1998．
2）Aas K：Fish allergy and the codfish allergen model；In “Food allergy and intolerance”，(Eds, by Broscott

J, Challacombe SJ) p 356-366, Bailliere Tindal, London, 1987.

3) Saarien UM, Kajosaari M : Dose dietary elimination in infancy prevent or only postpone a food allergy? A study of fish and citrus allergy in 375 children. Lancet 1 : 166-167, 1980.

4) 渡辺一彦, 飯倉洋治, 田中和子 : 小児における魚アレルギーの臨床的検討. 昭和医学会雑誌 61 : 368-376, 2001.

5) 山田　節, 笹本和宏, 中村宏典, ほか : 複数の魚類によると考えられた喘息児の Food dependent exercise-induced anaphylaxis の 1 小児例. 日本小児アレルギー学会誌 7 : 23-27, 1993.

6) Elsayed S, Apold J : Immunochemical Analysis of Cod Fish Allergen M ; Location of the Immunoglobulin Binding Sites as Demonstrated by the Native and Synthetic Peptides. Allergy 38 : 449-459, 1983.

7) Mata E, Favier C, Moneret-Vautrin, et al : Surimi and native codfish contain a common allergen identified a 62-kDa protein. Allergy 49 : 442-447, 1994.

8) Kelso JM, Jones RT, Yunginger JW : Monospecific allergy to swordfish. Ann Allergy Athma Immunol 77 : 227-228, 1996.

9) 濱田友貴, 源河えりな, 大平倫敬, ほか : 魚肉ねり製品及びスケトウダラすり身のアレルゲン性. 食衛誌 41 : 38-43, 2000.

10) 塩見一雄, 濱田友貴, 長島裕二, ほか : 魚類アレルゲンとしてのコラーゲンの重要性. アレルギー49 : 908, 2000 (学会抄録).

11) De Martino M, Novembre E, Galli L, et al : Allergy to different fish species in cod-allergic children ; *In vivo* and *in vitro* studies. J Allergy Clin Immunol 86 : 909-914, 1990.

12) Bernhisel-Broadbent J, Scanlon SM, Sampson HA : fish hyper-sensitivity I. *In vitro* and oral challenge results in fish-allergic patients. J Allergy Clin Immunol 89 : 730-737, 1992.

13) Sampson HA, Ho DG : Relationship between food-specific IgE concentrations and the risk of positive food challenges in children and adolescents. J Allergy Clin Immunol 100 : 444-451, 1997.

14) Kasuya S, Hamano H, Izumi S : Mackerel induced urticaria and Anisakis. Lancet 335 : 665, 1990.

15) Aas K : Studies of hepersensitivity to fish ; allergological and sero-logical differentiation between various species of fish. Int Arch Allergy 30 : 257-267, 1966.

16) 渡辺一彦, 久保田友樹, 飯倉洋治, ほか : 日本小児アレルギー学会誌 13 : 82, 1999 (学会抄録).

17) 渡辺一彦, 鈴木和仁, 瀬川雅史, ほか : イカによる二相性アナフィラキシーを呈した 1 男児例. 小児科臨床 46 : 51-55, 1993.

18) Hoffman DR, Day ED, Miller JS : The major heat stable allergen of shrimp. Ann Allergy 47 : 17-22, 1987.

19) 渡辺一彦 : (未発表資料).

20) 佐伯宏樹 (北海道大学大学院水産科学研究科) : (未発表資料).

21) 渡辺一彦, 飯倉洋治, 田中和子 : 魚卵アレルギーに対する CAP-RAST の有用性の検討. アレルギー50 : 309, 2001 (学会抄録).

22) 原　彰彦 : 魚類の卵形成と雌特異的蛋白質ビテロジェニン. 化学と生物 33 : 29-36, 2001.

23) 久保友和, 渡辺一彦, 原　彰彦, ほか : サケ卵中に含まれるアレルゲンの探索. 平成 13 年度日本水産学会春期大会講演要旨集, p 186, 2001.

24) 田中和子, 松本健治, 大矢幸弘, ほか : いくら抗原に対する鶏卵, さけ抗原の交叉抗原性の検討. アレルギー 50 : 310, 2001 (学会抄録).

25) Audicana MT, de Corres LF, Munoz D, et al : Recurrent anaphylaxis due to Anisakis simplex allergy. J Allergy Clin Immunol 96 : 558-560, 1995.

26) Pascual CY, Crespo JF, San Mrtin S, et al : Cross-reactivity between IgE-binding proteins from Anisakis, German cockroach, and chironomids. Allergy 52 : 514-520, 1997.

1 主要抗原とこれによるアレルギーの特徴，症状，診断，対応
8．畜産食品（牛肉，鶏肉，豚肉，チーズ，ヨーグルト）

◆はじめに◆

食肉は，小児のアトピー性皮膚炎での感作抗原としてよく知られているが，食肉アレルギーの臨床病態および主要アレルゲンについては，十分には解明されていない．近年の食生活の変化により，食肉および加工食品の摂取量は増えており食肉に対するアレルギーも増加する可能性がある．食肉，牛乳製品の年間消費量は，各食品消費量の中で戦後の 20 倍以上と最も急激な増加率を示しており，畜産加工品としてのチーズ，ヨーグルトによるアレルギーも増加している．

ここでは，日常の食生活で利用される食肉アレルギーを中心に畜産食品のアレルギーの臨床とアレルゲン検索の現状について述べる．

1 食肉，乳加工品消費量の変化

牛や羊の家畜化は紀元前 7000 年頃といわれており，紀元前 3000 年頃には恒常的に肉を食べる風習が始まったとされる．その後，豚もハム，ベーコンなどの加工品の利用により食料源として見直されている．本邦では，狩猟により古くより肉を利用していたが，大和朝廷時代に仏教が伝来し，676 年の肉食禁止令により肉食の風習が退化し，一般に明治以降に利用されるようになっている．しかし，普及が広まったのは，昭和 20 年の戦後であり，その後 50 年の間の食生活の欧米化により，牛乳，油脂類，小麦のなどとともに肉類の消費も増加している．食肉は昭和 20 年頃の国民 1 人あたり年間 1〜2 kg と比較して平成 9 年 30 kg と 15 倍〜30 倍の増加であり，牛乳は，2〜3 kg に比して 93 kg と 30〜40 倍の増加を示し，両者は主要食料中，最も急激な増加率を示している食品である（農林水産省資料）．肉類の本邦国内生産量としては，豚，鶏，牛肉の順に多く，欧米では豚は加工肉として利用の割合が多い．

2 食肉蛋白

肉とは，食用に供する動物の身体を形成する筋肉（横紋筋）およびそれに付随する脂肪，スジなどを含めたものと定義されている．本邦で普通に食用に供される食肉の種類は，①蓄肉：家畜の肉，豚，牛，羊，ヤギの 5 種類，②獣肉：蓄肉以外の哺乳動物，イノシシ，③家禽肉：肉や卵を得る目的で飼われている鳥の肉で，鶏，七面鳥，ウズラ，アヒルの肉に分類されている．これらの食肉の成分特性は，筋肉組織と脂肪組織よりなる．筋肉組織の成分は水分 75%，蛋白質 18%，可溶性非蛋白質約 3.5%，脂肪 3%である．脂肪組織は水分 8%，蛋白質 2%，脂肪 90%よりなる．筋肉中の蛋白質は，圧縮で得

表 1. 食肉中の蛋白成分および患者血清と反応する蛋白の分子量

	蛋白質の成分		牛肉	鶏肉	豚肉
肉漿蛋白	ミオグロビン ミクロゾーム	解糖系酵素 ザルコゾーム	17 kd *2)	50，41，39 kd 50，23，21 kd 45，31，28， 24，20，17 kd *3)15)-17)	63，53，51 kd *20)
血清蛋白	アルブミン	グロブリン	67 kd（BSA） 160 kd（BGG） *2)4)10)13)	70 kd（CSA） α-livetin *8) 160 kd *3)	67 kd（PSA） *21)
筋線維蛋白	ミオシン トロポミオシン	アクチン アクチニン			
基質蛋白	コラーゲン レチュキリン	エラスチン			

（*文献）

られる肉漿中蛋白（35%），残査を塩成分処理して得られる筋繊維蛋白（50%），塩不溶性の基質蛋白（10%）より成る．それぞれに含まれる蛋白成分とアレルゲンとしての可能性のある蛋白について**表 1**に示した．①肉漿蛋白：ミオグロビン，解糖系の各種酵素，ミクロゾーム，ザルコゾームなど約 50 種類の蛋白質より成る．②筋線維蛋白：筋肉の構造を形成する蛋白で，ミオシン，アクチン，トロポミオシン，アクチニンなどより成る．③基質蛋白：コラーゲン，エラスチン，レチュキリンなどの硬蛋白から成る．④その他の動物血清蛋白：肉処理によりエキスとして抽出される，アルブミン，グロブリンがある．

脂肪組織中の蛋白質の組成は，肉基質蛋白と同じである．肉の蛋白質は，基質蛋白を除けば必須アミノ酸を豊富に含んでおり，アミノ酸組成上も栄養価値が優れている．脂肪組織中の脂肪は 99%までが中性脂肪である．その他の栄養成分としてはクレアチン，イノシン酸，アミノ酸，ペプチドなどの窒素化合物，グルコース，グリコーゲン，乳酸などの炭水化物，リン，イオウ，カリウムなどの無機質およびビタミン類が含まれており，これらが肉を長時間煮た時に溶け出してくるエキス分として知られている．

3 食肉アレルギー

肉アレルギーは，アトピー性皮膚炎のない小児，成人での報告は非常に稀であり，これらの報告には，食肉アレルギーよりも肉中に混入した抗生物質，ストレプトマイシンやペニシリンによるものも少なくない．すなわち食肉アレルギーは，アトピー性皮膚炎小児に多いアレルギーである[1)2)]．

一般に，食肉アレルギーは，牛肉，鶏肉，次いで豚肉によるものが多く，七面鳥，羊肉，鹿肉のアレルギーは稀である．Ayuso らの肉アレルギー児では，鶏 23 例，牛肉 12 例，豚 3 例，鹿 1 例，兎 1 例に臨床的にアレルギー症状がみられており[3)]，著者らの卵，牛乳，肉アレルゲン感作児におけるこれらの食肉特異 IgE 抗体陽性率では，牛肉，鶏肉が最も高率で，次いで豚肉，兎肉，七面鳥の順であり，

表 2. 食肉アレルゲンの感作率と負荷試験によるアレルギー誘発率

食肉	アレルゲン陽性率%	負荷試験陽性率%（二重盲検法）	
	プリックテスト	皮膚テスト陽性中	負荷全体中
牛肉	19〜27	14〜19	2
		加熱牛肉 3.3%	
鶏肉	17〜23	9〜12	1
豚肉	27	4	1

（文献 1)2)4) より作成）

表 3. 加熱処理および各種食肉間における IgE 反応性

各種食肉の生および加熱肉での IgE 反応性

加熱処理の有無	牛肉	羊	豚	鹿	鶏	七面鳥
生のみ	21	28	17	22	11	9
加熱のみ	1	1	1	1	6	5
生および加熱	20	12	15	11	7	8
計	42	41	33	34	24	22
%（57 血清中）	73%	71%	58%	59%	41%	38%

家禽類および哺乳類の食肉間の IgE 抗体反応性

反応なし	家禽類のみ	哺乳類のみ	家禽および哺乳類
8/57	5/57	24/57	19/57
14%	8.7%	42.1%	35%

（文献 3) より引用）

同様の傾向を示している.

アトピー性皮膚炎児における皮膚プリックテストでの各種食肉に対する陽性率は，豚肉 27%，牛肉 19〜26%，鶏肉 17〜23%，羊肉 11%の報告があり高率であるが，皮膚テスト陽性例での二重盲検負荷試験での症状誘発率は，鶏肉 14.8%，牛肉 9〜12%，豚肉 4%程度である（**表 2**）[1)2)4)].

Sampson らの負荷試験全体での誘発率は，鶏 2%，豚，牛肉 1%と非常に少ない[1)]. 馬場らの小児における食肉アレルギー症例の集計でも，延べ 410 例中，鶏肉 7.6%，牛肉 3.4%，豚肉 3.4%，鹿肉 0.5%で鶏が最も多くなっているが[5)]，最近の厚生労働省の食物アレルギー調査委員会における成人を含めた即時例の集計では，牛肉 1.3，豚肉 1.2，鶏肉 1%（食肉計 3.5%）であり[6)]，当院小児科外来の即時型食物アレルギーの確認された症例 213 例中の食肉アレルギーも 4%である[7)]. 食肉抗体陽性，皮膚感作率の割には実際のアレルギー症状の誘発は少なく，食肉の加熱状況とも関連していると考えられる（**表 3**）[3)].

牛肉，鶏肉アレルゲン感作は，ミルク，卵アレルギー児に多いが，鶏と卵白の CAP スコアの相関はまったくみられない（**図 1**）. 共通抗原である血清アルブミンがアレルギー症状に関与する場合も少なくない[4)]. 特に鶏卵アレルギーの中でも，多種類の鳥類の羽や肉に特有のアレルギー症状を呈する bird-egg 症候群[8)]，豚肉と猫や犬，馬上皮アレルギーを呈する pork-cat 症候群のように，共通抗原性が血清アルブミンと考えられる症例もある[9)].

食肉アレルギーでは，哺乳動物間，家禽類間で交差反応を示しやすい肉アレルゲンがあると考えられており（**表 3**）[3)]，卵アレルギーのない鶏肉アレルギーなど肉独自の蛋白アレルゲンが報告されている

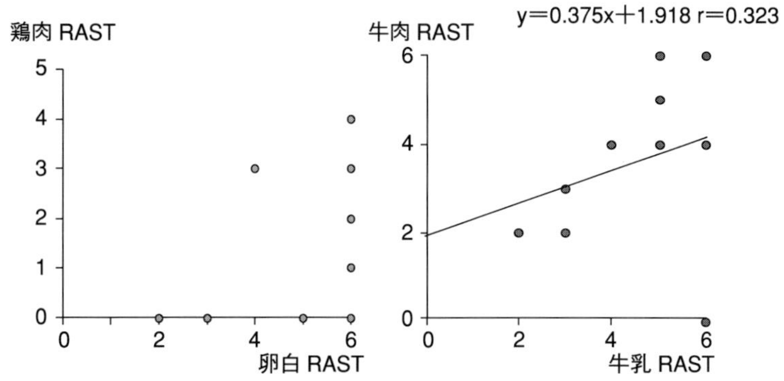

図 1. 鶏，牛肉アレルギー児における卵白，鶏肉 RAST および牛乳，牛肉 RAST スコアの相関

が，十分には解明されていない（表 1）.

［1］牛肉アレルギー

アトピー性皮膚炎児 335 例で食物負荷試験を行った Welfel らの検討では，牛肉の皮膚プリック陽性 89 例（27%）で，生牛肉負荷試験陽性は 66 例（19%）である[2]．加熱牛肉では，その 88%が負荷陰性となり，11 例（16%）が加熱後の牛肉でもアレルギー症状が誘発されている．すなわち調理後の牛肉で誘発される率は，全体の 3.3%である．これらの誘発例の半数でミルクによる誘発も陽性を示しているが，半数は牛肉のみに誘発され，これらは後述する牛肉独自のアレルゲンに対するアレルギーと考えられている．

ミルクアレルギーに伴う肉アレルギーでは，肉に含まれる血清蛋白である牛血清アルブミン bovine serum albumin（BSA），ガンマブロブリン bovine serum gamma globulin（BGG）との共通蛋白が関連していると思われる．その他のアレルゲンとしては，肉線維蛋白ミオグロビン，アクチンに抗原性があることが報告されている．肉線維蛋白にはトロポミオシンも含まれ，エビなどの甲殻類の主要なアレルゲンであるトロポミオシン（Pen a 1）とアミノ酸配列では 50%以上の相同性があるとされるが，アレルギー児での食肉トロポミオシンへの反応性は少なくアレルゲンとしての関与は強くはないと思われる[3]．

牛血清アルブミン BSA は，分子量約 67 kd で，ミルク蛋白の約 1%を占め，BGG とともに加熱による低アレルゲン化が起こりやすい．食肉の多くは加熱調理して利用するために実際のアレルギー症状が出にくいことと関連している．しかし，BSA の加熱処理後も患者血清と反応性がある場合があり，BSA の熱による抗原性の変化が完全でないことより，家庭での調理レベルでの牛肉の低アレルゲン化に問題が残ることが指摘されている[10]．また，最近，BSA によるアナフィラキシー例も報告されている．この 19 歳の症例では，牛肉摂取後 15 分でショック症状を 3 回起こしており，皮膚プリックでは，牛肉，子牛肉，BSA，ミルク，豚肉，羊肉，馬肉，兎肉の生エキスで陽性，加熱では BSA のみに陽性を示し，非加熱 BSA の二重盲検経口負荷法で症状が誘発されている[11]．

またBGG については，最近，牛肉アレルギーの 83%，牛肉に耐性のアレルギー児の 24%に，非加熱牛肉エキスの 160 kd の反応バンド（BGG）が検出されている．同バンドは豚肉，鶏肉では検出されにくく，羊肉，鹿肉で同様にみられることより，BGG はこれらの脊椎動物間の主な交叉アレルゲンである可能性が指摘されている[12]．

牛肉エキスの SDS-PAGE による蛋白解析では，生肉で 24 種類の蛋白分画がみられており，85℃2 時間加熱後に BSA，BGG バンドは減弱し，6 種類の分画が加熱後にも残り，肉質に熱抵抗性の蛋白があることが指摘されている[2]．生および加熱牛肉による二重盲検負荷試験により，生牛肉負荷陽性で加熱牛肉負荷陰性では，immunoblot による 66 kd のアルブミンに IgE 抗体反応を示し，加熱牛肉でも臨床的に発赤，蕁麻疹，嘔吐を示した負荷陽性の重症例では，加熱後に残存する蛋白質と反応しており，特に分子量 17.8 kd の蛋白に IgE 抗体反応がみられている[2]．著者らの検討でも，アトピー性皮膚炎児の牛肉アレルギーの多くは，多種食物アレルギーであり，BSA に反応するものが多かったが，強い牛肉アレルギーでは，加熱後も反応性が減弱していなかった[13]．これらの低分子の蛋白が肉蛋白成分の何に相当するものかは明らかにされていない．

［2］鶏肉アレルギー

卵アレルギーでは，鶏肉感作は高率にみられるが，臨床的な鶏肉アレルギーはその割には少なく，Bocks らの 426 例の負荷試験陽性中 6 例（1.4%）に過ぎない[14]．卵は小児アトピー性皮膚炎では最も感作率の高いアレルゲンであり，鶏肉との共通アレルゲンとしては，鶏肉に含まれる血清蛋白，特にアルブミン chicken serum albumin（CSA）があり，この蛋白は卵黄中の α-livetin リベチン 70 kd であることが明らかになっており（Gald 5），bird-egg syndrome のアレルゲンでもある[8]．

しかし鶏肉のみの食物アレルギー症例もあり，卵アレルギーはなく鶏肉，七面鳥肉による重篤な即時症状（蕁麻疹，神経血管性浮腫，気道閉塞，喘息）を呈した症例が報告されている[15]．このような症例での鶏肉のアレルゲンが検討されているが，主要アレルゲンについては，これまで十分には明らかにされていない．先の症例では，鶏，七面鳥，ガチョウ，アヒルと交叉反応性があることが示され，鶏と七面鳥の分子量，50，23，21 kd の強いバンドが検出されている．

また同様に，鳥類間での交叉反応性について，Kelso らの報告では，鶏肉および七面鳥肉摂取による即時アレルギーを呈した 3 例（18 歳〜19 歳）で，鶏，七面鳥，ハト，ウズラの肉エキスすべてに皮膚プリックテスト陽性（卵は陰性）を示し，これらの鳥肉に反応する蛋白分子量は，CSA 鳥血清アルブミンより低分子に，数種の蛋白があることを示している[3)16]．高畑，著者らの鶏肉アレルギー患児血清を用いた immunoblotting による鶏肉アレルゲン検索では，50，41，39 kd の成分に IgE 抗体バンドが検出され，アミノ酸分析から，これらは鶏肉の解答系酵素であり，肉漿蛋白である解答系酵素がアレルゲンとなっている可能性があると思われる[17]．鶏肉 CAP IgE 抗体は，卵アレルギーを有するアトピー性皮膚炎・食物アレルギー児の多くで陽性を示しているが，卵白抗体との鶏肉 IgE 抗体との相関はみられず，また，鶏肉アレルギーは当院でも誘発症状がみられる例は少なかった．このことは，

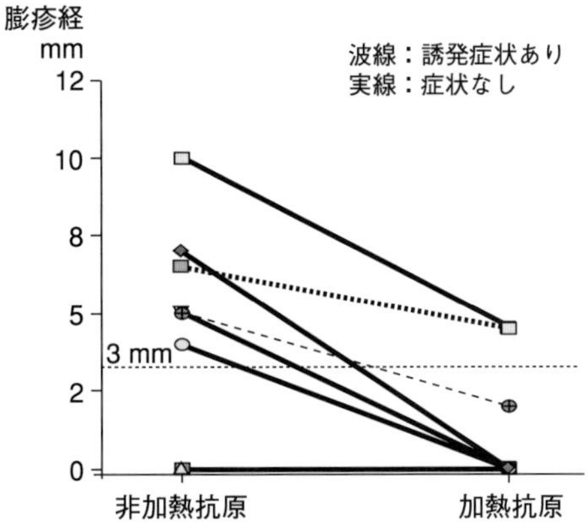

図 2．鶏肉加熱抗原液によるプリックテスト膨疹経の変化

他の食肉と同様，加熱調理により摂取することで，鶏肉アレルゲンが低アレルゲン化している可能性があり，生および加熱鶏肉エキスでの皮膚プリックテストを行った．ほとんどの例で熱処理後に陰性化しており，加熱により容易に低アレルゲン化しやすいことが示唆された（図 2）[13]．

Bird-egg syndrome：卵アレルギー児の中で，主に成人になって各種鳥アレルゲンの感作，吸入による呼吸器症状をきたすもので，羽毛，糞，血清，肉中の鳥のアレルゲンが CSA 卵黄リベチンと共通のアレルゲンであることが明らかにされている[8)18]．本症の臨床像について，卵アレルギーのみの症例に比して，鳥に同時感作された卵アレルギー（bird-egg syndrome）では，臨床的に鼻炎結膜炎症状，喘息の合併率，吸入性抗原の感作率が高く，卵負荷での腹部症状と呼吸器症状誘発の割合が高い．また 4 年後の再負荷での卵アレルギーの耐性化率が低く，卵白，特に卵黄特異 IgE 抗体価がさらに高値になっている[19]．このような症例では，卵，卵黄，鳥との接触，家禽類の肉摂取を回避する必要がある．

［3］豚肉アレルギー

豚肉は，主要食肉中では比較的アレルギーを呈する症例は少なく，牛肉や鳥類との間に交叉反応性が少ないためと考えられている．アトピー性皮膚炎児における豚肉エキスに対するプリック陽性率や IgE 抗体陽性率は高いが，負荷誘発率は少ない．他の肉アレルゲンと同様，肉主要アレルゲンは明らかでないが，63 から 51 kd の蛋白が報告されている[20]．

豚肉は，臨床的にも小児の卵，牛乳アレルギー児で比較的アレルギーを示しにくいため，鶏，牛肉の代替肉としてよく利用されている．しかし最近，豚肉アレルギーと猫アレルギーを示す症例がフランスより報告され，豚肉と猫上皮の両者に共通した分子量 67 kd 蛋白（血清アルブミン）がアレルゲンとされている（pork-cat syndrome）[21]．中には本症と考えられる症例でイノシシ肉摂取後にアナフィラキシーショックで死亡した例もある[22]．

豚肉アレルギーでは，そのほかにも犬や馬の上皮のアレルギーに関連した症例の報告がある．豚生ハムなど加熱の弱い加工品でOAS（oral allergy syndrome）を呈した例では，馬上皮の接触による結膜炎鼻炎症状があり，馬上皮に対するプリックも陽性を示しており，この例でも豚肉の分子量67 kdの蛋白との反応性が証明されている[23]．豚は肉だけでなく内臓も加工食品に利用されており，羊の腸などとの交叉反応もあり注意が必要である．

4 食肉アレルギーにおける低アレルゲン化と食品

食肉アレルギーでは，上記のように，鶏，豚肉では特に加熱による低アレルゲン化がみられることから，アレルゲン陽性児においても，十分な加熱，湯抜きによる食肉利用が可能であることが多い．牛肉は，家庭における調理加熱レベルでは，これまで述べたように低アレルゲン化が困難な場合があり注意が必要である．

蓄肉加工品では，豚が最も利用されており，ハム，ソーセージ加工品として多く製品化されているが，加工段階でしばしば，つなぎに卵，牛乳，カゼイン，小麦などの添加されたものが多く，これらの食物アレルギー児は利用できない．このため完全にこれらの混入のないソーセージとして厚生労働省より低アレルゲン食品として認可されたアピライト（日本ハム）が開発され，豚，兎，七面鳥肉のソーセージが利用できる．これらのアレルゲン食品添加については，表示義務化が省令により公布されたので，食物アレルギー児にとってはより安全に利用できると思われるが，微量の混入に対する検査評価が必要である．

5 チーズ，ヨーグルト

チーズは，乳を乳酸菌で発酵させ，または乳に酵素を加えてできた凝乳から，乳漿を除去したもので，乳酸菌やカビおよび酵素により多様化されている．

熟成期間が3〜6カ月以上の水分40%以下の硬質チーズ（ゴーダ，パルメザン，エメンタールなど）と熟成期間の短い軟質チーズ（カマンベール，ブルーチーズなど）があり，熟成されないチーズにコテージチーズがある．この熟成過程では，細菌，酵素により，カゼイン蛋白はプロテオース，ペプトン，ペプチド，アミノ酸に順次分解される．したがって，熟成が進み蛋白が分解されている場合は，生牛乳に比して低アレルゲン化食品として，利用できる場合がある．

しかし，この熟成期間の長くなるほど，アミノ酸の脱アミノ，脱カルボキシ化により，アミン，アルデヒド，ヒスタミンが形成され，これらのアミン類による有害反応がみられることがあり，仮性アレルゲンとしてのアレルギー類似症状を誘発しやすい．

ミルクアレルギー児では，チーズに対するIgE抗体は同様に陽性を示しやすく，アレルゲンが十分に減弱していないと考えられる．

最近，ヤギと羊のチーズにアレルギーを示し，牛乳や牛チーズは問題なく摂取できている症例では，特異的にヤギと羊乳のカゼインにIgE抗体反応を示しており，ミルクアレルギーがない場合もチーズの原料乳によってはアレルギーが起こる可能性がある[24].

ヨーグルトは，乳に乳酸菌を接種し，瓶に詰めて発酵させ，酸によりカゼインを凝固させたカードを固めたり，液状に砕いたもので，チーズと同様カゼインのある程度の分解が進み，牛乳よりも消化性に優れ，やや低アレルゲン化されていると思われる．しかし，ほとんどのミルクアレルギーでは，これらのヨーグルトによる即時症状を誘発しており，アレルギー児が利用できるほどには，乳蛋白は分解されていない．酵素による分解をさらに進め，低分子化したペプティヨーグルト（オーム乳業）は，著者らの検討ではミルクアレルギー児の７割が利用できている．しかし，即時症状が誘発されることがあるため，医療機関での負荷摂取による安全確認後に利用する必要がある．

（柴田瑠美子）

文　献

1）Sampson HA：The role of food allergy and mediator release in atopid dermatitis. J Allergy Clin Immunol 81：635-645, 1988.
2）Welrfel SJ, Cooke SK, Sampson HA：Clinical reactivity to beef in children allergic to cow's milk. J Allergy Clin Immunol 99：293-300, 1997.
3）Ayuso R, Lehrer SB, Tanaka L, et al：IgE antibody response to vertebrate meat proteins including tropomyosin. Ann Allergy Asthma Immunol 83：399-405, 1999.
4）Fiochi A, Restani P, Riva E, et al：Meat allergy. I. Specific IgE to BSA and OSA in atopic, beef sensitive children. J Am Coll Nutr 14：239-244, 1995.
5）馬場　實，中川武正（編）：食物アレルギーの手引き．南江堂，東京，1994.
6）飯倉洋治，赤澤　晃，今井孝成，ほか：厚生省食物アレルギー対策委員会平成 11 年度報告書，2000.
7）柴田瑠美子：食物アレルギーとその対策. 皮膚科診療プラクティス，アトピー性皮膚炎，古江増隆(編)，p 140-146，文光堂，東京，1999.
8）Mandallaz MM, De Weck AL, Dahinden CA：Bird-egg syndrome. Cross-reactivity between bird antigens and egg-yolk livetins in IgE-mediated hypersensitivity. Int Arch Allegy Appl Immunol 87：143-150, 1988.
9）Drouet M, Sabbah A：The pork/cat syndrome or crossed reactivity between cat epithelia and pork meat. Monogr Allergy 32：164-73, 1996.
10）Fiocchi A, Restani P, Riva E, et al：Heat treatment modifies the allergenicity of beef and bovine serum albumin. Allergy 53：798-802, 1998.
11）Kanny G, Hautecloque C, Moneret-Vutin DA：Food anaphylaxis to bovine serum albumin. J Allergy Clin Immunol 101：137-139, 1998.
12）Ayuso R, Lehrer SB, M Lopez, et al：Identification of bovine IgG as a major cross-reactive vertebrate meat allergen. Allergy 55：348-354, 2000.
13）Shibata R, Takahata Y, Morimatsu F, et al：Identification of antigenicity and clinical reactivity to heat-treated chicken and beef in meat allergic children. ACI International Supplement 2：148, 2000.
14）Bocks SA, Sampson HA, Atkins FM, et al：Double blind, placebo controlled food challenge（DBPCFC）as an office procedure. J Allergy Clin Immunol 82：986-997, 1988.
15）Cahen YD, Fritsch R, Wüthrich B：Food allergy with monovalent sensitivity to poultry meat. Clin Exp Allergy 28：1026-1030, 1998.
16）Kelso JM, Cockrell GE, Helm RM, et al：Common allergens in avian meats. J Allergy Clin Immunol 104：202-204, 1999.
17）Takahata Y, Kurisaki J, Misumachi K, et al：IgE-antibody specificties of the patients allergic to meat products. Anim Sci J 71：494-500, 2000.
18）Quirce S, Maranon F, Umpierrez A, et al：Chicken serum albumin（Gal d 5）is a partially heat-labile inhalant and food allergen implicated in the bird-egg syndrome. Allegy 56：754-762, 2001.

19) Bausela BA, Garcia-Ara MC, Estebin, MM et al：Peculiarities of egg allergy in children with bird protein sensitization. Ann Allergy Asthma Immunol 78：213-216, 1997.
20) Park JH, Chung ST, Kim JH, et al：Identification of allergens in pork meat. ACI International Supplement 2：148, 2000.
21) Sabbah A, Rousseau C, Lauret MG, et al：The pork-cat syndrome；RAST inhibition test with Feld One. Allerg Immunol（Paris）26：259-260, 1994.
22) Drouet M, Sabbah A, Le Sellin J, et al：Fatal anaphylaxis after eating wild boar meat in a patients with pork-cat syndrome. Allerg Immunol（Paris）33：163-165, 2001.
23) Asero R, Mistrello G, Falgagiani P：Oral allergy syndrome from pork. Allegy 52：684-686, 1997.
24) Umpierrez A, Quirce S, Maranon F, et al：Allergy to goat and sheep cheese with good tolarance to cow cheese. Clin Esp Allergy：1064-1068, 1999.

9. 果物・野菜

◆はじめに◆

果物・野菜の中には自然な形で，あるいは添加物として薬理活性をもつ物質が含まれていることがある(**表 1**)[1]．これらの物質は免疫反応を介さずにアレルギー類似の反応を引き起こすので，仮性アレルゲンと呼ばれ，これから述べる食物抗原（アレルゲン）とは区別されなければならない．

通常の食物抗原は，調理による熱処理や消化酵素による低分子化された後，体内に吸収される．そのため，食物抗原は一般的に熱や消化酵素に安定であり，なおかつ，消化酵素の働きが未熟な乳幼児に多い．それに対して，本稿で述べる「花粉症に伴う口腔アレルギー症候群(oral allergy syndrome；OAS)」は花粉の吸入を経て，そこでまず感作が成立し花粉症を発症する．その後，花粉抗原と交叉反応性をもつ抗原を含む果物や野菜を経口摂取した際に，口腔内に限局したアレルギー症状が誘発されると考えられている．したがって，経口感作能を示す蛋白質とは異なり熱や消化酵素に対する抵抗性は必ずしも持ち合わせていない．さらに，発症年齢も一般の食物アレルギーに比べ高齢のことが多い．

本稿においては花粉との共通抗原性によって生じる野菜・果物アレルギーに関して，交叉反応性の機序に対する最近の解釈，診断法，治療について述べる．これまでに花粉との関連性が報告されている主な果物・野菜を**表 2** に示す．

表 1. 野菜・果物に関連する仮性アレルゲン

1）薬理活性をもつ物質	
ヒスタミン	：ホウレンソウ，トマト，トウモロコシ
セロトニン	：トマト，バナナ，キウイ，パイナップル
アセチルコリン	：ナス，トマト，タケノコ，サトイモ，ヤマイモ，クワイ
ニコチン	：ジャガイモ，トマト
2）サリチル酸化合物	：トマト，キュウリ，ジャガイモ，イチゴ，リンゴなど

（文献 1）より改変して引用）

表 2. 花粉との関連が報告されている主な果物・野菜

花粉	果物・野菜
シラカバ	バラ科リンゴ属（リンゴ），バラ科ナシ属（西洋ナシ）， バラ科サクラ属（サクランボ，モモ，スモモ，アンズ，アーモンド）， セリ科（セロリ，ニンジン），ナス科（ポテト），マタタビ科（キウイ）， カバノキ科（ヘーゼルナッツ），ウルシ科（マンゴー），シシトウガラシ，など
スギ	ナス科（トマト）
ヨモギ	セリ科（セロリ，ニンジン），ウルシ科（マンゴー），スパイス，など
イネ科	ウリ科（メロン，スイカ），ナス科（トマト，ポテト），マタタビ科（キウイ）， ミカン科（オレンジ），など
ブタクサ	ウリ科（メロン，スイカ，キュウリ），バショウ科（バナナ），など

1 果物・野菜過敏症の頻度

本邦において過去10年間（1988〜1998年）に以下に示す7雑誌（アレルギー，アレルギーの臨床，小児アレルギー，小児科，小児科学会誌，小児科診療，小児科臨床）に掲載された食物アレルギー報告の中から，原因抗原が果物・野菜による報告を抽出した結果，報告数は50症例（男24，女26，エピソードは71報告）で，報告数の多かったものから順に，キウイ，リンゴ，モモ，メロン，ブドウ，バナナ，トマト，サクランボであった（表3）．注意すべきこととしては，これは症例報告からのまとめであるため，①花粉症との関連性については不明であること，②症状もアナフィラキシーなどの重篤なものが多く，実際にわれわれが一般臨床で経験する頻度とは異なることなどである．

報告された年齢では11〜20歳が最も多く（図1），原因食物の多くはその年齢までアレルギー症状もなく食べていた食物であった．

症状ではOAS（口腔内違和感）が34報告，アナフィラキシーが18報告で，その他の症状の6報告では皮膚症状（蕁麻疹，紅斑）が多かった．OASとアナフィラキシーの報告年齢の比較では，アナフィラキシーのほとんどが20歳以前の報告であるのに対して，OASはほとんどが10歳以降の報告であった．OASの原因食物の頻度は多い順に，リンゴ，キウイ，モモ，トマト，メロン，サクランボ，スイカであった（図2）．

OASについての欧州からの報告では，OASは女性に多く[2]，小児よりも成人に頻度が高く[3]，シラ

表3．過去10年間（1988〜1998）において本邦の主なアレルギー雑誌に報告された果物・野菜過敏症の報告数

キウイ	14
リンゴ	9
モモ	8
メロン	5
ブドウ	5
バナナ	4
トマト	4
サクランボ	4
スイカ	3
オレンジ	2
その他のクダモノ・野菜 クリ，イチゴ，カリン，ウメ， ライチ，ビワ，ニンジン，ネギ	各1

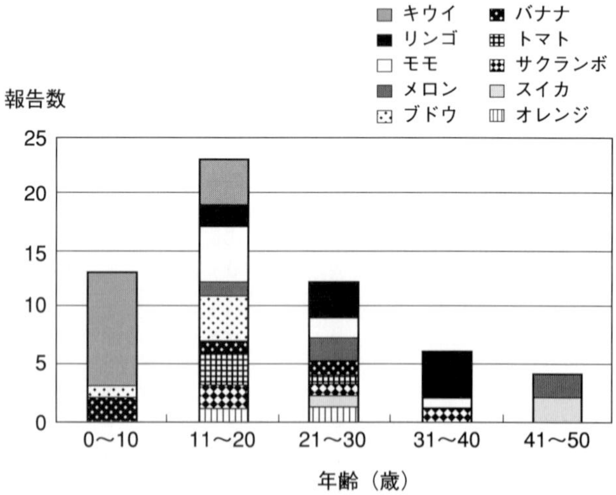

図1．過去10年間に報告された本邦の果物・野菜過敏症の年齢分布

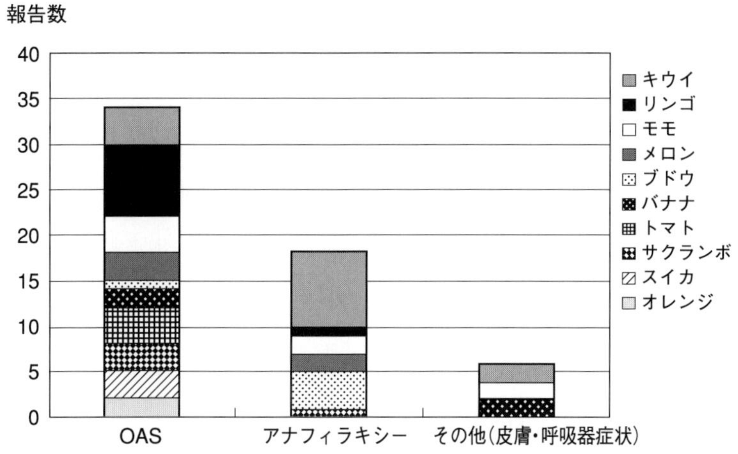

図 2. 過去 10 年間に報告された本邦の果物・野菜過敏症の主な症状

カバ花粉症の罹患年数が長いほど OAS 合併頻度が上昇する[4]. シラカバ花粉症の 75%がリンゴ OAS であったという報告もみられる[5].

わが国では，北海道におけるシラカバ花粉症患者の OAS 合併頻度が約 20%であったという報告[6]や，兵庫県でのオオバヤシャブシ（カバノキ科，ハンノキ属）花粉症とリンゴアレルギーの報告がある[7]. また，わが国の花粉症の中で最も罹患率の高いスギ花粉症に関連する OAS 合併の頻度については約 7～16%と報告されている[8][9]. 本邦の花粉症における OAS 合併頻度は，欧州の頻度に比べ少ない. われわれはスギ花粉症とトマト OAS の症例を経験し両抗原間の交叉反応性につき報告した[10].

2 花粉との交叉反応性について

IgE 抗体が野菜・果物と花粉抗原との交叉反応を示す可能性として，現在，主に以下の 4 つが考えられている. つまり①pathogenesis-related protein (PR-P)，②profilin，③cross-reacting carbohydrate determinant（CCD)，④イソフラボン還元酵素（33-35-kDa）である.

蛋白質の一次構造上でアミノ酸配列に相同性がみられるということは，立体構造上も類似していることが予測され，交叉反応性が起こると考えられている. 野菜・果物と花粉抗原との交叉反応性にかかわる蛋白質の性質は一般的には熱に不安定であるが，ヨモギ—セロリ症候群でのセロリアレルゲンは熱に対して安定しており，アナフィラキシーを起こす. このセロリ抗原の分子解析に関しては未解決である[11].

［1］感染特異的蛋白質(PR-P)[12]について

植物は動物にみられるような免疫機構をもたない. 感染微生物（ウイルス，細菌，カビ）の侵入や，昆虫による食害などの物理的ストレス被害から身を守るため，特別の蛋白質を誘導し，細胞壁を強化し，抗生物質を産生し，病原体による感染が拡大しないような感染細胞の自殺的壊死(アポトーシス)

表 4. 感染特異的蛋白質の分類と主な機能

Family	代表蛋白質	性　質
PR-1	tobacco PR1a	antifungal
PR-2	tobacco PR2	β-1, 3-glucanase
PR-3	tobacco P, Q	type I, II, and IV chitinase
PR-4	tobacco R	antifungal, *win* proteinl
PR-5	tobacco S	antifungal, thaumatin, osmotin, zeamatin
PR-6	tomato inhibitor I	proteinase-inhibitor
PR-7	tomato P69	endoproteinase
PR-8	cucumber chitinase	type III chitinase
PR-9	lignin-formeing peroxidase	peroxidase
PR-10	parsley PR-1	ribonuclease
PR-11	tobacco class V chitinase	type V chitinase
PR-12	radish Ps-AFP3	defensin
PR-13	*Arabidopsis* Thi2.1	thionin
PR-14	barley LTP4	LPT (lipid-transfer protein)

（文献 12）より引用）

を誘導して被害の拡大を阻止している．このような PR-P はアミノ酸配列や，酵素活性，機能性，生理的な性質などの類似性よって，現在 14 群まで分類されている(**表 4**)．また，PR-P の一般的な特徴として，①低分子，②酸性溶液中で安定，③プロテアーゼ活性に対して抵抗性を示す，性質を有する．

PR-P は量の多少はあるものの，果物や野菜に含まれる一般的な蛋白質である．花粉抗原に含まれている PR-P に対して感作が成立している患者が，これらの蛋白質を含む果物•野菜を経口摂取すると，その交叉反応性により，OAS などのアレルギー症状を起こすと考えられている．

PR-P 14 群の中で，2，3，4，5，8，10，14 群はアレルゲンを含んでおり，ここでは，花粉と関連のある PR-5，10，14 について述べる（**表 5**）[13]．

a）PR-5

特異的な性質や生理活性についてはよく知られていないが，乾燥や凍結に対する抵抗性や，抗カビ活性を有している．西アフリカ原産の灌木（*Thaumatococcus danielli*）から発見された甘味蛋白質タウマチンと高い相同性をもつ．このグループに属するアレルゲンは，**表 5** に示す如く，Jun a 3, Pru av 2, Mal d 2, Cap a 1 が知られている．

Jun a 3 は，Mountain cedar の Ashe Juniper（*Juniperus ashei*）の花粉抗原で Gymnospermae（裸子植物亜門）からの唯一の PR-P 抗原である．興味あることにスギ花粉症患者の 1/3 がこの花粉の曝露を受けていないにもかかわらず Jun a 3 に反応する[14]．Midoro-Horiuti らは，この交叉抗原性の機序として，スギ花粉にはいまだ同定されていない Jun a 3-like 蛋白質が存在するのだろうと仮定している．

b）PR-10

このグループの代表はシラカバの主要アレルゲンの 1 つである Bet v 1 である．PR-10 に属するアレルゲンの多くが Bet v 1 と交叉反応性を引き起こし，OAS を発症する．約 70%のシラカバ花粉症の患者がリンゴ，西洋ナシ，サクランボ，アンズ，ヘーゼルナッツ，セロリ，ニンジンなどを食べた時に OAS を生じる．Rosaceae バラ科（リンゴ，西洋ナシ），Prunoidae サクラ属（サクランボ，モ

表 5. PR-5, 10, 14 各群に含まれるアレルゲンの種類

	allergen	common name	source	MW (kD)	method	AA	Family	Order
PR-5	Jun a 3	ネズ	pollen	30	SDS-PAGE	199	Cupressaceae	Coniferales
	Pru av 2	サクランボ	berry	30	SDS-PAGE	222	Rosaceae	Rosales
	Mal d 2	リンゴ	fruit	31	SDS-PAGE	245	Rosaceae	Rosales
	Cap a 1	唐辛子/シシトウガラシ	fruit	23	SDS-PAGE	NA	Solanaceae	Lamiales
PR-10	Bet v 1	シラカバ	pollen/leaf	17	SDS-PAGE	159	Betulaceae	Fagales
	Aln g 1	ハンノキ	pollen	17.4	SDS-PAGE	159	Betulaceae	Fagales
	Car b 1	シデ	pollen	17	AA	159	Betulaceae	Fagales
	Cor a 1	ハシバミ	pollen/nut	18	SDS-PAGE	159	Betulaceae	Fagales
	Cas s 1	クリ	pollen	22	SDS-PAGE	NA	Fagaceae	Fagales
	Que a 1	オーク	pollen	17	SDS-PAGE	NA	Fagaceae	Fagales
	Mal d 1	リンゴ	fruit	17.5	AA	159	Rosaceae	Rosales
	Pru av 1	サクランボ	berry	18	SDS-PAGE	160	Rosaceae	Rosales
	Pru ar 1	アンズ	fruit	17.5	AA	159	Rosaceae	Rosales
	Pyr c 1	西洋ナシ	fruit	17.4	AA	158	Rosaceae	Rosales
	Api g 1	セロリ	leaf	16.3	SDS-PAGE	154	Apiaceae	Cormales
	Dau c 1	ニンジン	root	16, 18	SDS-PAGE	154	Apiaceae	Cormales
	PcPR 1	パセリ	leaf	17	SDS-PAGE	NA	Apiaceae	Cormales
	STH 2	ポテト	root	17	SDS-PAGE	NA	Solanaceae	Lamiales
PR-14	Zea m 14	トウモロコシ	grain	13.1	AA	119	Rosaceae	Poales
	Pru ar 3	アンズ	fruit	9.3	AA	91	Rosaceae	Rosales
	Pru p 3	モモ	fruit	9.178	AA	91	Rosaceae	Rosales
				9.138	MALDI			
	Mal d 3	リンゴ	fruit	9.058	MALDI	91	Rosaceae	Rosales
				9	SDS-PAGE			
	Par j 1	ヒカゲミズ	pollen	10.6, 14.7	AA	631, 794	Urticaceae	Urticales
	Gly m 1	大豆	hull	7.0, 7.5	SDS-PAGE	NA	Fabaceae	Fabales

AA : amino acid analysis, MALDI : matrix-assisted laser desorption/ionization. (文献 13) より改変して引用)

モ), Apiaceae セリ科 (セロリ, ニンジン) が Bet v 1 に相同性を有している. さらに Bet v 1, Pru a 1, Mal d 1, Pyr c 1, Api g 1, Dau c 1 の予想される立体構造において, 類似している部位があると指摘されており, それはそれらの蛋白質に共通に存在するドメインのリン酸ループ領域であると報告されている[15].

c) PR-14

リピッドトランスファープロテイン (LPT) は安定した蛋白質で, リポソームからミトコンドリアへリン脂質を輸送する能力があることから命名された. LTP は植物組織の表層細胞層に分布していて微生物やカビの侵入を抑制している. このグループのアレルゲンはシラカバやグラス花粉症を伴わなくてもバラ科食物 (リンゴ, 西洋ナシ, アンズ) によりアレルギーを発症する. 果物の PR-14 にアレルギーを示すものは PR-10 にアレルギーを示すと思われるものに比べ, 高率にアナフィラキシーを起こす傾向にある.

Weed 花粉抗原の Par j 1 は PR-14 に弱い相同性をもっている. この雑草の花粉は地中海のあたりでの即時型過敏症の主な原因となっている.

[2] Profilin[16]について

Profilin は真核生物が共通にもつアクチン結合性蛋白質 (pan-allergens) で植物の花粉, 果肉, 葉,

根に存在している．Profilin（12-15 kDa）は，植物間では相同性が高く，果物•野菜と花粉にまたがる共通抗原である．まず花粉に含まれるProfilinを吸入することで感作が成立し，その後，交叉反応性を有するProfilinを含む食物を経口摂取した際にアレルギー症状が出現すると理解されている．Profilinはシラカバ以外に，ハンノキ属やイネ科花粉症においても果物・野菜アレルギーの発症に重要であると示唆されている．一方，荒井[9]は，スギ花粉症患者123名に対して抗Profilin抗体の保有率を調べたところ全例が陰性であったと報告しており，このことからスギにおいてはprofilinは重要とはいいがたい．

[3] CCD[17]について

蛋白質でなく炭水化物（糖）が抗原として作用し，種々の植物・無脊椎動物などに交叉反応するものの総称である．糖鎖と蛋白質との結合様式は，① N-アセチル-D-グルコサミンとアスパラギン間のN-グルコシド結合，② N-アセチル-D-ガラクトサミンとセリンまたはトレオニン間のO-グリコシド結合，③ D-ガラクトースとヒドロキシリシン間のO-グリコシド結合，の3種に大別される．

臨床症状の有無とCCD抗体の有無に有意な意味がないことや，CCDは多くは1価の構造のため架橋を起こさず，ヒスタミン遊離を引き起こすことができないと一般的には考えられている．しかし，オリーブ花粉症の約半数の患者は主要抗原であるOle e 1の糖鎖に対するIgE抗体を有し，この糖鎖によってヒスタミン遊離を引き起こされることが示された[18]．今のところ，主要抗原の重要な部分にもCCDが関与しているのかどうかについては，まだ解答が得られていない．スギ主要抗原（Cry j 1）はN型糖鎖をもっており，IgE抗体が結合することも知られている．

[4] イソフラボン還元酵素について

シラカバ花粉のminor allergen(Bet v 5)で，さまざまな植物のイソフラボン還元酵素と60〜80%の相同性があり，シラカバ花粉症におけるOAS発症の一部に関係していると推測されている[19]．

3 診断

病歴の聴取が最も重要である．この場合，過去に食べて大丈夫であった果物・野菜に対しても，花粉症を発症したことによって新たに抗原性を獲得する可能性もあるので注意が必要である．また，①花粉症の有無と，②花粉症がある場合にはその花粉の種類が，アレルギーを起こしうる果物・野菜を推測するうえで参考になる．また，市販の野菜・果物ジュースが飲めても，市販のジュースでは既に抗原性が失活している場合が多いため，新鮮な果物・野菜による過敏症は否定できない．

果物•野菜に対する特異的IgE抗体価を測定する際は，新鮮な抗原を固相化した方が市販のキットよりも診断意義がある．また同様に，皮膚テストも市販のものを用いるより，果物・野菜そのものを使用するprick to prick試験の方がより診断的価値が高いといわれている．

経口負荷試験はアナフィラキシーを起こす可能性のあるものには行えないが，一般的にはオープンチャレンジ法が行われる．乾燥粉末を用いた二重盲検法は抗原性が失活する可能性もあり，ニンジン，サクランボ，リンゴ，トマト，オレンジ，モモなど抗原が不安定な食物ではあまり適切ではない．参考として，凍結乾燥したメロンを使用しジュースに混ぜて二重盲検法を行った報告がある[20]．

4 治療

シラカバ花粉症における減感作療法が果物アレルギーに有効だったとの報告はある[21]が，治療は他の食物アレルギーと同様で，除去療法が原則である．OASを引き起こす原因の多くは抗原性が不安定なものが多いので，原因食物や疑わしい食物は加熱をしたり，調理をして食べれば症状は引き起こされない．しかし，一部の野菜（セロリ）では，抗原が熱に対しても安定であるため，加熱処理後でもアナフィラキシーを生じる可能性もある．その場合，わが国ではエピネフリンの自己注射ができないため，抗ヒスタミン薬，ステロイド薬を持たせる．可能であれば，患者自身に情報カードを持たせ，いつでも緊急処置ができるような配慮が必要となる．

◆おわりに◆

花粉に関連して生じる果物･野菜による過敏症状はOASが多い．患者がどの花粉に感受性を示すかによって，過敏症を生じうる果物・野菜の種類も推測できる．診断は病歴の聴取が最も大切である．

（近藤康人）

文 献

1）河野陽一：5 食物アレルギー．コンパクト臨床アレルギー学，宮本照正（監修），p 272-277，南江堂，東京，2000．
2）Ortolani C, Ispano M, Pastorello EA, et al：Comparison of results of skin prick tests（with fresh foods and commercial food extracts）and RAST in 100 patients with oral allergy syndrome. J Allergy Clin Immunol 83：683-690, 1989.
3）Kivity S, Dunner K, Marian Y：The pattern of food hypersensitivity in patients with onset after 10 years of age. Clin Exp Allergy 24：19-22, 1994.
4）Asero R, Massironi F, Velati C：Detection of prognostic factors for oral allergy syndrome in patients with birch pollen hypersensitivity. J Allergy Clin Immunol 97：611-616, 1996.
5）Ebner C, Birkner T, Valenta R, et al：Common epitopes of birch pollen and apples. Studies by Western and Northern blot. J Allergy Clin Immunol 88：588-595, 1991.
6）山本哲夫：北海道のシラカンバ花粉症とリンゴ果肉過敏症について．アレルギー 42：1701-1706，1993．
7）中原 聡，芦原恒雄，衛藤幸男，ほか：オオバヤシャブシ花粉症の1例とその疫学調査．アレルギー 39：104-109，1990．
8）森下雅史，坂本龍雄，鳥居新平，ほか：スギ花粉症に合併する果物・野菜・種実アレルギーの検討（抄）．アレルギー 45：1028，1996．
9）荒井康男，小川忠平，大友 守，ほか：成人気管支喘息と食品アレルギー第2報 oral allergy syndrome—スギ花粉症との関係．アレルギー 47：715-719，1998．
10）Kondo Y, Tokuda R, Urisu A, et al：Assessment of cross-reactivity between Japanese cedar（*Cryptomeria japonica*）pollen and tomato fruit extracts by RAST inhibition and immunoblot inhibition. Clin Exp Allergy 2002（in press）.
11）Ganglberger E, Radauer C, Grimm R, et al：N-terminal sequences of high molecular weight allergen from

celery tuber. Clin Exp Allergy 30：566-570, 2000.
12) Van Loon LC, Van Strien EA：The families of pathogenesis-related proteins, their activities, and comparative analysis of PR-1 type proteins. Phys Mol Plant Pathol 55：85-97, 1999.
13) Midoro-Horiuti T, Brooks EG, Goldblum RM：Pathogenesis-related proteins of plants as allergens. Ann Allergy Asthma Immunol 87：261-271, 2001.
14) Midoro-Horiuti T, Goldblum RM, Kurosky A, et al：Variable expression of pathogenesis-related protein allergen in mountain cedar（*Juniperus Ashei*）pollen. J Immunol 164：2188-2192, 2000.
15) Scheuer S, Son DY, Boehm M, et al：Cross-reactivity and epitope analysis of Pru a 1, the major cherry allergen. Mol Immunol 36：155-167, 1999.
16) Valenta R, Duchene M, Ebner C, et al：Profilins constitute a novel family of functional plant pan-allergens. J Exp Med 175：377-385, 1992.
17) Aalberse RC, Koshte V, Clemens JG：Immunoglobulin E antibodies that crossreact with vegetable foods, pollen, and Hymenoptera venom. J Allergy Clin Immunol 68：356-364, 1981.
18) Batanero E, Crespo JF, Monsalve RI, et al：IgE-binding and histamine-release capabilities of the main carbohydrate component isolated from the major allergen of olive tree pollen, Ole e 1. J Allergy Clin Immunol 103：147-153, 1999.
19) Karamloo F, Schmitz N, Scheurer S, et al：Molecular cloning and characterization of a birch pollen minor allergen, Bet v 5, belonging to family of isoflavone reductase-related proteins. J Allergy Clin Immunol 104：991-999, 1999.
20) Rodriguez J, Crespo JF, Burks W, et al：Randomized, double-blind, crossover challenge study in 53 subjects reporting adverse reactions to melon（Cucumis melo）. J Allergy Clin Immunol 106：968-972, 2000.
21) Asero R：Effects of birch pollen-specific immunotherapy on apple allergy in birch pollen-hypersensitive patients. Clin Exp Allergy 28：1368-1378, 1998.

10. ゼラチン

◆はじめに◆

近年，ワクチン接種に伴う即時型副反応の原因としてゼラチンアレルギーの関与が明らかとなった．ゼラチンアレルギーが原因でワクチン接種による副反応をきたした患児の中にはゼラチン含有食品摂取でも副反応をきたす患児が存在し，食物アレルギーの原因物質という側面からも注意が必要である．

1 食物アレルギーとしてのゼラチンアレルギー

1989年，Wahlら[1]はゼラチン含有食品であるグミ摂取により蕁麻疹をきたした1症例について，ゼラチン特異IgE抗体RAST，Western blot法を用いゼラチンアレルギーの関与を証明し報告した．この報告以前は食物アレルギーとしてのゼラチンアレルギーは認識されていなかった．その後Kelsoら[2]が報告したMMR(麻疹，ムンプス，風疹混合)ワクチン接種によりアナフィラキシーショックをきたした症例も，以前よりゼラチン摂取により皮膚，咽頭瘙痒，舌腫脹などの即時型反応の既往があり，食物アレルギーとしてのゼラチンアレルギーの既往を有する症例であった．また阪口ら[3]が報告したゼラチン含有ワクチン接種によりアナフィラキシーをきたした26患児中7例はゼラチン含有食品摂取による即時型アレルギー反応を合併（5例はワクチン接種後，2例は接種前）しており，この7患児はいずれもゼラチン特異IgE抗体価が陽性であった．これらの報告により，ゼラチンが食物アレルギーの原因食品の1つであることが明らかにされた．したがってゼラチン特異IgE抗体陽性の患児は，他の食物アレルギー同様経口摂取により何らかのアレルギー反応をきたす可能性がある．

2 当科で経験したゼラチンアレルギー症例

当科で経験したゼラチン含有製品によりアナフィラキシーを呈した症例を**表1**に示す（現行ワクチンの多くはゼラチンフリーとなっているが，これら症例が使用したワクチンには，麻疹・風疹・おたふくかぜ・水痘などの生ワクチンで0.2〜0.5，DPTワクチンで0.00487〜0.02，日本脳炎・インフルエンザワクチンで0.01〜0.02 w/v%のゼラチンが含まれていた）．CAP-FEIA法によるゼラチン特異IgE抗体価は全例陽性だったが，その抗体価は0.57〜100 Ua/m*l*と個々の症例で異なり，症状の強さとは相関がなかった．アナフィラキシー症状の原因としてはゼラチン含有ワクチン接種によるものが最も多かったが，グミ，ゼリーなどゼラチン高濃度含有食品摂取による症例が4例，さらにゼラチン含有坐薬使用による症例が1例あった．発症年齢は1〜2歳が4名，2〜3歳が4名，3歳〜5歳が4名と全症例幼時期であった．アナフィラキシー症状の内容としては全例蕁麻疹と咳嗽，喘鳴など

表 1. ゼラチン含有製品でアナフィラキシーを呈したゼラチンアレルギー患児

症例	年齢	性別	アレルギー既往歴	Total IgE (IU/ml)	ゼラチン IgE 抗体価 (Ua/ml)	症状	原因
1	2歳 5カ月	女	FA	130	100<	アナフィラキシーショック	麻疹ワクチン
2	3歳 1カ月	女	AD, FA	630	4.91	アナフィラキシー	麻疹ワクチン
3	4歳 6カ月	女	BA, AD, FA	1,919	22.8	アナフィラキシー	グミ
4	1歳 11カ月	女	AD, FA	447	15.7	アナフィラキシー	風疹ワクチン
5	1歳 7カ月	男	BA, AD, FA	3,524	24.1	アナフィラキシー	水痘ワクチン
6	2歳 7カ月	女	AD	113	1.53	アナフィラキシー	ゼラチン含有坐薬
7	3歳 10カ月	女	AR, FA	1,282	7.3	アナフィラキシー	グミ
8	2歳 9カ月	男	AR	23	2.13	アナフィラキシー	ゼリー
9	1歳 8カ月	女	なし	170	46.3	アナフィラキシー	麻疹ワクチン
10	1歳 8カ月	女	なし	39	8.25	アナフィラキシー	麻疹ワクチン
11	2歳 5カ月	女	なし	74	0.57	アナフィラキシー	グミ
12	4歳 10カ月	男	なし	28	2.83	アナフィラキシー	風疹ワクチン

FA：食物アレルギー　AD：アトピー性皮膚炎　BA：気管支喘息　AR：アレルギー性鼻炎

の呼吸器症状を認め，ゼラチン含有食品摂取によるものは腹痛，嘔吐，下痢などの腹部症状を認めた．またアレルギー疾患の有無に関しては，8名はアレルギー疾患を有していたが，4名は明らかなアレルギー疾患はなく総IgE値も低値で，アレルギー症状の強い患児に発症しやすい傾向は認められなかった．ゼラチン含有食品摂取でアナフィラキシーをきたした患児中2例は食物アレルギーのエピソードを有していなかった．

3 ゼラチン感作の原因

ゼラチン感作の原因として，中山ら[4)]は乳児期より接種が開始されるDPTワクチンをその主原因として報告している．以前使用されていた一部のDPTワクチンには非常に微量であるがゼラチンが混入していた．微量ではあるがアジュバンドが添加されているため複数回の接種により感作が成立し，ゼラチンに感作された患児がその後注射という形で高濃度のゼラチンの投与を受けたり，高濃度ゼラチン含有食品を摂取することによりアナフィラキシーなどの強いアレルギー症状を発症するというものである．もちろんワクチン接種による感作だけでなく，われわれの食生活におけるゼラチン摂取量は徐々に増えており，またゼリーやグミなど子どもの嗜好品である多くの菓子にゼラチンが使用されており，頻回の摂取によっても感作が成立する可能性はある．しかし，ゼラチンアレルギーの発症はワクチン接種が頻回に行われる乳幼児期に集中しており，ワクチン接種回数が減る学童期以降はほとんどみられない．したがってゼラチンアレルギー発症にはゼラチン含有ワクチン接種による感作が大きく関与し，他の食物アレルギーとはその感作，発症機序が異なるものと思われる．

図1にゼラチン含有食品によりアナフィラキシー症状をきたした3患児の予防接種歴を示した．3患児ともDPTワクチンの3回ないし4回接種の既往があり，さらに症状発現の3カ月以内にほかの

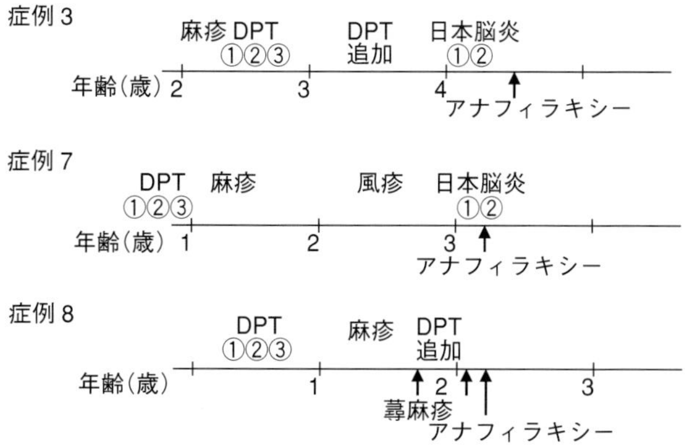

図 1．ゼラチン含有食品摂取によりアナフィラキシーをきたした患児の予防接種歴

表 2．ゼラチン使用食品一覧

種類	食品名	添加量
洋生菓子	焼きプリン ゼラチンゼリー ムース ババロア	1.0〜1.5% 1.5〜2.0% 1.0% 1.5%
アイスミルク	カップ入りアイス	1.0〜1.5%
発酵乳	ヨーグルト ヨーグルトムース	1.0%
キャンディー	ソフトキャンディー グミキャンディー マシュマロ	2.0〜2.5% 4.0〜6.0% 2.0〜4.0%
ガム	錠菓	0.3〜0.4%
畜肉加工品	ソーセージ ハム コンビーフ	1.0〜2.0%
食用油脂 食品添加物	粉末油脂 粉末香料	0.1〜0.3%

ゼラチン含有ワクチン接種の既往を有していた．このことより数回のワクチン接種によりゼラチン感作が成立し，さらに直前のゼラチン含有ワクチン接種でその感作状態が高まり症状を呈したものと推測された．3 患児のゼラチン含有食品摂取状況は，2 患児はグミ，ゼリーを嗜好していたが，1 患児はほとんど摂取しておらず，経口摂取が感作にどれだけ関与していたかは不明であった．

4 ゼラチン含有製品

ゼラチンの含まれている代表的な食品は**表 2** の如くで，子どもの嗜好品である多くの菓子類にゼラチンが含まれている．グミキャンディーはゼラチン使用食品の中でも高濃度のゼラチンを含有している．

薬のコーティングにもゼラチンが使用されていることがあり，注意が必要である．特に坐薬に使用されている場合，腸管粘膜からの吸収が良いために強いアレルギー症状をきたす可能性がある．

5 ゼラチンアレルギー患児のスクリーニング

ゼラチンアレルギーの発症は小児期に多く，特に乳幼児におけるスクリーニングが大切である．まず問診により，ゼラチン含有ワクチン接種による副反応，特に即時型副反応の既往の有無，ゼラチン含有食品摂取による副反応の有無を確認する．嗜好品としてのゼラチン含有製品摂取頻度，医薬品としてのゼラチン含有製剤の使用状況などもスクリーニングの有用な情報である．

スクリーニング検査としてはゼラチン溶液による皮膚テスト，ゼラチン特異 IgE 抗体価の測定が簡便で有用である．

◆おわりに◆

各ワクチンメーカーがゼラチン含有ワクチンからゼラチンフリーワクチンへと変更した結果，アナフィラキシーのような強いアレルギー副反応の報告は減少した．今後ワクチン接種によるゼラチンアレルギー発症はなくなっていくものと思われる．一方，経口摂取による感作，ゼラチンアレルギー発症に関する検討はほとんどなされていない．今後ゼラチン摂取状況などの食生活環境を含めた多角的な検討が必要と思われる．

（河原秀俊）

文　献

1）Wahl R, Kleinhans D：IgE-mediated allergic reactions to fruit gums and investigation of cross-reactivity between gelatine and modified gelatine-containing products. Clin Exp Allergy 19：77-80, 1989.

2）Kelso JM, Jones RT, Yunginger JW：Anaphylaxis to measles, mumps, and rubella vaccine mediated by IgE to gelatin. J Allergy Clin Immunol 91：867-872, 1993

3）Sakaguchi M, Nakayama T, Inouye S：Food allergy to gelatin in children with systemic immediate-type reactions, including anaphylaxis, to vaccines. J Allergy Clin Immunol 98：1057-1061, 1996.

4）Nakayama T, Aizawa C, Kuno-Sakai H：A clinical analysis of gelatin allergy and determination of its causal relationship to the previous administration of gelatin-containing acellular pertussis vaccine combined with diphtheria and tetanus toxoids. J Allergy Clin Immunol 103：321-325, 1999.

11. ゴマ

◆はじめに◆

ゴマはゴマ科ゴマ属に分類される，1つの独立した植物である．原産はアフリカともインドともいわれ，奈良時代には既に中国から伝来していたと推測されている．ゴマには黒ゴマ，白ゴマ，金ゴマの3種類がある．

ゴマがアレルギーを起こすことは，50年以上も前にRubensteinによって報告されている[1]．ゴマはヘーゼルナッツや，ライ麦，キウイフルーツなどと共通抗原性があるといわれ[2]，蕁麻疹，浮腫，喘鳴，時にアナフィラキシーショックといった強いアレルギー症状を呈することが知られている[3)-5]．

1990年代になって諸外国でゴマアレルギーの報告が増えている[3)-5]．ゴマを油の原料としてではなく，1つの食材として摂取する機会が増したことが，その背景にあると推測される．

1 なぜ今，ゴマが問題なのか？

日本は世界最大のゴマ消費国であり，99%以上が輸入されたゴマである．中国やインド，スーダンなどが主な輸入先である．大蔵省通関統計によれば，1987年に輸入されたゴマは9万4,000トンであったが，1997年には15万2,000に増加している．このデータはわれわれが摂取するゴマの量が，明らかに増加していることを示している．

さらに，1998年3月からゴマが身体によいと，マスコミなどで宣伝されてゴマブームが起こった．その結果，子どもの摂取するゴマの量が増え，ゴマアレルギーが増加した可能性が高い．ある幼稚園では昼食時にテーブルにすりゴマを常置し，持参の弁当のご飯にかける習慣があるという．また，離乳食の本にも，ゴマの料理が多い．ゴマアレルギーの増加には，このような背景がある．今後，さらにゴマアレルギーは増加する可能性が高い．

2 ゴマアレルギーの症例

【症例1】 8歳の男児

主訴：嘔気，目のかゆみ

現病歴：平成8年3月に担任の教師から，給食時にパンにゴマペーストを塗ると，食べようとしない，無理に食べさせたところ，嘔気と目のかゆみを訴え，目の周囲が赤くなるという指摘があった．本人は給食ででるゴマのついたおはぎや，ゴマペーストを塗ったパンは飲み込めない，食べると気持ちが悪くなると語った．

アレルギー検査成績：ゴマのRASTは10.28 U/mlであった．4年間ゴマの完全除去を行ったが，平成12年の検査では10.11 U/mlであった．

【症例2】7歳の男児

現病歴：平成12年4月にゴマだんごを食べた直後に，咽頭の痛みと痒みを訴えた．2時間後に風呂に入ったところ，全身に蕁麻疹が出現した．

アレルギー検査成績：ゴマのRASTは10.16 U/mlであった．

【症例3】11カ月の女児[6)]

主訴：蕁麻疹

現病歴：母乳栄養で育つ．生まれて初めてホウレンソウのゴマあえを食べさせたところ，食べた直後に口の周囲に蕁麻疹が出現した．その後，再びホウレンソウのゴマあえを食べさせたところ，食べている途中から顔を痒がり始め，顔がまっ赤になった．

アレルギー検査成績：ゴマのRASTは7.23 U/mlであった．

【症例4】生後8カ月の女児[6)]

主訴：蕁麻疹

現病歴：母乳栄養で育つ．初めてホウレンソウのゴマあえを食べさせたところ，2時間半後に顔から首に蕁麻疹が出現した．

アレルギー検査成績：ゴマのRASTは0.93 U/mlであった．

【症例5】1歳10カ月の男児

主訴：アトピー性皮膚炎

既往歴：生後半年よりアトピー性皮膚炎出現した．生後9カ月の検査で，5大食物アレルゲンとダニは陰性であった．

現病歴：アトピー性皮膚炎はほとんど消失していたが，保育園に通い始めてアトピー性皮膚炎が再発したため，再度検査を希望した．

アレルギー検査成績：ゴマのみ陽性で，RASTは1.85 U/mlであった．

臨床経過：ゴマを除去したところ，1週間で湿疹も痒みも消失した．

3 ゴマアレルギーの臨床症状

ゴマアレルギーの症状は蕁麻疹，浮腫，喘鳴，呼吸困難や時にアナフィラキシーショックといった強いアレルギー症状[3)-5)]である．呈示した症例でもわかるように，代表的な症状は蕁麻疹である．ゴマの摂取量が多いと，喘鳴やアナフィラキシーショックを起こす可能性はある．その他の症状としては，症例 1 のように目のかゆみや嘔気，症例 2 の咽頭の痛みや痒みなどがある．

ゴマアレルギーやアトピー性皮膚炎の一因になるかが問題である．症例 5 は保育園に通い始めて，アトピー性皮膚炎が再発した．食事のメニューをみると，月に 2 回ほどゴマあえがあり，その後にかゆがることがわかった．アレルギー検査で 5 大食物アレルゲンとダニは陰性であり，ゴマだけが陽性であった．ゴマを除去するだけで，症状は消失した．ゴマアレルギーがアトピー性皮膚炎の一因になっている可能性は高い．

後述するように，アトピー性皮膚炎児を対象にゴマアレルギーの有無を調査すると，その陽性率は極めて高いことが判明した[7]．しかし，ゴマを食べてアレルギー症状がでると認識している症例は，ほとんどないのが現状である．その理由は，ゴマはアレルギーを起こさないという先入観があること，1 回のゴマの摂取量が少ないこと，ゴマを単独で食べることはなく，症状との因果関係を認識できにくいことである．

食べさせて症状がでるかを確認させたところ，まったく症状を認めなかった症例が多いのも事実である．

4 ゴマアレルギーの頻度

私はゴマアレルギーの頻度を調査したいと考えて，アトピー性皮膚炎の患児 126 名を対象に，血液検査でゴマアレルギーの頻度を検討した[7]（図 1）．生後 6 カ月未満児ではゴマアレルギーは証明されなかったが，生後 6 カ月から 1 歳未満児では，21％にゴマアレルギーが証明された．1 歳児では 37％に，2 歳児では 50％に，3 歳以上では 51％にゴマアレルギーが証明された[7]．

この陽性率は年齢によっては，食物の中で卵に次いで二番目に高い値であり，大豆や小麦，米を凌ぐものであった．また，ゴマの感作が 1 歳未満に起こっていることは，注目に値する．症例 3 と 4 も離乳食で与えたのはゴマあえで，アレルギー症状を起こしている[6]．ある雑誌の調査では，70％の母親が離乳食としてゴマを与えたことがあると答えた．その背景には，ゴマは身体によく，アレルギーを起こさないという誤った認識がある．

ゴマアレルギーは決して稀なものではなく，年齢によっては鶏卵に次ぐ，重要なアレルゲンである

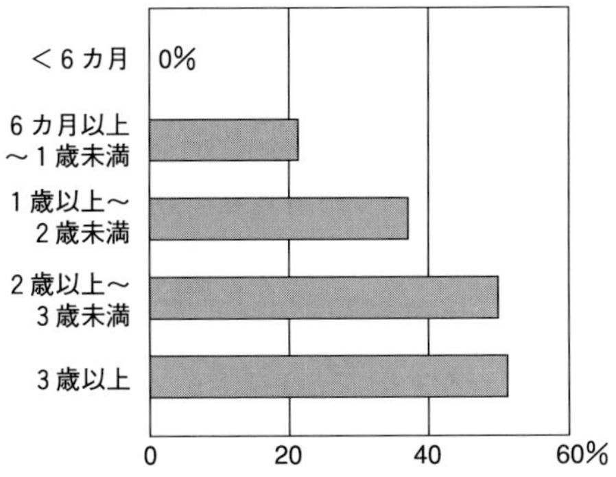

図 1．アトピー性皮膚炎患児におけるゴマアレルギーの頻度
（文献 7）より引用）

ことを認識する必要がある．

5 すりゴマとゴマ油

臨床的な経験では，ゴマそのものとすりゴマでは，すったゴマの方がアレルギーが強くでる．症例3と4も，ホウレンソウにすり潰したゴマをあえて，食べさせている[6]．また，症例1もゴマペーストをパンに塗ると，嘔気を訴え蕁麻疹が出現した．しかし，自宅ではゴマをふりかけて食べたことはあったが，アレルギー症状は認めなかった．

ゴマは外皮が硬いため，すり潰して食べなければ，ゴマそのものが便中に出てくる．すり潰さなければ，ゴマの蛋白は身体に吸収されないか，されても少しずつ吸収されるため，症状として認識されないと思われる．

ゴマ油で料理に使用して，アレルギー症状を認めたという症例の経験はないし，報告もない．

6 ゴマアレルギーの治療

ゴマを食べて，蕁麻疹，嘔気，アナフィラキシーなどの即時型アレルギー症状を呈する場合は，完全に除去する必要がある．検査上アレルギーがあっても，食べて即時型のアレルギー症状が出ない場合には，原則として除去する必要はない．ゴマはあえ物や，ふりかけて食べることが多いため，今までは多量に摂取することは，ほとんどなかった．

しかし，最近のゴマブームで，大量のゴマを一度に摂取する機会が増えてきた．症状が出なくても，ゴマアレルギーがある場合には，ゴマあんを使ったお菓子などは，避けることが望ましい．

アトピー性皮膚炎があって，検査上でゴマアレルギーが証明された場合に除去する必要があるか，議論の余地がある．症例5のようにゴマアレギーだけ証明される例は極めて稀である．ゴマを食べてアトピー性皮膚炎が悪化する場合は除去する必要がある．食べてもアトピー性皮膚炎の症状の悪化を認めない時に，ゴマを除去する必要があるのだろうか？　私は0歳，1歳児については，除去を指導している．この年齢はいろいろな食物アレルギーが出現する時期であり，ゴマをふりかけたクッキーを食べることで，小麦や卵などの食物のアレルギーに影響を与える可能性があるからである．

◆おわりに◆

今後，ゴマアレルギーの頻度は増加し，食物アレルギーの1つとして注目されるようになると推測される．アレルギーのある小児にとって，ゴマが健康食品であるのかは，大きな疑問が残る．私はアトピー性皮膚炎児が，離乳早期からゴマを摂取することには反対である．

（三宅　健）

文献

1) Rubenstein L：Sensitivity to sesame and sesame oil. NY State J Med 50：343-344, 1950.
2) Borga VE, et al：Common allergenic structures in hazelnut, rye grain, sesame seed, kiwi, and poppy seeds. Allergy 48：168-172, 1993.
3) Kagi MK, et al：Falafel burger anaphylaxis due to sesame seed allergy. Ann Allergy 71：127-129, 1993.
4) Pecquet C, et al：Immediate hypersensitivity to sesame in foods and cosmetics. Contact Dermatitis 39：313, 1998.
5) Asero R, et al：A case of sesame seed-induced anaphylaxis. Allergy 54：526-527, 1999.
6) 三宅 健, ほか：0歳児に発症したゴマアレルギーの2例. 小児科 41：2207-2209, 2000.
7) 三宅 健, ほか：ゴマアレルギーの臨床的研究. 小児科臨床 54：903-908, 2001.

2 食物アレルギーの関与する主要アレルギー症状への対応

1. 気管支喘息

【a. 小児】

◆はじめに◆

小児の気管支喘息はアトピー性皮膚炎との関連が深い．アトピー性皮膚炎は乳幼児期では食物抗原に感作されていることが多い．すなわち，小児の気管支喘息は食物アレルギーと関係する部分があることになる．馬場實氏の唱えた有名なアレルギーマーチ[1]は図 1 に示すように，アトピー素因のある家系で，ある住環境と食環境で生まれた子は出生時より臍帯血の総 IgE が 0.5 IU/ml 以上と高く，乳児期にアトピー性皮膚炎を発症する．この時は総 IgE はさらに高くなり，卵白をはじめとする食物抗原に対する抗体がみられるようになる．この食物アレルゲンを有するアトピー性皮膚炎児の 1/3〜1/2 は 2〜3 歳までに気管支喘息を発症する．この頃にはダニ（ヤケヒョウヒダニ，コナヒョウヒダニ）の

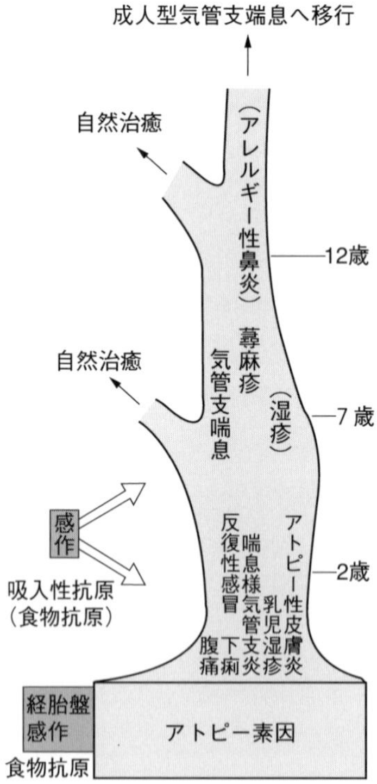

図 1. アレルギーマーチ
（文献 1）より引用）

抗体が上昇してきている．その後，アトピー性皮膚炎の多くは消失していき，食物抗原に対する抗体価も低下してくるが，ダニに対する抗体価は上昇を続ける．気管支喘息は中学生の頃までに 60～80%の子が軽快，寛解してくるが，アレルギー性鼻炎の症状はあとまで残ることが多い．このような一連の流れをアレルギーマーチと呼んでいる．

なぜ，乳幼児期に食物アレルゲンに感作されるとダニなどの吸入性抗原に感作されやすい，すなわち喘息になりやすくなるのかは，明確な答えは出ていないが，眞弓は Th 2 サイトカインのネットワークによってある程度，説明可能であるといっている[2)]．しかし，いずれにせよ，学童期の喘息では，食物アレルゲン陽性は頻度，強度ともに減少し，たとえ陽性でも，その食物摂取により喘息が誘発または悪化することは 10%以下となってくる[3)4)]．

以下，食物と小児の喘息についての知見を述べる．

1 病態生理

食物アレルゲンによる喘息誘発機序としては，抗原が直接気道系に吸入される場合と，消化管を介して気道系の症状を惹起する場合の 2 つのルートが考えられる（図 2）[5)]．食物アレルゲンの気道への直接吸入による喘息発作の誘発は小麦粉の吸入による Baker's asthma などの職業性喘息に代表される[6)]．アレルゲン食物の経口摂取後には，ヒスタミン，トリプターゼが血中に急激に増加し，種々の気道症状，喘息発作を起こす[7)]．喘息例では非アトピー型を含め，消化管の透過性亢進も指摘されている[8)]．

食物アレルギーと喘息との関係を考えるのに示唆に富む Novembre らの提示したシェーマを示す（図 3）[3)]．

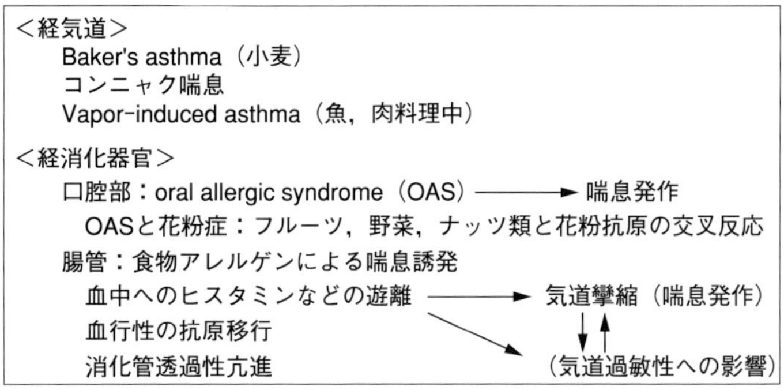
＜経気道＞
Baker's asthma（小麦）
コンニャク喘息
Vapor-induced asthma（魚，肉料理中）
＜経消化器官＞
口腔部：oral allergic syndrome（OAS）
喘息発作
OASと花粉症：フルーツ，野菜，ナッツ類と花粉抗原の交叉反応
腸管：食物アレルゲンによる喘息誘発
血中へのヒスタミンなどの遊離
血行性の抗原移行
消化管透過性亢進
気道攣縮（喘息発作）
（気道過敏性への影響）

図 2．食物アレルゲンと喘息発作誘発機序（文献 5）より引用）

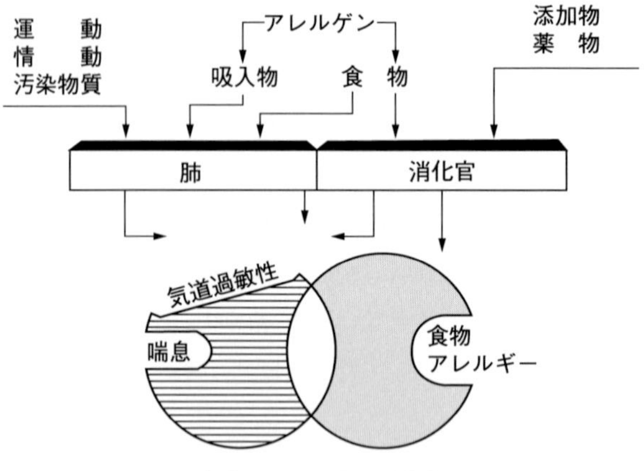

図 3. 食物アレルギーと喘息の関係
（文献 3）より引用）

2 臨床像

［1］食物アレルゲン吸入による喘息

パン職人の“baker's asthma”は食物アレルゲン（小麦粉）の粉末を吸い込んで喘息発作を生じる[6]. この喘息では小麦抗原だけでなく，パン製造に使用される酵母菌（アスペルギルス・オリザエ），α-amylase もアレルゲンとなっていることが明らかにされている．その他，コンニャク粉（コンニャク喘息），大豆の粉，精米中の米粉でも起こることがあり，いずれもそれぞれの食物アレルゲンの特異的 IgE 抗体や皮膚テストは陽性を示す．

湯気誘発喘息“vapor-induced asthma”は魚，鶏，卵などの料理中に湯気を吸い込んで起こす喘息で食物アレルゲンの非職業性の吸入性喘息として小児でもみられる．このことは湯気に含まれる微量のアレルゲンにも反応する症例があることを示している[9].

口腔アレルギー症候群（oral allergy syndrome；OAS）は，フルーツなどの摂取直後より舌のしびれ感や口内違和感，口唇の腫脹を主とする症状を呈するが，中には喘息発作に至る例もある．その他，鼻炎症状，アナフィラキシーショックが稀にみられる．原因果実としては，リンゴ，モモ，ヘーゼルナッツ，アプリコット，ウオールナッツ，サクランボ，トマト，ナシ，プラムが報告されている．欧米では花粉症患者の 40%に合併し，ブタクサ花粉症ではメロン，バナナの OAS がみられる．

［2］食物アレルギーにおける経口摂取による気道症状誘発

食物摂取後および経口負荷試験による気道症状の頻度は，年齢や国によって頻度や原因食物に多少の差異がみられる．Bock らが食物アレルギーの既往歴を有するアレルギー児を対象に行った二重盲検誘発試験では，呼吸器症状は誘発陽性例中の 35～42%である[10].

蕁麻疹，消化器症状，全身症状を主とする群に比して呼吸器症状誘発症例は，血清 IgE 値の平均値が高値の傾向がある．喘息発作単独の症状誘発は少なく，ほとんどが蕁麻疹，消化器症状，全身症状を伴っている．食物によるアナフィラキシーショックでは，気道はショック臓器と考えられており，致死例では喘息合併例が多い．

学童後期と成人にみられる食物依存性運動誘発アナフィラキシー（food dependent exercise induced anaphylaxis；FDEIA）は，蕁麻疹とともに気道症状（呼吸困難），失神がみられ，喘息様発作を呈する場合もある．このアナフィラキシーの存在を知っておかないと見落とす可能性の高い疾患である．

3 気道症状の誘発起因食品

呼吸器症状を誘発しやすいアレルゲン食品は，小児では牛乳，小麦，卵が多く，成人を含めるとそば，エビ，キウイ，ピーナッツ，小麦，ヨーグルトが頻度が高い食品になっている．国によって違いがあり，欧米では，乳幼児で牛乳が最も多く，次いで卵，ピーナッツ類，小麦であり，成人ではピーナッツが最も高率である．

前述した食物依存性運動誘発アナフィラキシー（FDEIA）では，小麦，甲殻類などの摂取 30 分後の運動による症状誘発例が多い．

4 喘息児における食物アレルギー

喘息児全体の食物アレルギー誘発頻度は，2.2〜2.9％であるが[11]，病歴に食物アレルギーを有する喘息児では，卵，牛乳，小麦などの食物摂取による誘発頻度は高い[10]．

乳幼児喘息では食物アレルギーの合併は 30％にみられ，wheezy infant（喘鳴児）では 50％に卵またはミルクで発疹，下痢，喘鳴などが誘発されており，年少児の喘息ほど食物誘発喘息の頻度が高い（表 1）[3)12)−14)]．

表 1．喘息児における食物アレルギー誘発率と起因食物

	May（1976）[12]	Novembre（1988）[3]	向山（1986）[13]	小倉（1992）[14]
対象	重症喘息児*	喘息児	乳幼児喘息	乳幼児喘息
負荷法	DBPCFC	DBPCFC	open	open
症状誘発率	29%（11/38）	11.4%（16/140）	30%（30/100）	
気道症状		9%（13/140）		17.8%（16/90）
陽性食物				
牛乳	1	8		9
卵	5	5		5
小麦		1		5
大豆				1
ピーナッツ	8	2		

＊ 病歴にて食物関与の疑われる症例

食物アレルゲン摂取により喘鳴や喘息様症状を繰り返す症例では，将来の喘息発症に影響し，また喘息の慢性化にも関与している可能性があるが明確ではない．

5 診断

診断には，まず詳細な病歴聴取が必要である．食物摂取後，数分から数時間に呼吸器症状が出現するものが多いが，稀に遅延型反応として喘息発作が誘発される．

病歴より関連の疑われる食品について食物特異的 IgE 抗体検査，プリックテスト（またはスクラッチテスト）を行う．確定診断には食物経口負荷試験を行うが，誘発時の対応が可能な施設にて行う．方法としてはオープン負荷，二重盲検法がある．

アレルゲン吸入性の喘息では起因食品粉末による吸入誘発試験を行うことが確定診断には有用であるが，十分の注意が必要である．食物依存性運動誘発アナフィラキシー（FDEIA）では，小麦，甲殻類などの摂取 30 分～1 時間後の運動負荷試験を行う．

アレルゲン食物負荷前後のメサコリン吸入試験では，呼吸器症状を呈した全例で気道過敏性亢進がみられている[15]．なお，経口負荷試験はアナフィラキシーショック症状の既往歴のある例では避ける．

6 治療

薬物療法としては，食物アレルギーの関与する喘息では，経口抗アレルギー薬の DSCG(Disodium cromoglycate) 前投与により食物負荷試験での肺機能の低下が抑制される．

原因アレルゲンとして同定された場合は食品の完全除去を行い，乳幼児では，代替食による栄養指導をしっかりと行う．

食物アレルギーに伴う喘息症状誘発時は，蕁麻疹など皮膚症状も伴うことが多く，気管支拡張薬吸入とともに抗ヒスタミン薬，ステロイド薬の投与を行う．急性期の喘息発作の治療方法，処方は，一般治療に準ずる．

即時症状誘発時の治療で特に注意を要するのはアナフィラキシーショックである．この場合は次のことを迅速に行う．

① 0.1％エピネフィリン皮下注，②ステロイド薬静注，③気道の確保：換気不全では挿管，④チアノーゼの改善：O_2投与，⑤血管確保，⑥抗ヒスタミン薬静注，⑦血圧維持など．

気道攣縮，喘息発作を生じた場合には β 刺激薬吸入を行う．喉頭浮腫をきたした場合は，エピネフリン吸入または皮下注を行い，極めて高度の場合は気管内挿管や緊急気管切開が必要となる．

7 食物除去，および特定の食品摂取による喘息発症予防

小児気管支喘息の 1/3 に乳児期に食物アレルギーの既往歴を有している．アトピーのハイリスク児

の７年間の追跡調査では，喘息，アレルギー性鼻炎の発症は除去・非除去食群で差はみられていないが[16]，環境整備と併せて生後よりのアレルゲン食品の除去食指導を行うことで，アレルギー性疾患の予防効果が認められたという報告もある[17]．

特定の食品を与えることにより喘息を軽快させる試みもある．難治性の小児気管支喘息における魚油投与の著効例の報告[18]や，二重盲検試験で，魚油投与群の方がアレルゲンによる誘発試験が抑制される[19]，ｎ３系多価不飽和脂肪酸摂取の多いグリーンランド先住民では喘息が少ない[20]などの報告がある一方，効果はない[21)−23]という報告もあり，一定していない．

◆おわりに◆

以上，述べてきたように，食物アレルギーと喘息との関係は必ずしも明快ではない．しかし，難治性の喘息の場合には食物アレルゲンの関与を疑ってみる価値は十分にあると考えられる[24]．また，食品投与によるアレルギーの治療も興味のもたれるところであるが，客観的評価方法の開発が必要である．

（柴田瑠美子，西間三馨）

文献

1）馬場　實：小児気管支喘息の疫学．小児気管支喘息，馬場　實（編），p 19-34，東京医学社，東京，1983．
2）眞弓光文：アトピーの免疫．日児誌 10：1127-1130，1997．
3）Novembre E, Martino M, et al：Foods and respiratory allergy. J Allergy Clin Immunol 81：1059-1065, 1988.
4）Pelikan Z：Rhinitis and scretary otitis media；a possible role of food allergy. ed. Brostoff J and Challacombe SJ, Food allergy and intolerance, p 467-485, Bailliere Tindall, London, 1987.
5）柴田瑠美子：食物アレルギーから気道アレルギーへ．日小ア誌 14：78-81，2000．
6）Baur X, Posch A：Characterized allergens causing baker's asthma, Allergy 53：562-566, 1998.
7）Bindslev-Jensen：C. Respiratory reactions induced by food challenges in adults, Pediatr. Allergy Immunol 3：201-205, 1992.
8）Benard A, Desreumeaux P, Huglo D, et al：Increased intestinal permeability in bronchial asthma. J Allergy Clin Immunol 97：1173-1178, 1996.
9）Polasani R. et al：Hot dog vapor-induced status asthmaticus. Ann Allergy 78：35-36, 1997.
10）Bock SA, Atokins FM：Patterns of food hypersensitivity during sixteen years of double-blind placebo-controlled food challenges. J pediatrics 86：387-382, 1990.
11）Sampson HA, James JM：Respiratory ractions induced by food challenges in children with atopic dermatitis. Pediatr Allergy Immunol 3：195-200, 1992.
12）May CD：Objective clinical and laboratory studies of immediate hypersensitivity reactions to foods in asthmatic children. J Allergy Clin Immunol 58：500-515, 1976.
13）向山徳子：乳幼児気管支喘息の発作に関わる因子について．アレルギーの臨床 6：199-203，1986．
14）小倉由紀子：乳幼児の喘鳴と食物アレルゲン．Asthma 5：75-82，1992．
15）James JM, Eigenmann PA：Airway reactivity changes in asthmatic patients undergoing blinded food challenges. Am J Crit Care Med 153：597-603, 1996.
16）Zeiger RS, Heller S：The development and prediction of atopy in high-risk children；Follow-up at age seven years in a prospective randamized study of combined maternal and infant food allergen avoidance. J Allergy Clin Immunol 95：1179-90, 1995.
17）石澤きぬ子：妊娠検診時より食事管理を行った母親から出生した児のアレルギー発症に関する臨床疫学的研究．日小ア誌 5：144-151，1991．
18）杉本和夫，鳥羽　剛，浜崎智仁：EPA が著効した難治性喘息児の１例．アレルギーの臨床 6：210-212，1986．
19）Arm JP, et al：The effects of dietary supplementation with fish oil lipids on the airways response to inhaled

allergen in bronchial asthma. Am Rev Resp Dis 139：1395-1400 1989.
20) Kromann N, Green A：Epidemiological studies in the Upernavik district, Greenland. Incidence of some chronic diseases 1950-1974. Acta Med Scand 208：401-406, 1980.
21) Payan DG, Wong MY, et al：Alterations in human leukocyte function induced by ingestion of eicosapentaenoic acid. J Clin Immunol 6：402-410, 1986.
22) Arm JP, Horton CE, et al：Effect of dietary supplementation with fish oil lipids on mild asthma. Thorax 43：84-92, 1988.
23) Picado C, Castillo JA, et al：Effects of a fish oil enriched diet on aspirin intolerant asthmatic patients：a pilot study. Thorax 43：93-97, 1988.
24) 松井猛彦：食物アレルギーが関与する疾患と症状；呼吸器系．小児科臨床 53：527-532，2000.

【b. 成人】

◆はじめに◆

食物アレルギーに起因する喘息症状の発現は成人においては一般に多くはない．食物性喘息患者では喘息が単独に発現することはなく皮膚症状や消化器症状に合併することが多い．本稿では狭義の食物アレルギー性の成人喘息，および広義の食物アレルギーとして食物添加物に起因する喘息などにつき，その頻度，特徴，病態生理，対策などについて述べる．

1 食物アレルギーに起因する成人喘息

［1］発生頻度

診断方法などにより大きく異なる．成人喘息の 5～8%は食物が原因であるとの Nekam の報告[1]，Emery らの成人喘息患者の 45%に食物による adverse reaction がみられたとの報告[2]，喘息患者の 20～50%は食物を喘息悪化因子と認識しているが誘発試験では 2.5%のみが誘発されたとの Woods の報告[3]，300 人の喘息患者のうち 25 人（0.8%）のみが問診や皮膚反応，RAST 法などで，食物アレルギー喘息が示唆されたが内服試験では 6 人のみが陽性であったとの報告[4]などがある．また Bernstein らは成人喘息の 21%が食物アレルギーであるとし[5]，Burr らは喘息患者は非喘息人に比し，食物に対し皮膚反応や IgE 抗体を多くもつが，内服試験では 4%にのみ誘発されたとしている[6]．一方，Pacor らは食物アレルギーをもつ 1,339 人中，165 人(12.8%)が喘息患者であったとし，そのうち，食物由来の喘息症状をもつのは 5.7%のみであったとしている[7]．中村はそばアレルギー症例のうち，そばの摂取で発作を起こした成人喘息は 23.3%であったと報告している[8]．また，日本人の喘息患者では 55%が飲酒による悪化があると報告されている[9]．

このように，頻度は報告により大きく異なるが，食物アレルギーのうち喘息の頻度は約 5～10%であり，喘息患者のうち食物が trigger となるのは 20～50%程度であるが，食物が原因で発症するのは 2～5%程度と考えられる．成人の場合，小児に比し食物性喘息の頻度が少ない理由としては，消化力が成長とともに発達し，食物を十分に消化することができるようになること，分泌型 IgA 量が年齢とともに増加するなど，いわゆる outgrow により tolerance の破綻が少なくなることなどが推定されている．

表 1. 成人喘息を起こす食物アレルゲン

食品	そば　ナッツ類　魚介類　甲殻類 果物　野菜　アルコール類　ミルク チョコレート　大麦・小麦　ジュース類
食品添加物	防腐剤　酸化防止剤　漂白剤 着色料　甘味料　香料　調味料

[2] 起因物質

アレルゲンの種類は多種類であるが成人ではそば，ナッツ類，魚介類・甲殻類，果物，野菜が比較的多い．ほかにアルコール，牛乳，チョコレート，大麦・小麦などの報告がある（**表 1**）．

[3] 発症機序

Woods らは牛乳アレルギーのある人 20 人に 150 ml の牛乳を飲ませ負荷試験を行ったが 1 秒肺活量の軽度の変化はみられたものの喘息発作は出現せず，成人では酪農製品の抗原性は低いとしている[10]．一方，Vidal らは大麦工場の労働者に大麦粉を食べさせたり，大麦ビールを飲ませたところ，即時型喘息の発現をみ，特異 IgE を検出し得たと報告している[11]．そば喘息は典型的な IgE-mediated allergy によって発現し，激烈な発作が多く，全身のアナフィラキシーショックとなりやすい．また，そば以外にそばを茹でたあとのうどん，そばが添加された菓子などでも摂取後に発作が起きうる．アルコール摂取による喘息悪化は，日本人を含む東洋人に多いが，その機序はアレルギー反応ではなく，アセトアルデヒド分解酵素であるアルデヒド脱水素酵素（ALDH 2）の遺伝的な欠損のために飲酒後に血中アセトアルデヒドが増加し，これが肥満細胞からの脱顆粒，化学伝達物質の遊離を引き起こす結果であると想定されている．

[4] 臨床的所見

食物摂取に起因する成人喘息患者は一般に若年で，皮膚炎の既往を有し，Total IgE が高値の人が多いことが特色とされる[4]．

症状は通常の喘息とかわらないが，発現時間は消化・吸収による影響もあり吸入アレルゲンのそれに比してやや遅く，また LAR も出現しやすい．また呼吸器症状のほかに，発熱やショック，鼻症状，消化器症状，皮膚症状を伴いやすい．

Thaminy らは食物アレルギーで喘息症状のない人の気道過敏性を測定したところ 53%に気道過敏性が存在し，1 年後に再検しても同様の結果であったとし，食物アレルギーをもつ人は喘息症状がなくても気道粘膜の炎症による過敏性をもつことを示唆した[12]．また，James らは種々の食物摂取による誘発試験を行い，22 人中 12 人が咳や喘鳴を呈し，この 12 人中 7 人は誘発後に気道過敏性が上昇したと報告し，食物アレルゲン摂取は気道過敏性を新たに惹起せしめる可能性を示唆している[13]．

[5] 診断

詳細な問診，prick test, specific IgE の測定，ヒスタミン遊離試験などで診断するが，確診するには食物摂取による誘発試験を行う．診断的価値は経口誘発試験が最も高い．その他，食物アレルギー性喘息では末梢血中好酸球数が慢性度や持続性と一致するとの報告もあり，臨床上有意義とされている．T cell の表面マーカーや autologous mixed lymphocyte reaction なども試みられるが有用性は低い．なお食物喘息の人は glutathion peroxydase が低い人は食物アレルギー発現と関連性があるとの報告もある．

[6] 治療，予防

予防は原因物質の除去が最も大切である．治療に関しては通常の喘息の治療に基本的には準じる．Pacor らは原因の除去食にて喘息の有症率が減少したと報告しその有用性を指摘している[7]．成人の食物アレルギーも多くは IgE-mediated allergy によるので，食物アレルゲン性 T cell を標的とする特異的減感作療法が適応となるが実際にはアナフィラキシーなど重篤な副作用の危険性があるので実施されないことが多い．代わりに低アレルゲン化食品，エピトープの経口投与，トレランス誘導ペプチドに働く食品の開発などが試行されるが成人喘息にはまだ適応されていない．誘発試験前の DSCG 投与は喘息発現を阻止しうるとの報告[4]があり，また実際の報告はみられないが DSCG 以外の抗アレルギー薬の前投与を試みてもよい．

2 食品添加物による成人喘息（表 2）

人工着色料では，タートラジンに起因する喘息は一般成人喘息での頻度は低く Rosenthal は慢性喘息症例中 2%，Weber らも 44 名の通年性喘息で 16%がタートラジン過敏であったが誘発反応では喘息はみられなかったと報告している[14)15]．しかしアスピリン喘息では 2〜15%と比較的多い[16]．防腐剤として使用される安息香酸塩に起因する喘息は成人喘息の 11.5%，18%に，慢性型喘息の 2%にみられたとの報告[14)15]，またアスピリン喘息では 12〜14%にみられる[16]．漂白剤や酸化防止剤として用いられる亜硫酸塩に起因する喘息は Bush らによればステロイド依存性喘息の 8.4%，非ステロイド依存性喘息の 0.8%にみられる[17]．なおワイン喘息の原因もワインへ酸化防止剤として入れる亜硫酸塩の一種であるメタ重亜硫酸塩カリウムであるとされている．

Acero らはスパイスに添加された赤色染料である Carmine による成人喘息を報告している[18]．グルタミン酸ソーダ摂取に起因するものとしてはチャイニーズレストラン症候群がある．これは 2 人の女性が中華料理店でグルタミン酸ソーダを摂取 11〜14 時間後に，喘息発作と皮膚紅潮を呈したことから報告されたものである[19]．わが国ではステビア糖摂取による呼吸困難を呈した症例が報告されている[20]．

これらの食品添加物による成人喘息の発現メカニズムは大部分が不明である．

表 2．喘息を起こす食品添加物

食品添加物	報告者	年代	対象（喘息のタイプ）	陽性頻度（%）
1．タートラジン	Stenius BSM	1976	アスピリン喘息	50
	Samter M	1968	〃	8
	Settipen GA	1975	〃	15
	Spector SL	1979	成人喘息	4
	Weber RM	1979	通年性喘息	0
	Tarlo SM	1982	慢性喘息	3.6
	Mordles MC	1985	アスピリン喘息	2.1
	Virchow C	1988	成人喘息	4
	榊原博樹	1993	アスピリン喘息	15.1
	Hodge L	1996	食物摂取により悪化する喘息	9
2．安息香酸塩（パラベン）	Weber RW	1979	通年性喘息	2
	Tarlo SM	1982	慢性喘息	3.6
	Rosenthal L	1982	喘息と鼻炎	8
	榊原博樹	1998	アスピリン喘息	14.3
	〃		〃	12.0
3．亜硫酸塩	Vally H	1979	ワイン喘息	20（?）
	Town SJ	1984	小児慢性喘息	66
	Bush RK	1986	ステロイド依存性喘息	8.4
	〃	〃	ステロイド非依存性喘息	0.8
	Prieto L	1988	ステロイド依存性喘息	4.5
	Hodge L	1996	食物摂取により悪化する喘息	73
4．グルタミン酸ソーダ	Allen DH	1981	〃	（2 症例）
	Hodge L	1996	〃	9
5．その他				
ステビア糖	坪井信治	1984	ステビア糖を扱う人	（1 例）
そば	中村　晋	1986	ソバ喘息	（1 例）

アスピリン喘息では非ステロイド性消炎鎮痛薬の投与により気道の緊張が変化することと関連すると想定されている．食品添加物の場合も症状発現の頻度や程度に共通性があることからアスピリン喘息と同様の機作の可能性が考えられるが現時点では明確な証拠はない．安息香酸，酸化防止剤は白血球からのヒスタミン遊離作用をもつので，それによる症状発現の可能性もある．タートラジンや安息香酸はリンパ球刺激作用を有しこれから遊離された因子が発現と関連する可能性も想定される．色素類はある種の通年性喘息において気道反応性の亢進作用をもつという．また安息香酸は経口摂取すると胃粘膜からヒスタミンやプロスタグランジン $F_{1\alpha}$ などの化学伝達物質を遊離させる作用をもつのでこれによる喘息発現の可能性も考えられる．亜硫酸塩類は液体の状態下で亜硫酸ガスを放出しやすく，これが呼吸機能の低下や喘息を惹起する．亜硫酸塩の摂取による喘息発症は消化管経由ではなく摂取したときに気道に直接吸引された SO_2 に起因すると考えられている．この際，喘息死となる場合があり，このような症例は亜硫酸 oxidase の欠如があると考えられている．

グルタミン酸ソーダは中枢神経の興奮作用をもつことから皮膚の紅潮や頭痛の出現を説明できるが喘息や血管浮腫は説明できず，その機序は不明である．ステビア糖摂取による喘息では IgE mediated allergy の関与が想定されている．

3 その他の食物摂取に起因する成人喘息

食品添加物以外では運動誘発性アナフィラキシーにおける喘息でも成人症例がみられる．須甲は30歳代以上が24%であったと報告している[21]．また最近注目されているラテックス・フルーツアレルギーでも成人型が少なからずみられる．

（中澤次夫）

文献

1）Nekam KL：Nutritional triggers in asthma. Acta Microbiol Immunol 45：113-117, 1996.
2）Emery NL, Vollmer WM, Buist AS, et al：self-reported food reactions and their associations with asthma. West J Nurs Res：18：643-654, 1996.
3）Woods RK, Weiner J, Abraham M, et al：Patients perceptions of food-induced asthma. Aust N-Z J Med 26：504-512, 1996.
4）Onorato J, Merland N, Terral C, et al：Placebo-controlled double blind food challenge in asthma. J Allergy Clin Immunol 78：1139-1146, 1986.
5）Bernstein M, Day JH, Welsh AS：Double-blind food challenge in the diagnosis of food sensitivity in the adult. J Allergy Clin Immunol 70：205-210, 1982.
6）Burr ML, Fehily AM, Stott NC, et al：Food allergic asthma in general practice. Hum Nutr Appl Nutr 39：349-355, 1985.
7）Pacor ML, Marchi G, Cortina P, et al：Food allergy and asthma. Recent Prog Med 83：64-66, 1992.
8）中村　晋：そばとアレルギー．治療 68：33-39, 1986.
9）下田照文，浅井貞宏：アルコール（飲酒）誘発喘息の発症機序．アルデヒド脱水素酵素の遺伝的解析，第11回昭和シンポジウム抄録集，p 2, 1993.
10）Woods RK, Weiner J, Abraham M, et al：Do dairy products induce bronchoconstriction in adults with asthma? J Allergy Clin Immunol 101：45-50, 1998.
11）Vidal C, Gonzalez-Quintela A：Food-induced and occupational asthma. Ann Allergy Asthma Immunol 75：121-124, 1995.
12）Thaminy A, Lamblin C, Perez T, et al：Increased frequency of asymptomatic bronchial hyperresponsiveness in nonasthmatic patients with food allergy. Eur Respir J 16：1091-1094, 2000.
13）James JM, Eigenmann PA, Eggleston PA, et al：Airway reactivity chnges in asthmatic patients undergoing blinded food challenges. Am J Respir Crit Care Med 153：597-603, 1996.
14）Rosenthal L：Evaluation of intolerance to analgesics preservation and food colorants with challenge test. Eur J respir Dis 63：410-419, 1982
15）Weber RW, Hoffman M, Raine D, et al：Incidence tobronchoconstriction due to azo dyes, non-azo dyes and preservation in a population of perennial asthmatics. J Allergy Clin Immunol 64：32-37, 1987.
16）榊原博樹，末次　勧：気管支喘息の病型分類とアスピリン喘息．日胸疾会誌 33：115, 1995.
17）Bush RK, Taylor SL, Busse WA：A critical evaluation of clinical trials in reactions to sulfite. J Allergy Clin Immunol 78：191-202, 1986.
18）Acero S, Tabar AI, Alvalez MJ, et al：Occupational asthma and food allergy due to carmine. Allergy 53：897-901, 1998.
19）Allen DH, Baker GL：Chinese restaurant asthma. New E J Med 305：1154-1155, 1981.
20）坪井信二，城　智彦，桑原正雄，ほか：ステビア糖により発生した職業性喘息と思われる一例．アレルギーの臨床 4：61-62, 1979.
21）須甲松伸，土肥　眞，奥平博一，ほか：運動誘発アナフィラキシー．日本医事新報 3563：18-23, 1992.

2 食物アレルギーの関与する主要アレルギー症状への対応
2. 消化器症状

◆はじめに◆

小児のアレルギー疾患は近年，増加の傾向にあることが知られている．その中で，食物を原因とするアレルギー疾患，すなわち食物アレルギーも増加している[1]．食物アレルギーとは本来，症状による命名ではなく，原因としての病名であるが，他のアレルギー疾患，例えば，アレルギー性鼻炎，アレルギー性結膜炎などと並列して述べられることも多い．その症状は多岐にわたることが多いが，ここでは，食物アレルギーにおける消化器症状についてまとめてみたい．

1 消化器症状の位置づけ

食物アレルギーの実態としては多くの報告があるが，アトピー性皮膚炎および気管支喘息での消化器症状を示すものは**表 1，2** のようにそれぞれ，15.1 と 14.5%である[2)3)]．食物アレルギーの中で，消化器症状は皮膚症状とともに主要な病変の場となっていることがわかる．諸外国の報告でも，アトピー性皮膚炎の児の 52%に負荷試験によって，胃腸症状を認めたとするものもあるが，いずれにせよ，食物アレルギーの多くのもので消化器症状を伴っている[4)]．また，発症年齢をみると，比較的，高年齢でも発症がみられている（**表 3**）が，小児の場合には，消化管粘膜が未熟であり透過性が高く，防御機構も不完全であるために，分子量の高い，多量の抗原が吸収されやすいために，消化管アレルギーの頻度が高いと考えられている．また，分泌型 IgA も食物アレルギーの児ではアレルギーのない児に比較

表 1．食餌アレルギーの諸症状（アトピー性皮膚炎 103 例，延べ 232 症状）

	皮膚症状					呼吸器症状				消化器症状								ショック	偏食（嫌い）	計
	湿疹	蕁麻疹	瘙痒感	血管神経性浮腫	ストロフルス	喘息発作	咳嗽	喘鳴	呼吸困難	口内掻痒感	口唇腫脹	咽頭痛	嘔吐	嘔気	腹痛	下痢	血便			
卵	56	24	11	1	1	16	3	1	1	1	5	1	11	1	1	3		2	3	142
牛乳	45	6	4		1	10	1				2		4		1	4	1			79
チョコレート	2						1													3
大豆	1					2														3
そば		1		1																2
チーズ	1																			1
豚肉	1																			1
リンゴ	1																			1
計	107	31	15	2	2	28	5	1	1	1	7	1	15	1	2	7	1	2	3	232
	157（67.7%）					35（15.1%）				35（15.1%）								(0.9%)	(1.3%)	(100%)

（文献 2）より引用）

表 2. 食餌アレルギーの諸症状（気管支喘息児 100 例）

	呼吸器症状					皮膚症状				消化器症状						泌尿器症状		神経症状	ショック症状	計
	喘息発作	咳嗽	喘鳴	呼吸困難	鼻炎	湿疹	蕁麻疹	瘙痒感	血管神経性浮腫	口唇発赤	咽頭痛	嘔吐	下痢	腹痛	肛門発赤	蛋白尿	夜尿症			
卵	30	2	2	1		24	14	3		1	1	10	3	1		1			2	96
牛　乳	22	2	2		1	19	1	1				3	2				1	1		55
そ　ば	5			2			2		1	2	3	1								16
大　豆	8					1					1				1					11
チョコレート	1	1				2														4
ピーナッツ	2																			2
チーズ	1						1													2
茶	1																			1
エ　ビ	1																			1
貝							1													1
計	71	5	4	3	1	48	19	4	1	3	5	14	5	1	1	1	1	1	2	189
	84 (45.2%)					70 (37.6%)				29 (14.5%)						2(1.1%)		(0.5%)	(1.1%)	(100%)

表 3. 食物アレルギーと発症年齢（1985〜1989 年）

	発症年齢	消化器	呼吸器	皮　膚	その他
鶏卵	0 歳	34 (35.4%)	26 (54.2%)	38 (56.7%)	
	1〜2	26 (27.1%)	17 (35.4%)	22 (32.8%)	2 (66.7%)
	3〜4	24 (25.0%)	3 (6.3%)	3 (4.5%)	
	5〜6	4 (4.2%)	2 (4.1%)	2 (3.0%)	1 (33.3%)
	7〜10	3 (3.1%)		2 (3.0%)	
	11〜15	4 (4.2%)			
	16〜	1 (1.0%)			
	計	96 例	48 例	67 例	3 例
牛乳	0 歳	18 (62.1%)	6 (54.5%)	28 (66.7%)	
	1〜2	7 (24.1%)	3 (27.3%)	10 (23.8%)	1 (50.0%)
	3〜4	2 (6.9%)	1 (9.1%)	2 (4.7%)	1 (50.0%)
	5〜6	2 (6.9%)			
	7〜10		1 (9.1%)	1 (2.4%)	
	11〜15			1 (2.4%)	
	16〜				
	計	29 例	11 例	42 例	2 例

（文献 3）より引用）

して低値をとり，これが 6 歳頃になると両者の間に差がなくなってくること（図 1）が報告されている[5]．この年齢は食物アレルギーが改善してくる時期と一致しており，消化管のアレルギー疾患の発症と関連していると考えられている．

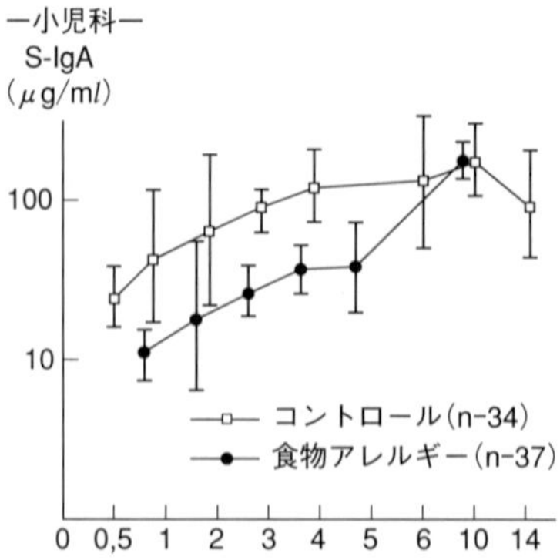

図 1. 唾液中分泌型 IgA の年齢的推移

2 消化管を場とするアレルギー疾患

食物抗原は摂取されると，まず，消化管を通って吸収される．このように食物アレルギーを誘発する食物抗原にとっては，最初に接触する臓器が消化管であるために，高い頻度で消化器症状が現れることになる．

消化管から吸収される抗原は分子量が 70,000 以下の熱や酸に抵抗性のある高分子で主な食物抗原は分子量が 18,000〜36,000 の糖蛋白である．また，これとは別に，10,000 以下の低分子がハプテンとしてアレルギー反応を生じることもある．

消化管には非免疫的な機序として唾液，胃酸，蛋白分解酵素，消化管粘液，蠕動運動などと免疫的には分泌型 IgA，消化管付属リンパ組織（gut associated lymphoid tissue；GALT），肝，胆道系の分泌型 IgA などが関与し（**表 4**）[6]，これらのバランスがアレルギー疾患の発症に関与していると考えられている．

また，これらのバランスは，アレルギー以外の機序での消化器症状とも関連している．既に，他の項でも述べられていると思われるが，用語の統一のために NIH は adverse food reaction として食物が吸収されたあとでの有害反応を指し，これは食物アレルギー（過敏反応）と food intolerance を指すとしている．

この食物アレルギーとは食物摂取後の異常な免疫反応である．一方，food intolerance は非免疫学的な機序によるものである．Food intolerance は食物に対する異常反応の多くの部分を占めていると考えられている．これは食物に含まれる毒性物質（例えばヒスタミンやサルモネラなどにより分泌されるトキシン），また，食物中の薬理学的物質(例えば，コーヒー中のカフェイン，古いチーズ中のチラミンなど)，さらにホスト側の因子，例えば，代謝性異常（乳酸分解酵素の欠損），または特異体質などによる．また，食物アレルギーのほとんどは IgE の関与する免疫反応であるが，中には IgE の関与しないものもあると考えられる[7]．以上，述べた機序（**表 5**）が上記のバランスの変化によって起こると考えられている．

表 4. 粘膜バリアを構成する因子

1. 粘膜表面	2. 組織内
a. 非特異的バリア	a. 非特異的バリア
1) 物理化学的機構	1) 体液性
酸, 運動	急性期蛋白質
2) 生物反応による機構	2) 細胞性
粘液, 消化酸素, リゾチーム, ラクトフェリン	NK 細胞, 好中球
b. 特異的バリア	b. 特異的バリア
1) 体液性	1) 体液性
分泌型 IgA, (IgM, IgG)	IgG
2) 細胞性	2) 細胞性
マクロファージ	リンパ球, マクロファージ

表 5. 食物アレルギー (adverse reaction to foods) に関連する言葉

Adverse reaction to a food
Food hypersensitivity (allergy)
Food anaphylaxia
Food idiosyncrasy
Food intolerance
Food toxicity (poisoning)
Anaphylactoid reaction to a food
Pharmacologic food reaction
Metabolic food reaction

(文献 14) より引用)

表 6. 牛乳蛋白過敏性腸症 54 例における臨床症状

下　痢	100%
嘔　吐	67%
重症脱水	26%
入院時平均体重	−3.3 SD
湿　疹	22%
繰り返す呼吸器感染	24%
ダウン症候群	7%

(文献 9) より引用)

[1] 食物過敏性腸症

急性症状としての嘔吐, 下痢は通常は IgE を介した即時型反応である.

一方, 慢性下痢と消化吸収不全による体重増加不良を主症状とする食物過敏性腸症(food sensitive enteropathy) は遅延型反応であるとされる. 牛乳アレルギーによる過敏性腸症の臨床像を**表 6** に示した. 牛乳以外でも同様の症状を呈し, ダウン症候群に発症が多い[8].

牛乳以外の抗原としては, 卵白, 大豆蛋白, 魚, 小麦などがある.

乳児の難治性下痢の主因となり, 一旦, 難治性となるとその管理は困難で治療抵抗性となり, 致命率も 20〜30%となる. 体重増加不良が前面に出た場合に本症と気づかれない場合があり要注意であるとも指摘されている[9].

[2] 食物アレルギー性大腸炎

多くは 2 歳以下の乳幼児, 特に 6 カ月未満で牛乳蛋白をはじめとする外来蛋白を与え始めて間もなく慢性の血性下痢, 貧血, 腹痛などを主訴として発症する. 大腸ファイバーでは, 粘膜の発赤, アフタ性病変を認める. 組織学的には, 好酸球を中心とした細胞浸潤がみられる. 血液検査上, 好酸球増多, IgE 高値, 特異的 IgE 抗体強陽性である[10].

［3］好酸球性胃腸炎

頻度は稀．胃，小腸粘膜への好酸球の浸潤を特徴とする．下痢，蛋白漏出性胃腸症，成長障害を呈する．消化管からの血液漏出による鉄欠乏性貧血もしばしば認める．食物抗原除去に反応する食物抗原過敏性のものと反応しない特発性がある[10]．好酸球の浸潤部位によって粘膜浸潤型，筋層浸潤型，漿膜浸潤型に分類される．このうち，粘膜浸潤型は腹痛，下痢，体重減少を主症状とし，食物アレルギーの関与している場合が多い．

［4］セリアック病

グルテンを含む食餌摂取で引き起こされる吸収不良症候群．II，III型アレルギーの関与が推定されている．IgE を介さない非特異的肥満細胞活性化が関与すると推定されている．

［5］口腔アレルギー症候群

花粉症が増加しているといわれており，特にスギ花粉症についての研究が盛んに行われているが，花粉と果物や野菜の共通抗原性によって花粉に感作されたものの中には，リンゴなどの果物を摂取すると異常反応を起こすことが知られている．症状としては，口腔内違和感からアナフィラキシーまで幅広く知られている．これを oral allergy syndrome（OAS）と称している．花粉症と同様に学童期以降に多い．

OAS は，通常の食物アレルギーと異なり，食物を吸収する消化器系の入り口である口腔粘膜とその周囲の粘膜組織において生じる IgE を介した即時型のアレルギー症状である．池沢[11]によれば病態は口腔粘膜における接触性蕁麻疹であり上咽頭，鼻，眼症状は花粉症に類似している．多くは，食物摂取 15 分以内に口腔，口唇，咽喉頭部の刺激感，かゆみ，腫脹，喉頭閉塞感，さらに，鼻水，結膜充血，全身皮膚の蕁麻疹などが出現し，時に，咳，喘息，呼吸困難などの呼吸器症状，腹痛，下痢などの消化器症状，アナフィラキシーショック症状を伴う．また，花粉症，ラテックスアレルギーの患者に合併することが多い．

シラカバアレルギーの主要抗原とされている Bet v 1 と相同性の高い抗原が関与するといわれる場合はシラカバ花粉症患者でリンゴ，ナシ，モモ，サクランボ，キウイ，ヘーゼルナッツ，セロリ，ニンジンなどが抗原として知られている．また，花粉，野菜，果物に共通抗原であるプロフィリン（Bet v 2）もアレルギー原因抗原として注目されてきた．

プロフィリンに関するわれわれの検討では，OAS と診断された者（8.5%）ではそうでないものに比較してプロフィリンの特異 IgE 値陽性率が有意に高かった．**表 7** に OAS の 9 例について示した．また，アレルギー疾患患児の約 7%にプロフィリン特異 IgE 抗体陽性例を認めた．全例がシラカバおよびリンゴに対しても特異 IgE 抗体が陽性であったが，リンゴを摂取して何らかの異常症状が誘発された症例はなく日常的にリンゴを摂取していた．また，プロフィリン特異 IgE 抗体陽性例と陰性例を比較すると，陽性例で有意に総 IgE 値が高かった．

表 7. OAS 症例：9 例

	年齢	性別	OAS 以外の診断名	原因食物	総 IgE 値 (U/ml)	クラス				
						ダニ 1, 2	スギ	シラカンバ	リンゴ	プロフィリン
1	3	女	BA, AD, AR	トウモロコシ	4,000	6	3	4	3	4
2	3	女	BA, AD, AR	イワシ	677	5	4	0	0	0
3	4	女	BA, AD	卵	640	5	2	0	0	0
4	5	男	BA, AD, AR, AC	固形, 粉末だし	280	5	3	0	0	0
5	8	女	BA, AD, AR, U	不明*	311	4	2	0	0	0
6	11	男	BA, AD, AR, AC	アナゴ	123,650	6	6	6	5	6
7	12	女	BA, AD, AR, AC	タケノコ, サトイモ	3,858	6	3	1	2	3
8	14	男	BA, AD, AC	チーズ	115	3	2	0	0	0
9	15	男	BA, AD, AC	メロン, キウイ, パイナップル	1,977	6	3	2	2	0

AD：atopic dermatitis　BA：bronchial asthma　AR：allergic rhinitis
AC：allergic conjunctivitis　U：urticaria
* 年に数回，食後に口腔内の症状があるが食物は特定できていない.

表 8. 口腔アレルギー症候群（OAS）のステージ分類

	接触蕁麻疹症候群*	口腔アレルギー症候群
ステージ 1	接触蕁麻疹（CU） 接触部位に限局した蕁麻疹・瘙痒	口腔咽頭症状（OP）
ステージ 2	CU＋汎発性蕁麻疹（GU）	OP＋鼻眼症状（NOS）
ステージ 3	CU＋GU ＋NOS/OP ＋喘息・胃腸症状	OP＋NOS ＋GU ＋喘息・胃腸症状
ステージ 4	CU＋GU ＋NOS/OP ＋喘息・胃腸症状 ＋アナフィラキシー	OP＋NOS ＋GU ＋喘息・胃腸症状 ＋アナフィラキシー
ステージ 5	魚介類，ラテックス 卵白，小麦，薬剤消毒剤# など	果物，野菜，魚介類， 卵白，小麦など

*：By Maibach HI (1975)/Kroh G (1982)，#：PCs やヒビテンなど
（池澤試案，1996；接触蕁麻疹症候群との比較から）

以上から，われわれの検討でもプロフィリンは多種類の特異 IgE 抗体陽性所見に関与している可能性はあっても，即時型アレルギー反応の症状出現およびアレルギー疾患の多彩さとは明らかな関連は見い出せなかった[13].

池沢らは OAS は基本的には接触蕁麻疹や吸入抗原が直接触れて生じる鼻•眼•気道の即時型粘膜アレルギーと同じで，従来の消化管を通しての抗原侵入による食物アレルギーとは異なったタイプの IgE 伝達性アレルギーであるとして**表 8** のようなステージ分類を提唱している. そして，OAS は花粉との共通抗原性により，口腔症状を引き起こすもの，そばやピーナッツのアレルギーに代表されるようなアナフィラキシーの前駆症状に対応するもの，牛乳や卵などいわゆる食物アレルギーの一部である口腔粘膜の接触蕁麻疹に該当するもの，花粉との交叉抗原性はないが口腔症状のみで終わる甲殻類によるものなどが混在していると述べている.

3 診断

1）病歴

診断の基本は詳細な病歴の聴取である．

2）除去・負荷試験

抗原が推定される場合には除去・負荷試験を行う．誘発試験は時にはアナフィラキシー反応を誘発ことがあるので慎重に行う．岩崎の方法[14]を示す（図 2）．最近は，プラセボを用いた方法も行われているが実際の臨床ではこの方法で十分である．1 回の負荷試験では，偶然の陽性があり，慎重に決定するには 3 回行い，再現性を確認する．

しかし，基本となるのは病歴であって，病歴上，明らかであったり，また，危険な症状が推定される場合には，誘発試験によってアナフィラキシーショックが誘発される場合もある．このような可能性があれば行うべきではない．

誘発試験は，①原因食物を検策する場合と，②確認されているまたは除去中の食物を解除するために，食べられるか否かを確認する目的で行う場合とで，その適応が異なる．

②の制限解除目的で行う場合には，ごく少量から慎重な負荷試験が必要である．

また，必要によってはプラセボを用いた検査が必要な場合もある．

実際の臨床では，血液検査，皮膚検査の所見と合わせながら，家族と相談して，除去や予後の可能性を考えながら実施していくことになる．負荷後 1 時間以内は口周囲，眼周囲などの発赤，発疹を含めて注意深く観察することが必要である．また，必ず 6 時間後を中心に 24 時間から 48 時間の症状の

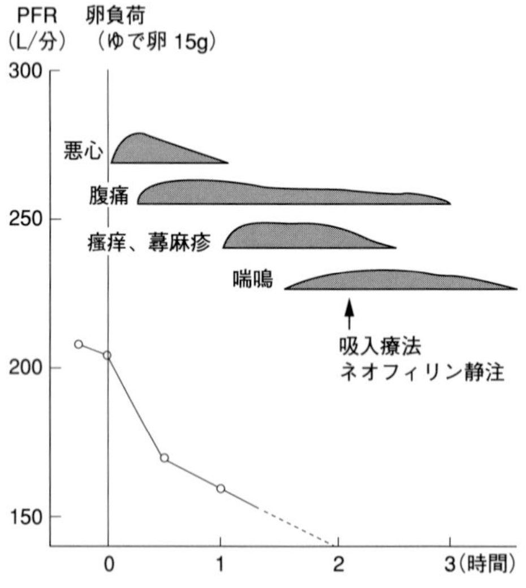

図 2．卵負荷試験（6 歳男児，気管支喘息・アトピー性皮膚炎，卵・牛乳・ピーナッツアレルギー）
（文献 14）より引用）

誘発を確認する．この点を家族に十分に説明しておくことが肝要である．

3）血液学的検査

IgERIST，特異的 IgE 抗体(RAST)，食物抗原によるリンパ球幼弱化反応，ヒスタミン遊離試験などを行う．

4）その他

D-xylose テスト，便中脂肪量，脂質，糖質吸収能，小腸生検なども有用と報告されている[10]．

4 治療

治療は，症状の出方，程度によって異なる．症状との関連が明らかであれば，原因となる食物を除去する．しかし，漫然と除去を続けるのではなく，乳幼児では成長とともに，また，障害された粘膜の修復によって，軽快することがある．年に 1～2 回，定期的に検査を行い，陰性化してくれば，必要に応じて負荷試験を医師の管理のもとで行い，除去を解除できる場合もある．

除去が困難な場合には，DSCG の経口薬やその他の抗アレルギー薬もが症状の軽減に有効な場合もある．

また，誤って経口摂取された場合のためにステロイドと抗ヒスタミン薬を持たせることも有用である．緊急時には初期症状がみられればすぐにこれを使用し，医療機関に搬送する．

その他，食物アレルギーとしての治療は他項で述べられると思われるのでそこを参照されたい．

5 学校での対応

小児では，食物アレルギーに限らず，アレルギー疾患の学校生活での対応は，その治療・管理において，大きな比重を占めている．

伊藤によれば口腔内違和感はのみ残る症例においてもヒスタミン遊離試験は陽性である[15]者が多い．「口が痒い，痛い，気持ち悪い，辛い」などと表現して食べようとしない子どもを，好き嫌いと解釈して無理強いをして食べさせるようなことをしないようにすることが大切である．

実際に症状がある場合には，本人や家族とよく相談し，状況に合わせて，弁当の持参や，給食のメニューをあらかじめ家族に渡して食べないものを決めてもらうなどの処置が必要である．子どもが食事のことで不登校になる場合もある．状況に合わせて，また，家族の協力度や本人の性格なども治療方針決定の因子となる．

◆おわりに◆

消化管は，食物の生体への入り口であり，そのために，早期に症状を表すことがある．また，アレルギー以外の疾患として考えられている場合もあり，適切な知識の普及と対応が必要である．

（小田嶋　博）

文　献

1）伊藤節子：食物アレルギー．アレルギーの臨床 20：699-704，2000．
2）岩崎栄作：食物アレルギーの臨床．アレルギーの臨床 7：686-691，1987．
3）馬場　實：食物アレルギー．臨床アレルギー学，宮本昭正（監修），p 364-370，南江堂，東京，1992．
4）Sampson HA, McCaskill CC：Food hypersensitiviy and atopic dermatitis；evaluation of 113 patients. J Pediatr 107：669-675, 1985.
5）山口公一：食物アレルギーの診断における特異 IgA 抗体の意義について．Ther Res 13：141-144，1992．
6）斎藤公幸，河野陽一：腸管での抗原吸収．アレルギーの領域　3：1289-1294，1996．
7）American Academy of Allergy and Immunnology/NIAID：Adverse reactions to foods. Anderson JA, Sogn DD, ed, NIH Publication 84(2442)：p 1-6, 1984.
8）Kuitunen P, et al：Malabsorption syndrome with cow's milk intorelance；clinical findings and course in the light of 54 cases. Arch Dis Child 50：351-356, 1975.
9）山城雄一郎：消化器と食物アレルギー．アレルギーの領域 2：610-617，1995．
10）山城雄一郎：消化器と食物アレルギー．アレルギーの領域 2：610-617，1995．
11）池沢善郎：oral allergy syndrome．アレルギー・免疫 8：837-844，2001．
12）池沢善郎：アトピー性皮膚炎と食物アレルゲン．第 27 回関東耳鼻咽喉科アレルギー懇話会，日本教育会館，東京，1995．
13）森川みき，小田嶋博，大浦敏博：アレルギー疾患患児におけるプロフィリン特異 IgE 抗体についての検討．日小ア誌　15：112-117，2001．
14）岩崎栄作：食物除去試験，負荷試験．臨床免疫 20：180-189，1988．
15）伊藤節子：ヒスタミン遊離試験の食物アレルギーの診断における有用性；即時型アレルギー反応を中心に．小児科 41：265-271，2000．

2 食物アレルギーの関与する主要アレルギー症状への対応

3. 蕁麻疹

◆はじめに◆

蕁麻疹は皮膚科の日常診療においては，頻度の高い疾患の１つであり，従来から15～20%のヒトは一生のうちで一度は経験するといわれている．通常の蕁麻疹は皮膚マスト細胞から遊離されるヒスタミンによって生じるが，その遊離を誘発する機序や原因は多岐にわたり，日常診療においてそれらを明らかにすることは容易ではない．アレルギー反応は蕁麻疹の発症機序の１つであるが，アレルギー機序によらない蕁麻疹も存在する．

食物は，アレルギー機序あるいは非アレルギー機序いずれにおいても，蕁麻疹の原因の１つとして古くから知られているが，通常の蕁麻疹，特に慢性蕁麻疹において食物の関与を特定することは困難な場合が多い．

本稿では，蕁麻疹の疾患概念，発症機序，原因などを理解したうえで，蕁麻疹における食物の関与について考えてみたい．

1 疾患概念・定義

蕁麻疹の疾患概念として，Rook の Textbook of Dermatology には，“Urticaria, nettle-rash or hives is an eruption of transient erythematous or oedematous swellings of the dermis or subcutaneous tissues”[1]と記載されている．すなわち，蕁麻疹の病態は一過性の真皮，あるいは皮下組織の浮腫であり，その病態は紅斑，膨疹および瘙痒として症状に表現される．通常の蕁麻疹では，出現した紅斑・膨疹は数時間後には消退してくる．しかし，時に軽度の浸潤を伴った紅斑・浮腫性局面が半日～1日以上持続する場合もみられる[2]．

2 発症機序

食物の蕁麻疹への関与を知るためには，本症の発症機序を理解しておくことが必要であろう．通常の蕁麻疹は皮膚局所のマスト細胞の活性化によって遊離される化学伝達物質，主としてヒスタミンによって生じる．したがって，皮膚のマスト細胞を活性化しヒスタミンを遊離させる刺激は蕁麻疹の原因となる．その遊離刺激は大別してアレルギー性と非アレルギー性に分けられるが，蕁麻疹においては**表１**に示すような多様な機序によってマスト細胞は活性化される[3]．

表 1. 蕁麻疹の主な発症因子

I. アレルギー機序
1. 主として IgE が関与するもの
1) 抗原特異 IgE 抗体によるもの
2) 物理性蕁麻疹
3) 抗 IgE 自己抗体，抗 IgE レセプター自己抗体
2. 補体が関与するもの
例えば SLE に合併する蕁麻疹
C3a，C5a などのアナフィラトキシンが関与する
II. 非アレルギー機序
1. ヒスタミン遊離物質
1) 外因性物質
アヘン剤，抗生剤，クラーレ，造影剤，化学接触物など
2) 内因性物質
神経ペプチド
2. イントレランス
1) アスピリン，非ステロイド系消炎鎮痛薬
2) アゾ色素，安息香酸塩
III. マスト細胞症，色素性蕁麻疹
IV. 特発性蕁麻疹

（文献 3）より引用，改変）

[1] アレルギー機序

アレルギー機序による蕁麻疹には IgE が関与するものと，補体が関与するものがある.

1) IgE が関与する蕁麻疹

マスト細胞の膜表面に発現されている FcεRI に付着した抗原特異的 IgE 抗体に，対応する抗原が結合してレセプター分子間に架橋が生じると，マスト細胞は活性化されヒスタミンをはじめとする化学伝達物質の遊離など一連の反応が起きる. したがって，IgE を介するアレルギー反応は蕁麻疹の重要な発症機序の 1 つである.

機械性蕁麻疹や寒冷蕁麻疹などの物理性蕁麻疹においても，IgE の関与が推察される症例が知られている. 例えば，物理性蕁麻疹の中でも最も頻度が高い機械性蕁麻疹では，半数以上の症例で血清による受動転嫁が成立し，その血清中の受動転嫁に関与する因子は IgE であることが知られている[4]. また，機械性蕁麻疹の発症には，抗原特異的 IgE 抗体の関与を示唆する報告もみられている. すなわち，ペニシリンの投与中のみに機械性蕁麻疹が出現する患者の血清で受動転嫁試験を行うと，その血清を皮内注射された健常人もペニシリンを摂取した時のみに，受動転嫁試験が陽性となる症例が報告されている[5].

また，難治の慢性蕁麻疹患者血中にはヒスタミン遊離因子が存在することが知られている. すなわち，慢性蕁麻疹患者の血清を自己の皮内に注射すると紅斑・膨疹反応がみられ，その血清は *in vitro* で好塩基球からヒスタミンを遊離させる. その性状から血清中のこれらのヒスタミン遊離因子は自己の IgE に対する抗体（抗 IgE 自己抗体）であることが明らかにされている[6]. さらに，慢性蕁麻疹患者血清中には，IgE を付着した好塩基球からはヒスタミンを遊離せず，IgE を解離させた好塩基球からヒスタミンを遊離させる因子が存在し，それは抗 IgE レセプター自己抗体であることが明らかとなっている[7]. また，これらの自己抗体はヒト皮膚のマスト細胞からもヒスタミンを遊離させることが確認されている[8]. これらの自己抗体が，慢性蕁麻疹の発症にいかに関与しているか不明な点もあるが，難治の慢性蕁麻疹患者血清中に比較的特異的に検出されることは，これらの自己抗体が蕁麻疹の発症に何らかの役割をもっている可能性は推察される.

2）補体が関与する蕁麻疹

アレルギー性蕁麻疹には補体の関与が考えられる場合がある. 蕁麻疹が全身性疾患の初発症状として，あるいはその部分症状として出現することがあるが，その中には補体の活性化がその発症に関与していると考えられるものがある. 例えば，SLE では約 7%に蕁麻疹あるいは蕁麻疹様皮疹の出現がみられるといわれている. その皮疹は通常の蕁麻疹に比べて個疹の持続時間が長く，消退したあとに軽度の色素沈着を残すこともある[9]. 組織学的には leukocytoclastic vasculitis の像を示し，乳頭層から真皮上層部の細血管壁への免疫グロブリン・補体成分の沈着がみられることが多い. また，同時に低補体血症を示すものがある.

補体の活性化の過程で C 3 a，C 5 a などのアナフィラトキシンが形成されるが，アナフィラトキシンはマスト細胞を活性化してヒスタミンを遊離させる[10].

［2］非アレルギー機序

1）ヒスタミン遊離物質

アレルギー反応のみならず，直接皮膚のマスト細胞を活性化する物質も蕁麻疹の原因となる(**表 1**). 例えば，造影剤による蕁麻疹はこの機序によるものと考えられている[11]. これら外来物質のみならず，知覚神経 C 繊維終末から遊離されるサブスタンス P (SP) などの内因性の物質もヒト皮膚マスト細胞を活性化してヒスタミンを遊離させ[12]蕁麻疹の原因になりうる可能性が示唆されている.

2）イントレランス（不耐症）

蕁麻疹は喘息と同様，アスピリンや非ステロイド系抗炎症薬によって誘発される. 慢性蕁麻疹患者の約 20～50%はアスピリンに不耐症を示すといわれている[13][14]. また，アゾ色素や安息香酸塩などに対しても，同様の現象がみられている[13][14]. 一方，後述するようにその誘発頻度に関してはさまざまな報告がみられる. これらの物質は，皮膚マスト細胞からの直接的なヒスタミン遊離刺激にはならないが，蕁麻疹が発症しやすい状態を形成すると考えられている. その機序は明らかではないが，アラキドン酸代謝経路におけるシクロオキシゲナーゼに対する阻害作用が関与していることが推察されている.

3 食物と蕁麻疹

［1］食物による蕁麻疹の発症機序

上述のように蕁麻疹はさまざまな機序によって発症するが，食物はこれらの機序のすべてを介して蕁麻疹の発症に関与しているわけではない．

［1］食物が関与する蕁麻疹とアレルギー機序

食物アレルギーによる蕁麻疹では，抗原特異的 IgE 抗体を介する発症機序が最も考えられている（表 2）[3]．また，上述のようにペニシリン特異的 IgE 抗体が関与する機械性蕁麻疹が存在することは，皮膚のマスト細胞は異なる複数の刺激が同時に作用することによってより活性化される可能性を示唆している．食物アレルギーによる蕁麻疹においても同様の現象が存在する可能性も否定できない．しかし，後述する食物依存性運動誘発アナフィラキシーに伴う蕁麻疹のような特殊な例を除いては，日常診療において食物アレルギーにほかの刺激が加わって発症したことが証明される蕁麻疹はさほど経験されるわけではない．ただ，上述したように，SP などの神経ペプチドはマスト細胞を活性化するが，ダニに感作されている患者にダニ抗原と SP を混じて皮内注射すると，それぞれ単独で皮内注射した時よりも紅斑・膨疹反応が著明に増強されることは（未発表），皮膚マスト細胞に複数の活性化刺激が作用することによって，単独の刺激よりもより蕁麻疹が誘発されやすい可能性を示唆しているかもしれない．

上述したように，難治の慢性蕁麻疹患者血清中には抗 IgE あるいは抗 IgE レセプター自己抗体が存在することがあるが，これらの自己抗体の存在が食物アレルギーに基づく蕁麻疹にどのような影響をもつかは明らかではない．

食物依存性運動誘発アナフィラキシー（food-dependent exercise-induced anaphylaxis；FDEIA）は，ある食物を摂取後運動するとアナフィラキシーショックを起こす疾患であるが[15]，その症状の 1 つに蕁麻疹がみられる（詳細は別項を参照）．そして，その食物抗原に対する特異的 IgE 抗体が存在する場合は，この蕁麻疹も食物アレルギーの関与する蕁麻疹の 1 つと考えられる．

食物が関与する口腔アレルギー症候群（oral allergy syndrome；OAS）[16]にみられる蕁麻疹も，広義には食物アレルギーの関与する蕁麻疹と解釈できるかもしれない．

表 2．蕁麻疹の原因物質とその仮説的作用機序

IgE を介する機序	ヒスタミン遊離物質による機序	血管に直接作用する機序	不明
魚類	卵白	チーズ	穀類
貝類	チアミン（チーズ）	ビール	メロン
牛乳	イチゴ	ソーセージ	アルコール
ナッツ		缶詰食品	イースト
豆類		魚類	アゾ色素
ジャガイモ		肉類	安息香酸
セロリ，パセリ		トマト	サリチル酸
スパイス		パイナップル	メンソール
米		ワイン	キノコ類
バナナ－プシコース		アボガド	脂肪族アルデヒド
タンジェリン			
花粉			

（文献 3）より引用）

理論的には食物抗原が関与する補体の活性化が起こる可能性も否定はできないが，現実には蕁麻疹においてはその発症機序は否定的であろう．

[2] 食物が関与する蕁麻疹と非アレルギー機序

1）ヒスタミン遊離物質および血管作用性物質

皮膚のマスト細胞はアレルギー反応のみならず種々の刺激によって活性化される．食物の中にもヒスタミン遊離物質を含有しているもの，あるいは血管に直接作用して蕁麻疹の発症に関与するアミン類を含む食物があり（**表 2**），それらを多量に摂取することによって蕁麻疹が発症するという説が古くから提唱されている．しかし，食物中のそれらの物質がその機序によって実際に蕁麻疹を誘発するか否か必ずしも明らかではない．

2）イントレランス（不耐性）

食品の加工や保存あるいは着色にはさまざまな添加物が用いられている．それらには，極めて多くの品目があるが，蕁麻疹において不耐症を起こすものも含まれている．

[2] 蕁麻疹の原因食物

食物が蕁麻疹の原因の１つであることは疑いないところであろう．食物は各国の食事情によって，また年代の違いによってその種類や食方法が異なる．したがって，それらの違いによって，蕁麻疹の原因となる食物にも違いがみられることも考えられる．

食物による蕁麻疹の発症機序には，既に述べたように抗原特異的 IgE 抗体を介するもの，ヒスタミン遊離物質によるもの，血管に直接作用するものなどが推察されている（**表 2**）．これらの機序の中で古くからヒスタミンなどの化学伝達物質あるいはその類似物質を多量に含む食物を摂取するとアレルギー症状を発症することがあるといわれ，それらは仮性アレルゲンと呼ばれている．しかし，臨床的にそれらを確認できる症例を経験することはほとんどない．

1）蕁麻疹を誘発する可能性がある食物

日常診療において食物が原因と確定できる蕁麻疹患者がどのくらいあるか，あるいはどのような食品が蕁麻疹を発症しやすいのか，わが国の最近の総括的な調査報告はあまり見当たらない．**表 3** は英国において平均臨床経験 16 年，年間診察する蕁麻疹患者数 2,500 人の経験をもつ医師 37 人（皮膚科医＝27 人，一般医＝8 人，アレルギー科医＝2 人）に対するアンケートによって診療記録あるいは医師の記憶から食物が蕁麻疹の発症に関与したと考えられる症例数を調査したものである[17]．この調査は，蕁麻疹の病型あるいは発症の背景などの詳細については問わないことを前提に行われている．この調査においては，回答する医師によって原因として認識される食物製品には大きな違いがあったと述べられている．例えば，ある医師は BHT/BHA による蕁麻疹を 50 例経験したと回答しているが，ほかの医師はまったく経験したことがないと回答している．このことは，日常診療においては，食物の蕁麻疹発症への関与を正確に知ることは容易ではないことを示している．

表 3. 医師によって蕁麻疹の原因と認識された食物（イギリス）

食物	症例数	食物	症例数	食物	症例数
貝類		果物		飲み物	
不特定	>100	リンゴ	>100	不特定アルコール	>100
ハマグリ	10	アンズ	16	ビール（モルト）	23
カニ	28	アボカド	5	コーヒー	57
ロブスター	41	バナナ	58	水道水	1
ムラサキイガイ	16	ブラックベリー	1	茶	25
カキ	31	サクランボ	6	ワイン	74
ホタテガイ	31	クランベリー	2	その他	
小エビ	1	ブドウ	27	チョコレート	73
魚類		マンゴ　キウイ	11	イースト	59
不特定	32	オレンジ	>100	食物添加剤	
タラ	65	モモ	76	ベンズ-アルデヒド	>100
ハドック	2	セイヨウナシ	52	安息香酸	>100
ニシン	2	プラム	2	BHT/BHA	50
ツノガレイ	20	キイチゴ	37	カンタ-キサンチン	2
サーモン	32	イチゴ	>100	カロチン	5
シタビラメ	20	トマト	>100	シクラメート	6
肉類		天然サリチル酸	>100	パラオキシ-安息香酸	>100
ベーコン	15	穀物		キノリン-イエロー	3
ビーフ	10	トウモロコシ	1	サッカリン	5
チキン	16	カラス麦	6	グルタミン酸塩	60
ラム/マトン	10	米	5	硝酸塩	13
ポーク	31	ライ麦	5	亜硝酸塩	13
ラビット	1	大豆	5	ソルビン酸	25
野菜		小麦	14	タートラジン	>100
ソラ豆	5	木の実		ペニシリン-含有食	59
ニンジン	30	不特定	>100		
セロリ	25	アーモンド	>100		
ヒナマメ	8	ブラジルすおう	>100		
ヒラマメ	1	カシュー	>100		
タマネギ	1	ハシバミ	>100		
パセリ	6	ピーナツ	>100		
エンドウ豆	2	クルミ	>100		
ジャガイモ	35	酪農製品			
ホウレンソウ	1	バター	9		
香辛料など		チーズ	41		
不特定	34	卵：ニワトリ	>100		
月桂樹の葉	3	アヒル	2		
トウガラシ	10	牛乳	>100		
シナモン	25				
チョウジ	10				
カレー	10				
ニンニク	4				
ヨモギ	3				
マスタード	5				
ピクルス	18				
ゴマ	3				

（文献 17）より引用）

2）蕁麻疹と食品添加物

食品の加工や保存のために，種々の食品添加物が使用されているが，それらの中には，蕁麻疹を誘発するものがある．喘息患者の一部に食品中の色素による発作の悪化が報告されて以来，蕁麻疹もタートラジンなどの色素あるいは他の食品添加物によって誘発されることが報告され[13)14)]，慢性再発性蕁

表 4. 蕁麻疹との関連が知られている主な食品添加物

品名	含まれる食品類
保存料	
安息香酸 パラオキシ安息香酸エステル（パラベン） ソルベン酸	キャビア，マーガリン，チーズ，清涼飲料水，果実ソース，シロップ，醤油，酢，魚肉ねり製品，ウニなど
酸化防止剤	
ブチルヒドロキシトルエン（BHT） ブチルヒドロキシアニソール（BHA） 没食子酸プロピル	魚介冷凍品，魚介塩蔵品，魚介乾燥製品，油脂，バターなど
発色剤	
亜硝酸塩類	食肉製品，魚肉ソーセージ，ハム，イクラなど
漂白剤	
亜硫酸塩類	かんぴょう，乾燥果実，果実酒，ゼラチン，こんにゃく粉，煮豆など
着色料	
タール色素	下記の食品で使用が禁止されている以外特に制限されていない.
アゾ色素： タートラジン（食用黄色 4 号） サンセットイエロー（食用黄色 5 号） アマランス（食用赤色 2 号） ニューコクシン（食用赤色 102 号） 非アゾ色素： エリスロシン（食用赤色 3 号） インジゴカルミン（食用青色 2 号）	カステラ，きなこ，魚肉漬物，鯨肉漬物，コンブ類，醤油，食肉，食肉漬物，スポンジケーキ，鮮魚介類，茶，のり類，マーマレード，豆類，味噌，麺類，野菜，ワカメ類
その他	
β-カロチン アナトー	使用禁止食品 コンブ類，食肉，鮮魚介類，茶，のり類，豆類，野菜，ワカメ類
（保存料）	
サリチル酸誘導体	サリチル酸は 1975 年以後食品添加物としては認められていないが，自然界にサリチル酸化合物が含まれている食物がある. トマト，キュウリ，イチゴ，リンゴ，柑橘類など

（文献 20）より引用）

麻疹における食品添加物の重要性が認識されるようになった.

しかし，その頻度に関しては，慢性蕁麻疹患者を対象にアスピリン，タートラジン，安息香酸などをもちいた経口誘発試験で 30%以上が陽性を示したとする報告から[13]，プラセボを対照とした二重盲検法では差が認められなかった[18]とする報告までさまざまである. 一方，食品添加物除去食に変更することによって，慢性蕁麻疹患者の約 70～80%に症状の消失あるいは改善がみられたが[14)18]，改善がみられた患者における誘発試験で陽性を示すものは約 20%に過ぎなかったとする調査もみられる[18]. これらのことは，個々の蕁麻疹患者で食品添加物が誘因となっていることを明らかにすることは極めて困難であることを示している.

蕁麻疹を誘発することが知られている食品添加物を**表 4**[20]に示した. これらの物質による蕁麻疹の発症機序の詳細は明らかではないが，多くの場合非免疫学的な薬理作用による不耐症と考えられている. したがって，食品添加物による蕁麻疹は食物アレルギーによるものではないが，食物アレルギーによる蕁麻疹を悪化させる因子といえる.

[3] 特殊な蕁麻疹に関与する食物

1) 食物依存性運動誘発アナフィラキシー（FDEIA）(別項参照)

FDEIA にはしばしば蕁麻疹を伴うが，FDEIA に関与する食物としては，わが国では小麦，エビ，カニ，アワビなどに多くみられるといわれている[21]．

2) 口腔アレルギー症候群（OAS）

OAS は特定の食物を摂取後およそ 15 分以内に，それが直接接した口唇，口腔，咽喉頭部に刺激感，痒み，ヒリヒリ感，突っ張り感などがみられる疾患であるが[16]，それらの症状に続いて蕁麻疹や喘息，アナフィラキシーショックなどを呈することがある．通常，抗原特異的 IgE 抗体を介するアレルギー反応によって起きる．

原因食物としては果物，野菜が多いが，そばなどの穀物，魚介類，卵，牛乳なども知られている[22]．また，花粉症やラテックスアレルギーに伴う OAS があるが，これは果物・野菜の抗原とこれらの疾患の抗原が交叉反応を示すためである．

OAS を起こしやすい食物としては，リンゴ，モモ，メロン，スイカ，ナシ，キウイ，バナナ，パイナップル，その他多くのものが報告されているが，その頻度については地域差がみられる[22]．例えば，北海道ではシラカバ花粉症が多いため，リンゴによる OAS が多いといわれている[23]．また，ラテックスアレルギーに伴う OAS ではクリ，バナナ，アボガドによるものが多いといわれている．

3) 食物による接触蕁麻疹症候群

接触蕁麻疹は経表皮的に原因物質が侵入し，その部位に生じる蕁麻疹である．抗原特異的 IgE 抗体を介して生じる場合には，蕁麻疹の出現は原因物質が接触した部位のみならず全身に及ぶことがあり，また口腔咽頭症状，鼻・眼症状，喘息，胃腸症状を呈したり，アナフィラキシーショックに至ることもある．

原因食物としては，果物，野菜，魚介類，卵白，小麦などが知られている．

4 蕁麻疹の病態

食物アレルギーによる蕁麻疹の病態が他の原因による蕁麻疹のそれと大きく異なることはない．通常，蕁麻疹は出現後数時間以内には消退してくるが，時に出現した個疹が半日～1 日以上持続することもある[3]．その病態の違いによって治療法を変えることが必要な場合がある．

1) 短時間で消退する蕁麻疹の病態

ほとんどの蕁麻疹はマスト細胞がなければ発症しない．蕁麻疹の主症状，すなわち膨疹，紅斑および瘙痒は，皮膚に局在するマスト細胞から遊離される主としてヒスタミンによって生じる．したがって，通常の蕁麻疹の基本的病態は真皮上層部の浮腫である（図 1）．膨疹を形成するヒスタミンの血管透過性亢進作用は，血管内皮細胞に発現している H_1 レセプターを介して発揮される[24]．膨疹周囲にみられる紅斑はヒスタミンの血管拡張作用によるが，膨疹周囲に広く拡大する紅斑は SP を介した軸索

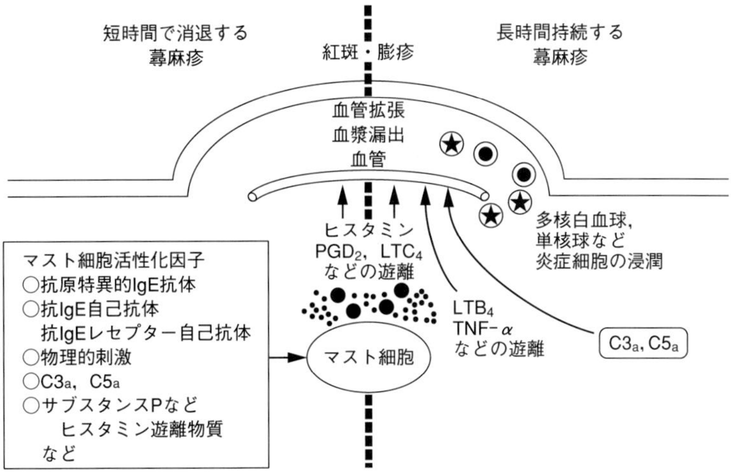

図 1. 蕁麻疹の病態形成機序の概要

反射 (axon reflex) によって生じる．すなわち，マスト細胞から遊離されたヒスタミンは，知覚神経終末の受容器を刺激し，それによって生じたインパルスは中枢に伝達されると同時に神経線維の分岐部で逆行性に末梢に広がり，その末端から SP やカルシトニン遺伝子関連ペプチド (calcitonin-gene related peptide；CGRP) などの神経ペプチドを遊離させる．遊離された SP は，マスト細胞を活性化してヒスタミンを遊離し[12]，血管反応を周囲に拡大する．

蕁麻疹の瘙痒がヒスタミンによって生じることは疑いないところであるが，ヒスタミンによる知覚神経の反応は H_1レセプターを介すると考えられている[25)26)]．また SP は直接瘙痒を誘発することが知られている[27)]．

2）長時間持続する蕁麻疹の病態

ヒスタミンによって生じた蕁麻疹は，数時間以内には消退してくる．しかし上述のように，時に出現した個疹が半日〜1 日以上持続することがある[2)]．このような皮疹部位では，真皮上層部の小血管周囲の浮腫とともに，好酸球や好中球，あるいはリンパ球などの細胞浸潤がみられる[8)]．この病態の形成には，皮膚のマスト細胞からヒスタミンとともに遊離されるロイコトリエン B_4[28)]，血小板活性化因子 (PAF) (投稿準備中) などの化学伝達物質あるいは TNF-α[29)]などのサイトカインが関与していると考えられている (図 1)．

SLE など膠原病に合併する蕁麻疹には補体 (C 3 a，C 5 a) が関与するが，この蕁麻疹においても好中球，好酸球を中心とする細胞浸潤がみられる．臨床上，前者との鑑別が重要である．

5 診断

蕁麻疹の診断は，その臨床症状から容易であるが，食物の関与が疑われる蕁麻疹の原因食物を同定することは，日常診療においては容易ではない．食物アレルギーの診断の詳細については，既に別項に述べられている.

蕁麻疹の発症に関与する食物を同定するには，まず詳細な問診と経過の観察が重要である．問診，経過の観察から疑われる食物が推測されると，皮膚テスト，RAST などによって抗原特異的 IgE 抗体の存在を確認する．無差別の皮膚テストや RAST の施行はあまり意味がない．皮膚テストはショック症状を起こすこともあるので注意が必要である．慢性蕁麻疹においては，これらの検査のみで原因食物を同定することは困難で，確定診断には除去試験，負荷試験が必要である.

6 治療

[1] 原因食物の除去

原因食物を同定し，それを除去することが治療の基本であるが，蕁麻疹，特に慢性蕁麻疹においてそれを同定することは困難な場合が多い．また，たとえ同定されても日常生活の中で除去不可能な場合もある.

[2] 薬物療法

原因食物の除去が不可能な場合は，薬物療法を主体とした対症療法が行われる.

1）抗ヒスタミン薬

日常みられる多くの蕁麻疹は，ヒスタミンによって惹起されるので，抗ヒスタミン薬が薬物療法の第一選択となる.

❶ H_1ブロッカー

ヒスタミンによる皮膚の反応は主として H_1レセプターを介して発現するため，H_1ブロッカーが主に用いられる.

慢性蕁麻疹では比較的長時間抗ヒスタミン薬を投与することが必要となる．H_1ブロッカーには多くの製剤があるが，それぞれの効果は各症例によってかなりの差がみられる．また眠気，全身倦怠感などの副作用にも個人差がみられる．漫然と同一薬剤を投与するのではなく，常にその薬剤の有用性をチェックしておくことが大切である．それぞれの症例に対して最も適した薬剤の種類および投与方法が決定すると，投与量を増減して蕁麻疹の出現がほぼ抑制された状態を 2～4 週間続け，漸減してゆく[30].

H_1ブロッカーの作用を併せ持つ，いわゆる抗アレルギー薬も H_1ブロッカーと同様に使用される.

❷ H_2ブロッカー

H_1ブロッカーで十分な効果がみられない症例に H_2ブロッカー（シメチジン：400 mg/日）を併用して有効な場合がある[30]．しかし，その効果の少なくとも一部は，シメチジンの H_1ブロッカー代謝阻害による H_1ブロッカーの血中濃度の上昇によると考えられることから[31]，最近はあまり用いられない.

2）ステロイド薬

ステロイドの全身投与は，全身症状，急性症状の激しい蕁麻疹に対しては行われるが，通常の蕁麻疹に対しては一般には行われない．しかし，前述したように出現した発斑（紅斑，膨疹）が長時間持続し炎症細胞の浸潤を伴うような場合には，抗ヒスタミン薬のみではその発斑を完全には抑制できない．このような症状をもつ難治の症例に対して，抗ヒスタミン薬に併用して少量のステロイドの全身投与が有効である[30]．通常プレドニゾロン換算で10～15 mg/日から開始して症状の軽快に従って漸減してゆく．しかしながら，安易に使用すべきではなく，十分に病態を把握したうえで使用しなければならない．また，その副作用に十分注意して投与しなければならないことはいうまでもない．

◆おわりに◆

蕁麻疹の発症機序あるいは原因は極めて多岐にわたり，難治の症例も少なくない．食物は古くから蕁麻疹の原因として認識されているが，日常診療においてそれを同定することは困難なことが多く，また同定されてもそれを除去することは容易ではない．

蕁麻疹の発症に食物あるいは食物添加物がどの程度関与するか必ずしも明らかではないが，極めて激しい症状を呈するものもあり，また社会生活において患者のQOLが著しく損なわれることもあり，蕁麻疹における食物の関与に関してより詳細な解析と対策が必要であろう．

（山本昇壯）

文　献

1）Champion RH：Urticaria. ed. Rook A, Wilkinson DS, Ebling FJG, In Textbook of Dermatology, p 971-979, Blackwell Scientific Publications, Oxford, 1979.

2）山本昇壯：蕁麻疹の発症機序．皮膚臨床 25：983-989, 1983.

3）Czarnetzki BM：Acute and Chronic Urticaria. In Urticaria, p 26-46, Springer-Verlag, Berlin, 1986.

4）Aoyama H：IgE as a dermographism-inducing principle of uriticaria factitia. Jpn J Dermatol（B）81：266-271, 1971.

5）Smith JA, Mansfield LE, Fokakis A, et al：Dermographia caused by IgE mediated penicillin allergy. Ann Allergy 51：30-32, 1983.

6）Grattan CEH, Francis DM, Greaves MW：A histamine releasing factor in serum of chronic urticaria with anti-IgE autoantibody-like properties. Br J Dermatol 123（suppl 37）：45-46, 1990.

7）Hide M, Francis DM, Grattan CEH, et al：Autoantibodies against the high-affinity IgE receptor as a cause of histamine release in chronic urticaria. New Engl J Med 328：1599-1604, 1993.

8）Niimi N, Francis DM, Kermani F, et al：Dermal mast cell activation by autoantibodies against the high affinity IgE receptor in chronic urticaria. J Invest Dermatol 106：1001-1006, 1996.

9）植木宏明，岡　大介：蕁麻疹と関連する疾患．皮膚科 Mook（12），山本昇壯（編），p 95-103，金原出版，東京，1988.

10）Grant JA, Dupree E, Goldman AS, et al：Complement-mediated release of histamine from human leukocytes. J Immunol 114：1101-1106, 1975.

11）Schlumberger HD：Pseudoallergic reactions to drugs and chemicals. Ann Allergy 51：317-324, 1983.

12）Ebertz JM, Hishman CA, Kettelkamp BS, et al：Substance P-induced histamine release in human cutaneous mast cells. J Invest Dermatol 88：682-685, 1987.

13）Juhlin L：Recurrent urticaria；clinical investigation of 330 patients. Br J Dermatol 104：369-381, 1981.

14）Ros AM, Juhlin L, Michaelsson G, et al：A follow-up study of patients with recurrent urticaria and hyper-

sensitivity to aspirin, benzoates, and azo dyes. Br J Dermatol 95：19-24, 1976.
15) Maulitz RM, Pratt DS, Schocket AL：Exercise-induced anaphylactic reaction to shellfish. J Allergy Clin Immunol 63：433-434, 1979.
16) Amlot PL, Kemeny DM, Zachary C, et al：Oral allergy syndrome (OAS)；symptoms of IgE-mediated hypersensitivity to foods. Clin Allergy 17：33-38, 1987.
17) Champion RH, Muhemann MF：A list of the potential causes of urticaria. ed, Champion HR, Greaves MW, Kobza Black A, Pye, RJ In The Urticarias, p 123-129, Churchill Livingstone, Edinburgh, 1985.
18) Hannuksela M, Lahti A：Peroral challenge tests with food additives in urticaria and atopic dermatitis. Int J Dermatol 25：178-180, 1986.
19) Zuberbier T, Chantraine-Hess S, Hartmann K, et al：Pseudoallergen-free diet in the treatment of chronic urticaria. A prospective study, Acta Derm Venereol 75：484-487, 1995.
20) 亀好良一, 山田 悟, 山本昇壯：食品添加物とアレルギー. 1) 皮膚アレルギー. アレルギー・免疫 6：1124-1129, 1999.
21) 石井正光：食生活とじんま疹. 薬局 42：1599-1603, 1991.
22) 堀川達弥, 尾藤利憲, 福永 淳, ほか：皮膚科における oral allergy syndrome. アレルギー・免疫 8：874-880, 2001.
23) 東松琢郎, 松井玲子, 堀川真一：シラカバ花粉症と oral allergy syndrome. 耳鼻臨床 91：811-815, 1998.
24) 田坂賢二：抗ヒスタミン薬の作用機序と薬理. 薬局 34：27-38, 1983.
25) Tani E, Senba E, Kokumai S, et al：Histamine application to the nasal mucosa induces release of calcitonin gene-related peptide and substance P from peripheral terminals of trigeminal ganglion；a morphological study in the guinea pig. Neurosci Lett 112：1-6, 1990.
26) Tani E, Shiosaka S, Sato M, et al：Histamine acts directly on calcitonin gene-related peptide and substance P-containing trigeminal ganglion neurons as assessed by calcium inflax and immunocytochemistry. Neurosci Lett 115：171-176, 1990.
27) Kuraishi Y, Nagasawa T, Hayashi K, et al：Scratching behavior induced by pruritogenic but not algesiogenic agents in mice. Eur J Pharmacol 275：229-233, 1995.
28) Koro O, Furutani K, Hide M, et al：Chemical mediators in atopic dermatitis；Involvement of leukotriene B_4 released by a type I allergic reaction in the pathogenesis of atopic dermatitis. J Allergy Clin Immunol 103：663-670, 1999.
29) Okabe T, Hide M, Koro O, et al：Substance P induces tumor necrosis factor α release from human skin via mitogen activated protein kinase. Eur J Pharmacol 398：309-315, 2000.
30) 山田 悟, 高路 修, 山本昇壯：蕁麻疹治療のコツ. 臨床免疫 20：970-978, 1988.
31) Simons FER, Sussman GL, Simons KJS：Effect of the H_2-antagonist cimetidine on the pharmacokinetics and pharmacodynamics of the H_1-antagonists hydroxyzine and cetirizine in patients with chronic urticaria. J Allergy Clin Immunol 95：685-693, 1995.

4. アトピー性皮膚炎

◆はじめに◆

アトピー性皮膚炎の病因はいまだ十分に解明されたとはいえないが，本症の発症にはアレルギー機序のみならず，皮膚のバリア機能異常が存在し，その誘因や増悪因子については食物のみならず種々の物理的刺激を含む多因子が関与しているとのコンセンサスが確立しつつある．

しかしながら，アトピー性皮膚炎の病因において年齢ごとにどの程度食物アレルギーが関与しているのか，食物アレルギーの関与を個々の症例において具体的にどのように検索するのか，さらに食物アレルギーの関与が確認されたとしても直ちに食物除去という手段をとる必要があるかなど，小児科のコンセンサスと皮膚科医のコンセンサスにはいまだ温度差が残っていることは，紛れもない事実である．

実際，皮膚科医，小児科医，アレルギー科医のコンセンサスとして発表されたアトピー性皮膚炎治療のガイドライン(厚生省科学研究班：山本昇壯班長作成責任者，1999 年作成，2001 年部分改訂)においても，治療の 3 本柱として

①原因・悪化因子　検索と対策

②スキンケア（異常な皮膚機能の補正）

③薬物療法

が記載され，②，③については具体的な指針が詳細に記されているのに対して，①については，検索と対策の具体的方法論がまったく記されていない[1]．以上のことはアトピー性皮膚炎における食物アレルギーの関与の検索と具体的な除去の方法論についてもまったくコンセンサスが得られなかったことを意味している．

本書は食物アレルギーをテーマとした書籍であるが，本稿では皮膚科医を代表して主として臨床的立場より，アトピー性皮膚炎における食物アレルギーの関与および食物除去療法が小児科医によって過大評価され実践され過ぎているのではないかという批判的な立場での意見を述べたい．研究者としてはアレルギーを専門としない筆者の不勉強な点があれば，以下の批判に対して批判を頂きたい．

1 アトピー性皮膚炎の定義

アトピー性皮膚炎（Atopic dermatitis）は，1933 年に米国の Sulzberger という皮膚科医によって提唱された疾患で，それまでさまざまな疾患名で分類されていたいくつかの疾患を，1 つの疾患の異なる表現型であることを見い出し，以後この疾患名が世界中に定着した[2]．因みに「アトピー」とは「奇妙な」「とらえどころがない」という意味のギリシャ語である．Sulzberger は当初本症を気管支喘息

や枯草熱などと同等の純粋のアレルギー疾患と考えていたようであるが，最初の論文から約 30 年後に「アトピー性皮膚炎はアトピーの家族歴，既往歴と密接な関連をもつことにより特徴づけられるすべての炎症性病変をいう」と考えを出し，アトピー性皮膚炎イコールアレルギー疾患という視点を否定している[3]．このことは後に，皮膚科領域からの本症のバリア機構の異常の解明によって，より明確なものとなった[4]．

日本皮膚科学会による「アトピー性皮膚炎の定義・診断基準」では，まずその定義（概念）として，「アトピー性皮膚炎は，増悪・寛解を繰り返す，瘙痒のある湿疹を主病変とする疾患であり，患者の多くはアトピー素因をもつ」．

アトピー素因：①家族歴・既往歴（気管支喘息，アレルギー性鼻炎・結膜炎，アトピー性皮膚炎のうちいずれか，あるいは複数の疾患），または，②IgE 抗体を産生しやすい素因」

と記されている[5]．

さらに診断基準として

1．瘙痒
2．特徴的皮疹と分布
3．慢性・反復性経過（しばしば新旧の皮疹が混在する）：乳児では 2 カ月以上，その他では 6 カ月以上を慢性とする．

上記 1，2 および 3 の項目を満たすものを，「症状の軽重を問わずアトピー性皮膚炎と診断する」とされ，本症はあくまで臨床的特徴によって診断される疾患であることが明記されている．

アレルギー関連の検査については，診断の参考項目の 1 つとして「血清 IgE 値の上昇」が挙げられているのみで，特異 IgE 抗体については一切記載されていない．

2 アトピー性皮膚炎の病因・病態

日本皮膚科学会のアトピー性皮膚炎治療ガイドラインにおいては，2．病態として「表皮の中でも角層の異常に起因する皮膚の乾燥とバリアー機能異常という皮膚の生理学的異常を伴い，多彩な非特異的刺激反応および特異的アレルギー反応が関与して生じる，瘙痒を伴う皮膚における慢性に経過する炎症をその病態とする湿疹・皮膚炎群の一疾患である．また，一般に慢性に経過するも適切な治療により症状がコントロールされた状態に維持されると，自然寛解も期待される疾患である」

と記載されている．

すなわち，皮膚のバリアー機能と非特異的刺激反応が強調され，アトピー性皮膚炎を純粋なアレルギー反応であるスタンスを明確に否定している．

3 日本皮膚科学会・アトピー性皮膚炎治療ガイドラインにおける食物除去の位置づけ

日本皮膚科学会・アトピー性皮膚炎治療ガイドラインでは 7. 悪化因子の検索において「患者と医師の間での信頼関係が構築され，上記の薬物療法が十分に行えれば，ほとんどの例では治療の目標を達成しうる．達成し得ない例では，悪化因子の検索が必要となるが，年齢層により関与が疑われる因子に若干の違いがある」

と記載され，厚生科学研究班の治療ガイドラインと異なり，まず，薬物療法を第一選択の治療法に位置づけ，食物アレルギーを含む悪化因子の検索・除去をセカンド・ステップの治療としている．さらに本ガイドラインでは，

「乳幼児では，食事アレルゲンの関与がある程度みられる」

とし，乳幼児のアトピー性皮膚炎の大部分に食事アレルゲンの関与があると主張する一般的小児科医との温度差が皮膚科の立場より明記されている．

さらに，その検索については，

「アレルゲンの関連性については，病歴，血液検査，皮膚テストなどを参考に，可能なものであれば除去ないし負荷試験を行ってから判断すべきであり，例えば臨床症状のみ，あるいは血液検査のみで判断されてはならない．また，アレルゲンを明らかにし得た場合でも本疾患は多因子性であり，アレルゲン除去は薬物療法の補助療法であり，これのみで完治が期待されるものではない」

と記載され，IgERAST 検査のみで直ちに食物除去を開始する一部の小児科医のスタンスに異議を唱え，また食物除去のみでは完治が期待できないとして，その有効性の限界を示している．

4 1980 年代後半における小児科医による厳格食事制限療法とその後

皮膚の状態に合わせて外用薬を選択していく治療法を継続してきた皮膚科にとって衝撃的であったのは，1980 年代後半メディアの過剰報道の追い風に乗って隆盛を極めた厳格食事制限療法である．その背景には，アトピー性皮膚炎を純粋なアレルギー疾患とみる小児科医のスタンスと 1976 年から保険適応となり，急激に普及し始めた IgE RAST 検査がある．

「アトピー性皮膚炎の原因として食事の関与は少なく，一般に食事制限の必要はない」とする大半の皮膚科医と「学童期までのアトピー性皮膚炎の大部分は食事が原因である」とする小児科医との意見はまっ向から対立する形となり，私自身の経験でも「同じ病院の中でもどうして皮膚科と小児科で，病気の原因や治療に対する説明がこんなに違うのですか？」というクレームをしばしば受けた記憶が残っている．

食物除去といっても実際には小児科医の中でもかなりバリエーションがあり，平均的なスタンスと

してはIgE RASTやプリックテストなどのアレルギー検査で陽性となったものを直ちに制限するというものであったが，マスコミの過剰報道を追い風に，抗原となりうる可能性のある蛋白をすべて制限するという超厳格食事制限が後により隆盛を極めた．

繰り返しになるが，当時のメディアの風潮は，より厳格な食事制限ほど先進的な治療であるとする傾向にあり，「食物除去を完璧に行えば必ずアトピー性皮膚炎の症状は消失し，治癒するはずだ」という信仰にも似た考えを持った医師や母親によって，症状が改善しない場合には，食物除去はどんどんとエスカレートしていた．実際，1980年代後半，あわ，ひえ，食用ガエル，鹿肉のソーセージなどしか食べていないという極端な食物除去療法を受け，栄養失調，成長障害を併発して皮膚科を受診するコントロール不良のアトピー性皮膚炎の小児例は珍しいものではなかった．

しかし，このような厳格食事制限療法は，皮膚科との論争ではなく，日本小児科学会内での反省，総括といった形で部分的決着をみた．1992年発行の「AERA」によると，その発端となったのは，1990年春の日本小児科学会でのシンポジウムとのことである．この席で，小児科医の中から厳格食事制限治療による発達の遅れ，成長障害，同時に食事制限をされたノイローゼ状態になった母親例などが報告され，食物除去の有効性を主張する医師との間で激しい論争が行われた．

その後，アトピー性皮膚炎に対する食事制限をめぐる日常診療の混乱に対して，日本小児科学会が，日本小児アレルギー学会に統一見解をまとめるように依頼し，小児アレルギー学会代表の3名がまとめた「見解」が1992年に日本小児科学会誌に掲載された．タイトルは「アトピー性皮膚炎の食事療法について」で，そのポイントは以下に要約される．

・食物が原因であることを確定する方法は，実際には確立していない．
・IgE RASTそのものの結果の信頼性は必ずしも高くない．
・極端な食物除去は栄養障害を引き起こすことも報告され，学校などの集団生活の場ではいじめや不登校の問題も起きている．

と指摘したうえで，

「小児科医は，食物アレルギーについて十分な知識と理解をもち，慎重に対応することが望ましい」と結論している．

医学会からこのような「見解」が表明されることは異例で，それ以来，厳格食事制限療法にブレーキがかかったことは事実であるが，今なおIgE RASTやプリックテストのみで食事制限が指示されたり，すべてのアトピー性皮膚炎の原因が食物アレルギーであるという考えを変えない頑迷な小児科医が存在することも事実である．

5 1980年代半ばおよび現在における小児科医の食物アレルギーに対するスタンス

2つの代表的論文の要点を紹介して，10数年間における小児科医のスタンスの違いを示したい．しかしながら，皮膚科医によって不可解なのは，いつどのような科学的検証が行われて，小児科医のコンセンサスが変化したのかがはっきりと理解できない点である.

[1] 1980年代半ば

1985年発行の皮膚科MOOK,「アトピー性皮膚炎」より「食物性アレルギー—小児科の立場から—」(後木健一)[6)]のポイントを以下にまとめた.

- アトピー性皮膚炎における食物の関与は0〜9歳例では約80%, 10〜13歳例では約50%である.
- 皮疹の形態と分布, 原因は食物および年齢によりかなり特異的である.
- 200例における食物除去治療の耐性獲得率（4年後）は76%である.

[2] 1990年代後半

1990年発行のDermatology Practice「6. アトピー性皮膚炎」より「食物アレルギーとその対策」(柴田瑠美子)[7)]のポイントを以下にまとめたが, 本論文はアトピー性皮膚炎以外の蕁麻疹やアナフィナキシー, 気道症状, 消化器症状などもまとめて記載されているので, アトピー性皮膚炎に限定したポイントをまとめた際に若干の私見が混在していることをお許し願いたい.

- 0〜1歳では食物アレルゲンがCAP-RASTで高率に陽性となり, 即時型の症状が負荷試験によって誘発されやすい.
- 学童期・成人になると乳幼児に比べて食物との関連は少ない.
- 栄養指導を要する例の80%が2歳以下であった.

さらに, アレルギー学会等のdiscussionにおける一般的な小児科医のスタンスを筆者の印象より要約すると

- 食物アレルギーの関与したアトピー性皮膚炎は主として2歳以下である.
- 原因確定には, IgE RASTやプリックテストなどのアレルギー検査のみによるのでなく, 除去試験や負荷試験を繰り返して確認する必要がある.

6 皮膚科医より食物アレルギーをアトピー性皮膚炎の主原因とする小児科医への疑問

日本皮膚科学会のアトピー性皮膚炎治療ガイドラインに代表される平均的考えを有する皮膚科医にとって, 現在行われている小児科医の食物除去治療のスタンスについて素朴な疑問が数多く残されている. 今後の両科の温度差の解消のために, 敢えてそれらの疑問を列挙したい.

1. アトピー性皮膚炎と蕁麻疹やアナフィナキシーと同じ「食物アレルギー」として1つのスペクトラムとして論じられているように感じられるが, これらは異なる疾患として論じるべきではないか？
2. 薬剤によるアレルギーではI型, IV型にかかわらず, 全身にほぼ対称性広範囲に生じる. 同様に経口的に投与された食物が「口囲のびらん」「耳切れ」「肘窩や膝膕などに限定された湿疹」など特

微的に限定した部位の皮疹を引き起こすことは免疫学的にどのように説明しうるのか？

3．ある患児のアトピー性皮膚炎の皮疹の原因として食物アレルギーの関与があるとしても，その皮疹のすべてが食物によって誘発されているとは限らない．全皮疹の99%が非特異的刺激で発症し1%が食物アレルギーの場合でも，そのような症例でも食物アレルギーの関与したアトピー性皮膚炎と診断されているのではないか？

4．ある学会の討論の場で「外用療法で十分コントロールした健常な皮膚において皮疹が誘発されるかどうか負荷試験で確認すべきではないか」という私の意見に対して，「ステロイドを一旦塗ってしまうとマスクされて負荷試験でも誘発されなくなるので外用療法を負荷試験前に行うべきでない」との小児科医よりの反論があった．数日間の外用療法でマスクされる程度の皮疹に対して食物除去の必要があるのか，コントロール不良の皮疹では症状が安定しないため食物除去の判定の際に，自然変動の皮疹を誘発陽性と誤認する可能性が高いのではないか？

5．4．と重複するが，食物除去を行う場合には，皮疹が誘発されるとかIgE RASTが陽性であるということではなく，その患者におけるメリットとデメリットを考慮し，明らかにメリットが上回る場合のみで十分ではないか？（前述の如く，日本皮膚科学会の治療ガイドラインでは標準治療に十分に反応せず，さらに負荷試験でその食物が原因であることが明確にされた場合のみで十分であるとしている）．

6．ある小児科医より，「IgE RAST陽性例では皮疹が誘発されない場合でも，将来気管支喘息を発症させないために食物除去が必要である」という意見が出されたことがある．しかし，アトピー性皮膚炎を合併せずに気管支喘息を発症する例も数多い．上記の意見に従えば，すべての乳幼児においてアレルギー検査をスクリーニングとして行い，アトピー性皮膚炎の罹患の有無にかかわらずIgE RAST陽性例は「将来の気管支喘息予防」のために全例食物除去を行うべきということになる．それについての十分なEBMは存在するのか？

7．アトピー性皮膚炎は元来自然治癒傾向のある疾患である．さらに厳格な食物除去では，その煩雑さや精神的ストレスよりドロップアウトする例も少なくない．食物除去療法の有用性を証明するためには，より簡単な外用療法との比較が必要ではないか？

7 覆面アレルギーについて

アレルギーに関する諸検査でまったく陽性を呈さず，アレルギー反応としてアトピー性皮膚炎が誘発されるとする「覆面アレルギー理論」なるものが一部の小児科医より提唱されている．

私自身，その内容を理解しようとして繰り返し論文を読んだがそれでも理解不能であった．そこで何人かの小児科医に解説を求めたが，やはり彼らもよく理解できないとの回答であった．

さらに繰り返し検討したところ，理論そのものはやはり理解不能であったが，以下の2点については明確となった．

1．この理論を正しいものとすると，どのような検査結果や，負荷試験の結果が出ようとほぼすべてのアトピー性皮膚炎の病態・症状が食物アレルギーで説明可能となる.

2. この理論の理解を難解としている最大のポイントは,「感作が成立した免疫反応は再現性がある」という免疫学の最重要原則を無視している点で，免疫学の見地よりは大きな矛盾を抱えている.

8 皮膚科医よりみた残存する厳格食事制限療法

自験例および日本皮膚科学会患者相談システムにおける相談内容の一部を紹介したい.

[1] 自験例

1998年に私の外来を受診した事例を紹介する. 患者は7歳，女児で，近県にある自宅近くの病院の小児科医より，厳格食事制限療法を受けた結果，全身著明な苔癬化を伴う紅皮症化した状態で来院し，夜もまったく眠れないとのことであった.

その病院からは過去にも十数人の増悪例が来院していたが,

①すべてのアトピー性皮膚炎患者（一部成人例も含む）の原因が食物アレルギーであるとの前提で診療している.

②食物アレルギーの検討は主としてプリックテストによって行われていたが，1 mm以内の紅斑でも陽性と判定している.

③ステロイド外用薬を一切使用せず，増悪例に対しては次々と検査を繰り返しそのほとんどが陽性と判断されるため，ほとんどすべての食物が食べられなくなる.

という診療スタイルであった.

患児はやせて元気のない状態で一見して栄養失調状態であることは明らかであったが，食物除去をすべて中止させ, ステロイド外用薬を中心とする標準治療によってわずか数週間で略治の状態となり，明るい表情を取り戻した. 後日，われわれが行ったアンケート調査での母親のコメントを，母親の了承のもとに紹介したい.

『いろいろな治療法を試して，親子ともども精神的・肉体的に一番辛かったのが食事制限でした.

5大アレルゲンと肉や魚の制限，果物もモモとブドウだけ，野菜も葉物と大根ぐらいしか食べられず，9カ月間本当に疲れました. それでも皮膚はぼろぼろで，夜も眠れず，子どもを夜中叱ったりすることもしばしばありました. なぜ，こんな子を生んだんだろうと思っていました. アトピーを「特別な病気」，この子を「特別な子ども」とずっと思っていたので，先生に「アトピーは特別難しい病気ではありません. この子は普通の女の子だから，普通の生活をさせてあげていいんですよ」といわれた時は，本当にうれしくて，感激しました.

今はお陰さまで，本当に明るくて子どもらしい子に育っています.

これからもよろしくお願いします』.

［2］日本皮膚科学会患者相談システムより

2000年7月より日本皮膚科学会・アトピー性皮膚炎治療問題委員会は直通FAXまたはe-mailによる患者相談システムを開始した[8]．2001年3月集計した時点で計1,504件中，111件が食事制限に関する質問，相談であったが，残念ながらその文面にはただの1例も「除去試験」「負荷試験」という言葉はなく，大部分が「血液検査で卵と牛乳が原因であることがわかり，直ちに除去を開始しましたが…」というものであった．1992年の日本小児科学会誌の反省は本当に現場でいかされているのだろうかと疑問に思わざるを得ない．

以下に事例を紹介する．

【事例】

現在3歳の男の子について相談します．生後半年でアトピー性皮膚炎と診断され，血液検査で卵白，牛乳，大豆など多品目で陽性といわれ，除去食を続けながら弱めのステロイド剤を薄く塗ってきましたが，あまりよくなりませんでした．今年になり血液検査をしたところ以前より数値が上昇しており，主治医の先生から車のシートに使われている牛皮と完全に食品の除去ができていなかったために悪化したと叱られました．

現在はさらに厳しい食事療法をし，保育園や他のお宅へ行かないように指導されていますが，これで本当によいのでしょうか？　子どもも辛そうでみんなと一緒の食事や遊びができていないことを理解し始めています．

子どもの成長のことも心配です．アトピー性皮膚炎とはそこまで犠牲にして治療しないといけない病気なのでしょうか？　すべてに敏感になっている妻の姿をみるのも辛く，ついつい言い合いになったりします．何とか子どもや妻にももっと元気になってほしくて相談させていただきました．

【回答】

日本皮膚科学会のアトピー性皮膚炎治療ガイドラインでは，外用療法を中心とした標準治療で十分改善しない場合にのみ，食物除去・食事制限を考慮するとされています．まず，ステロイド外用薬を中心とした標準治療をしっかり行うことをお勧めします．

①血液検査はあくまで1つの目安で，それで原因が決まるわけではありません．実際に除去して改善する，負荷して悪化することを確認する試験（除去試験と負荷試験）が必要です．

②過剰な食事制限により，栄養状態が悪化したり，成長障害が生じたりすることがあり，特に1990年代前半に大問題となりました．血液検査だけを根拠とした厳格な食物除去は行き過ぎです．

③一般に3歳を過ぎると腸管が発達してくるために，血液検査は陽性であっても食物の関与はほとんどなくなるということもいわれています．3歳の子どもにもそれなりの社会生活があるはずで，それを大きく犠牲にするような治療はお勧めできません．

④車の牛皮のシートはアトピー性皮膚炎の悪化とは関係ないように思います．

⑤症状に合ったステロイド外用薬の使用法がされておらず，結果的に効きの悪いものをダラダラと

表 1. 皮疹の重症度と外用薬の選択

	皮疹の重症度	外用薬の選択
重症	高度の腫脹/浮腫/浸潤ないし苔癬化を伴う紅斑，丘疹の多発，高度の鱗屑，痂皮の付着，小水疱，びらん，多数の掻破痕，痒疹結節などを主体とする.	必要かつ十分な効果のあるベリーストロングないしストロングクラスのステロイド外用薬を第一選択とする. 痒疹結節でベリーストロングクラスでも十分な効果が得られない場合は，その部位に限定してストロンゲストクラスの使用もある.
中等症	中等度までの紅斑，鱗屑，少数の丘疹，掻破痕などを主体とする.	ストロングないしミディアムクラスのステロイド外用薬を第一選択とする.
軽症	乾燥および軽度の紅斑，鱗屑などを主体とする.	ミディアム以下のステロイド外用薬を第一選択とする.
軽微	炎症症状に乏しい乾燥症状主体.	ステロイドを含まない外用薬を選択する.

（日本皮膚科学会アトピー性皮膚炎治療ガイドラインより作成）

使用しているために改善しないのだと思います. 皮膚科専門医のもとで，症状に合ったステロイド外用薬の使い分けの指導を受けて下さい.

9 成人型アトピー性皮膚炎と食物

成人においては,「かゆみを誘発する仮性アレルゲン」を多く含む食物を避けることは必要であるが,原因として食物アレルギーが関与していることはほとんどない. なお，当然のことながら，蕁麻疹とアトピー性皮膚炎は別疾患として考えるべきである.

なお，日本皮膚科学会の治療ガイドラインにおいても「乳幼児では，食事アレルゲンの関与がある程度みられる」として成人での関与は否定した表現となっている.

10 日本皮膚科学会・アトピー性皮膚炎治療ガイドラインの示す標準治療

前述の如く，日本皮膚科学会のガイドラインでは薬物療法を優先させ，食物除去はセカンドステップの治療としている.

そこで読者のために，そのエッセンスを伝えておきたい. このガイドラインの骨格なるのは「個々の皮疹の重症度に応じた外用薬の選択」であり，**表 1** にそれを示した.

なお，乳幼児，小児に対しては,

「原則として，重症と中等症では上記より 1 ランク低いステロイド外用剤を使用する. 但し，効果が得られない場合は十分な管理下で**表 1** のランクのステロイド外用剤を使用する」

と記載されている.

◆おわりに◆

食物アレルギーも含め，アトピー性皮膚炎の病因や治療に関して，いまだ医学界の混迷は十分に解決されたとはいえない．このような混乱の最大の被害者は患者である．悩める患者救済のため，食物アレルギーを含めEBMに基づいた医学界のコンセンサスの確立が望まれる．

（竹原和彦）

文献

1) 山本昇壮：アトピー性皮膚炎の治療ガイドライン．アレルギー科 8（3）：173-180，1999．
2) Sulzberger MB, Goodman J：J Am Med Assoc 106：1000-1003, 1936.
3) Sulzberger MB：Dermatology in General Medicine. et Fitzpatrick TB et al, McGraw-Hill, p 680-684, 1971.
4) 芋川玄爾：角質細胞間脂質の機能と乾燥性皮膚疾患．臨皮 35：1147-1161，1993．
5) 日本皮膚科学会（編）：「アトピー性皮膚炎治療ガイドライン」．日本皮膚科学会，アトピー性皮膚炎治療ガイドライン作成委員会，日皮会誌 110：1099-1104，2000．
6) 後木建一：食物性アレルギー；小児科の立場から．皮膚科 MOOK 1，p 206-215，金原出版，東京，1985．
7) 柴田瑠美子：食物アレルギーとその対策．Dermatology Practice．皮膚科診療プラクティス 6，p 141-146，文光堂，東京，1999．
8) 竹原和彦：アトピー性皮膚炎に対する日本皮膚科学会の取組み；患者相談システムを中心に．治療 82(11)：114-115，2000．
9) 日本皮膚科学会アトピー性皮膚炎治療問題委員会（編）：決定版　専門医がやさしく語るアトピー性皮膚炎．暮しの手帖社，東京，2001．

5. アナフィラキシーショックの診断

◆はじめに◆

全身性の激烈なアレルギー症状であるアナフィラキシーは，さまざまな原因により誘発されるが，食物抗原は主要な原因の１つといえる．原因同定が可能なアナフィラキシーのおよそ半数が，食物由来であるという報告もある[1]．本稿では，食物アレルギーが関与するアナフィラキシー反応の診断について述べる．

1 原因食物

今井らが 1,597 例の即時型食物アレルギー症例を解析した結果によれば，わが国における食物アレルギーの原因として最も多いのは鶏卵(27.3%)，次いで牛乳(18.0%)，小麦(10.0%)，そば(5.3%)，エビ(3.5%)の順と考えられている[2]．そばアレルギーの罹患率は，横浜市内の小学校 1〜6 年生における調査では 0.2%と報告されているが[3]，症状としてのアナフィラキシー出現率は，鶏卵など他の食物抗原よりも高いと考えられている[4]．

2 アナフィラキシーの診断

アナフィラキシー症状として最も出現頻度の高い症状は蕁麻疹・血管神経性浮腫（angioedema）であり，およそ 90%の症例で認められる．次いで窒息感，呼吸困難，喘鳴などの呼吸器症状がおよそ 50%に，めまい，失神，血圧低下などの神経症状が 30%，嘔吐，腹痛などの消化器症状もおよそ 30%に認められる[5]．したがって，蕁麻疹などの皮膚アレルギー症状を呈する呼吸困難，ショックを診た時にはアナフィラキシーを疑うべきであるが，問診により確定はさほど困難ではなかろう．但し米国における調査によれば，食物アナフィラキシーによる死亡・near death 13 例の検討において全員が食物アレルギーを認識してはいたが，そうと気づかずに原因食物を摂取したためアナフィラキシー出現に至ったという[6]．具体的にはナッツや卵が含まれていたキャンディー，クッキーなどを，気づかずに摂取したことによる．したがって問診上，摂取食物についてはできるだけ詳細に問うことが重要である．

症状は，原因食物摂取後 2 時間以内に出現することが一般的といえる．しかしより遅発性に出現することもあり得るので注意を要する．

3 原因食物の診断

原因食物の同定・診断に関しては，総論第7章に詳細に記載されている．問診内容を手がかりとして，食物日誌，除去試験，皮膚プリックテスト，IgE検査，末梢好塩基球ヒスタミン遊離反応，負荷試験などを組み合わせて進めてゆく．

◆おわりに◆

食物アナフィラキシーショックは，早期に適切な治療を施せば十分救命が可能である．逆に死亡例においては，治療の遅れが目立つ[6]．早期治療を行うためには早期の適切な診断が重要となる．

（勝沼俊雄，富川盛光）

文献

1) Kemp SF, Lockey RF, Wolf BL et al：Anaphylaxis；A review of 266 cases. Arch Intern Med 155：1749-1754, 1995.
2) 今井孝成，三浦文宏，飯倉洋治，ほか：即時型食物アレルギーの疫学．アレルギー・免疫 8：23-28，2001．
3) 高橋由利子，市川誠一，横田俊平，ほか：横浜市の小学生9万人を対象としたそばアレルギー罹患率調査．アレルギー 47：26-33，1998．
4) 渡辺一彦，久保田知樹，飯倉洋治，ほか：そばアレルギー37例の臨床的検討．小児科臨床 50：2029-2034，1997．
5) Lieberman P：Anaphylaxis and anaphylactoid reactions. [Edited by Middleton E Jr], Allergy, principles and practice 5th ed, p 1079-92, Mosby, St. Louis, 1998.
6) Sampson HA, Mendelson L, Rosen JP：Fatal and near-fatal anaphylactic reactions to food in children and adolescents. N Engl J Med 327：380-384, 1992.

6. 食物アレルギーの救急医療

◆はじめに◆

食物アレルギーの症状は多彩で，急性から慢性，軽症から重症まであらゆる病型を取りうる．本稿では救急医療における食物アレルギーとして，蕁麻疹とアナフィラキシーの対応について述べる．

食物摂取によるアナフィラキシーもしくはアナフィラキシー様反応に関連する診断コードは，ICD（International Classification of Diseases）では「T 78.0　有害食物反応によるアナフィラキシーショック」に相当しよう．わが国における1999年の同診断死者数は3名となっている（厚生労働省ホームページ：http：//wwwdbtk.mhlw.go.jp/toukei/cgi/j_kensaku）．このうち何名がIgE依存性の，いわゆる食物アナフィラキシーであるのかは不明であるが，そばアレルギー児童が給食中にそばを摂取して死亡した実例などから考えても，食物アレルギーの救急対応は重要な臨床テーマといえる[1]．

本稿では比較的軽症といえる蕁麻疹と，重症であるアナフィラキシーの対応について述べる．

1 蕁麻疹

軽症例では，ヒスタミンH_1受容体アンタゴニスト（いわゆる抗ヒスタミン剤）の皮膚外用，経口投与で十分有効である．近年は，副作用としての眠気が軽減された第2世代のヒスタミンH_1受容体アンタゴニストも普及しており，有用と考えられる．Hydroxizine（Atarax®）の代謝産物であるcetirizine（Zyrtec®）の臨床的力価は，hydroxizineの約3倍と考えられている（cetirizine 10mgはhydroxizine 30mgに相当）．重症例では静脈内投与も行われる．筆者らはHydroxizine（Atarax P®）を，体重1kgあたり1mg（max 25mg）を目安に用いている．

ヒスタミンH_1受容体アンタゴニスト単独で軽快しない場合，併用すべき薬剤としてはH_2受容体アンタゴニスト[2] cysLT$_1$受容体アンタゴニスト[3]（pranlukast, montelukast, zafirlukast），いわゆる肝庇護剤，ステロイド剤がある．

2 アナフィラキシー

アナフィラキシー時には，食物に限らず原因が何であれ，迅速な診断に基づく早急な治療の開始が重要といえる．特にエピネフリン投与を中心とした治療開始の迅速性が，致死リスクを緩和する．

Sampsonらは，13例の重症食物アナフィラキシーの臨床背景について詳細に検討している[4]．致死例6名では，症状発現後1時間以内にエピネフリン注射を受けたのは2例に過ぎなかった．対照的に

表 1. アナフィラキシー時の対応

仰臥位・下肢の挙上
酸素投与
エピネフリン（ボスミン® 0.01 ml/kg）注射
静脈ルート確保・補液
●抗ヒスタミン剤（H_1受容体アンタゴニスト）
●H_2受容体アンタゴニスト
●ステロイド剤
●気管支拡張剤（アミノフィリン，交感神経 β_2刺激薬）

生存例 7 名中 6 名では，30 分以内にエピネフリン注射を受けていた．このことからも，症状発現後できるだけ早い時期にエピネフリン注射を行うことの重要性が理解できる．小児には体重 1 kg あたり 0.01 mg のエピネフリン（Bosmin® 0.01 ml/kg）を皮下あるいは筋肉内注射する．反応が乏しい場合，必要に応じて 10〜15 分間隔でさらに 1〜2 回繰り返す．

姿勢は仰臥位で下肢を高くする．バイタルモニターを装着し，酸素吸入も並行して行う．そのうえで，静脈ルートを確保し補液を開始する．

その他の薬物治療としては，ヒスタミン H_1受容体アンタゴニスト（＋H_2受容体アンタゴニスト），ステロイド剤，気管支拡張剤の投与が行われる（**表 1**）．

以上の治療にもかかわらず改善が認められない場合，人工呼吸管理が必要となる．

◆おわりに◆

アナフィラキシーの対応で重要なことは，2 相性の症状を示すケースが含まれる点である．すなわち即時型（第 1 相）反応の後，1〜2 時間の無症状期を経て，再び 2 相目のアナフィラキシー症状を呈するケースの存在である．したがってアナフィラキシーを診察するにあたっては，入院，少なくともオーバーナイトのケアが適切といえる．

食物アレルギーの基本的治療は，原因食物の除去である．患者（家族）の教育も重要であるが，それと同時に食品成分表示の流れが今後さらに進んでゆくことを期待したい．

（勝沼俊雄，富川盛光）

文 献

1）渡辺一彦，久保田知樹，飯倉洋治，ほか：そばアレルギー37 例の臨床的検討．小児科臨床 50：2029-2034，1997．

2）Runge JW, Martinez JC, Caravati EM, et al：Histamine antagonists in the treatment of acute allergic reactions. Ann Emerg Med 21(3)：237-242, 1992.

3）Pacor ML, Di Lorenzo G, Corrocher R：Efficacy of leukotriene receptor antagonist in chronic urticaria；A double-blind, placebo-controlled comparison of treatment with montelukast and cetirizine in patients with chronic urticaria with intolerance to food additive and/or acetylsalicylic acid. Clin Exp Allergy 31：1607-1614, 2001.

4）Sampson HA, Mendelson L, Rosen JP：Fatal and near-fatal anaphylactic reactions to food in children and adolescents. N Engl J Med 327：380-384, 1992.

CHAPTER Ⅲ

特 論

1 食餌依存性運動誘発アナフィラキシー

◆はじめに◆

運動中に発症する病気は，心臓発作，脳卒中など循環器の異常が多いが，運動してアレルギー疾患が発症することがある．気管支喘息患者が運動して喘息発作になる「運動誘発喘息」がよく知られているが，それとは異なり，運動中に突然，蕁麻疹・血管浮腫が出現し，呼吸困難，腹痛・下痢，低血圧ショック，意識障害などのアナフィラキシー様症状を起こす患者の報告が増えている．これは，「運動誘発アナフィラキシー」と呼ばれ，運動という物理的刺激により出現する物理アレルギーの１つと考えられている[1]．その中で，食事後に運動してアナフィラキシーを起こすものが「食餌依存性運動誘発アナフィラキシー」で，本邦に多いタイプである[2]．運動により蕁麻疹と鼻炎が出現するにとどまる軽症型もある．

1 症例提示

【症例 1】

15 歳の中学生の男子で，陸上部マラソン部員．冬の寒い日に，給食のエビフライを食べてマラソンの練習を始めたところ，途中で身体の瘙痒と，頭痛を覚えて意識を失い，救急車にて搬送された．全身の紅潮，顔面と四肢の蕁麻疹•血管浮腫，90/50 mmHg の低血圧を認めた．検査上，脱水所見と呈し，輸液により意識を回復した．アレルギー検査にて，エビとカニがともに皮膚テスト強陽性，RAST スコアが 4 を示し，発作直後の血中ヒスタミン値が平常時の 8 倍に上昇していた．

【症例 2】

41 歳の男性．2 年前から食事のあとに歩行，バトミントン，テニスを 30 分続けると全身に蕁麻疹が出て，脱力から歩行できなくなる発作を繰り返し，時には意識障害に陥ることもあった．発作前に食べた物はラーメン，うどん，パン，ケーキなど小麦食品が共通していた．アレルギー皮膚テストは，小麦に強陽性を示したが，RAST スコアは 1 であった．小麦の食物アレルギーを疑い，食パンの食物負荷とトレッドミルを使った運動負荷の組み合わせ試験を行ったところ，運動負荷だけでも血中ヒスタミン値は若干上昇したが，食パンを食べて運動した時に一段と高くヒスタミン値が上昇した．この時，顔の痒みを訴えた．パン摂取後にトレッドミル上の運動負荷試験を行ったところ，全身に蕁麻疹を伴って血圧が低下し，アナフィラキシーが誘発された．直ちにボスミン皮下注射と副腎皮質ホルモンの点滴を施し，2 時間後に回復した（図 1）．

症例 1，2 とも食事をしただけ，あるいは運動しただけでは発作に至らず，食事のあと 3 時間以内に

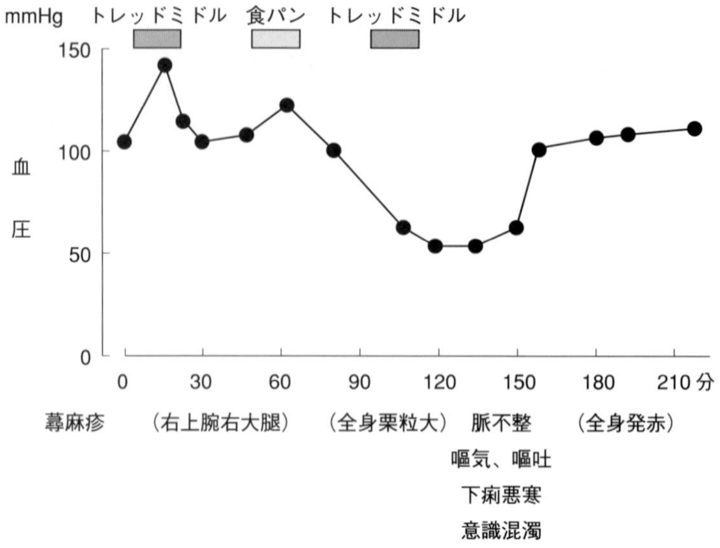

図 1. 症例 2 の食物・運動負荷試験

運動した時だけ発症していることから「食餌依存性運動誘発アナフィラキシー」と診断した．これ以降，症例 1 ではエビ，カニなどの甲殻類，症例 2 は小麦の摂取を避け，食後の激しい運動を控えさせたところ，発作を起こさなくなった．

2 運動誘発アナフィラキシーの自験 25 例

運動誘発アナフィラキシー患者 25 名の性比は，男性 12 名・女性 13 名でほぼ同率であった．その発症年齢は，平均 21 歳（10～42 歳）で 10 代が 17 名（68%）と最も多く，次いで 30 歳代が 5 名（20%）である．患者の既往歴・合併症では，気管支喘息，アレルギー性鼻炎，アトピー性皮膚炎などのアレルギー性疾患や寒冷蕁麻疹，コリン性蕁麻疹など物理アレルギーが認められ，家族歴を含めたアトピー素因のみられる患者は半数に上った[3]．

[1] 運動との関連

発作の症状は，蕁麻疹・血管浮腫などの皮膚症状が必発で，患者の 80%が低血圧ショックから脱力，意識障害を経験し，呼吸困難が 60%，嘔気・腹痛・下痢など消化器症状が 44%，鼻炎症状が 28%の患者にみられた．3～4 名患者は頭痛，動悸も訴えている（**表 1**）．これらの症状は，運動を始める前はまったくなかったのに，運動を 20～30 分間続けたところで，皮膚の痒みを感じ，急速に進展してくる．多くは運動を中止し，休養することで 3 時間以内は軽減・消失するが，血管浮腫や頭痛は翌日まで残ることもある．食餌依存性の運動誘発アナフィラキシーは，原因食物を摂取しただけでは発症しないし，食物の摂取しても 3 時間を過ぎれば運動してもアナフィラキシーは起きない．アナフィラキシー発作の誘因となった運動は，ほとんどが運動量の多い全身運動である．人気の高いランニングや各種

表 1. アナフィラキシー様症状（25症例）

	症例数
1. 皮膚症状	25（100%）
蕁麻疹，皮膚紅潮，血管浮腫	
2. 循環器ショック	20（ 80%）
低血圧，脱力，意識障害	
3. 呼吸器症状	15（ 60%）
喘鳴，呼吸困難	
4. 消化器症状	11（ 44%）
嘔気，嘔吐，腹痛，下痢	
5. 鼻症状	7（ 28%）
鼻汁，鼻閉	
6. その他	
頭　痛	4（ 16%）
動　悸	3（ 12%）

表 2. 推定原因食物都頻度

食　物	症例数
甲殻・軟体類*	6
小麦製品**	8
米	2
そ　ば	1
卵	1
ブドウ	2
薬　物***	3
不　明	5

* エビ，カニ，イカ，アワビなど.
** パン，ケーキ，ラーメン，うどん，焼きそば，お好み焼き，天ぷら，フライなど.
*** アスピリンなどの非ステロイド抗炎症剤.

表 3. EIAnに関係した増悪因子

	症例数
1. 食物摂取	22（88%）
特定食物	18（82%）
2. 薬物服用*	3（12%）
3. 花粉曝露**	1（ 4%）
4. 月　経	5（女性の38%）
5. 疲労，睡眠不足	4（16%）
6. 精神的緊張	1（ 4%）
7. 感　冒	1（ 4%）

* アスピリンなどの非ステロイド性抗炎症剤
** スギ，カモガヤ花粉

球技が多いが，サイクリング，ダンス，スキー，剣道，水泳なども誘因になる．しかし，運動量の少ない歩行中でも発症することがあり，見逃せない（**表2**）.

［2］食物アレルギーとの関連

食事との関連を認めた運動誘発アナフィラキシーは22例と約9割が食餌依存性運動誘発アナフィラキシーのタイプである．そのうち18例（82%）が問診とアレルギー検査から関連食物を特定できた（**表3**）．すなわち食物アレルギーの存在が認められた原因食物の多くは，小麦食物（44%）とエビ，カニ，アワビ，イカなどの甲殻類・軟体動物（25%）で，ほかに果実のブドウ，米，そば，大豆の穀類，鶏卵が1〜2例に認められた（**表3**）．アトピー素因が強い10歳と20歳代は，小麦と甲殻・軟体類が，アトピー素因が弱い30歳以上は小麦が主要原因食物である．不思議なことに小児のアトピー性皮膚炎などで問題になる牛乳や鶏卵が原因となる症例は少ない．アレルギー検査の皮膚テストとRASTスコアとの関連を調べると，エビ・カニなど甲殻類の皮膚テストとRASTスコアとはよく相関するが，小麦の場合，30歳以上の患者では皮膚テストが陽性であってもRASTは陰性のことが多い.

20歳以下の若年発症と30歳以上の成人発症がみられることは前述したが，前者はアトピー素因が強い，IgE値が高値，原因食物に甲殻・軟体類が多いことに対して，後者はアトピー素因は弱く，すべて小麦が原因という特徴がみられる.

[3] 他の関連因子

同じ食餌と同じ運動をしても必ずしも発作が誘発されるとは限らない(**表3**).誘発しやすくする要因を調べると,アスピリンのような解熱・鎮痛薬を服用していた時に発症した症例が3例,生理中が5例(女性の38%)にみられた.そのほかでは睡眠不足,肉体的・精神的ストレス,感冒など自律神経に変調をきたすような要因の関与が疑われた.

3 他の報告例からみた食餌依存性運動誘発アナフィラキシー

原田らは,本邦における食餌依存性運動誘発アナフィラキシーの報告例167例(著者らの25例を含む)」を集計調査している[4].その結果からも,アトピー素因の関連が認められ,10歳代に好発し,主要な原因食物が小麦とエビ(特に20歳未満)であること,アスピリンが増悪因子となることなどが認められる.小麦,甲殻類以外の原因食物として,貝類,魚類,ナッツ類,ブドウ・モモ・サクランボなどの果実,マッシュルーム・トマトなどの野菜類の報告がある.

ShefferとWadeらが調査した「米国における運動誘発アナフィラキシー患者199例」のアンケートの結果は,食餌依存性運動誘発アナフィラキシーの患者が54%,食物アレルギーが証明された患者は34%である(**表4**)[5].原因食物として,エビ,貝類,セロリ,キャベツ,果実類が特定されている.食物以外の増悪因子として気温・湿度など気象因子,アトピー素因,アスピリンなどの薬物服用,女性の生理を挙げている.これらは,本邦における実態と共通する点も多いが,異なる点も見い出される.大きく違うのは,本邦には食餌依存性運動誘発アナフィラキシーの症例が非常に高いこと,小麦が原因食物の症例が多いことである.これは,人種差や小麦消費量の推移と関係すると思われて興味深い事実である.

最近,サラミが原因食物の食餌依存性運動誘発アナフィラキシーと思われたが,実は,サラミに付着・増殖したペニシリウム真菌が経口アレルゲンとなり運動誘発アナフィラキシーを起こした症例であったという報告がされた[6].また,運動誘発アナフィラキシーではないが,小麦食品を摂取してアナフィラキシーを起こした原因が小麦ではなく,小麦粉に繁殖したダニの抗原の経口にあったという症

表4. 米国における運動誘発アナフィラキシー(119患者)

増悪因子	関連度
1. 温暖時	64%
2. 寒冷時	23%
3. 高湿度	32%
4. 食物摂取	54%
5. 薬物服用(例:アスピリン)	13%
6. 生理 19%	19%(女性)
7. 高温シャワー	5%

例もいくつか報告されている[7]. ダニアレルギーをもった食餌依存性運動誘発アナフィラキシー患者では，留意すべきことである．これらは，食品そのもの以外に，食品への混入・汚染物やアスピリンと同様の作用をもつ食品添加物の経口が原因・増悪因子となりうることを示している．

4 食餌依存性運動誘発アナフィラキシーの機序

症例１や食物と運動負荷試験の結果から，アナフィラキシーの発作時には血中にヒスタミン値が上昇しているので，肥満細胞の脱顆粒により遊離したヒスタミンが血管拡張と血管透過性の亢進に関与し，循環血漿成分の漏出から低血圧ショックを起こした原因の１つであることは間違いない．一方で自律神経との関連も疑われることから，サブスタンスＰのような神経ペプチドが関与する可能性も高い．

［1］食物アレルギーと運動の関係

この病態には食物アレルギーと運動という２つの要因が関与していることは明らかである．発症機序としてどちらが主体と考えるかにより疾患概念も変わってくる．すなわち，①食物アレルギーに内包される亜型として，食物アレルギーを基本に運動が増悪因子になるという立場と，②運動誘発アナフィラキシーという独立した疾患があり，食物アレルギーはその増悪因子の１つという立場である(図2)．運動だけでアナフィラキシーを誘発する病態が存在するかどうかが鍵となるが，著者は次の点から後者を支持している．①運動誘発アナフィラキシーが物理性蕁麻疹の中の１疾患として存在が認められていること[8]，②運動が皮膚の肥満細胞の脱顆粒を起こし得ること[9]，③本邦では食事の関連症例が多数ではあるが，米国の調査では食事と関連した運動誘発アナフィラキシーは，54%に過ぎないこと，④自験例の中に少数ながら食事とは関連性のみられない運動誘発アナフィラキシー患者が存在すること，⑤スギ花粉の曝露下に運動してアナフィラキシーを起こしたスギ花粉症患者を１例経験しており，食物アレルギー以外のアレルギーでも増悪要因になりうること，⑥食物アレルギー亜型説が「運動はアレルギーの発現を増悪する」というのであれば，食物アレルギー患者数の多さからみて，食餌依存性運動誘発アナフィラキシーの発症は少なくないと見込まれるものの，実際は稀な疾患である．

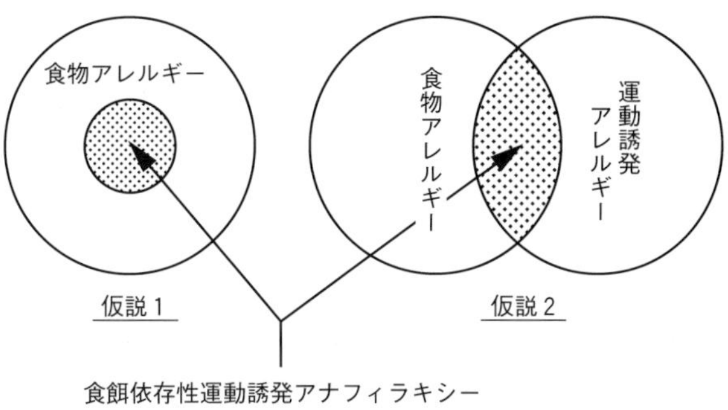

図 2. 食餌依存性運動誘発アナフィラキシーの患者概念

「運動はアレルギーの増悪要因」といえるほど単純ではない．機序は不明ながら「運動によってアナフィラキシーを起こしうる特殊な患者」が存在し，食物アレルギーをはじめとしてさまざまな増悪因子，すなわち気象因子，吸入性アレルゲン，薬物服用（アスピリンなど），肉体的･精神的因子，自律神経の不調などが重なって，アナフィラキシーの発現閾値（肥満細胞の脱顆粒閾値など）を越えた時に発症すると著者は考えている．つまり，食餌依存性運動誘発アナフィラキシーは，運動誘発アナフィラキシーと食物アレルギーが overlap して発症する病態であり，食物アレルギーに抱合される亜型とする考えは取らない．

運動がアナフィラキシーを誘発する機序として，①運動により肥満細胞の脱顆粒が促進され（脱顆粒促進因子の異常遊離あるいは過反応性の獲得），ヒスタミンなどのケミカルメディエーターが多量に放出される，②運動が自律神経系を介して循環系の血管拡張や血管透過の反応性を亢進させ，蕁麻疹やアナフィラキシーショックが起きやすくなる，ことが想定されている．一方，食事との関連については，①運動により消化管における食物抗原の吸収が高まる，抗原の体内分布が変化するという可能性，②特異的 IgE 抗体と食物抗原との反応が肥満細胞の別の刺激（運動など）による脱顆粒性を促進させること，などが考えられる．しかし，いずれの機序も仮説の域を出ない推測である．

[2] 原因食物の特異性

小児の食物アレルギーの重要な食物は，卵白，牛乳，大豆である．また，10～20 歳代の喘息患者における皮膚テストの結果ではあるが，卵白，大豆とエビ，小麦の陽性率はいずれも 10%前後で大差ないにもかかわらず，同年代の食餌依存性運動誘発アナフィラキシーの主要な原因食物は，エビなどの甲殻類と小麦に偏っている．その理由の 1 つとして考えられるのは，消化酵素による抗原修飾である．主要抗原が gliadin であることが明らかになった小麦は，ペプシンで処理されるとその抗原性が亢進すると報告されている[10)11)]．消化酵素により抗原性が増強される食物は，抗原性を保ったまま運動により速やかに体内に吸収されてアナフィラキシーを起こすが，逆に消化酵素により抗原性が減少しやすい食物は，食餌依存性運動誘発アナフィラキシーの原因食物にはなり難いと考えられる．はたして，甲殻類も小麦と同様に消化酵素により抗原性が増強され，卵白や大豆は減少するのか検討が待たれる．

5 食餌依存性運動誘発アナフィラキシーの診断

蕁麻疹と伴うアナフィラキシー様症状がみられたら原因となるアレルギー性疾患，非アレルギー疾患とともに本症をも念頭に入れた詳細な問診を行う．運動の種類，食物の摂取，薬物服用との関連，アナフィラキシー発現までの時間とその症状，発症当日の気象，体調の変化についても調べる．次いで，食物アレルギーの有無について検査するため，皮膚のアレルゲン即時型反応試験と血中の抗原特異的 IgE 抗体価の測定（RAST など）を行い，原因食物の特定に努める．特に小麦が疑われる症例は，RAST が陰性でも皮膚テストに陽性となることが少なくないので皮膚テストは大切である．

確定診断するため，運動と食物の負荷試験を行い，症状発現と血中ヒスタミン値の上昇を確認する場合がある[12]．この試験は，再現性が低いこと，症例2のようにアナフィラキシーショックを誘発する危険があるので，実施にあたってはインフォームド・コンセントの取得と細心の注意が必要である．

鑑別を要するものに運動誘発喘息とコリン性蕁麻疹がある．ともに運動が関連する物理アレルギーであるが，前者は蕁麻疹を伴わない．後者は，体温上昇が原因となって蕁麻疹が出現するもので，皮膚体温が上昇する入浴によっても蕁麻疹/アナフィラキシーが発症する．

6 食餌依存性運動誘発アナフィラキシーの予防と治療

病因が不明なため根本治療は難しい．アナフィラキシーの予防と対症療法が中心となる．

特に予防は大切で，発症誘因を可能な限り除くのが基本である．具体的には，激しい運動の制限，関連する食物と薬物の禁止と食後3～4時間以内の運動の制限，患者に応じて高•低温時，家塵や花粉など吸入性アレルゲンの多い環境下，女性の生理時，肉体的・精神的疲労，感冒時には特に注意をして運動量を減らす．10歳代の小•中学生は学校の給食後の昼休みや体育の授業中の発症が多いので，運動中に皮膚の痒み，頭滴，熱感など初期症状を感じたら直ちに運動を中止して症状が消えるまで休むことが大切である．食餌依存性運動誘発アナフィラキシーの症例によっては，ある時期に発作が頻発することがある．この時は，歩行という軽い運動でも発症しやすいので原因食物の除去と運動制限を徹底指導する．著者は，経験からこうした指導を厳格に守らせれば，ほとんどの症例で発作の再発は抑え得ると考えている．

薬物による予防法として，抗ヒスタミン薬•抗アレルギー薬の服用がある．特に，経口のDSCGの長期投与が有効となる症例がある．しかし，これらは症状の発現を軽減する効果はあっても，確実にアナフィラキシー発作を予防するとはいい難い．

アナフィラキシー症状の治療は，通常，エピネフリンの皮下注射が第一選択であり，症状に応じて，酸素吸入，抗ヒスタミン薬，ステロイド薬の投与と輸液をする．米国では，アナフィラキシーの緊急性からエピネフリンの自己注射が認められているが，残念ながら，わが国では認可されていない．この点は，検討される余地があると考える．

7 食餌依存性運動誘発アナフィラキシーの予後

狩野，十字と著者らは，食餌依存性運動誘発アナフィラキシー患者18名に対して，食事および運動制限の指導とDSCG（インタール®）の経口薬などの抗アレルギー薬の投与を行い，その予後を観察した[12]．2年～10年の間に蕁麻疹症状は軽快し，アナフィラキシー発作は回数減少ないし消失して寛解に至り，一部の患者では小麦に対するRASTスコアの低下がみられた．この疾患の初発時には重症感はあるもの，生活指導を徹底すれば，発作も出なくなり，予後はよいといえよう．しかし，食餌依存性運動誘発アナフィラキシーのため突然死した患者の報告があり，直接の死因ではなくとも倒れて骨折した患者の報告，意識障害により交通事故を起こした運転手および水泳中やスキー滑走中のアナフィラキシー発作の自験例をみると，随伴事故による生命への危険性も否定できない．心臓・循環器の合併症があればさらに危険性は高い．

◆おわりに◆

食物アレルギーをもつことがわかったとしても，どのような患者が将来食餌依存性運動誘発アナフィラキシーを発症するか，今のところ予測はできない．幸い，全食物アレルギー患者の中で，食餌依存性運動誘発アナフィラキシーを起こす患者の数は多くない．したがって，甲殻・貝類や小麦アレルギーの場合は注意するとしても，食物アレルギー患者すべてに一律に運動制限を課するのは正しくない．特に，幼児・学童の場合，その発育や quality of life を損なう可能性がある．現に，卵や牛乳にアレルギーがあっても，ほとんどの子どもが問題なく運動している．

医療従事者が食餌依存性運動誘発アナフィラキシーについての正しい知識をもつべきはいうに及ばず，患者や家族に加えてスポーツの指導，教育従事者をも啓蒙して事故を未然に防いでゆかねばならない．

（須甲松伸）

文　献

1）Sheffer AL, et al：Exercise-induced anaphylaxis；a distinct form of physical allergy. J Allergy Clin Immunol 71：311-316, 1983.
2）Kidd JM：Food-dependent exercise induced anaphylaxis. J Allergy Clin Immunol 71：407-411, 1983.
3）須甲松伸，土肥　眞，十字文子，ほか：運動誘発アナフィラキシー；自験例 25 例の臨床像．日本医事新報 3563：18-23, 1992.
4）原田　晋，堀川達弥，市橋正光：Food-Dependent Exercise-Induced Anaphylaxis（FDEIA）の本邦報告例集計による考察．アレルギー49：1066-1073, 2000.
5）Wade JP, Mathew HL, Sheffer AL：Exercise-Induced Anaphylaxis；Epidemiologic Observations Biochemistry of the Acute Allergic Reactions. Fifth International Symposium, p 175-182, 1989.
6）Fiocchi A, Mirri GP, Santini I, et al：Exercise-induced anaphylaxis after food contaminant ingestion in double-blinded, placebo-controlled, food-exercise challenge. J Allergy Clin Immunol 100：424-425, 1997.
7）Blanco C, Quiralte J, Cssstillo R, et al：Anaphylaxis after ingestion of wheat flour contaminated with mites. J Allergy Clin Immunol 99：308-313, 1997.
8）Casale TB, Sampson HA, Hanifin J, et al：Guide to physical urticaria. J Allergy Clin Immunol 82：758-763, 1988.
9）Sheffer AL, Tong AKF, Murphy GF, et al：Exercise-induced anaphylaxis；A serious form of physical allergy associated with mast cell degranulation. J Allergy Clin Immunol 75：479-484, 1985.
10）Palosuo K, Alenius H, Varjonen E, et al：A novel wheat gliadin as a cause of exercise-induced anaohylaxis. J Allergy Clin Immunol 103：912-917, 1999.
11）Kushimoto H, Aoki T：Masked type I wheat allergy；relation to exercise-induced anaphylaxis. Arch Dermatol 121：355-360, 1985.
12）Dohi M, Suko M, Sugiyama H, et al：Food-dependent, exercise-induced anaphylaxis；astudy on 11 Japanese cases. J Allergy Clin Immunol 87：34-40, 1991.
13）狩野博嗣，十字文子，須甲松伸，ほか：食餌依存性運動誘発アナフィラキシー患者 18 例の 2 年から 10 年にわたる臨床経過の検討．アレルギー49：472-478, 2000.

2 非アレルギー機序による食物アレルギー様症状（偽アレルギー反応）

◆はじめに◆

非アレルギー機序による食物アレルギー様症状（偽アレルギー反応）とは，その原因となる種々の血管作動物質や化学伝達物質が，抗原抗体反応を介することなく標的臓器に作用することによって生ずる一連の症候を指す．この反応は，臨床症状だけでは真の食物アレルギーとの鑑別は困難であり，その頻度も真の食物アレルギーに比べて高いとされている．

このような偽アレルギー反応が起こる機序としては，原因となる食品に血管作動物質や神経伝達物質，あるいはそれらの前駆物質が多く含まれる場合，肥満細胞をはじめとする炎症細胞を非特異的に刺激して化学伝達物質を遊離させるような物質が含まれる場合，生体側に酵素欠損のような代謝異常が存在する場合などが挙げられる．本稿ではこれらをその発症機序別に解説する．

1 血管作動物質などを多く含む食品による偽アレルギー反応

［1］生体アミン類

食品による偽アレルギー反応を起こす物質として代表的なものは，生体アミン類である．その代表的なものとしては，ヒスタミンとチラミンやフェニレチラミンなどのモノアミン類が挙げられる．これらは，生体内のアミノ酸の脱炭酸化によって生成される．**表 1** に生体アミン類を豊富に含有する主な食品を示す[1)−3)]．

a）ヒスタミン

含有するヒスタミンによって偽アレルギー反応を起こす食品として代表的なものは，サバ，マグロ，カツオなどサバ科の魚で，サバ中毒（Scombroid fish poisoning）として知られている[2)]．これらが本来含有するヒスタミンの量はさほど多くはないが，十分な低温にて保存されていなかった場合には，アミノ酸の 1 つであるヒスチジンが，付着した細菌（ヒスチジン脱炭酸酵素をもつもの，Morganella morganii や Klebsiella pneuminiae など）によって転換されることで大量のヒスタミンが蓄積される．

またチーズもヒスタミンが蓄積されることの多い食品である．**表 1** に示すように，本来チーズにはヒスチジンが多く含まれているが，発酵の条件によっては，一部の乳酸菌の作用でヒスタミンの含有量が増加することがある．

さらに，食品自体にヒスタミンが蓄積されていなくとも，前駆物質のヒスチジンを多く含む食品を摂取した場合には，腸内細菌の作用によって体内でヒスタミンに変換されて，アレルギー様の症状が

表 1. 仮性アレルゲンを多く含む食品

ヒスタミン	ナス，ホウレンソウ，トマト，えのき茸，鶏肉，牛肉，馬肉，サバ類，パン酵母，ニシンの塩漬け，ドライソーセージ，ザウエルクラウト（キャベツの漬け物）
ヒスチジン	チーズ（カマンベール，チェダー，パルメザンなど），鹿肉，ピーナッツ，アボガド
チラミン	チーズ（カマンベール，ブルー，グリュイエール，チェダーなど），ニシンの塩漬け，パン酵母
フェニルチラミン	チョコレート，チェダーチーズ，クリームチーズ
セロトニン	トマト，バナナ，キウイ，パイナップル
ドパミン	豆類，ナガイモ
アセチルコリン	ナス，トマト，たけのこ，サトイモ，ヤマイモ，クワイ，松茸，そば，ピーナッツ
ノイリン	サンマ，冷凍タラ，塩サケ
トリメチルアミンオキサイド	カレイ，タラ，スズキ，タコ，アサリ，ハマグリ，エビ，カニ

発現することもある．

ヒスタミンは，IgE を介して惹起される食物アレルギーの際に肥満細胞より遊離される最も一般的な化学伝達物質であため，ヒスタミンを多く含む食品を摂取した際に起こる偽アレルギー反応の場合にも，当然，真のアレルギー反応の場合と同じような多彩な症状が発現する．代表的な症状としてはまず，嘔気，嘔吐，下痢，腹痛などの消化器症状が挙げられ，次いで，口腔内の刺激感，瘙痒感，灼熱感などがしばしば認められる．また顔面紅潮や全身性の蕁麻疹，血管浮腫などを伴うことも多い．その他，低血圧，頭痛，動悸なども時に認められる．これらの症状は，一般的には真のアレルギー反応に比べて軽症であることが多いが，心肺機能の低下を伴った症例では致死的になる場合もあるため，注意が必要である．

これらの臨床症状は，一般的には食品摂取後数分から数時間の間に発現する．特に口腔内の症状は最も早期に現れ，しばしば食物を噛んでいる間にも発現する．そして治療を行わなくとも，数時間以内に自然軽快することが多い．但し，中には 1～2 日間症状が遷延する症例も存在する．治療としては，ヒスタミン H_1受容体拮抗薬だけでなく H_2受容体拮抗薬も奏効すると報告されている[4]．

b）モノアミン類

偽アレルギー反応を起こす生体アミン類として次に重要なものとしては，モノアミン類と呼ばれるチラミン，フェニルチラミンおよびトリプタミンがある．これらはそれぞれチロシン，フェニルアラニン，トリプトファンの代謝物である．これらのモノアミン類を多く含む食品の代表はチーズで，特に古くなったチェダーチーズが中毒を起こしやすい[5]．チーズ中にチラミンが増加する機序は，ヒスタミンと同様に発酵の過程でチロシン脱炭酸酵素をもつ細菌によってチロシンから変換されることによる．チラミン中毒を起こしうる他の食品としては，ニシンの漬物，パン酵母，鶏の肝臓などが知られている．

モノアミン類による偽アレルギー反応の臨床症状としては，激しい頭痛，高血圧，動悸，顔面紅潮，多量の発汗，嘔気，嘔吐などがある．これらの症状は症例によって程度や発現時間が異なり，一般的には食品摂取後数分から数時間の間に発現し，数時間以内に消失する．治療は対症的に行われるが，原因となる食品を避けることが重要である．

c）その他の生体アミン類

表1に示すようなセロトニン，ノイリン，トリメチルアミンオキサイドなども生体アミン類の一種で，モノアミン類と同様の中毒症状を起こすことが知られている．

［2］アセチルコリンとグルタミン酸ソーダ

アセチルコリンは中枢神経や副交感神経の神経伝達物質の1つで，血管拡張作用，気道収縮作用，中枢神経の抑制作用などをもつ．アセチルコリンを豊富に含む食品としては，ナス，トマト，たけのこ，サトイモ，ヤマイモ，クワイ，松茸，そば，ピーナッツなどが知られ，これらの食品を多量に摂取することによって，顔面紅潮，発汗，失調，頭痛，低血圧などが起こりうる．また気管支喘息を背景にもつ患者では，喘息発作が誘発される場合もある．

グルタミン酸ソーダ（Monosodium glutamate；MSG）は，最も汎用されている化学調味料であるが，これを多く含む食物摂取後15～20分後に全身の脱力感，顔面紅潮，動悸や時に心筋梗塞に似た前腕に放散する全胸部絞扼感が出現する場合があり，中華料理店症候群（Chinese restaurant syndrome）と呼ばれている[6]．その発症機序は明らかにはなっていないが，これらの症状はアセチルコリンの薬理作用に類似しているため，MSG代謝異常をもつ患者において，アセチルコリンの産生が高まることが関与していると推定されている．

［3］カフェイン

茶，コーヒー，コーラ，ココアなどに多く含まれるカフェインはメチルキサンチンの一種で，内因性のカテコールアミンの分泌を亢進することによって，中枢神経，心筋および胃酸分泌などを刺激することが代表的な薬理作用である．一般的にコーヒー1杯に含まれるカフェインの量は100 mg前後で，この程度ではほとんどの人には何ら問題を起こさないが，これらを過剰に摂取した場合や，カフェインに対して過敏性をもつ人においては，慢性的な不安，不眠，動悸，頭痛，消化器症状などが発現する[7]．

2 炎症細胞の非特異的刺激による偽アレルギー反応

［1］肥満細胞からのヒスタミン分泌による偽アレルギー反応

卵白，イチゴ，トマト，パイナップル，アルコール，チョコレート，エビ・カニ類および魚類などの一部には，非特異的に肥満細胞を刺激してヒスタミンを遊離させる作用がある．この作用には，これらの食品に含まれるレクチンやエンドトキシンなどが関与していると考えられている.

レクチンは, 腸管では消化されにくい糖蛋白の一種で, 肥満細胞に対する刺激作用のほかにも, T リンパ球の一部に作用して IgE や IgG などの抗体産生を刺激したり, 細胞毒性を増加させたりする作用が知られている[8].

これらの食品による偽アレルギー反応の臨床症状は, 特にアトピー素因をもつ小児において, アフタ性口内炎やアトピー性皮膚炎の増悪という形で発現することが多い. 一方成人では, 食品摂取10〜20 分後に, 前頭部などに発赤や蕁麻疹が発現する場合が多い.

[2] ヒスタミン以外の化学伝達物質による偽アレルギー反応

a) アスピリン喘息と食品添加物

アスピリン喘息 (Aspirin induced asthma; AIA) は, 成人気管支喘息患者の約 10%に認められる喘息の一亜型で, その症状経過は I 型アレルギーに基づく発作に類似しているが, 免疫学的に交叉反応を起こす可能性のないほぼすべての解熱鎮痛剤 (Non-steroidal anti-inflammatory drugs; NSAIDs) や種々の食品・医薬品添加物によっても過敏反応が誘発される (**表 2**) のが特徴である.

AIA の発症機序はいまだに明らかとはなっていないが, 発作を誘発する物質のほとんどがアラキドン酸シクロオキシゲナーゼ (cyclooxygenase; COX) の阻害作用 (プロスタグランディン合成阻害作用) をもつことから, アラキドン酸代謝経路上あるいはアラキドン酸代謝産物がかかわる生体反応

表 2. アスピリン喘息の発作誘発物質

1. 抗炎症薬・解熱鎮痛薬
　○発作誘発作用の強力なもの：非ステロイド性抗炎症薬 (NSAIDs)
　　アスピリン, インドメサシン, ピロキシカム, フェノプロフェン, イブプロフェン, ナプロキセン, ジクロフェナック, メフェナム酸, スルピリン, フェニルブタゾンなど
　○発作誘発作用が弱いもの
　　アセトアミノフェン
　○発作誘発作用の疑いがあるもの
　　サリチルアミド, メピリゾール, ペリソキサール
　*発作誘発作用のないもの
　　塩酸チアラミド (ソランタール®), 塩酸ベンジダミン, エモルファゾン
2. 食品・医薬品添加物
　○発作誘発物質として確実なもの
　　タートラジン (食用黄色 4 号)
　　安息香酸ナトリウム, パラオキシ安息香酸エステル剤 (パラベン)：防腐剤
　○発作誘発物質の疑いがあるもの
　　ベンジルアルコール：注射薬の無痛化剤, 食品の香料
　　タール系アゾ色素
　　　サンセットイエロー(食用黄色 5 号), アマランス(食用赤色 2 号), ニューコクシン(食用赤色 102 号)
3. その他
　○医薬品
　　コハク酸エステル型副腎皮質ステロイド薬
　　　ソルコーテフ®, サクシゾン®, エキセレート®, 水溶性プレドニン®, ソル・メドロール®
　　その他のコハク酸エステル化合物
　○環境内のさまざまな化学物質
　　香水・化粧品, 防虫剤, 防カビ剤, 強い香料の入った石鹸・シャンプーなど
　○自然界のサリチル酸化合物
　　イチゴ, トマト, キュウリ, 柑橘類, ブドウなど

の異常の存在が予想されている．すなわち AIA 患者においては何らかの病因により常に好酸球と肥満細胞にロイコトリエン C_4合成酵素が誘導されてシステイニルロイコトリエン（cysLTs）のレベルが高く，また肥満細胞には $COX\text{-}_2$が誘導されて，プロスタグランジン D_2 (PGD_2) やプロスタグランジン $F_2\alpha$（$PGF_2\alpha$）の産生ベクトルが高まっており，喘息が重症•難治化する傾向にある．これに対して，気道上皮やマクロファージにおいては，プロスタグランジン E_2（PGE_2）の産生が高まり，cysLTs などのメディエータが解き放たれるのを防御している．そこにアスピリンをはじめとする $COX\text{-}_1$を阻害する物質を摂取すると防御因子としての PGE_2が消失してしまい，好酸球からは cysLTs が，また肥満細胞からは cysLTs やヒスタミン，PGD_2，$PGF_2\alpha$ などの気道収縮物質が解き放たれて過敏反応を起こしてくると推定されている[9]

これら AIA 患者の中には，**表 2** に示すような一部の食品•医療品添加物に対して過敏反応を示すものがあり，喘息発作の病因ないし増悪因子として注意する必要がある．当教室で負荷試験を行った成績によると，タートラジン，安息香酸ナトリウム，パラオキシ安息香酸エステル類（パラベン）などの添加物はいずれも，AIA 患者の 10〜15％に喘息症状を誘発した．中でもタートラジンは，本邦の食品衛生法で食用黄色 4 号と呼ばれている極めて安定な黄色のアゾ色素で，食品・医薬品の着色料として広く用いられており，0.2 mg 程度ごく少量で過敏反応を起こす．米国 FDA（Food and Drug Administration）からの勧告もあり，医薬品からは除かれる傾向があるが，いまだに食品添加物としては頻用されている．また安息香酸ナトリウムおよびパラベンも，防腐剤として食品，医薬品に広く用いられている．これらの添加物は，過敏症の原因物質としては思いもよらぬものであるが，AIA を悪化させる因子の 1 つになっている．またチューインガムや練り歯磨などに含まれる香料や，イチゴ，ブドウなど天然のサリチル酸を多く含む食品も発作誘発物質となり得る．

AIA 患者は，このような多彩な医薬品，食品の摂取直後から 2 時間程度の間に喘息発作を起こす．時に意識障害を伴うほどの大発作となり，死亡例も少なくない．前駆症状として水様性鼻汁，咳漱，顔面紅潮などを伴うことが多い．また合併症として，鼻茸，慢性副鼻腔炎，嗅覚障害などの鼻・副鼻腔疾患の頻度が高い．コリン性蕁麻疹や原因不明の皮疹の合併も認める．しかし皮疹は，NSAIDs の内服では通常は悪化せず，後述するアスピリン過敏蕁麻疹とは異なる[10]．しかしこれらの臨床的特徴だけで AIA の診断を確定することは困難であるため，原因物質の負荷試験（スルピリン，トルメチン吸入負荷試験，タートラジン内服負荷試験などが必須となる（**表 3，4**）．

AIA の治療の要点は，前述したような原因となりうる医薬品，添加物，食品などを摂取しないように十分注意するとともに，喘息治療ガイドライン[11]に準じた吸入ステロイドを中心に β 刺激薬，テオフィリン製剤を併用した治療により，日常的に喘息症状をコントロールすることが重要である．また AIA に特異的な治療としては，クロモグリク酸ナトリウム（DSCG）の吸入やアンレキサノクスの内服など，いわゆる化学伝達物質遊離抑制剤が，発作の予防だけでなく，気道拡張作用をもつことが挙げられる．最近しばしば用いられている 5-リポキシゲナーゼ阻害薬（ロイコトリエン合成酵素阻害薬）も効果を示す．

表 3. アスピリン喘息の診断基準

気管支喘息患者で以下の 1 項目以上を満足する場合にアスピリン喘息[1)]と診断する.

1. 酸性非ステロイド性抗炎症薬（アスピリン様解熱鎮痛薬）による明らかな発作誘発歴[2)]が認められる.
2. 酸性非ステロイド性抗炎症薬（アスピリン様解熱鎮痛薬）の負荷試験により気管支狭窄反応[3)]が陽性である.
   但し，ピラゾロン系（ピリン系）薬剤のみに反応が陽性の症例は除く.

注)

1）アスピリン喘息を疑う臨床像の特徴は，鼻茸，慢性副鼻腔炎の手術歴または含併を有する通年性の内因型喘息であり，しばしばステロイド依存性を示す. I 型アレルギーの合併も時に認められる.

2）明らかな発作誘発歴とは，アスピリン様解熱鎮痛薬の内服，注射，坐薬などの使用直後から 2 時間程度までの間に喘息発作をきたした場合をいう. 時には意識障害を伴うほどの大発作となる. 前駆症状として水様性鼻汁，咳嗽，顔面紅潮感を伴うことが多い. 稀に皮疹，嘔吐，下痢を伴う.

3）診断を確定するために負荷試験を実施することが望ましい. 方法としては吸入，内服，舌下，静注負荷試験などがある. 気管支狭窄の判定基準は 1 秒量の基準値より 20%以上の低下をもって陽性とするが，負荷試験および判定基準の標準化については今後の検討課題とする.

表 4. スルビリンおよびトルメチン吸入負荷試験の方法

1. 試薬：局方スルビリン末，トレクチン?原末
2. 吸入液の調製：使用直前に生理食塩水に溶解し，スルピリンは 1，10，100 mg/ml (0.1，1，10%)，トルメチンは 5，50，500 mg/ml（0.5，5，50%）の溶液を作る.
3. 吸入装置：デビルビス 646 ネブライザーを用いて圧縮空気 5 l/分でエロゾルを発生させる.
4. 吸入手順：喘息治療薬は前日就寝前から中止する.
   1）1 秒量を測定し基準 1 秒量とする.
   2）生理食塩水を 2 分間吸入させ，1 秒量が 10%以上低下していないことを確認する. 10%以上低下した場合には検査を中止し，後日再検する.
   3）最低濃度のスルビリンまたはトルメチン溶液を 2 分間吸入させ，5〜10，15，20，30 分後に 1 秒量を測定する. その値が基準値の 20%以上低下した場合には誘発試験が陽性であると判定し，さらに 10 分間隔で 60〜90 分まで 1 秒量を測定し回復過程をみる. この間に呼吸困難が強くなった場合には適宜気管支拡張剤の吸入を行い 1 秒量の回復を確認する.

反応が陰性であった場合には次の濃度へ進み同様の手順を繰り返す.

最高濃度溶液の吸入でも反応がみられなかった場合には吸入試験陰性と判定する. なお，陽性と判定する際には 1 秒量の低下パターンや随伴症状も参考にする.

b）慢性蕁麻疹/血管浮腫型のアスピリン過敏症

慢性蕁麻疹の患者の一部には，種々の NSAIDs や食品・医薬品添加物によって症状が増悪したり，血管浮腫をきたしたりする症例がある. これらはおそらく，AIA と共通の発症因子が，発現部位を変えて作用していると考えられ興味深い. 但し, AIA との合併例は稀であり, 両者の関連は明らかになっていない.

c）その他の食品添加物による偽アレルギー反応

ブチルヒドロキシアニソール（BHA）およびブチルヒドロキシトルエン（BHT）は，油脂の抗酸化剤としてよく用いられる添加物で，朝食用のシリアルなどに多く含まれ，慢性蕁麻疹を悪化させることが報告されている[12)].

また，代表的な人口甘味料であるアスパルテームも，蕁麻疹を誘発することがある[13)].

3 生体側の代謝異常と偽アレルギー反応

食品による偽アレルギー反応を起こす生体側の代謝異常として代表的なものには，乳糖不耐症（乳糖分解酵素欠損）をはじめとする消化酵素の欠損があり，小児，成人ともに種々の消化器症状が発現する．また，肝臓における解毒酵素であるチトクローム P 450 の遺伝的な異常も，食品や医薬品の摂取による中毒症状を発現しやすい．

また東洋人においては，アセトアルデヒドアルデヒド脱水素酵素（ALDHI）の作用が欠損している頻度が高く，このような人では，飲酒やアルコールを含む食品の摂取によって，顔面紅潮や不快感が出現する[14]．気管支喘息の患者のうち，アルコール摂取後に喘息発作が誘発される場合も，この酵素の機能低下あるいは欠損によって，血中のアセトアルデヒド濃度が高まり，気道収縮を起こすと考えられている[15]．

4 偽アレルギー反応の診断方法

食品による偽アレルギー反応を診断するためには，まずプリックテストや IgE-RAST によって明らかな真の食物アレルギーがないことを確認する．すなわち，偽アレルギー反応の原因として疑わしい食物や，一般的にアレルギーを起こしやすい食品(牛乳，卵，魚類，甲殻類，米，小麦粉，ピーナッツ，トマト，豚肉など）に対するⅠ型アレルギーの存在を否定することが重要である．但しこれらの検査が陰性であるからといって必ずしもアレルギー反応の存在が完全に否定されるわけではない．そして患者が摂取した食品や飲料を添加物も含めて詳細な記録を作成し，前述したような偽アレルギー反応を起こす食品を摂取していないかを検討する．

以上の検討によって，ヒスタミンやモノアミン類が蓄積している食品を摂取した可能性がある場合には，できる限りそれらの食品に含まれるヒスタミンやモノアミン類の定量を行うべきである．また，食品添加物（色素，防腐剤，化学調味料など）が疑わしい場合には，対照をおいた二重盲検法によって経口負荷試験を行うとよいが，必ずしも全例に症状を再現できるわけではない．**表 5** に種々の食品添加物の負荷試験を行う場合の用量を記載した[16]．なお気管支喘息患者で食品摂取による発作の増悪が疑われる場合には，仮に解熱鎮痛剤による発作の既往がなくとも，スルピリンまたはトルメチンを

表 5．食品添加物の経口負荷試験における投与量

アスパルテーム	150 mg
BHA/BHT	100 mg
安息香酸ナトリウム	10～500 mg
パラベン	10～100 mg
亜硫酸塩	5～200 mg
タートラジン	5～ 50 mg
MSG	5～200 mg

表 6. 添加物を含まない食品の例

添加物を含まない食品	対応する食品（避けるべきもの）
新鮮なシリアル，パン	BHA/BHT を含むシリアル
バター，オリーブオイル	防腐剤を含み，着色されたマーガリン
新鮮な肉類，卵	ベーコン，ランチョンミート，コンビーフ
新鮮な野菜	保存野菜（ニンジン，キャベツ，ホウレンソウ，など）
調味料：ショ糖，食塩，コショウ	酢，マヨネーズ，ドレッシング
菓子：自家製	スナック菓子，アイスクリームなど
飲料：新鮮な牛乳，茶，コーヒー，	ジュース，ミネラルウォーター
	ワイン，酒，ソーダ，着色された飲料水

用いた吸入負荷試験（**表 4**）を行い，アスピリン喘息の有無を検討すべきである．

その他の検査としては，非特異的な肥満細胞への刺激をみるためのコンパウンド 48/80，コデイン，ヒスタミンなどを用いた皮内反応，ヒスタミンの経口負荷試験などが報告されている．

5 偽アレルギー反応を起こす患者の管理

偽アレルギー反応の予防方法は，基本的に原因となる食品の摂取を避けることが重要である点では，真のアレルギーの場合と異なることはない．しかし偽アレルギー反応の場合には，ごくわずかな量の食品摂取によってアナフィラキシーショックのような重篤な障害を発症することは稀であるため，原因となる食品を完全に回避しなくとも，摂取する量を控えることによって対処できる場合も少なくない．同一の食品を大量に摂取しないようにするなど，食習慣の改善に留意すべきである．

アスピリン喘息の場合の食品添加物による発作の増悪についても，最近では添加物を含まない加工食品も増えており，また食品衛生法によって添加物の表示も義務づけられているため，添加物を避けた食生活を送ることもさほど困難ではなくなってきている．**表 6** に添加物を含まない食品の例を示した[17]が，むしろアスピリン喘息の場合には，吸入ステロイドや抗アレルギー薬を十分に用いて喘息自体のコントロールを改善することによって，添加物に対する過敏性が消失することも少なくない．

◆おわりに◆

本稿では，ヒスタミンによる中毒とアスピリン喘息を中心とした偽アレルギー反応について解説した．最近の分子生物学的手法の発展によって，アレルギーの発症機序の解明がめざましく進んでいるが，偽アレルギー反応についてはまだ不明の点も多い．今後の研究の発展を期待したい．

（佐々木文彦，末次　勸）

参考文献

1）向山徳子：食物アレルギーと栄養．JJPEN，15，1993．
2）Taylor SL：Histamine food poisoning；toxicology and clinical aspects. CRC Crit Rev Toxcol 17：91-128, 1986.
3）Taylor SL, Leefe TJ, Windham ES, et al：Outbreak of histamine poisoning associated with consumption of Swiss cheese. J Food Prot 45：455-457, 1982.

4) Blakesley ML：Scombroid poisoning；prompt resolution of symptoms with cimetidine. Ann Emerg Med 12：104-106, 1983.
5) Marley E, Blackwell B：Interactions of monoamine oxidase inhibitors, amines, and foodstuffs. Adv Pharmacol Chemother 8：185-249, 1970.
6) Kwok RHM：Chinese restaurant syndrome. N Engl J Med 278：796, 1968.
7) Finn R, Cohen MN：Food allergy；fact or fiction. Lancet i：426-428, 1978.
8) Freed DLF：Dietary lectins and disease. In：BrostoffJ, Food Allergy and Intolerance. Challacombe SJ, ed, p 375-400, Bailliere Tindall, Eastbourne, England, 1987.
9) 榊原博樹：疾患の病因と病態　アスピリン喘息をめぐる最近の進歩. Annual Review 呼吸器 2000, 工藤翔二, 土屋了介, ほか（編）, p 82-92, 中外医学社, 東京, 2000.
10) 谷口正実, 榊原博樹, 末次　勸：アスピリン喘息. 成人気管支喘息の診断と治療, 宮本昭正（監修）, p 141-158, 現代医療社, 東京, 1995.
11) 厚生省免疫・アレルギー研究班：7. 薬物によるコントロール. 喘息予防管理ガイドライン, 牧野荘平, 古庄巻史, 宮本昭正（監修）, p 66-83, 協和企画, 東京, 1988.
12) Juhlin L：Recurrent urticaria；clinical investigation of 330 patients. Br J Dermatol 104：369-380, 1981.
13) Kulczycki A Jr：Aspartame induced urticaria；brief reports. Ann Intern Med 104：207, 1986.
14) Harada S, Agrawal DP, Goedde HW：Aldehyde dehydrogenase deficiency as cause of facial flushing reaction to alcohol in Japanese. Lancet ii：982, 1981.
15) Takao A, Shimoda T, Kohno S, et al：Correlation between alcohol-induced asthma and acetaldehyde dehydrogenase-2 genotype. J Allergy Clin Immunol 101：576-80, 1998.
16) Simon RA：Adverse reactions to food and drug additives. Immunol Allergy Clin North Am 16：137, 1996.
17) Genton C, Frei PC, Pecoud A：Value of oral provocation tests to aspirin and food additives in the routine investigation of asthma and chronic urticaria. J Allergy Clin Immunol 76：40-45, 1985.

3 ラテックスアレルギーにおける食物アレルギーの関与

◆はじめに◆

ラテックスアレルギーは，天然ゴム（natural rubber latex）製品に含まれるラテックス蛋白質に感作され即時型アレルギー反応を起こすアレルギー疾患である．天然ゴム製品に含まれる化学物質（加硫促進剤，硬化剤など）により感作された場合は，接触性皮膚炎を起こすことが多い．天然ゴム製品は，ラテックス製手袋，カテーテル，絆創膏，駆血帯，血圧計，呼吸器のバッグ，炊事用手袋，ゴム風船，おもちゃ，コンドームなど医療分野，日用品に数多く採用されていて，欧米では，感染症予防上医療従事者でのラテックス製手袋の使用が急増したため一時期ラテックスアレルギー患者が急増した．

また，ラテックスアレルギーの原因となるアレルゲン蛋白質は，バナナ，アボガド，クリ，キウイなどの食物抗原と交叉抗原性を示し，ラテックスアレルゲンに感作されるとこれらの食物摂取でも蕁麻疹，アナフィラキシーショックなどの即時型アレルギー反応を起こすことがあり，これをラテックス・フルーツ症候群と呼んでいる．

1 ラテックスアレルギーの症状

ラテックスアレルギーを発症しやすいハイリスクグループとして，①医療従事者，②二分脊椎症者等ラテックス製品を長期頻用する者，③特定の食物（バナナ，アボガド，キウイ，クリなど）にアレルギーを有する者があげられる．

1）医療従事者

医療従事者のラテックスアレルギーの頻度は，欧米では10％以上，国内では，1.1～3.8％であるが歯科医療従事者に多い[1]．

最も多い症状が，ラテックス製手袋を使用した時の手指の接触蕁麻疹である．ゴム製品と接触した部分の皮膚や手袋を装着した部分に，瘙痒，発赤，膨疹，水疱形成が起こるものである．接触蕁麻疹は全身性に広がることもあり，アナフィラキシーショックに移行する場合もある．アナフィラキシーショックは，手袋，歯科用デンタルダム，バリウム浣腸用のカフ，コンドーム，交叉抗原性を有するフルーツ類の摂取によるものが報告されている．呼吸器系症状は，接触蕁麻疹が全身に波及した場合や，手袋パウダーに付着したラテックスアレルゲンを吸入した場合に起こる．

医療従事者がラテックスアレルギーを発症し，喘息発作，アナフィラキシーを起こすため職場を変更せざるを得なくなった患者が欧米では多数報告され訴訟も起こっている．国内でも同様の症例が発生している．

2）二分脊椎症者等ラテックス製品を長期頻用する者

欧米で特に問題になっているのが二分脊椎症患者である．生後よりラテックス製カテーテル，手袋を使用していたことにより経皮性，経粘膜性に感作されIgE抗体陽性率は，34%〜89%，アナフィラキシーショックの罹患率も7.2%〜15.6%と高い．日本国内では二分脊椎症患者のラテックスアレルギー患者の報告はあるが幸い頻度は低く，ラテックス特異IgE抗体陽性率は，18%であった．二分脊椎症患者以外にも，繰り返し手術を行っている患者，胃瘻，腎瘻などのケアを行っている患者は，ラテックス製カテーテル，ラテックス手袋に接触する機会が多いために感作されていることがある[2)−9)]．

3）特定の食物にアレルギーを有する者

バナナ，アボガド，キウイフルーツ，クリに食物アレルギーを有する場合，これら食物中の蛋白質とラテックス中の蛋白質に相同性の高いアミノ酸配列が存在し交叉抗原性を示してしまい，ラテックスに感作された医療従事者がこれらの食物を摂取してOAS症状やアナフィラキシーショックを起こすことがある．また反対にこれらの食物に感作され医療用具として手袋などを使用して蕁麻疹やアナフィラキシーショックを起こすことがある．

2 ラテックスアレルゲン

アレルゲンとなる蛋白質は，天然ゴムの原料となるラテックス（latex）中に含まれるゴムの木由来の蛋白質である．現在天然ゴムの原料となるゴムの木はそのほとんどがHevea brasiliensisという種類であり，東南アジア地域に集中して栽培されている．ラテックス（latex）は，成長したゴムの木の幹に傷をつけそこから得られた白い樹液であり，多くの蛋白質が含まれている．ゴムの性質は，1,4 cis-isopreneの重合によって得られるが，ゴム手袋など最終製品にもこの蛋白質が残留しアレルゲン

表 1. ラテックスアレルゲン

Hevea brasiliensis proteins			
		MW（Da）	
Hev b 1	Rubber elongation factor	14,590	
Hev b 2	β-1,3 glucanase	34-36,000	
Hev b 3	Small rubber particle protein	22,300	
Hev b 4	Microherix component	100-115 K	
Hev b 5	Acidic latex protein	17,455	
Hev b 6.01	Preprotein	21,859	
Hev b 6.02	Mature hevein	4,719	
Hev b 6.03	C-domain	14,000	
Hev b 7	Patatin-like proteins	42,995	
	Hevamines	29,550	
	Prenyltransferase	38,000	
Hev b 8	Latex profiline	14,000	
Hev b 9	Latex enolase	51,000	
Hev b 10	Manganese superoxide	26,000	

となっている．これまで，主要アレルゲンとして Hev b 1 から Hev b 10 まで約 10 種類が同定されている（**表 1**）．

これまで報告されている交叉抗原性を示す食物は，アボガド，バナナ，クリ，キウイフルーツ，イチジク，パパイヤ，モモ，ピーナッツ，メロン，クルミ，カラシ，コショウ，ジャガイモ，トマトである．

3 交叉反応・交叉抗原性

交叉反応とは，即時型アレルギー反応においては，ラテックスのあるアレルゲン蛋白質に感作され特異 IgE 抗体が産生されると，その IgE 抗体は，アレルゲン蛋白質の特定の 5〜10 個のアミノ酸配列を認識することになる．もし，他の食物中にこの配列とまったく同じあるいは非常によく似たアミノ酸配列が存在するとこの IgE 抗体は種の違う別の蛋白質に反応してしまうことになる．これが交叉反応である．この反応は，同種の抗原間ではしばしば認められていることである．環境抗原ではチリダニ類，猫類，犬類，食物抗原では魚肉類，魚卵類，麦類，芋類，ナッツ類．環境抗原と食物抗原間では，リンゴとシラカバ花粉，その他花粉と果物類が報告されていて oral allergy syndrome の病態に関係している．ラテックス抗原と果物間の交叉反応も環境抗原と食物抗原の交叉抗原性の 1 つである．

交叉抗原性を証明する方法は，それぞれの抗原に特異 IgE 抗体が証明されることと，抗原による阻止試験（IgE inhibition assay）が陽性になることである．阻止試験とは，ある抗原に対する IgE の結合を交叉抗原性がある物質が阻止するかを濃度依存的に検証する検査である．

図 1，2 に，あるラテックスアレルギー患者のアボガド，クリ，キウイフルーツに対する交叉抗原性を示した．**図 1** のグラフは ELISA により濃度依存的変化と阻止率を示した．アボガド抗原に対するアボガドそのもの，クリ，ラテックス，キウイフルーツの濃度依存的な阻止率の変化を示している．クリが高い阻止率を示し，高い交叉抗原性が証明されている．ラテックスも 70%以上の阻止率があり高い交叉抗原性が証明されている．キウイフルーツは高濃度でも阻止率は低い．これを**図 2** の IgE immunoblot 法でみると，アボガド，クリ，ラテックスでは濃度に依存して，特定の蛋白質バンドが消失しているのがわかる．

これらの蛋白質は分子量が数 kDa から数十 kD ほどあり，アミノ酸残基は数百になる．このうちの何カ所かで相同性の高いアミノ酸配列が存在するために交叉抗原性が起こっているのであるがその場所を突き止めるためには，すべてのアミノ酸配列を解明する必要がある．特定の蛋白質が表出している時期にその植物から mRNA を抽出し cDNA 化して DNA の配列を決定し，アミノ酸を推定する方法である．これにより相同生の高いアミノ酸配列を調べさらに交叉反応性があるかをエピトープマッピングしていくことができる．**図 3** にラテックス主要アレルゲンである Hev b 5 とキウイフルーツの 1 つの蛋白質のアミノ酸配列の比較を示した．多くの部分で相同性がみられる[10]．

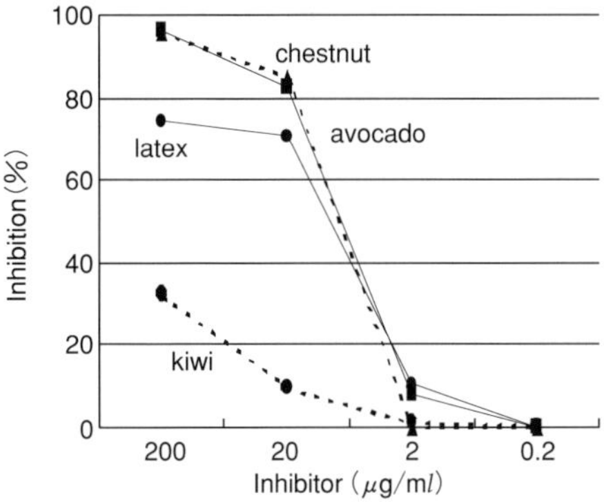

図 1. アボガドに対する PsE 阻止試験
(ELISA 法による)

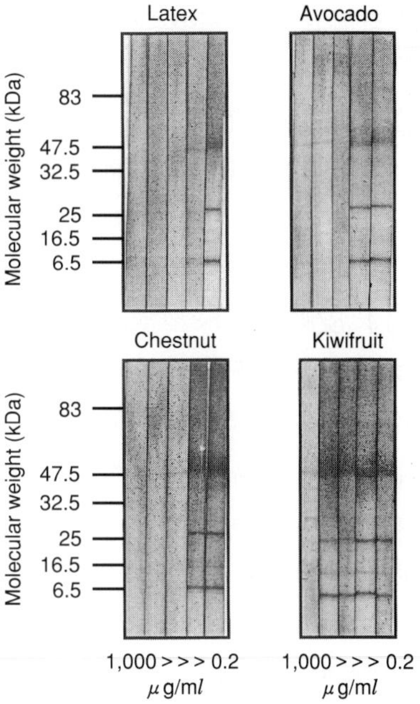

図 2. アボガドに対する IgE 阻止試験
(イムノブロット法による)

```
ASVEVESAATALPKNETP-EVTKAEETKTEEP-AAPPA-SEQETAD---ATPEK----EEP
:.:::  .  :::: :::  ::::  :  .  :    :::::  :   :  .     : ::      :::
ATVEVTPAVTALPENETADEVTKPQEPQPEAAVAAPPAPAEPVTEEPEKAAPEAVEAPEEP

TAAPAE-------------------PEAPAPETEKAEEVEKIEKTEEPAPEADQTTPEEKP
 :   :                    :: :.  :   :  :::  :    ::   :.    :::
AATDAKDPAEVAEAEEEVVEEPQEVPEEPVAEAA-AKEVEATEGKAEPTGEMKDKTPEATD

AEPEPVAEEEPKHETK-----ETETEAPAAPAEGEKP-AEEEKPITEAAETATTEVPVEKT
:    :.: :::            :  :  ::  :::  ::  :  :  :  ::   ::.:  :.:::::.::
APEAPAAAEEPTDAPEAPAVAEEPTNAPEAPAVGEEPEAKEGKPD-EAVEEASTEVPVDKT

EE  150
::
EE  181
```

図 3. アミノ酸配列の比較
上段 ラテックス Hev b 5　下段 キウイ蛋白質

4 診断

1) 病歴聴取

問診上大切なのは，ハイリスクグループであるかどうかをチェックすることである．天然ゴム製品に接触する機会の多い職業，患者に注意が必要である．ハイリスクグループは，①医療従事者，特に手指にアトピー性皮膚炎，接触性皮膚炎がある場合．②繰り返し医療処置を受けている患者，欧米では二分脊椎症患者がこれにあたる．③食物アレルギー患者，ラテックス・アレルゲンと交叉抗原性をもつアボガド，バナナ，クリ，キウイフルーツなどにアレルギー反応を呈する場合，である．

2）血液検査

ラテックス特異的 IgE 抗体の測定ができる．稀に偽陰性に出ることがあるので注意が必要であるが，スクリーニングとして保険適応があり他の血液検査と同時にでき簡便である．疑いが高い場合は，上記のバナナ，アボガド，キウイフルーツ，クリ IgE 抗体についても測定しておくとよい．

3）皮膚テスト

皮膚テストは現在，日本で利用できる市販の抗原エキスはないが，簡便な方法としてベットサイドでゴムの手袋をきざんで試験管に入れこれに生理食塩水を入れて 1 時間振盪させた液を用いてプリックテストをすることも可能である．しかし，最近の製品はラテックス蛋白含有率が低下しているので十分な抗原エキスが作成できない場合がある．米国では，FDA 認可の抗原エキス（ALK-Abello, Stallergenes, Lofarma）が発売されている．プリックテストでも，非常に過敏な症例では全身性の蕁麻疹やアナフィラキシーショックを起こすことがあるので，病歴より強く疑われる場合やラテックス特異 IgE 抗体が高値の場合は特に注意し，十分に希釈したものから開始する．また，アナフィラキシーショックに注意し，救急医薬品や呼吸管理ができる状況で行う．

4）負荷テスト

負荷テストでは実際にゴム手袋をはめてみる use test が行われるが，強い反応が予想される場合は十分な注意が必要である．事前に血清ラテックス特異 IgE 抗体の測定や皮膚テストを行い危険な場合は行わない．

5 治療と予防

ラテックスアレルギーの治療は，まず回避である．診断がつけば症状が進行しないように日常生活，医療用具に注意し回避する方法を考える．完全に除去されれば過敏性の改善が得られる可能性がある．

予防は，ハイリスクグループでは，ラテックス製品の回避である．

ハイリスクグループの患者では，定期的に検査を行い，ラテックス IgE 抗体がない（感作されていない）ことを検査しておく，特に手術などの日常より多量に違ったルートからラテックスアレルゲンに曝露される場合には注意が必要である．

国内での対応として，厚生省（現・厚生労働省）は 1992 年に医薬品等安全性情報で，米国 FDA の発表を日本語化して発表した．その後，1996 年には日本ラテックス・アレルギー研究会が発足し，研究会を毎年開催し，民間，行政，メーカーが討議・協力し，ラテックスアレルギーの予防・啓発活動を行っている．

1999 年には，国内でも医療用具の添付文書にラテックスアレルギーに注意するよう表示する法律が制定された．

交叉反応を起こすことがあるので，ラテックスアレルゲンの検査を行う場合は，バナナ，アボガド，クリなどの血清特異 IgE 抗体の測定や皮膚テストも同時に行うことが望ましい．

（赤澤　晃）

文献

1）赤澤　晃：ラテックスアレルギー患者調査報告．日本ラテックスアレルギー研究会会誌 4：33-37，2000.
2）Slater JE, Chhabra SK：Latex allergens. J Allergy Clin Immunol 89：673-678, 1992.
3）Kelly K, Pearson M, Kurup V：A cluster of anaphylactic reactions in children with spina bifida during general anesthesia；Epidemiologic features, risk factors, and latex hypersensitivity. J Allergy Clin Immunol 94：53-61, 1994.
4）Turjanmaa K：Incidence of immediate allergy to latex gloves in hospital personnel. Contact Dermatitis 17：270-275, 1987.
5）Yassin M, Lieri M, Fischer T, et al：Latex allergy in hospital employees. J Allergy Clin Immunol 91：525, 1993.
6）Yassin MS, Lierl MB, Fischer TJ, et al：Latex allergy in hospital employees. Ann Allergy 72：245-249, 1994.
7）Akasawa A, Matsumoto K, Saito H：Incidence of latex allergy in atopic children and hospital workers in Japan. Int Arch Allergy Immunol 101：177-181, 1993.
8）Slater J, Mostello L, Shaer C：Rubber-specific IgE in children with spina bifida. J Urology 146：576-579, 1991.
9）Kelly K, Pearson M, Kurup V, et al：A cluster of anaphylactic reactions in children with spina bifida during general anesthesia；Epidemiologic features, risk factors, and latex hypersensitivity. J Allergy Clin Immunol 94：53-61, 1994.
10）Akasawa A, Hsieh LS, Martin BM, et al：A Novel Acidic Allergen, Hev b 5, in Latex. J Bio Chemi 271：25389-25393, 1996.

4 アレルギーと飲酒

◆はじめに◆

アレルギー疾患の代表である気管支喘息患者においては飲酒によって喘息発作が誘発されることが多い．これを私たちはアルコール誘発喘息として報告した．このアルコール誘発喘息の機序，頻度，対策について述べるとともに，飲酒によって喘息発作が誘発されるその他の機序についても述べる．また，アルコール誘発喘息と同様の機序によって，蕁麻疹，鼻アレルギー，食物アレルギーなどの症状も飲酒によって増悪するものと考えられるのでこれについても触れる．ほか，アルコール誘発喘息の人種差，地域差についても言及する．さらにキノコやセフェム系抗生剤と飲酒との関係についても記す．

1 アルコール（飲酒）誘発喘息とは

日本人の喘息患者においては，飲酒後に喘息発作が出現もしくは悪化するとの訴えが多い．喘息患者に対するアンケート調査によると，飲酒が喘息発作を悪化させると答えたものは 67.7%と高率であった（図 1）．

このように，喘息の発作誘発因子として飲酒は重要な位置を占めていると考えられる．

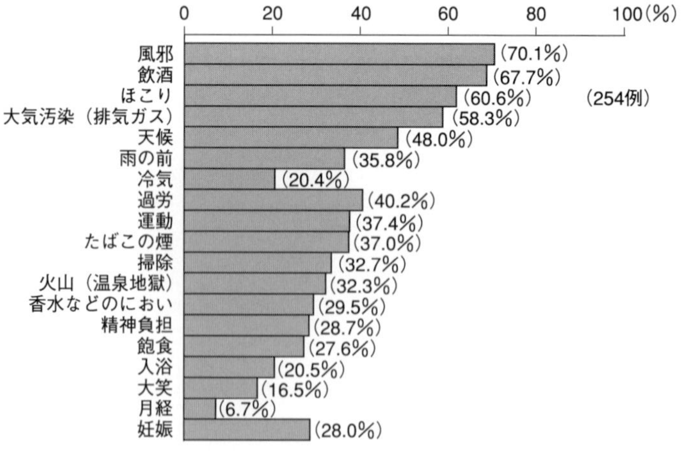

図 1．喘息発作誘発因子

2 アルコール誘発喘息の機序

私たちはアルコール誘発喘息多数例についてその発作誘発機序を検討した[1)−4)]．その結果を**図 2** に示す．アルコールはアルコールデハイドロゲナーゼ（ADH）により，アセトアルデヒドに代謝され，さらにアセトアルデヒドデハイドロゲーゼ（ALDH）により酢酸に代謝される．日本人の約半数においてはこの ALDH の活性が低い ALDH 2*2 型の遺伝子をもっている．この活性の低い遺伝子をもった喘息患者では，エタノールの代謝物であるアセトアルデヒドの酢酸への分解が進みにくく，血中のアセトアルデヒド濃度が上昇する．アセトアルデヒド濃度の上昇は，肥満細胞などからのヒスタミン遊離を促進し，このヒスタミンが気道収縮などを引き起こし喘息発作を誘発する．

この ALDH 遺伝子は第 12 染色体の exon 12 に存在するが，この塩基一個の point mutation により ALDH 2 酵素タンパクの第 487 番目のアミノ酸がグルタミン酸からリジンに置換されることにより立体構造が変化し活性が低下するとされる[5)]．

すなわちアルコール誘発喘息は ALDH 遺伝子の塩基一個の point mutation によって起こる，アセトアルデヒドの代謝異常による喘息ということになる．

3 アルコール誘発喘息の診断

アルコール誘発喘息の診断においてまず行うのは当然のことながら問診である．すなわちアルコール飲料の摂取で喘息発作が誘発されるかどうかである．問診の際は，顔面紅潮（flushing），動悸･嘔

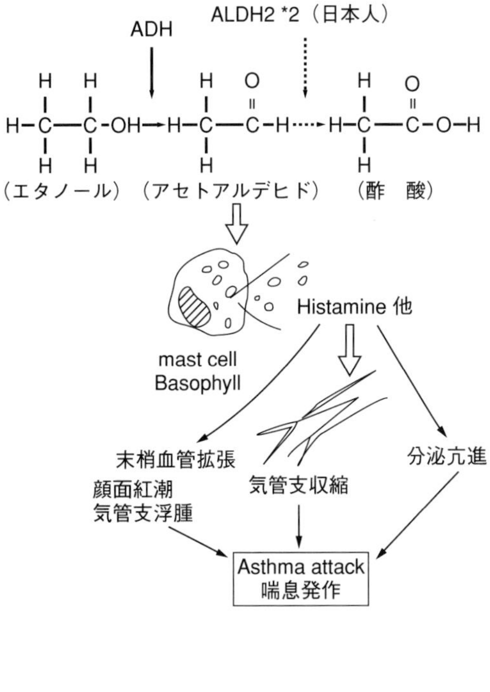

図 2. アルコール（飲酒）誘発喘息の機序
ALDH の活性が低い喘息患者では，アセトアルデヒドの血中濃度が上昇し，そのため肥満細胞からヒスタミンが遊離され喘息発作を誘発する．

気，寝むけなどの症状にも注意する．確定診断はアルコール飲用負荷試験と ALDH 2•2 の遺伝子診断による．この喘息患者における ALDH 2•2 遺伝子のスクリーニングとして松瀬らはエタノールパッチテストが有用であることを示している[6]．

4 アルコール誘発喘息の症例

参考のためにアルコール誘発喘息の典型例を示す．

【症例】25 歳男性，会社員．

現病歴：3 歳頃より気管支喘息発症，春秋を中心に喘息発作を断続していた．RAST はデルマトファゴイデス属のダニに陽性であった．1 年前より現在の会社に勤務するようになり，飲酒の機会が増加した．飲酒（缶ビール 1 本程度）をすると約 15 分後より顔面紅潮，動悸とともに喘息発作を引き起こす．発作の誘因精査とその治療方針決定のため本院を受診した．

本症例は症歴より判断して飲酒により喘息発作が誘発されているため，アルコール誘発試験を行った．

アルコール誘発試験：抗原となる物質を含まない 10%エタノール液をゆっくり 10 分かけて，臨床症状に注意しながら 300 m*l* 飲用し，図 3 のようなパラメーターの経時的測定を行った．本例においては 15～30 分をピークとして喘鳴，顔面紅潮とともに 1 秒量の低下，エタノール，アセトアルデヒド，ヒスタミンの血中濃度の上昇が認められた．本例の ALDH 2 遺伝子は ALDH 2 NM，すなわちヘテロミュータントであった．以上より本例はアルコール誘発喘息の典型例と診断した．なおエタノールパッチテストも陽性であった．

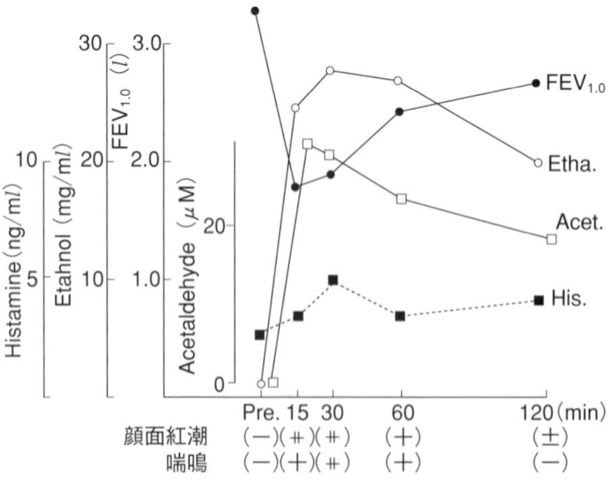

図 3．10%エタノール 300 m*l* 飲用後のパラメーターの経時的変化

15～30 分をピークとして喘鳴・顔面紅潮とともに 1 秒量の低下，エタノール，アセトアルデヒド，ヒスタミンの血中濃度の上昇が認められる．

5 アルコール誘発喘息に対する対応

アルコールで発作が誘発される患者においてはアルコール飲用を避ければよいわけであるが，アルコールはみりんなどの調味料やドリンクその他日常生活においてアルコール飲料とは認識されていな

表 1. 食品中のエチルアルコール含有量

食品名（商品名）		製造者（販売者）	内容量（g）	包装形態	アルコール表示	アルコール度（ppm）	1袋中のアルコール量（mg）
ケーキ	チョコレートケーキ（洋菓子）	新宿区　二幸	50	ポリ袋	—	27,100	1,355
	ウィスキーボンボン（チョコレート）	中央区　風月堂	6個入　50	紙箱　アルミホイル	○	23,000	1,380(230/個)
	モンテール ブランデーケーキ	足立区 モンテール	196	アルミホイル	○	16,100	3,156
	ロッテ カスタードケーキ	新宿区　ロッテ	6個入　187	紙箱　アルミホイル	○	9,940	1,856(308/個)
	ブルボン チーズケーキ	新潟県柏崎市 北日本食品工業	8個入　164	紙箱 ポリ袋	○脱酸素剤	5,990	982(123/個)
ゼリー	クールメルル グレープフルーツ	神戸市 ゴンチャロフ製菓	70	アルミカップ	—	7,650	536
	ブランデーゼリー	港区　森永乳業	100 ml 105 g	プラスチック	○	9,680	1,060
	ワインゼリー	港区　森永乳業	100 ml 108 g	プラスチック	○	4,100	410
	サンキストピーチゼリー	港区　森永乳業	110	プラスチック	—	2,410	265
しょうゆ	特選うす塩しょうゆ	野田市 キノエネ醬油	1 l	ポリびん	○	20,400	20,400
	特選薄口ヒガシマルしょうゆ	兵庫県 ヒガシマル醬油	500 cc	ポリびん	○	16,500	8,250
	本仕込　しょうゆ	野田市 キノエネ醬油	1 l	ガラスびん	○	14,700	14,700
みそ	天地味噌（米みそ）	長野県 ひかり飯島醸造所	1,000	ポリ袋	○	24,000	24,000
	大分特選　麦みそ	大分県 フンドーギン醬油	1,000	ポリ袋	○	20,300	20,300
	信州タケヤみそ特醸	諏訪市　竹屋	1,000	ポリ袋	○	20,100	20,100
飲料	オロナミンCドリンク	千代田区 大塚製薬	120 ml	ガラスびん	—	5,060	607
	ヤクルトタフマン	港区 ヤクルト本社	110 ml	ガラスびん	○	4,740	521
	ビタレモンCドリンク	名張市 オクダ化学工業	120	ガラスびん	—	4,500	540
	ポカリスエット	千代田区 大塚製薬	250	缶	—	342	86

○：アルコール，酒精，洋酒，ラム酒，ブランデー，みりんなどの表示のあるもの．
△：アルコール系鮮度保持剤（食品保存用アルコール吸着体・アンチモールド・オイテックス）が袋の中には入っていたもの．
ND：検出せず．
＊東京都消費者センター資料（1988 年にテスト実施）

いものにも含まれている（**表 1**）ため，ALDH 2 のホモの活性低下遺伝子をもっている（ALDH 2 MM＝ALDH 2 2-2）喘息患者においては，特に注意深くアルコール含有物を避ける必要がある．

アルコール誘発喘息におけるメディエーターは肥満細胞からのヒスタミンが主体であるので，抗ヒスタミン薬[7)]や脱顆粒を防ぐ DSCG（インタール®）などが有効である．もちろん吸入ステロイドを中心とした通常の喘息治療による喘息自体のコントロールも必要である．前述の症例においても，吸入ステロイド薬，徐放性テオフィリン薬とともにアゼプチン 1 mg を飲酒予定当日の朝食後と昼食後に服用させ飲酒量を極力少なくすることを指導することによりアルコール誘発を防止できた．

6 蕁麻疹，鼻アレルギーと飲酒

前記アルコール誘発喘息と同様の機序で起こる蕁麻疹や鼻アレルギーがある．

【症例】 23 歳，男性，学生．

主訴： 蕁麻疹，鼻汁．

現病歴： 約 2 年前より慢性蕁麻疹，アレルギー性鼻炎の病歴がある．6 カ月前よりコンパなどで飲酒後 20 分ほどで顔面紅潮，頻脈とともに肘窩，腰バンド部に蕁麻疹の出現と鼻汁に気づくようになり受診した．

元来アルコールには弱かった．

検査所見： IgE 540 IU/m*l*，RAST デルマトファゴイデス属のダニにクラス 2．

アルコール負荷試験： 10%稀釈エタノール 300 m*l* の飲用にて 20 分後肘窩，腰バンド部に蕁麻疹出現し，鼻汁，鼻閉も自覚した．15 分後の血中アセトアルデヒド血中濃度は 37.5 μM/L と上昇していた．なお血中エタノール濃度は 5.7 mM/L であった．

ALDH 遺伝子型： アルデヒド脱水素酵素の遺伝子型は ALDH 2*1/ALDH 2*2 のヘテロ低活性型であった．

以上より本例はアルコール誘発喘息と同じ機序，すなわち ALDH の遺伝的活性低下のため血中アセトアルデヒド濃度が上昇し，皮膚や鼻粘膜の肥満細胞（アレルギー疾患の患者の肥満細胞はアセトアルデヒドに抵抗が弱い）よりヒスタミンなどの化学伝達物質が遊離され，蕁麻疹と鼻アレルギー様症状を引き起こしたものと考えられる．

このような症例はアルコール誘発蕁麻疹，アルコール誘発鼻アレルギーと呼ぶのがよいと思われる．

これらの発症機序から考えるとアルコールは ALDH 活性の低い人の各種のアレルギー疾患においてその症状を誘発または増強することが考えられるので注意が必要である．

逆に食物アレルギーと考えられている症例の中には食物に含有されたり一緒に飲用したアルコールによる上記の機序が関与しているものも存在するものと思われる．食物アレルギーの病歴聴取においては，アルコール摂取の有無（含有食品を含めて）の確認（**表 1**）とともに顔面紅潮，動悸，嘔気などアンタブユース様症状の確認も必要である．

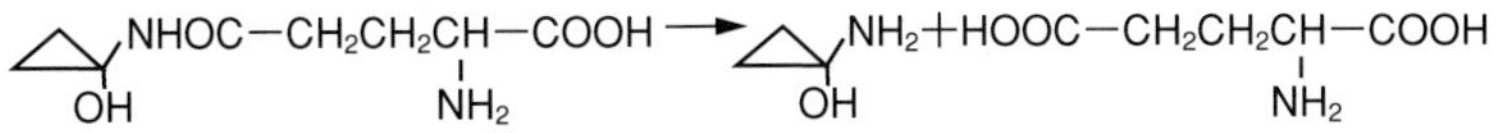

コプリン　　　　1-アミノシクロプロパノール

図 4. コプリンとその生体内加水分解産物

7 ALDH 正常喘息患者におけるアルコール誘発喘息

通常は酒(アルコール)に強く ALDH 遺伝子も正常である喘息患者においてもアルコール誘発喘息が起こることがある.

それは嫌酒薬の服用時やセフェム系抗生剤使用時，ホテイシメジやヒトヨタケなどのキノコを食した後, アルコールを飲用した時である. この場合はこれらの薬剤やキノコの毒により ALDH の活性が低下しているため，血中のアセトアルデヒド濃度が上昇するためである. キノコを食べる時も同定能力と知識が必要である.

8 コプリン群の毒を含むキノコ摂食と飲酒

前述したようにヒトヨタケ（Coprinus atramentaris），やホテイシメジ（Clitocybe clavipes）を食べた後 4〜5 日以内に飲酒をすると，これらに含有されるコプリンの生体内加水分解産物(図 4) 1-アミノシクロプロパノールの ALDH 阻害作用により顔面紅潮, 嘔吐, 血圧低下などの嫌酒薬様の作用が出ることが知られている[8].

マウスにホテイシメジを投与すると，ALDH 活性値は有意な減少が認められ, アルデヒド貯留の原因はホテイシメジ抽出物の ALDH 活性抑制効果によるものと推察された. この ALDH 活性阻害によるアルデヒド濃度の上昇は，抗酒剤 disulfiram (antabus) などの薬物による作用と同様であり，その臨床症状もホテイシメジ中毒の場合と類似している.

ヒトヨタケには 160 mg/kg のコプリンが含まれているという. その他コプリン群の毒を含むと思われるキノコにはササクレヒトヨタケ（Coprinus comatus)，スギタケ（Pholiota squarrosa)，ウラベニイロガワリ (Boletus luridus) などが知られている. 喘息患者がこれらのキノコを食した後, 酒などアルコール飲料を摂取すると，ALDH の遺伝子は正常活性型であってもアルコール誘発喘息を起こすこととなる. しかし ALDH 非活性型の人においてはこれらのキノコの作用はさらに強くなる可能性がある. これは昔からいわれている食べ合わせが悪い食品ということになる.

9 アルコール誘発喘息の人種特異性[5)9)]

ALDH の不活性型をもつ頻度は人種による差が大きい. 日本人 42.6%，中国人 41.1%，朝鮮人

表 2．アルデヒド脱水素酵素（ALDH 2）正常活性（1-1）および低活性型（2-1，2-2）の人種分布

民族（調査数）	ALDH 2 型			遺伝子頻度	
	正常活性	低活性型		ALDH 2*1	ALDH 2*2
	1-1（%）	2-1（%）	2-2（%）		
I）モンゴロイド人種					
日本人（94）	53（56.4）	37（38.4）	4（4.2）	0.761	0.239
中国人（156）	92（58.9）	56（35.8）	8（5.3）	0.789	0.231
朝鮮人（218）	156（71.5）	58（26.5）	4（1.8）	0.849	0.151
タイ人（111）	100（90）	11（10）	0（0）	0.950	0.050
フィリピン人（110）	96（93）	14（7）	0（0）	0.994	0.006
マレーシア人（86）	68（79.1）	5（5.9）	0（0）	0.966	0.034
〈少数民族〉					
パプアニューギニア人（242）	240（99.0）	2（0.8）	0（0）	0.996	0.004
オーストラリア原住民（37）	37（100）	0（0）	0（0）	1.000	0
ネグリト族（フィリピン）（40）	33（87.5）	5（12.5）	0（0）	0.938	0.062
アメリカインディアン					
（南アメリカ）					
マプッチェ（チリー）（28）	28（100）	0（0）	0（0）	1.000	0
（北アメリカ）					
1）スー（北ダコタ）（90）	86（96）	4（4）	0（0）	0.978	0.022
2）ナバホー（ニューメキシコ）（56）	55（98.2）	1（1.8）	0（0）	0.991	0.009
3）メスデソス（メキシコ）（61）	61（100）	0（0）	0（0）	1.000	0
II）コーカソイド人種					
ドイツ人（98）	98（100）	0（0）	0（0）	1.000	0
スウェーデン人（90）	90（100）	0（0）	0（0）	1.000	0
フィンランド人（85）	85（100）	0（0）	0（0）	1.000	0
ラップ人（100）	100（100）	0（0）	0（0）	1.000	0
トルコ人（44）	44（100）	0（0）	0（0）	1.000	0
エジプト人（260）	250（100）	0（0）	0（0）	1.000	0
イスラエル人（77）	77（100）	0（0）	0（0）	1.000	0
ハンガリー人（116）	114（99.25）	2（1.75）	0（0）	0.987	0.013
インド人（129）	123（96.1）	5（3.8）	1（0.7）	0.973	0.027
III）ネグロイド人種					
スーダン人（40）	40（100）	0（0）	0（0）	1.000	0
ケニア人（23）	23（100）	0（0）	0（0）	1.000	0
リベリア人（184）	184（100）	0（0）	0（0）	1.000	0
ファングース人（37）	37（100）	0（0）	0（0）	1.000	0

（文献 9）より引用）

28.4%と北東アジアに高く，タイ人 10%，フィリピン人 7%と南に下がると少なくなる．白人や黒人では 0%である．

すなわちシベリアで寒地適応したモンゴロイドに発生した遺伝子と考えられる．この ALDH 不活性型をもつ人種の喘息患者においてはほぼ同じ頻度でアルコール誘発喘息が存在するものと思われる．**表 2** に原田による ALDH 2 正常活性型（1-1）および低活性型（2-1，2-2）の人種分布を示す．前に述べたように日本人において，低活性型は 2-1 38.4%，2-2 4.2%で合計 42.6%となる．なお原田は日本国内においても地域別に調査し，渡来系弥生人の血が濃いとされる近畿，中部，北陸などで ALDH 活性型の頻度がより低いと指摘している[10]（**図 5**）．これらの地方においてはアルコール誘発喘息の頻度がより高いこととなる．ところで，この ALDH 2 低活性型はアルコール誘発喘息を引き起こすという悪い作用のみを引き起こす遺伝子ではなく，アルコールが多量に飲めないことにより，アル

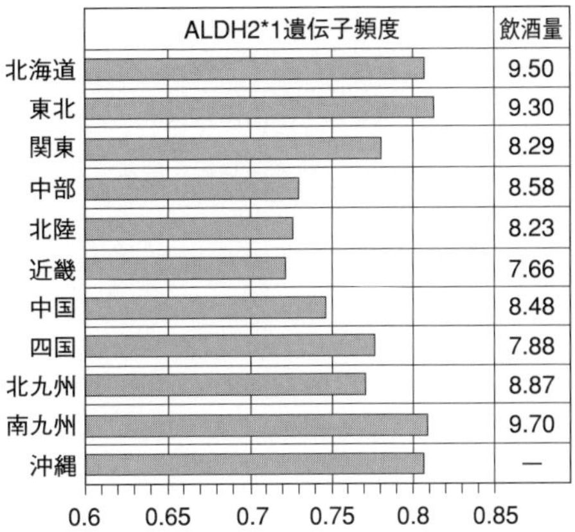

図 5．わが国における ALDH 2*1 遺伝子頻度の分布とそれに対応する飲酒量（純エタノール・リットル/人/年）．沖縄の飲酒量は不明．
（文献 10）より引用）

コール性肝障害やアルコール性精神病を予防するというよい遺伝子の側面をもっている．

10 上記以外の機序による飲酒と喘息との関係

日本人において飲酒によって喘息発作が誘発される機序は前述のアルコール誘発喘息が最も多いわけであるが，**表 3** のようにその他種々の機序により飲酒は喘息に影響を及ぼす[4]．①アルコール飲料中の抗原（真菌・酵母・ホップなど）によるアレルギー，②含有される防腐剤や色素などによるアスピリン喘息類似の機序による発作誘発，③含有される高濃度アルコール（ウイスキーなど）や赤ワイン中の亜硫酸ガス（SO_2）などによる気道の直接刺激，などがある．一方，稀ではあるが喘息を改善する機序としては，アルコールによる気管支平滑筋の弛緩や副交感神経の軽度麻痺さらに精神的リラックスなどが知られている．

これらに対する対応としては当該アルコール飲料を避けるとともに，アレルギー性喘息，アスピリン喘息に対すると同様の治療が必要である．高濃度アルコールや SO_2 による気道刺激に対してはアトロピン系吸入薬が有効である．

11 アルコール含有食品について

前述のように，喘息をはじめ各種のアレルギー疾患においてアルコールは誘発因子となり得るわけで，その回避は疾患のコントロールにおいて重要である．しかしアルコールは酒類のみに含まれるのではなく多くの食品に含有されている．どのような食品にどれくらいの濃度でアルコールが含まれているのかを知っておくことは重要である．**表 1** に東京都消費センター資料による食品中のエチルアルコール含有量を示すので参考にして頂きたい．特に ALDH 不活性遺伝子をホモでもっているアレルギー疾患患者では注意深くアルコールを避けることが必要である．

表 3. 飲酒と喘息

喘息症状を悪化する機序	喘息症状を改善する機序
1．アルコール（飲酒）誘発喘息（日本人では多発） アセトアルデヒド代謝と関連	1．アルコールによる気管支平滑筋弛緩作用
2．アレルギー アルコール飲料中の抗原による感作 （真菌，酵母，ホップなど）	2．アルコールによる神経（副交感神経）麻痺
3．アスピリン喘息類似 防腐剤，色素など	3．精神的リラックス
4．気道刺激による（cough receptor） 高濃度アルコールによる刺激 非特異的刺激（SO_2 など）	

12 飲酒による食物アレルギー症状の増強

前述したようにエタノールは ALDH の活性の低い喘息患者には肥満細胞の脱顆粒により喘息症状を引き起こし，蕁麻疹や鼻アレルギーの患者には同じく蕁麻疹や鼻アレルギー症状を引き起こす．食物によるⅠ型アレルギーにより食物アレルギー症状を引き起こす患者においては上記の機序により飲酒によって食物アレルギー症状が増強されるものと思われるので注意が必要である．

すなわち，ALDH 不活性型のⅠ型食物アレルギー患者においては，飲酒やアルコール含有飲料や食品は避けることが望ましい．

◆おわりに◆

気管支喘息，蕁麻疹，鼻アレルギー，食物アレルギーなどのアレルギー症状は ALDH 活性の低い人（日本人の約半数）においては飲酒によって誘発される．エタノールは酒類のみではなく，ケーキ，ゼリー，調味料，健康飲料などに広く含まれるので注意が必要である．この ALDH 活性の低い人は日本人，中国人，朝鮮人などのアジア人に多く，白人，黒人には認められない．日本国内においても中部地方や近畿地方に多い．飲酒により喘息発作が誘発されるその他の機序としては，含有物に対するアレルギー，防腐剤に対するアスピリン喘息様作用，含有刺激物による気道刺激などがある．飲酒は上記のように種々の機序によりアレルギー症状を増強するので注意が必要である．ホテイシメジなどのキノコの摂取やセフェム系抗生剤の使用後の飲酒は避けるべきことなどに言及した．

（浅井貞宏）

文　献

1）浅井貞宏：アルコール（飲酒）誘発喘息（喘息患者は飲酒ばかりでなくアルコール含有調味料なども制限したほうがよい）．医学のあゆみ 143：201-202，1987．
2）渡辺　尚：アルコール（飲酒）誘発喘息の発症機序に関する研究；特にアセトアルデヒドとの関係について．アレルギー　40：1210-1217，1990．
3）Shimoda T, Kohno S, Takao A, et al：Investigation of the mechanism of alcohol-induced bronchial asthma. J Allergy Clin Immunol 97：74-84, 1996.

4）浅井貞宏，須山尚史，渡辺　尚，ほか：アルコールと喘息（飲酒と喘息）．Medical Topics Series 喘息 ' 92，冨岡玖夫，足立　満，ほか（編），p 128-135，メディカルレビュー社，東京，1992．
5）Harada S, et al：Aldehyde dehydrogenase deficiency as a cause of facial flushing reaction to alcohol in Japanese. Lancet II：982, 1981.
6）Matsuse H, Shimada T, Fukushima C, et al：Screening for acetaldehyde dehydrogenase 2 genotype in alchol induced asthma by using the ethanol patch test. J Allegy Clin Immunol 108：715-719, 2001.
7）Takao A, Shimoda T, Malsuse H, et al：Inhibitory effects of azelastine hydrochloride in alcohol induced asthma. Ann of Allergy Asthma & Immunology 82：390-394, 1999.
8）山下　衛：コプリン群．きのこ中毒，山下　衛，古川久彦（編），p 91-101，共立出版，東京，1993．
9）原田勝二：エタノールおよびアルデヒド代謝の人種的遺伝的要因．医学のあゆみ 154：817-822，1990．
10）原田勝二：飲酒の遺伝生態学．遺伝　53：57-61，1999．

5 食品取扱い業者の食物素材による職業アレルギー

◆はじめに◆

職業に関連する特定の物質が抗原となって惹起されるアレルギー疾患を職業アレルギーoccupational allergy と呼ぶ．本症発症に際しては従業者が就業し，職業環境内の感作性物質（抗原）に曝露を繰り返していると免疫学的 process を経て感作が成立し，その物質に対して特異性をもった過敏反応としてアレルギー症状が発現するに至る．就業（抗原への曝露開始）から症状発現に至る期間を感作期間と呼び，短い場合 2〜3 カ月，長いものでは 20 余年にも及ぶが，これは免疫応答準備期間と解せられる．そして抗原の生体への作用部位により症状も気管支喘息，鼻アレルギー，結膜アレルギー，過敏性肺臓炎，接触性皮膚炎などの形態をとる（**表 1**）が，抗原の量，抗原性の強さ，作用方式によりこれらの症状が単独でみられることもあれば複数のものが合併して現われることもある．

既に本書の“食物アレルギーの歴史”の項で触れたように 1700 年イタリアの Ramazzini（1633-1714）[1]が種々の作業場で職業に関連する疾病の調査と診療を行い，Hippocrates 以来知られる職業性疾患も併せ名著 “De Morbis Artificum Diatriba（働く人々の病気）”を著わした．そのうちいくつかの章にはわれわれが現在職業性喘息として知っている事項――パン製造人の喘息をはじめとして絹取扱業者の喘息，馬丁やガラス製造人の喘息，醸造業者の喘息，糸杉などの木材加工業者の喘息といった記載がみられる．就中パン製造人にみられる喘息は仕事場で使用される小麦粉を吸入して惹起され，“粉塵が咽喉から気道に付着するので空気の通りを妨げるため咳嗽，呼吸困難〜喘息を起こし，嗄声，結膜炎もみる”とし，“口を布の包帯（現在のガーゼマスク）で覆っても十分防げず，呼吸困難があれば気道に固着したものを吐剤を使って除くことが有効”と述べている．現在のわれわれの知識からすればアレルギーの考えも気管支拡張剤もまだ登場しない時代であるからやむを得ない対応とは思うが，気道の狭窄があり，祛痰剤として吐剤を用いたというのは当時の治療としては最も重要な方法だったのであろう．因みに 1909 年 Smith[2]によるそばアレルギー最初の報告の中でも重篤な喘息発作に吐剤が用いられている．

このように食物素材が経口的摂取とは違う経路で，経気道的に吸入され喘息症状を起こし，また眼

表 1．職業アレルギーにおける抗原作用部位と疾患

抗原作用部位			疾　患
抗原物質	気道	鼻　粘　膜	職業性鼻アレルギー
		気管・気管支	職業性喘息
		肺　胞・間　質	職業性過敏性肺臓炎
	粘膜		職業性結膜アレルギー
	皮膚		職業性接触性皮膚炎（アトピー性皮膚炎）

に付着して結膜炎を起こすことは中世以来知られていたらしいが，1819年Bostock[3]が自らの枯草熱体験を纏め最初の医学的論文として発表し，1906年Pirquet[4]がアレルギーの概念を確立してからは本邦内外で日常生活環境内の種々の抗原物質によるアレルギー疾患に関する追究が盛んに行われ，その一端として職業アレルギーの報告も散見されるようになった．わが国最初の職業アレルギーの記載は1926年関[5]によるいわゆる米杉喘息についてであったが，1951年七條ら[6]が群馬県下仁田地方のこんにゃく製造業者が精粉に際しこんにゃく舞粉を吸入して惹起されるこんにゃく喘息を，1964年城ら[7]が広島県下のかきのむき身業者がかき殻に付着するほやの体液により起こすほや喘息を，そして1969年筆者ら[8]もそば屋の調理師にみられる職業性そばアレルギーの症例を見出し，それぞれ本邦第1例として報告したが，これらはまさしく食物素材を吸入して起こった職業性喘息にほかならない．1970年からは毎年職業アレルギー研究会で，1993年以降は学会となり定期的に発表と検討が続けられ，全国の研究者により次々と新しいものが見出され，現在135種の職業性喘息が知られるに至っている．それらの全容については筆者による別稿[9)~15)]があるのでここでは特に食品取扱業者にみられる食物素材による職業性喘息を中心に概要を述べる．

1 職業アレルギーの本質について

冒頭の定義で触れたように職業アレルギーは生活環境内の，特に職業に関連する感作性物質すなわち抗原側の要因と，抗体産生能など免疫学的側面を中心とする生体側の要因とがbaseになって発症に至る．換言すればすべてのアレルギー疾患のうち免疫学的processの最も明確にされる疾患で，あたかもモルモットの感作実験に相当するものが職業というやむを得ざる特殊環境下で人体に惹き起こされたものとみることもできる．もしこれを非職業環境で健康人に試みたとすれば倫理上の問題となることは必定で，そういう視点からも職業アレルギーは単一抗原によるアレルギー疾患の貴重な人体modelということができる．したがってわれわれは本症の研究を通じてまずアレルギー疾患の機構を解析し，限られた1つの原因抗原をめぐっていかに対応すべきかの指針を得ることができる．特に職業アレルギーにおいては抗原への感作ならびに発症へのprocessを遮断することによって予防〜治療が可能となることから，すべてのアレルギー疾患への合理的対応として抗原の除去回避がいかに重要視されねばならないかを示す雛形と考えられる．

もう1点は種々のアレルギー学的治療法――例えば減感作療法や抗アレルギー薬の臨床効果を検討するにあたって二重盲検によりplaceboを患者に長期間使用し続けるという，ある意味では非人道的方法によることなく評価できる唯一の対象であるという点でも臨床アレルギー全般にとっても極めて重要な位置を占めるのである．

職業アレルギーは産業医学として古くから研究され職業病として検診，労災認定，保償，防御などの対応が考えられて来た塵肺症あるいは金属・溶剤中毒などとは違って，大部分が中小〜個人企業の中で発生し，現今の労働行政の欠落する部分――盲点にあって極めて問題の山積する分野と考えられる．その背後には上述のように従業者の感作という問題が存在するため従業者全員が罹患するのではなく，職場内の抗原（感作性物質）に感作された人だけが発症し，対応もかかる人が中心になることが従来の職業病への取り組みとは異らねばならないことは当然である．

以前一般気管支喘息の有病率は人口の 1%といわれ，最近では種々の環境要因を反映して成人 3%，小児 5〜7%になったとされるのに対し，職業性喘息では日常生活環境内とは桁違いに濃厚な抗原曝露があるので高い発症率が示されている．こんにゃく喘息[16]では 16.6%，ほや喘息[17)〜19]では 36.0%，てんさい研究所の職員にみられるてんさい花粉症は 56.5%（松山ら[20]）と報告されている．しかしこんにゃく喘息では設備改善により 1990 年以後新発生はなく（職業アレルギー現状調査[13]），ほや喘息も仕事場の飛散抗原を減らす努力により有病者が明らかに減少（7.4%[17)−19]）している．筆者[21,22]による職業性喘息の予後調査でも抗原曝露を減らすことにより著明な改善を認めており，非職業性アレルギー疾患においても予防〜治療上抗原対策がいかに重要であるかをこれらの成果が示している．

わが国でこれまでに発見された職業性喘息の反応の型を筆者[13,15]が第 2 回職業アレルギー学会（1994）教育講演担当の機会に，研究者各位にお願いして調査させて戴いた結果をみると，Coombs ら[23]の I 型（reagin 型，IgE 型）アレルギーに属するものでも即時型反応に終始する場合（筆者[13]は I_{A}型，A は anaphylactic の意味でこう呼んでいる）が職業性喘息の過半数を占める．これに対し，臨床上遅発型あるいは 2 相性反応をみる場合（筆者[13]は I_{B}型，B は bronchitis を考えるべきものでこう呼んでいる）もある．しかし I 型＋刺激関与または薬物作用の考えられるもの，I ＋IV型が疑われるもの，IV型，III＋IV型とみるべきもの，さらに刺激が主因としか考え難いものすらあり，原因抗原によってもたらされるアレルギー反応に差があることは十分認識される必要がある．

表 2 に食品素材に関連ある職業アレルギーにおけるアレルギーの型を示すが，これらへの対応を考える際には原因抗原を確定し，case by case に反応の型と pattern を確認したうえで方針を樹てるべきものである．最近海外，そしてわが国でもこれに追随して学会喘息治療 guide line として早期から吸入 steroid 使用が勧められ，抗原検索とこれへの対応が蔑ろにされているが，このままこれが推進されるならば前述そばアレルギー同様，職業性喘息は原因不明の喘息と誤診されて原因抗原をめぐる対応は看過され，吸入 steroid などの対症薬物療法のみが際限なく続けられることになる．筆者はこ

表 2．食物素材による職業アレルギーの反応の型（Coombs & Gell）

I 型（即時型）（I_{A}）			I 型（2 相性）（I ＋ III 型？，I_{B}）		
	A 群	職業性そばアレルギー		A 型	こんにゃく喘息
		小麦粉喘息			小麦粉喘息
		米糠による喘息			米糠による喘息
		プリンスメロン栽培者の喘息			製茶による喘息
		茶摘みで発症する喘息	I ＋ IV 型（？）		
		胡椒による喘息		B 群	伊勢えび網漁業者のうみとさかアレルギー
	B 群	ほや喘息	未確定		
	C 群	職業性花粉症		A 群	生コーヒー豆取扱者の喘息
		椎茸胞子喘息			
		麹による喘息			
	D 群	ステビア糖による喘息			
		酒造用糖化酵素喘息			

（文献 13）より引用）

こで職業アレルギー研究の立場から，さらにallergistとして職業アレルギーがすべてのアレルギー疾患の貴重な人体modelであることを再認識して，一般の，非職業性喘息においても抗原への配慮を重視すべきことを強調しておく．

2 食物素材による職業アレルギー

わが国で現在知られる135種の職業性喘息（一部鼻アレルギーを含む）を抗原の種類と飛散形式を考慮して4群に分けてみると，

A群：植物性の微細粉塵を抗原とするもの　37種

B群：動物の体成分あるいは排泄物を抗原とするもの　30種

C群：花粉・胞子・菌糸を抗原とするもの　27種

D群：薬剤・化学物質粉塵を抗原とするもの　41種

これらのうち食物素材によるものを一覧で示せば**表3**の如くで，主要なものの概要を以下順次紹介する．

［1］こんにゃく喘息

こんにゃくはこんにゃく芋Amorphophalus Konjacを輪切りにして乾燥させ，臼でついて粉末にし，マンナン粒子を集めて製品化され，低カロリー食として推賞される．1951年七條ら[6)24)]はこんにゃくの名産地とされる群馬県下仁田地方のこんにゃく精粉工場従業員および付近の住民に喘息症状を有する者の多発することに着眼し，種々のアレルギー学的検索を経てこれが乾燥芋を臼でつく際に生じるこんにゃく舞粉を吸入することにより感作され惹起された職業性アレルギー性気管支喘息であることを診断し，こんにゃく喘息Konjac asthmaと命名した．発見に至る経緯については七條教授ご自身の興味深い詳細な記述[24)]が遺されているのでご覧戴きたいが，第1報論文[6)]では末梢血好酸球増加を認め，舞粉による皮内反応および吸入誘発試験が陽性を呈した典型的な3例と疑わしい22例の存在が記載されている．それまでに米杉喘息[5)]などわが国でも職業アレルギーについての若干の報告はあったが，こんにゃく喘息研究はこの領域における系統的追究に先鞭をつけた画期的業績と高く評価されている．その後同門下の調査と研究はさらに続けられ，本症がこんにゃく工場従業員6人に1人（16.6%）[16)]にみられ，舞粉曝露開始から発症に至る感作期間は2〜3カ月の短期間のものから28年以上に及ぶことが明らかにされた[16)]．

こんにゃく喘息の症状は作業の行われる秋から冬にかけて増悪し，定型的喘息発作がみられ，アレルギー性結膜炎を伴うこともあり[16)]，少数ながらこんにゃくを経口負荷させたところ発作が誘発された症例もあるという[16)25)]．

本症患者の抗体検索では皮内反応，眼反応，吸入誘発試験で即時型陽性反応が得られ，Prausnitz-Küstner被働性転嫁試験（PK反応）が陽性を示し[16)26)]，またRASTによる特異的IgEが高値を示す[27)]ことから，発症にreaginが関与するCoombsら[23)]のI型アレルギーと考えられる[28)29)]が，遅発

表 3. わが国における食物素材による職業アレルギー

系統	名　称	抗　原	業　種	最初の報告
A群：植物性の微細粉塵を抗原とするもの	こんにゃく喘息	こんにゃく舞粉	こんにゃく精粉工場従業員・近隣住民	七條ら 1951
	職業性そばアレルギー症	そば粉	そば屋の調理師・店員，そば製麺業者，そば粉販売業者およびその家族	中村ら 1970
	小麦粉喘息	小麦粉	製パン・製菓業者	城ら 1971
	大麦粉喘息	大麦粉	製粉工場で大麦粉を扱う業者	野田ら 1991
	米糠による喘息	米糠	精米業者	宇佐神ら 1972
	レタス栽培者の喘息	レタスの葉の成分	ビニールハウス中でレタスを栽培する業者	安部ら 1980
	トマト栽培者の喘息	トマトの茎の成分	ビニールハウス中でトマトを栽培する業者	斎藤ら 1980
	プリンスメロン栽培者の喘息	プリンスメロン皮殻毛状物	ビニールハウス中でプリンスメロンを栽培する業者	増山ら 1980
	ふき栽培者の喘息	ふきの花粉，葉，茎の短毛，液	ビニールハウス中でふきを栽培し茎を切り束ねる業者	山崎ら 1995
	にら栽培者のアレルギー	にらの成分	ビニールハウス中でにらを栽培する業者	小山田ら 1981
	わけぎ栽培者の喘息	わけぎの鞘葉粉塵	わけぎを栽培し鞘葉(外側の薄い葉)を高圧空気ではがす作業をする業者	高橋ら 1995
	生コーヒー豆取扱者の喘息	生コーヒー豆粉塵	生コーヒー豆を扱うコーヒー製造会社研究室勤務者	白川ら 1985
	茶による職業アレルギー 1）茶摘みで発症する喘息 2）茶による職業アレルギー	 茶の新芽・新葉の産毛 精製緑茶成分(エピガロカテキンガレート)	 茶摘み労働者 緑茶の袋詰め販売業者，製茶業者	 海老原 1976 大塚ら 1989
	綿実アレルギー	綿実粉塵	綿実でクッキー製造を試みる製菓業者	池森ら 1985
	胡椒による喘息	胡椒	焼売，餃子製造工場勤務者	奥村ら 1977
B群：動物の体成分あるいは排泄物を抗原とするもの	ほや喘息	かき殻に付着するほや類の体液成分	広島県のかきのむき身業者(かきの打ち子)，かき養殖業者，真珠養殖業者	城・勝谷ら 1964
	伊勢えび網漁業者のアレルギー	海底の腔腸動物うみとさかの体液成分	伊勢えび網漁業従事者	鬼塚ら 1989
	えび粉による喘息	干えび粉塵	干えびを製造し乾燥，脱殻，選別，袋詰を行う業者	高本 1998
	いわし喘息	いわし粉塵	いりこ(いわし)乾燥に従事する業者	高本 1987
	養蜂関連の喘息	蜂蜜	養蜂業者の家族	勝谷・城ら 1990
C群：花粉・胞子・菌糸を抗原とするもの	職業性花粉症 1）てんさい花粉症 2）いちご花粉症 3）ぶどう花粉症 4）ピーマン花粉喘息 5）トマト花粉喘息 6）もも花粉症	 てんさい花粉 いちご花粉 ぶどう花粉 ピーマン花粉 トマト花粉 もも花粉	 てんさい研究所職員 ビニールハウス中でいちごを栽培する業者 ビニールハウス中でぶどうを栽培し，棚をゆさぶって花粉を飛散させる作業をする人 ビニールハウス中でピーマン速成栽培をする業者 ビニールハウス中でトマトを栽培する業者 もも栽培で摘花に従事する者	 松山ら 1970 小林ら 1973 月岡ら 1984 奥村 1985 渡辺ら 2000 信太ら 1978

表 3. (続き)

系統	名　称	抗　原	業　種	最初の報告
C群：花粉・胞子・菌糸を抗原とするもの	7) りんご花粉症	りんご花粉	りんごの人工授粉に従事する者	沢田　1978
	8) なし花粉症	なし花粉	なし栽培で摘花，解葯，人工交配に従事する者	月岡ら　1981
	9) うめ花粉症	うめ花粉	うめ栽培業者	打越ら　1980
	胞子による職業性喘息 椎茸胞子喘息	椎茸胞子	ビニールハウス中で椎茸を栽培する業者	近藤　1968
	麹による喘息	麹	醤油・みそ・甘酒製造業者とその家族	仁科　1934
D群：薬剤・化学物質粉塵を抗原とするもの	ステビア糖による喘息	ステビア糖粉末	蔗糖にステビア糖を添加する業者	勝谷ら　1983
	酒造用糖化酵素製剤による喘息	アミラーゼを主成分とする酵素製剤	清酒醸造業者	末次ら　1984
	チーズ製造用凝乳酵素によるアレルギー	凝乳酵素 Rennin	チーズ製造工場勤務者	松下ら　1986
	食品保存料製造者の喘息	リゾチーム，グリシン，グルコノデルタラクトン	食品保存料製造工場勤務者	樋口ら　1993
	食品添加物喘息	食品添加物粉塵(パールミートF, FRパウダー)(主成分：卵白)	食品加工工場で食品添加物を扱う業者	樋口ら　1995

型喘息反応をみる場合(筆者[13]の I_B型の pattern)もあり，凝集反応や沈降反応などで示される IgG 抗体も存在する[29]のでⅠ＋Ⅲ型アレルギーの可能性もあるとされる[29].

こんにゃく喘息の起因抗原は舞粉水抽出液の硫安塩析法で得られた 40%硫安沈澱分画に主として含まれる分子量 2〜4 万[30]，特に 24000[31]の糖蛋白であることが明らかにされ，こんにゃく舞粉中の choline 量が特に多量ではない点から三沢[32]のいわゆる仮性アレルゲンとしての意義はないと考えられている[24].

本症に対する減感作療法の有効率は 82.9%(著効 43.9%)でこんにゃくと関係ない一般アレルギー性喘息のそれとほぼ同程度とされる[16]が，最近の報告では本症にⅠ型のみならずⅢ型アレルギーの関与もあるためかこれより低い(職業アレルギー現状調査，1985[10]，小林[31])という．しかしその理由の詳細は明らかにされていない．

[2] ほや喘息

広島県の瀬戸内海沿岸では古くからかきの養殖(筏式養殖法は戦後導入された)が盛んで，毎年 10 月から翌年 4 月頃までの間に水揚げされ，むき身をした後出荷され，全国一の産額を誇っている．このむき身作業は槌でかき殻を打ち壊してかきを取り出すのでかき打ちと呼ばれる．1962 年勝谷[33]はこのような仕事をすると喘息様症状を呈する 60 歳女子の患者を見出し，光井・城らによって 1963 年“かきの打ち子喘息”と仮称し報告された[7,34]．引き続き抗原物質の追究が続けられた結果，筏に吊したかきに付着するほや類の体液成分が抗原性を有することが明らかとなり，真珠養殖業者にもほやを抗原とする喘息患者が見出され，ほや喘息 seasquirt asthma と命名された(1967)．これらの経緯については光井教授ご自身の記述[33]が遺されているのでご覧戴きたい.

ほや喘息でみられる症状は鼻炎型, 気管支炎型, 喘息型, 混合型に分類され, 眼の瘙痒を伴うものもあるが, 経過につれて病型が変化することも少なくなく, 患者は作業に従事すると発症するが仕事を休むと症状は消失するので5～9月には通常発作はないという[35)~37)]. 本症患者における抗体検索ではほや粗抗原に対する皮内反応, 結膜反応, 吸入誘発試験および PK 反応いずれも陽性(後記精製抗原では分子量 9980 のもののみ結膜反応, 吸入誘発試験が陽性[35)~37)])で, 沈降反応は証明されず[37)], Coombs ら[23)]のⅠ型アレルギーの典型と考えられている. そしてほや抗原に対する RAST 値と皮内反応閾値との間に正相関を認めること, RAST 値の推移を追跡すると作業季節中は高値を示すが, その季節を過ぎると低値となり, かかる季節変動が毎年反復されることが報告されている[38)].

ほや喘息の発生率は発見当初の 1963 年には 36.0%[17)~19)]とされたが, 県レベルの対応で作業環境の改善をはかり, ほや除去のための回転式かき洗浄機, 浄化プールの設置, 作業場の換気装置導入, むき身を鎚で打つ方法からナイフによる方法に改め, 従業者各個人の防御措置として活性炭 filter の使われた防塵マスク着用をすすめたところ発生率も 1968 年 18.7%, 1976 年 15.8%, 1984 年 7.4% と年を追って低下し, 重症例もこれと並行して著しい減少をみていて[17)~19)]抗原曝露を減らす努力の重要性が強調されている.

一方城[39)]らは 1970 年ほや喘息患者 306 例にほや抗原(粗抗原)による減感作療法を積極的に試み, 有効率 92.5%(うち著効 52.3%)で一般気管支喘息のそれ(77.3%)に比し高率であったと報告した. しかし臨床効果がなお必ずしも満足すべきものでなく, 抗原注射により喘息発作, 蕁麻疹, 眼の瘙痒などの誘発をみることがあるとして工学研究者との共同研究でほや抗原活性成分の化学的精製[40)]を試み, 分子量数十万以上, 106000, 22800, 9980 の 4 種の糖蛋白を分離した. 抗原性はそれらいずれにも認められるが分子量 22800 の抗原を用いて減感作療法を行えば特異的 IgG 抗体(遮断抗体)産生のみを促し, 特異的 IgE level は不変で, 副作用なく安全に, しかも抗原使用法も単純化でき速やかに著効が得られることを示した[41)42)]. 彼ら[43)]はさらに結膜反応が陽性を示し, 減感作療法を試みても良効が得られない分子量 9980 の精製抗原も重合すれば分子量 22800 の抗原と同様の効果を期待できるようになると報告しており, これらは単に職業アレルギーに限らず, すべてのアレルギー疾患の減感作の根幹にかかわる重要な知見といえる.

実際彼らはかかる結果を非職業性のアレルギー疾患へ及ぼし, だに抗原の精製を行い[44)45)], これによる減感作療法を試みて良効を得[46)~48)], さらに杉花粉についても検討[49)]していて, 広島の研究グループのこのような業績は職業アレルギーを model としながら, 広く一般アレルギーの研究, 治療, 対応に応用すること[50)]の規範を示したもので, アレルギーの全領域の臨床へ道を拓くものとして高く評価さるべきものと考える.

［3］職業性そばアレルギー

そばアレルギーが職業に関連して惹起されたという報告を海外文献で探してみると Blumstein (1935)が製パン業者にみたと記載しているが, そば粉が工場でいかなる形で用いられ発症に至ったかの具体的記述はない．その後 Cape Town の Ordman（1947）が戦後小麦粉の代用穀粉として使われたそば粉による製パン工場職員のそばアレルギー3例を記載しているが，うち2例はそばを使用し始めた直後に喘息発作が発現し感作期間が殆んどないかごく短いことから厳密な意味で職業アレルギーというよりも既にそばアレルギーを有していた職人にみられたアレルギー反応という nuance が強く，わずかにアレルギー性鼻炎の第3例で約1年の感作期間が考えられる．

このように外国ではそばは菓子やパンの混ぜ物として使われるに過ぎないが，本書II．各論1-④「そば」で述べたようにわが国では単味で調理加工され愛好者も格段に多いことから，職業上そばに接触する業種も少なくなく，そばの抗原性も極めて強いことからそばに感作され職業アレルギーが惹起されるであろうことは想像できるが，先人の報告は全くなかった．筆者ら[8]は1969年，そば屋の調理師として勤務し9年の感作期間を経てそばアレルギーをみるようになり，経気道的のみならず経口的抗原曝露に際しても発症する症例を見出し，本邦第1例として報告した（症例1参照）．その後の筆者らの共同研究[53)54)]により追加9症例が見出され，そば屋の店員，そば製粉・製麺業者，そば粉販売業者およびそれらの仕事場と同棟に居住し，そば粉に常時曝露される家族（小児）にも職業性そばアレルギーの存在が確認された．さらに筆者ら[55)]により東京深大寺でそば名店を自営する人のそばアレルギー症例も報告され，抗原への対応宜敷きを得て15年後の現在も良好な control のもとに自営を続けている（症例2）．

また奥村ら[56)]はそば製粉工場で働く主人が作業服や下着，靴下で家庭内に持ち込み，住居が工場の1軒おいた隣で風向きによってはそば粉が部屋へ飛来するため，これに感作され発症した26歳主婦のそばアレルギー症例を，三宅ら[57)]も祖父が食堂を自営しそば打ちの仕事着のまま抱いている生後5カ月の女児が経皮的に感作惹起されたそばによるアトピー性皮膚炎症例を報告しており，そば抗原が経気道的のみならず経口的，経皮的にも職業アレルギーを招来することが示される．

職業性そばアレルギーの臨床症状は非職業性のそばアレルギーのそれと差がないので繰り返さないが，抗原への一定の免疫応答準備期間（感作期間）を置いて現われ，典型的な Coombs ら[23)]の I 型（即時型，IgE 型）に属する職業アレルギーであることは既に述べた．

本症の治療で最も重要なことは抗原の回避で，これにより症状発現は確実に零（ゼロ）となり，予後[21)22)]も悪くない．例えば転職または材料の変更（日本そばから中華そば専門への転向）などが最も効果的なのは疑いない（症例1）．しかし患者が職業上熟達の士で容易に転職できないことも少なくないし，本人がそば屋を自営していたり，そば製粉，製麺を自宅で行っているような場合，簡単に職業を変えることはできない．したがってそばによるものを含め職業アレルギー全般を通じていえることは，職業環境（仕事場）内の抗原飛散を極力減らす努力をしたうえで従業者各人の防御措置を徹底させ，なお症状が残存するならばアレルギー免疫学的対応として可能ならば（そばの場合は危険）減感作療法を試み，それでも症状があれば抗アレルギー剤使用，対症薬物療法を case by case に考えることになる．実際前項で述べたほや喘息における城ら[17)~19)]の取り組みが成功していることをみれば，そば取扱い業者にも同様の対応が必要と思われる．

特にそばはわれわれの知る抗原性の最も強烈なものの1つであるので，産業医学的視点からすれば少なくともそば製粉・製麺は中小企業ないし個人あるいは家族労働による零細企業ではなく産業医による環境管理の行き届いた近代的工場で行われるべきものと考える．そのような場所では粉塵の飛散を極力少なくする作業方法を採用し，仕事場の実効ある局所換気と全体換気を行い，仕事場の清掃，作業衣の管理を励行し床上へ落下する抗原粉塵の排除に努めることが重要と考えられる[9,12]．

一方従業者については予防の観点から採用時検診をアレルギー免疫学的立場から行ってそばアレルギーを有する者はもちろん，他の抗原によるアレルギーを保有する人も抗体産生能の亢進が推測され，就業によりそばへの重複感作の可能性もあり，この時点で排除しておくべきである．さらにこのようにして採用され従業している人も産業医の管理下におき発症していないか，あるいは感作成立への途上にあるのではないかを定期的な問診と RAST を利用した集検的抗体検索を活用して check することが必要と考える．

従業者全員の個人防御もまた重要な課題である．そばの如き抗原性の強い感作性物質への防御効果はガーゼマスクでは必ずしも十分とはいえず[9]，呼吸器症状のほか眼症状や皮膚炎を生ずるので眼まで保護する全面式防塵(毒)マスクと全身を覆い抗原の侵入を許さない完全防護服（原子力取扱者用あるいは宇宙服のような）の使用が必要なこともあろうが，実施となると種々の問題があると思われる[9]．しかも防塵(毒)マスクとして市販されているのは塵肺症，化学物質に対応するものであってこれをそのまま抗原防御に転用することは当を得ていないので，速やかに抗原用の独自のマスクが研究開発されねばならないと考える．

とはいえわれわれの深大寺のそば屋の追加症例[55]（症例 2）では二重マスク使用と抗アレルギー薬で 15 年来良好な control が得られ現在も盛業中であり，case by case に抗原への対策を講ずることの重要性が指摘される．なお既に述べたようにそばを取扱う業者の作業衣に付着したそばにより，また仕事場と同棟に居住する場合は住環境に持込まれるそば粉塵により小児を含む家族が感作されアレルギー発症がありうる[53,54,56,57]ので，抗原への接触をなくする配慮を忘れてはならない．

職業性そばアレルギーにおける減感作療法は非職業性の場合と同様，そばの強烈な抗原性が考えられるので，ほや喘息[42]に示されるが如き抗原の精製などによる改良がない限り安易に行うのは危険で，われわれの以下提示する本症 2 症例でもこのような理由から実施していない．

【症例 1】OI，来院時 26 歳の男子

そば屋の調理師として住み込みで勤務して 10 年目頃よりそばを扱えばくしゃみ，鼻汁，咳嗽，喘鳴を伴う呼吸困難を来し，そばを摂取すれば蕁麻疹を生ずるようになったと訴え 1969 年筆者らの allergy clinic を訪れた．

初診時末梢血白血球数 5400，好酸球 7%，総 IgE 値は当時実用化前のため測定されていない．routine の吸入性抗原に対する皮内反応ならびにその閾値検査から家塵およびひめがま花粉への重複感作も考えられたが，そば粉に対する皮内反応 (卌) $\frac{15\times15}{40\times40}$，その閾値は 10^{-8}，眼反応および鼻反応共に陽性，また Prausnitz-Küstner 被働性転嫁試験（PK 反応），吸入誘発試験，食餌負荷試験いずれも強陽性で，アレルギー学的問診結果と綜合して職業性そばアレルギー症と診断，本邦第 1 例として報告した[8]．

筆者らは彼に中華そば専門店への職場転換を指導したが，家庭の都合で翌1970年東京へ移り靴下加工に従事，1980年の筆者の職業アレルギー調査に際し転業後無症状であるがそばを摂取すると喘息発作をみると回答した．その後1985年より郷里に戻り，運送会社，そして現在は楽器製造下請会社に勤め1989年の職業アレルギー長期予後調査に際しても，さらに2001年同再調査においても引き続き日常は無症状であるが，そば屋の暖簾を潜ったりそばを少量でも摂取すれば再発症することがアンケートのみならず電話連絡を通じても確認され，初診以来32年を経てそばを扱う職業から離れてもそばに対するreaginが長年保有されていることが明らかにされた．

【症例2】YS，来院時41歳の男子

1957年父親がそば屋を開業，手打ちそばを住居と棟続きの仕事場で作るようになった．その頃患者はその仕事場に入ってもそばを食べても異常を認めなかったが，1969年(24歳)より父親と共に家業に従事するようになり間もなくそば粉を吸入すると鼻・眼症状，そして喘息症状を来し，そばを食べると呕気，呕吐，蕁麻疹，呼吸困難をみるようになった．このためその後は父親がそば打ち，本人は揚げものを主として分担，ガーゼマスクで防御しているが，それでも衣服に付着するそば粉で夜間喘息発作を起こすとして1987年日本大学板橋病院呼吸器科外来を訪れた．

初診時末梢血白血球数8800，好酸球5%，総IgE値334 u/m*l*，routineの吸入性抗原に対する掻皮試験はそば粉および家塵(卄)，ぶたくさ花粉，ひめまが花粉，CandidaおよびAlternariaに(+)；RAST scoreはそば粉4，家塵1，*Dermatophagoides pteronyssinus* 2であったが，他はすべて0であった．しかしそば抗原の負荷は危険と考え皮内反応および吸入誘発試験は実施しなかった．

そば店の仕事場と住居は同棟で，患者は12歳頃からそばに曝露されており，その間にそばに対する感作が成立したと推測され，24歳の時家業に携わるようになってそばへの濃厚曝露と共に発症に至った職業性そばアレルギー症と診断された．本来ならば仕事場と住居を別棟にするのが望ましいが家庭の事情で難かしく，仕事着の着用を父親ともども仕事場に限定し，そば抗原を住居部分に極力持ち込まないよう指導し，患者には従業中ガーゼマスク使用を励行させ，同時に抗アレルギー剤azelastineを1日4錠，分2朝と就寝前内服せしめたところ良好なcontrolが得られた．その後15年，既に父親は引退，本人が店主となって盛業中であるが，二重ガーゼマスク使用と上記量のazelastine内服で引き続きcontrol良く，休日にはazelastineを内服しなくてすむ状態で，来院時にラ音を認めることもない．当然ながら吸入steroidも気管支拡張剤も全く使用していない．最近7年間の検査結果を**表4**に示すが，以上より本例はRAST score 4が続く状態ながら，たとえそば抗原の回避が完全とはいかなくとも曝露を徹底的に減らす努力がいかに重要であるか，そして抗アレルギー薬が奏効することを示す実例といえよう．

本特論ではこれまでこんにゃく喘息，ほや喘息，職業性そばアレルギー症についてかなり詳しく述べたので，読者の方々は食物素材による職業アレルギーのみならず，全職業アレルギーに対する考え方，特にこれらがいかにして成立し，どのような臨床症状を呈し，どう対処すべきか十分納得されたと思う．**表3**に示される残余のものについては紙面の都合上事細かに述べる余裕はなく，以下概略の

表 4. 症例2における最近7年間の検査成績概要

検査日		1995-5-10	1997-8-6	1998-8-6	1999-3-11	2000-4-26	2001-5-2	2002-1-16
末梢血	白血球数	6900	7200	7700	9200	7300	7100	6600
	好酸球（%）	2	2	3	1	2	2	3
総 IgE 値（$\mu g/dl$）				300	230	200	270	260
RAST score	そば	4	4	4	4	3	4	3
	だに	2	2	2	2	2	2	2

みを列挙するが，今後も未知の新たな職業アレルギー発見もありうると思われるので，臨床家はこれらを念頭に正確な抗原診断をしてこれを base に適正な診療に徹すべきものと考える．

［4］その他の植物性の微細粉塵を抗原とするもの（A 群）

まず小麦粉喘息であるが，欧米ではパンが主食となることもあって製パン・製菓業者が仕事場で飛散する小麦粉を吸入して喘息様疾患を起こすことは既に1700年より以前から知られ，Ramazzini の記載[1]があることは冒頭で触れた．海外では wheat millers' asthma あるいは baker's asthma と呼ばれ，1958年 Bonnevie[58]が綜説を行い，その後も海外各国で多くの報告[59)-63]がある．わが国では1971年城ら[64]により製パン業者の小麦粉喘息症例が初めて報告され，翌年中沢ら[65]，近藤[66]の記載があり，筆者ら[67]を含め大石ら[68]，宮地ら[69]，高本[70]，上平ら[71)-73]，稲津ら[74]，秋山ら[75]，坪井ら[76]と現在まで特に職業アレルギー研究会～学会を中心に検討成績の報告が続けられている．

本症は即時型反応に終始し Coombs ら[23]の I 型アレルギーに属するとするもの[64)68]のある一方で，中沢ら[65)66]の指摘するように小麦粉に対する皮内反応，眼反応，PK 反応あるいは RAST で陽性となるが，吸入誘発試験で遅延型ないし2相性反応を認め[67)71)74)75]，その際即時反応時のみ leucotriene D_4，E_4，thromboxane B_2上昇を認めたとするもの[75]，これらへの拮抗薬，阻害薬が反応を抑制しなかったというもの[77]もある．そして沈降抗体が証明されたとして Pepys[78]のいわゆる I＋III型アレルギーに属するとの見方[65)66]のほか小麦粉特異 IgG 抗体高値をみてその関与を疑う論文[71]もあり，ほや喘息，そばアレルギーの如き発症機序に関する clear cut な一定の結論は得られていない．小麦粉の抗原活性成分はこれに含まれる蛋白質グルテン(グリアジンとグルテニンの総称)にあるとするもの[68)69]もあるが，疑義もないわけではなく[71]，抗原の精製などの検討も未だ行われていない．

なお野田ら[79]は製粉業者に大麦粉喘息例を見出し吸入誘発試験で2相性反応を認めているし，宇佐神ら[80]は精米業者の米糠による鼻アレルギーを，清水ら[81]は喘息例を報告，沈降抗体は証明されず Coombs ら[23]の I 型アレルギーとしているのに対し，牧野・鹿島ら[82)83]は沈降抗体は認めないものの遅発型反応をみていて，前記そばを除く穀物粉塵アレルギーについては現在もなお定説は得られず不明の点が多い．

一方近年全国的にビニールハウス中で種々の花，野菜，果実，椎茸など枚挙に遑ない作物が栽培され，これに関連して従来の露地栽培でみられなかった職業アレルギーが知られている．これまでの露天ならば空中に飛散し従業者が被害を受けるおそれのなかった抗原物質がビニールで覆われた閉鎖的職業環境内では多量に貯溜し，従業者が防御措置も講じないままその中で作業をすれば桁違いの抗原曝露があり，感作成立そして発症に至ることは蓋し当然と考えられる．わが国ではこのようなものとして後述の如く 1969 年近藤[84]により椎茸胞子喘息が報告されているが，その後種々の花粉症と並行してレタス[85]，トマト[86]，プリンスメロン[87]，ふき[88]など農作物栽培に関連するものが知られ，上田・宮副ら[89][90]は熊本県下のなすをはじめ西瓜，メロン栽培業者の疫学調査を行っている．今後ビニールハウスという職業環境をマークして全国調査を試みればそれぞれの地方独特の産物に関連する新しい職業アレルギーが見出されるのではなかろうか．なおビニールハウス内ではなく，露天下の農作物栽培者のアレルギー症例としてわけぎの鞘葉粉塵による case[91]の報告がある．

さて食品というよりは飲料に属するが同列に扱うべきものにコーヒー，紅茶，緑茶による職業アレルギーがある．コーヒーはあかね科に属する常緑の植物で，もともとアフリカ原産といわれるが現在では中南米，ハワイ，インドネシアなど熱帯地方で大規模に栽培されている．その種子は外皮を取り去った後 200～250℃で約 30 分炒り，挽き砕いて粉末とし，産地により種々の銘柄があり好みに応じ blend して飲用に供される．Gronemeyer ら[92]によればコーヒーを炒る前の緑色種子には抗原物質が含まれ，コーヒーを炒る作業に従事する人がその微細粉塵を吸入して気管支喘息，鼻・結膜アレルギーを起こすが，揮発性を有するため炒ることによって大部分失われ，たとえ本症患者でも何らアレルギー症状を来すことなしにコーヒーを飲むことができるという．そして Freedman ら[93]によればこのような揮発性の抗原物質は低分子の phenol 化合物 chlorogenic acid であるという．わが国でも白川ら[94]が生コーヒー豆を扱うコーヒー製造会社研究員に同様の症例を見出したことを報告している．

一方 Ceylon の Uragoda[95]は紅茶製造工場内に飛散する紅茶の毳毛 tea fluff と称する粉塵による吸入性喘息を記載している．わが国でも 1977 年海老原[96]が茶畑労働に際し茶の新葉にある産毛による喘息症例を見出し，大塚ら[97]が精製緑茶を袋に詰める作業で鼻アレルギー症状を来す症例を報告した．そして白井ら[98]は 14 年前より製茶業に従事し 11 年目より作業中に喘息発作を起こす 52 歳男性の症例を見出し，皮内反応，PK 反応，吸入誘発試験で即時型反応を認めることから Coombs ら[23]の I 型アレルギーに属する茶喘息として報告，その後栃木ら[99]も同様の症例を経験，吸入誘発試験で 2 相性反応をみている．白井ら[98][100][101]によれば原因抗原成分は緑茶可溶成分の最大量を占めるタンニン，特にその主成分たるエピガロカテキンガレートであるとし，4 例中 2 例[102]で緑茶，ウーロン茶，紅茶飲用で喘息症状が出現したという．そして本症患者に対し粉塵吸入の少ない工程への配置転換やマスク着用でも効果は著明でなく，抜本的対策は抗原回避しかないと結論している[103]．

［5］その他の動物の体成分あるいは排泄物を抗原とするもの（B 群）

ほや喘息以外の水産業関連の職業アレルギーとして注目すべきものにあかとげとさかアレルギーがある．1989 年鬼塚ら[104]は宮崎県青島で毎年 9 月から翌年 4 月まで伊勢えびを網から外す作業をすると鼻症状，喘息発作，結膜充血，皮膚炎を起こす漁師の 2 症例を見出し，これが伊勢えびと共に網にかかる腔腸動物あかとげとさかによることを明らかにした．そしてこの動物の生理食塩水抽出分画による皮内反応，RAST により職業アレルギーと診断しているが，同時に choline 作動性毒素作用の可能性もあるとし，72名の同業者へのアンケート調査を行って咳嗽16%，喘息発作9%，鼻症状39%そして皮膚炎を100%に認めたと記載している．

これに対し海産物そのものによる職業性喘息として高本が干えび製造業者[105]およびいりこ乾燥業者[106]にみられた症例を報告している．なお食材となる鶏，牛，豚などの飼育者あるいは魚粕を使って配合肥料を製造する人たちの職業アレルギーも種々知られているが，食材そのものが抗原として関連するわけではないのでここでは触れない．

［6］花粉・胞子・菌糸を抗原とするもの（C群）

植物性 origin による職業アレルギーではあっても花粉・胞子・菌糸による場合は飛散形式上抗原は主として空中に飛散し，自然の状態においては一般の花粉症同様一定の季節性があるが，温室，ビニールハウスなど閉鎖調節された特殊環境下では必ずしもこれに拘泥しないなどの特色を具え，いずれにしても職業上の素材の粉塵が物理的に職業環境内に飛散するA群とは著しく異なるため，筆者は別扱いとしC群に一括している．それらの中で食物素材と関連する職業性花粉症わが国最初の報告は1972年松山ら[20]のてんさい花粉症の記載である．それによれば北海道てんさい研究所の職員が温室内で研究に従事し，てんさい花粉と濃厚接触することにより23名中13名（56.5%）の高率に鼻症状，結膜充血，喘息様症状を来し，温室内での開花期2月と7月（畑では7月のみ）に発症しこの時期における花粉飛散は特に濃厚であって研究員は防塵マスクを用いても発症を防ぎ得なかったという．このようなてんさい花粉症は海外では1938年頃より報告があり，1968年 Sweden の Bo Ursing[107]が初めて職業性発症を記載している．

次いで1973年小林ら[108]が群馬県の苺栽培業者にみられる苺花粉症としての喘息症例を報告している．患者は42歳の女子，苺のビニールハウス栽培を始めて3年後より開花期（2〜5月）にビニールハウスに入ると鼻・結膜症状，翌年からは喘息症状を来したが開花期を過ぎると無症状になるとし，苺花粉エキスによる皮内反応，吸入誘発試験，PK反応，眼反応などにより苺花粉による職業アレルギーと断定している．さらに疫学調査を実施して苺栽培業者43名中喘息2名（4.6%），鼻炎6名（13.9%），結膜炎5名（11.6%），皮膚炎1名（2.3%）の有症者があったという．もともと苺は虫媒花で風媒花とは違って開花しても花粉の空中飛散はないが，ビニールハウスという閉鎖的職業環境下の作業では花粉を多量吸入したり，身体や衣服に付着して濃厚接触し生体が感作されて職業性花粉症を惹起することは当然あり得る．苺のハウス栽培は筆者らの埼玉県でも，また過去に勤務した静岡の久能海岸で現在も盛んで，全国的に行われていると考えられ，高本[109]は山口県の症例を報告している．

同様に食物関連の花粉症として月岡ら[110]はビニールハウス内で葡萄を栽培し，棚をゆさぶって花粉を飛散させる仕事をすると鼻・眼症状をみる職業性葡萄花粉症例を記載しているし，奥村ら[111]はピーマン花粉による Coombs ら[23]のI型アレルギー性喘息を，そして渡辺ら[112]もトマト花粉による喘息例を報告している．

これらに対し露天下でも果実などの栽培に際し摘花，人工授粉，解葯など直接花に触れる仕事をする業者にも職業性花粉症が惹起されることが知られている．1978年信太・清水ら[113][114]は桃栽培に際し摘花を従事すると眼・鼻症状を来す5例を見出し，桃による職業性花粉症と診断，梅との間に強い共通抗原性を認め，減感作療法は著効3例，有効1例であったと報告，沢田[115)116)]もりんご開花期に人工授粉作業をすると鼻・結膜症状，皮膚瘙痒を来す症例を見出し，りんごによる職業性花粉症と結論，疫学調査を行って同業者218名中5名(2.3%)に本症を認めている．袴田ら[117)]もりんご人工交配従事者33名につき検討し鼻・結膜症状のみならず36.4%に下気道症状を認め，防塵マスク使用が有効としている．また1980年月岡ら[118)119)]がなし栽培で摘花，解葯，人工交配に従事し3年目より鼻・結膜症状，喘息様症状を来し職業性なし花粉症と考えられる28歳女子の症例を見出し，寺西ら[120)]も同様になしの人工授粉で鼻・結膜症状を起す症例を報告している．このほかあんず，梅などの栽培に関連する特異抗体を疫学的に調査した報告も散見される．

次に花粉症に類似するものとして胞子による食物素材関連の職業アレルギーに椎茸胞子喘息がある．椎茸栽培は約350年前(寛永年間)豊後，現大分県佐伯あるいは竹田で始められたといわれるが，今日ではくぬぎ，こならの幹を手頃な大きさに切った“ほだ木”に小孔をあけ，種駒と呼ばれる椎茸菌糸を培養した楔形の小木片を打ち込み，林の湿気ある木立ちの間に置いて必要に応じ散水し発育を促す方法(露地栽培)と，ビニールハウス内で散水しながら育てる方法(ハウス栽培)とがあり，前者は乾椎茸(生産高首位は大分県)を，後者は生椎茸(生産高首位は群馬県)を作るのに用いられる．そして採取された椎茸の選別包装をする仕事場では通常さして広くない閉め切った室内でベルトコンベアで運ばれて来た椎茸を篩(ふるい)にかけ，冬菇(どんこ)，香菇(こうこ)，香信(こうしん)といった銘柄に分けパック詰めにされる．このように椎茸産業には3つの業種が存在するのである．

1969年近藤[84)]はビニールハウス内で椎茸栽培をすると胞子飛散のため空気が濁ってみえ，特有の臭気があり，その中で作業をすると鼻症状，次いで喘息発作を来す1例を見出し，諸種アレルギー学的検討の結果，椎茸胞子によるCoombsら[23)]のI型に属する職業アレルギーであるとして椎茸胞子喘息と命名した．さらに本症に関する疫学調査[121)122)]を実施して椎茸栽培業者213名中本症およびその疑いあるもの12名(5.1%)，就業より発症までの期間は1〜7年，平均3.7年，減感作を3例で実施し極めて有効であったとしている．

筆者[123)]も大分在任中，大分医科大学公衆衛生学教室と共同で大分県下椎茸栽培・取扱業者の健康調査を実施し，602名中何らかのアレルギー症状を訴えるもの114名(18.9%)〔特に選別包装従事者118名についてみると有症者は60名(50.8%)〕であった．有症者114名の症状内訳では鼻症状が最も多く84名(有症者の73.7%)，呼吸器症状48名(42.1%)，就中具体的症状より気管支喘息の可能性大なもの18名，眼症状40名(35.1%)でこれらの重複例も少なくなかった．ここでは筆者[124)]がallergy clinicで診療の機会を得た椎茸胞子喘息の1例を症例3として提示する．

【症例3】SA，54歳女子，職業：生命保険外交員

患者は生命保険会社の外交員として外勤をしているが，夫が椎茸の露地栽培をしていて数年前からくぬぎ原木に種駒を打ち込んだり運んだり，収穫時にこれを手伝うと咳嗽，喘鳴を来し息苦しくなることに気づいていた．1983年肺炎に罹患して以来朝晩喘息様発作を起こすようになり，発熱や意識障害はないが難治性様相を呈し近くの病院に入退院を繰り返すようになったので精査の目的で筆者の

allergy clinicへ1984年5月紹介された．その際患者は最近は殆んど1人で椎茸の乾燥，選別を行い，その仕事をすると特に喘息症状が悪化することを訴えた．

初診時末梢血白血球数6100，好酸球12%，総IgE値634 u/ml，赤沈亢進，CRP陽性化はなかったが，寒冷凝集反応512×，胸部X線所見，肺機能，心電図で著明な変化は認めなかった．routineの37種の吸入性抗原で原因を推測できる反応は得られなかった．そこで収穫したばかりの椎茸の胞子を集めて近藤[84)122)]の方法に拠り抗原液を作製，これによる皮内反応は陽性，閾値10^{-1}，PK titer 5×，Ouchterlony法により沈降抗体は証明されなかった．以上より本症例はPK titerなど低値の傾向はあるが，病歴ならびに検査結果より椎茸胞子に対するCoombsら[23)]のI型アレルギーに属する気管支喘息とみられた．

このほか豊田ら[125)]，松野ら[126)]，柏木[127)]，吉川ら[128)]など本邦諸家によっても椎茸胞子アレルギーに関する報告があり，今後全国規模での公衆衛生の立場からの実態調査と対応が求められると共に，胞子の抗原活性がいかなる成分にあるのか，またその作用機構の検討も必要と考えられる．

次に菌糸――麹による職業性喘息は本邦では既に1934年に仁科[129)]によって報告されていて麹商の娘がかびの生えている米の麹を枡で計る際喘息発作を起こし，肺活量も$\frac{1}{3}$に減少し，麹かびによる皮膚反応が強陽性，減感作も奏効したと述べている．1956年杉原[130)]も醤油製造に従事し，糀麹の吸入で眼の瘙痒を伴う喘息発作を起こすが，糀麹に接しなければ発症しない33歳の男子例で，糀麹エキスによる皮内反応，PK反応が共に陽性を呈したという．また柏木ら[131)]も醤油製造工程においてむろ醗酵と称する大豆，大麦に麹を混じ30°Cに保つ作業に従事する30歳男子の職業性喘息例を報告している．

一方麹を取扱う業者では仕事場と同じ棟に居住する家族にも発症することが知られ，勝田[132)]は勉学のため郷里を離れると発作は全く起こらなくなるが，帰郷するたびに再発し，麹エキスによる皮内反応が強陽性を呈し減感作療法が奏効した症例を，また久徳ら[133)]も味噌，甘酒醸造業者の家族に麹によると考えられる小児の喘息例をみている．筆者[22)]の経験例を症例4として供覧する．

【症例4】SK，初診時2歳の男児，家業：麹製造

患児は生後1年半頃より感冒後夜半〜早朝喘鳴を伴う呼吸困難が出現，しばしば昼間も発症し，痰喀出困難が著明で，特に棟続きの麹を扱う仕事場に近寄ると悪いが，家塵や食餌との関係は気づかない．近医のもとで対症薬剤を使用したが軽快の兆しなく，精査を希望し1967年8月筆者のallergy clinicへ来院した．

初診時検査で末梢血白血球数9700，好酸球9%，総IgE値は1967年当時臨床応用前で測定されていないが，皮内反応は家塵，猫毛，卵白，卵黄，牛乳などいずれも陰性，真菌ではAspergillus, Penicillium, Candida, Cladosporiumに陽性で，特に麹菌による掻皮試験，皮内反応$\left(\frac{9\times 9}{15\times 15}\right)$いずれも陽性で症状と家業の麹製造との密接な関連が考えられた．そこで患児が極力仕事場に近寄らないよう指導したが住居と棟続きのため十分な抗原回避は果せず対症療法と共にAspergillusによる減感作療法を試みたが著明な効果が得られず，症状はその後も持続した．1989年筆者が実施した職業性喘息の長期予後調査に際して，1987年川崎の富士通へ就職し住居が変ってから症状は“嘘のようによくなった”が，帰省すると再発すると回答し，筆者は母君への電話による問い合わせを通じて現状を具体的に把握した次第であったが，市内同業者にも同様な患者の存在を知らされ，このような職業環境に対する公衆衛生学的視点からの調査の必要性を痛感したことを付言しておきたい．

筆者が職業性喘息D群に分類した薬剤•化学物質粉塵によるものは41種あり，ステビア糖，酒造用糖化酵素，食品保存料，食品添加物を扱う人の職業アレルギーの報告はあるが，必ずしも食物素材とはいえないのでここでは省略する．

［7］過敏性肺(臓)炎について

有機粉塵を吸入することにより感作され，アレルギー機序により惹起される瀰漫性肉芽腫性間質性肺炎が過敏性肺(臓)炎と呼ばれる．1932年Campbell[134]は農夫が収穫期に枯草を扱って数時間すると悪寒，発熱，咳嗽，呼吸困難を来し，枯草の中のかびを吸入することにより惹起されるとして農夫肺 farmer's lung と呼び，その後これが *Micropolyspora faeni*，*Thermoactinomyces vulgaris* といった真菌によることが明らかにされている．これに続くものとしてかびの生えた砂糖きび搾りかすで起こす砂糖きび肺，きのこ栽培用堆肥によるきのこ栽培者肺，大麦・麦芽糖粉塵のかびにより麦芽工場でビールを製造する業者にみられる麦芽労働者肺，チーズ製造業者がかびたチーズ粉塵で起こすチーズ洗い人肺，パプリカ粉塵のかびによる唐辛子割り肺など食品に関連する過敏性肺臓炎が知られているが，これらは食物素材そのものによるのではなく，付着する真菌によって惹起される．

これに対しわが国ではきのこ類のビニールハウスあるいは屋内栽培が盛んに行われ，堆肥に含まれる真菌ではなく，それらの胞子や芽胞を吸入して惹起される過敏性肺臓炎が次々と見出され，しめじ(加藤[135]，1980)，椎茸(中澤ら[136]，1981)，なめこ(栃木ら[137]，1981)によるものが知られ，最近まで同様の症例の報告が相次いでいる[138)−141)]．このほか味噌製造業者にみられたAspergillus orysae(麹)による過敏性肺臓炎の報告(道端ら[142]，1993)もある．

過敏性肺臓炎として非職業性の日常生活環境下でみられる夏型過敏性肺臓炎はよく知られるが，以上挙げた食物素材による場合も臨床上急性経過をとる場合は抗原物質に曝露され4〜6(〜12)時間後倦怠，発熱，乾性咳嗽，喀痰(時に血痰)，胸痛，呼吸困難が現われ，8〜12時間持続する．しかし喘鳴はなく，鼻・結膜症状を伴わない点が喘息発作とは異なる．理学的には捻髪音が主で乾性ラ音は少ない．胸部X線上大半は均等性瀰漫性(中•下野でやや強い)すり硝子様〜微細粒状陰影を認め，肺機能上拘束性障害の pattern，吸入誘発試験でArthus型の反応をみること，通常IgEの上昇はなく，血清中に沈降抗体を証明し，Coombsら[23]のIII型(ないしIV型)アレルギー反応と考えられ，炎症像が中心となるという特徴を具える[143]．しかし抗原物質への曝露が少しずつ長時間持続し，あるいは急性発症を繰り返す場合は慢性経過をとり，慢性瀰漫性間質性肺炎(肺線維症)と極めて類似し，臨床上のみならず病理組織学的にも両者の異同が問題にされる状態を招来する[143]．

以上から読者もお気づきかと思うが，きのこ類の胞子や麹が抗原となって，ある場合にはI型アレルギー反応による気管支喘息が惹起されるが，またある場合は同じものが過敏性肺臓炎をもたらすのは何故か——生体側の抗体産生能との関連で IgE，IgG が如何にかかわるのか，抗原側の吸入抗原の大きさによるのか[144]，詳細はなお不明で，今後解明されるべき課題と思われる．

◆結び◆

本書で主題となっている食物アレルギーはあくまで万人が日常摂取し健常者では生命を維持し活動の源となり生活を豊かにすべき食物が，特定の人に対してのみ異常な反応を起こす，Pirquet のいわゆる“変化した反応”であって，このような場合食物は抗原の役割を演ずる．しかしこのような食品を扱う人が職業上これに連日曝露されているうちに感作が成立しアレルギー発症に至ることもしばしばみられ，これが職業アレルギーとして注目される．本特論では特に筆者がこれまで関心をもち，深くかかわって来た呼吸器領域の職業アレルギーの中から食物素材によるものを選んで述べたが，臨床上診療担当医がこのような知識と配慮を蔑ろにし，抗原の確定とこれへの対応を忘れ，対応薬物療法のみに終始するならば，原因不明の慢性気管支喘息等と誤診して吸入 steroid を際限なく使用することになりかねない．したがってすべての実地医家には職業アレルギーへの十分な理解が求められるし，食物素材を扱う職業に携わる人も職業アレルギーの予防対策に万全を期すべきであって，その意味から本稿が貢献できれば幸いである．

（中村　晋，山口道也）

文　献

1）Ramazzini B：De Morbis Artificum Diatriba（働く人々の病気）．松藤　元邦訳，北海道大学図書刊行会，札幌，1980．
2）Smith HL：Buckwheat-poisoning with report of a case in man. Arch Int Med 3：350-359, 1909.
3）Bostock J：Case of a periodical affection of eyes and chest. Medicochirurgical Transaction 10：161-165, 1819.
4）Pirquet C：Allergie. Münch med Wschr 53：1457-1458, 1906.
5）関　覚二郎：米国産杉材工作が因をなせる喘息発作．日内会誌 13：884-888，1926．
6）七條小次郎，斉藤　武，ほか：こんにゃく喘息に関する研究（第1報）．北関東医学 1：29-39，1951．
7）城　智彦，勝谷　隆，ほか：広島県下のかきのむき身業者にみられる喘息様疾患（かきの打ち子喘息）に関する研究，第1報．アレルギー13：88-99，1964．
8）中村　晋，室久敏三郎：気管支喘息の研究，第5報．そばアレルギーについて．アレルギー19：702-717，1970．
9）中村　晋：職業性喘息の臨床．金原出版，東京，1979．
10）中村　晋：職業アレルギー——その変遷と現状．治療 69：915-924，1987．
11）中村　晋：職業アレルギーの診断．綜合臨床 41：3164-3173，1992．
12）中村　晋：(主要抗原とその除去回避策)職業性抗原．アレルギー診療マニュアル，中村　晋，ほか編，p. 325-340，金原出版，東京，1993．
13）中村　晋：職業喘息の現況と問題点——特に一般気管支喘息への対応のモデルとしての視点から．アレルギーの領域 2：479-490，1995．
14）中村　晋：職業性喘息への対策・予防．職業アレルギー誌 7(2)：9-20，2000．
15）中村　晋：職業性喘息(第2回日本職業アレルギー学会総会教育講演原稿全文)．大分大学保健管理センター創立 20周年記念誌，p. 27-43，大分，1994．
16）大沢雄二郎：コンニャク喘息，(1）疫学，(2）臨床．職業性喘息，職業アレルギー研究会編，p 67-81，朝倉書店，東京，1973.
17）城　智彦，桑原正雄，ほか：作業環境の改善が職業性喘息に及ぼす影響について．アレルギー35：1003-1010，1986.
18）城　智彦，岡　智：職業性喘息の予防と治療――ホヤ喘息をモデルとして．アレルギー診療 12：445-454，1987.
19）勝谷　隆，坪井信治：ホヤ喘息．日本臨牀別刷領域症候群シリーズ（31），上巻，p 625-627，日本臨牀社，大阪，2000.
20）松山隆治，佐藤幹弥，ほか：花粉症の研究，第4報．職業病としてのテンサイ花粉症．アレルギー21：235-243，1972.
21）中村　晋：職業性喘息の予後．治療 61：2170-2176，1979.
22）中村　晋：職業性喘息の長期予後調査成績．アレルギー39：12-20，1990.
23）Coombs RRA, Gell PGH：The classification of allergic reactions underlying disease. In Clinical Aspects of Immunology, p 575-596, Blackwell Scientific Publ, Oxford & Edinburgh, 1968.
24）七條小次郎：七條のこんにゃく喘息第1例（1951年）．臨床気管支喘息，光井庄太郎，ほか，編，p. 28-42，金原出版，東京，1985.
25）七條小次郎，小林節雄，ほか：こんにゃく喘息の臨床的研究補遺．アレルギー9：836-840，1960.
26）七條小次郎，小林節雄，ほか：こんにゃく喘息における抗体の研究，第1報．こんにゃくまいこを抗原とした皮膚反応とまいこ凝集反応との比較．アレルギー12：365-371，1963.
27）池　愛子，根本俊和，ほか：職業性喘息におけるRASTの有用性についての研究．アレルギー25：614-620，1976.
28）中澤次夫：こんにゃく喘息のレアギン型抗体に関する免疫学的検討．アレルギー18：476-484，1969.
29）小林節雄：コンニャク喘息，（3）抗原と抗体について．職業性喘息，職業アレルギー研究会（編），p. 82-86，朝倉書店，東京，1973.
30）中澤次夫，小林節雄，ほか：こんにゃく喘息の抗原物質に関する免疫化学的検討．アレルギー17：800-811，1968.
31）小林節雄：職業性抗原：こんにゃく喘息．臨床気管支喘息，光井庄太郎，ほか，編，p 330-333，金原出版，東京，1985.
32）三沢敬義：アレルギー性疾患に於ける食餌性アレルゲンの化学分析的研究．アレルギー1：9-22，1952.
33）光井庄太郎：光井・勝谷・城のホヤ喘息第1例（1964年）．臨床気管支喘息，光井庄太郎，ほか（編），p. 43-48，金原出版，東京，1985.
34）光井庄太郎，大塚　正，ほか：かきのむき身作業従事者にみられる喘息様症状（かきの打ち子喘息）に関する研究，第1報．アレルギー13：366，1964.
35）城　智彦：ホヤ喘息．広島県立病院年報 1：1-11，1968.
36）光井庄太郎，城　智彦：ホヤ喘息．肺と心 17：21-31，1970.
37）城　智彦：ホヤ喘息．職業性喘息，職業アレルギー研究会編，p 183-199，朝倉書店，東京，1973.
38）城　智彦，坪井信治，ほか：ホヤ精製抗原 Ei-2 と Sepharose　4B 結合体を使用した Radioallergosorbent Test（RAST）による特異的 IgE 抗体の測定成績とその意義．アレルギー25：703-713，1976.
39）城　智彦，菊地博通，ほか：減感作療法における使用抗原液の特異性と治療効果の関係について．アレルギー19：718-722，1970.
40）城　智彦，菊地博通，ほか：ホヤ喘息におけるホヤ抗原成分の化学的精製．アレルギー19：788-793，1970.
41）Jyo T, Kodomari Y, et al：Therapeutic effect and titer of the specific IgE and IgG antibodies in patient with sea squirt allergy（Hoya asthma）under a long-term hyposensitization with three sea squirt antigens. J Allergy Clin Immunol 83：386-393, 1989.
42）城　智彦，桑原正雄，ほか：全症例で著効を認めたホヤ喘息の精製抗原による減感作療法．アレルギー40：1194-1199，1991.
43）城　智彦：重合抗原による減感作療法．日本臨床免疫学会会誌 13：470-472，1990.
44）城　智彦，麻奥良子，ほか：Dermatophagoides farinae（コナヒョウヒダニ）の診断治療用抗原について．広島県立病院医誌 28（1）：15-20，1996.
45）城　智彦，小埜和久，ほか：コナヒョウヒダニ（Dermatophagoides farinae）より分離した新ダニ抗原 Der

f 11 について．広島県立病院医誌 29（1）：25-32，1997．
46）麻奥良子，城　智彦，ほか：気管支喘息に対するコナヒョウヒダニ排泄物抗原分画による減感作療法の試み．アレルギー44：692-700，1995．
47）麻奥良子，山木戸道郎，ほか：精製ダニ排泄物抗原による減感作療法を行った気管支喘息 3 症例について．アレルギーの臨床 18：359-363，1998．
48）城　智彦，林　鷹治，ほか：特異的減感作療法の再認識．治療 81：1505-1509，1999．
49）城　智彦，林　鷹治，ほか：スギ花粉に対する減感作療法の成績とその機序に関する研究（第 1 報）．アレルギー48：363，1999．
50）勝谷　隆，坪井信治：職業性喘息における減感作療法――そしてこの成績を一般のアレルギー疾患へおよぼす．職業アレルギー誌 9(1)：5，2001．
51）Blumstein GI：Buckwheat sensitivity. J Allergy 7：74-79, 1935.
52）Ordman D：Buckwheat allergy――An investigation of asthma associated with flour substitutes used in the baking industry (Reprint from the South African Medical Journal, p. 737-739, 1947-10-11) Cape Times Ltd, Cape Town.
53）中村　晋，山口道也，ほか：そばアレルギー症の研究，第 3 報．職業性そばアレルギー症について．アレルギー24：191-196，1975．
54）安江　隆，安江厚子：アトピー性蕁麻疹．アレルギー21：642-647，1972．
55）中村　晋，山口道也，ほか：そば屋にみられた職業性そばアレルギーの症例．治療 70：2477-2481，1988．
56）奥村悦之：ソバ製粉工場従事者の家族に発症したソバ喘息の 1 例．産業医学 22：382-383，1980．
57）三宅　健：転居後に改善をみた重症アトピー性皮膚炎の 1 例――ソバアレルギー症例について．アレルギーの臨床 8：868-871，1988．
58）Bonnevie P：Occupational allergy in bakery. Occupational Allergy, Netherland Society of Allergy, p 161-168, HE Stenfert Kroese NV, Leiden, 1958.
59）Duke WW：Wheat millers' asthma. J Allergy 6：568-572, 1935.
60）Wilbur RD, Ward GW：Immunologic studies in a case of baker's asthma. J Allergy Clin Immunol 58：366-372, 1976.
61）Thiel H, Ulmer WT：Baker's asthma：Development and possibility for treatment. Chest 78：400-405, 1980.
62）Ted Tse CS, Raghuprasad PK：Baker's asthma (grain-dust-induced asthma). Drug Intelligence and Clinical Pharmacy 16：14-18, 1982.
63）Yach D, Myers J, et al：A respiratory epidemiologic survey of grain mill workers in Cape Town, South Africa. Am Rev Respir Dis 131：505-510, 1985.
64）城　智彦，菊地博通，ほか：最近 10 年間に経験した職業性喘息について．アレルギー20：876，1971．
65）中澤次夫，下村洋之助，ほか：小麦粉による吸入性アレルギー性気管支喘息――I＋III型アレルギーを示した 1 症例．アレルギー21：13-18，1972．
66）近藤忠徳：小麦粉喘息．職業性喘息，職業アレルギー研究会編，p 114-123，朝倉書店，東京，1973．
67）中村　晋，中谷達弘，ほか：小麦粉喘息の 2 例．日本臨床 36：3022-3026，1978．
68）大石光雄，吉田明彦，ほか：小麦粉喘息の 2 症例．アレルギー24：443-447，1975．
69）宮地純樹，伊藤幸治，ほか：RAST 法で抗小麦粉 IgE 抗体を証明したのち，2 年半にわたって減感作療法を行った製パン工小麦粉喘息の一例．アレルギー24：650-655，1975．
70）高本　公：洋菓子製造従業者にみられた小麦粉喘息の 1 例．山口県医学会誌 17：298-300，1983．
71）上平知子，末次　勧，ほか：小麦粉喘息の臨床免疫アレルギー学的検討．アレルギー35：47-59，1986．
72）上平知子，末次　勧，ほか：小麦粉喘息における小麦粉特異 IgE 抗体の測定意義．職業アレルギー誌 1：37，1993．
73）上平知子，田中一徹，ほか：小麦粉喘息における小麦粉皮内反応と気道反応の閾値差について．職業アレルギー誌 3：28，1995．
74）稲津佳世子，岸川禮子，ほか：15 年間製パン業に従事し発症した小麦粉喘息の 1 症例．職業アレルギー誌 2：10，1994．
75）秋山眞人，吉見誠至，ほか：吸入誘発で 2 相性を示した小麦粉喘息症例におけるケミカルメディエーターの変化．職業アレルギー誌 2：11，1994．

76）坪井信治，大塚　正，ほか：小麦粉喘息の 10 例．職業アレルギー誌 4：20，1996．
77）加古惠子，水野普明，ほか：職業性小麦粉喘息の一例．職業アレルギー誌 2：9，1994．
78）Pepys J：Immunological mechanism in asthma. A symposium held at the Royal Society of Medicine, London, 1969.
79）野田康信，権田秀雄，ほか：大麦粉喘息の 1 例．アレルギーの臨床 11：191-192，1991．
80）宇佐神正海，宇佐神　篤：気道アレルギー治療治験――コヌカによる職業性鼻アレルギー症の 1 例．日耳鼻 76：696，1972．
81）清水章治，信太隆夫，ほか：精米業者にみられたヌカアレルギー症例．最新医学 31：197，1976．
82）牧野荘平，鹿島　孝，ほか：米ヌカまたは MDI による職業喘息の各 1 例――吸入誘発テスト後の follow up．最新医学 32：377，1977．
83）鹿島　孝，牧野荘平，ほか：沈降抗体を認めないアレルゲンによる誘発試験の遅発性反応について．アレルギー26：160，1977．
84）近藤忠徳：しいたけ胞子喘息の 1 例．アレルギー18：81-85，1969．
85）安部　理，青木秀夫，ほか：レタス栽培者にみられた気管支喘息の症例．アレルギー29：553，1980．
86）斉藤龍生，安部　理，ほか：トマト栽培者にみられた職業性喘息の症例．アレルギー29：555，1980．
87）登板　薫，増山敬祐，ほか：プリンスメロンアレルギーについて．アレルギー31：125-133，1982．
88）山崎　力，野村邦雄，ほか：フキ（Petasites japonicus）栽培業者にみられた喘息．アレルギー44：407，1995．
89）上田　厚，原田幸一，ほか，ハウスナス作業者のアレルギー．職業アレルギー誌 4：33，1996．
90）宮副孝子，石川　哮，ほか：熊本県ハウス栽培従事者のアレルギー調査．職業アレルギー誌 7（2）：27-32，2000．
91）高橋浩一，渡辺康一：わけぎ栽培者喘息の 1 例．アレルギー44：407，1995．
92）Gronemeyer W，Fuchs E：Coffee an occupational vapour allergen：Occupational Allergy，European Academy of Allergy. p 302-305，HE Stenfert Kroese NV，Leiden，1958.
93）Freedman SO，Krupey J，et al：Chrogenic acid：an allergen in green coffee bean. Nature 192：241-243，1961.
94）白川太郎，藤村直樹，ほか：生コーヒー豆取扱い者にみられた職業性喘息の 1 症例．第 58 回日本産業衛生学会総会，1985．
95）Uragoda CG：Tea maker's asthma. Brit J industr Med 27：181-182，1970.
96）海老原　勇：茶摘みで発症する気管支喘息の 3 症例．アレルギー26：312-313，1977．
97）大塚博邦，奥田　稔：緑茶販売従事による鼻アレルギー症例――興味ある職業性アレルギーの 1 例．アレルギーの臨床 9：737-739，1989．
98）白井敏博，佐藤篤彦，ほか：製茶業者にみられた職業性喘息，茶喘息の本邦第 1 例．アレルギー39：284，1990．
99）栃木隆男，樫田祐一，ほか：製茶業者にみられた職業性茶喘息の 1 例．アレルギーの臨床 11：1076-1077，1991．
100）白井敏博，佐藤篤彦，ほか：茶喘息の原因抗原に関する検討．アレルギー40：379，1991．
101）佐藤篤彦，白井敏博，ほか：緑茶粉塵による気管支喘息．呼吸 11：1114-1118，1992．
102）早川啓史，佐藤篤彦，ほか：緑茶粉塵による職業性喘息の原因抗原の解析．職業アレルギー誌 1：42，1993．
103）白井敏博，千田金吾，ほか：製茶業従事者にみられる職業性喘息，緑茶喘息の予後に関する検討．職業アレルギー誌 7：16，1999．
104）鬼塚黎子，井上謙次郎，ほか：イセエビ網漁業従事者にみられる海産腔腸動物アカウミトサカによるアレルギー症状．アレルギー39：339-347，1990．
105）高本　公：干エビ製造従事者にみられた職業性喘息．職業アレルギー誌 6（2）：27-32，1999．
106）高本　公：水産加工従事者にみられたイワシ粉に起因する職業性喘息．日本医事新報 3373：25-27，1988．
107）Ursing B：Sugar beet pollen allergy as an occupational disease. Acta Allergologica 23：396-399，1968.
108）小林敏男，大関秀雄，ほか：イチゴ花粉による喘息症例とその疫学的調査．アレルギー22：699-705，1973．
109）高本　公：イチゴハウス栽培業者にみられたイチゴ花粉喘息の 1 例．山口県医学会誌 16：455-458，1982．
110）月岡一治，広野　茂，ほか：ブドウ栽培者にみられたブドウ花粉症の 1 例．アレルギー33：247-250，1984．
111）奥村悦之，土居秀策：ピーマン喘息の 1 症例．アレルギー32：598，1983．

112）渡邉直人，増田浩之，ほか：トマト花粉による職業性喘息の1例．アレルギーの臨床 20：660-665，2000.
113）信太隆夫，清水章治，ほか：桃栽培業者にみられたモモ花粉症．最新医学 33：840-841，1978.
114）清水章治，信太隆夫，ほか：モモ花粉症——第2報．近縁植物との共通抗原性ならびに減感作治療成績．最新医学 35：1090，1980.
115）沢田幸正：リンゴ花粉症について．アレルギー27：815-817，1978.
116）Sawada Y：Epidemiological study of apple pollinosis among apple farmers. アレルギー29：293-305，1980.
117）袴田　勝，永井政男：リンゴ花粉症の鼻科学的検討．アレギー33：1008-1015，1984.
118）月岡一治，近藤有好，ほか：桃，梨花粉によるアレルギー性鼻炎および気管支喘息の検討．最新医学 35：1089-1090，1980.
119）月岡一治，広野　茂，ほか：ナシ花粉症の2例．アレルギー33：853-858，1984.
120）寺西秀豊，加須屋　実，ほか：ナシ人工授粉作業者にみられた花粉症について．産業医学 23：166-167，1981.
121）七條小次郎，小林節雄，ほか：しいたけ胞子アレルギー．日本臨床 28：575-584，1970.
122）近藤忠徳：シイタケ胞子喘息．職業性喘息，職業アレルギー研究会編，p 159-168，朝倉書店，東京，1973.
123）中村　晋，西園　晃，ほか：椎茸栽培・取扱業者におけるアレルギー疾患の研究．第1報．椎茸栽培・取扱業者の職業アレルギー調査．アレルギー33：816，1984.
124）中村　晋，油布文枝，ほか：椎茸栽培・取扱業者におけるアレギー疾患の研究．第2報．椎茸選別包装事業所における検診成績と椎茸胞子端息例の報告．アレルギーの臨床 7：488，1987.
125）豊田武久，中沢次夫，ほか：しいたけ栽培農家における諸種アレルゲン皮内反応とアンケート調査成績について．最新医学 31：204-205，1976.
126）松野喜六，三崎文夫，ほか：シイタケハウス栽培者にみられる呼吸器症状とアレルギーに関する研究．日本公衛誌 27：281-285，1980.
127）柏木秀雄：職業性喘息の研究，第2報，椎茸胞子喘息の1例．三重大学環境科学研究紀要 8：29-32，1983.
128）吉川恒男，衛藤幸男，ほか：シイタケ胞子アレルギーに関する研究．日本花粉学会会誌 36：159-162，1990.
129）仁科　泰：気管支喘息の治療に就て．日内会誌 22：543-547，1934.
130）杉原仁彦：気管支喘息の最効療法，第2版．p 36，金原出版，東京，1961.
131）柏木秀雄，服部　徹，ほか：職業性喘息の4例（家蚕鱗毛，醤油室，椎茸胞子，ふとん）．最新医学 34：669-670，1979.
132）勝田保男：気管支喘息の特異的ならびに非特異的療法——特に減感作療法について．日本臨床 17：461-468，1959.
133）久徳重盛，鳥居新平，ほか：コージ喘息の2症例．アレルギー17：228-229，1968.
134）Campbell UM：Acute symptoms following work with hay. Brit Med J 2：1143-1144, 1932.
135）加藤英輔：シメジ胞子による過敏性肺臓炎の1例．アレルギー29：552，1980.
136）中澤次夫，金谷邦夫，ほか：しいたけ栽培者肺．日胸 40：934-938，1981.
137）栃木崇男，高木　均，ほか：ナメコ（Pholiata nameko）栽培者にみられた過敏性肺炎の1例．アレルギー30：557，1981.
138）川辺晃一，村上正己，ほか：しいたけ胞子による過敏性肺炎の1例．職業アレルギー誌 1：49，1993.
139）小西一博，毛利　孝，ほか：なめこ肺とその発症環境要因，職業アレルギー誌 1：50，1993.
140）宇津木光克，佐藤哲郎，ほか：ナメコ栽培業者にみられたナメコ胞子吸入に起因する過敏性肺臓炎の1例．職業アレルギー誌 5：24，1997.
141）小林　仁，吉田　匠，ほか：呼吸不全を伴い，びまん性粒状陰影を呈したなめこ栽培業者の1例．職業アレルギー誌 9：19，2001.
142）道端達也，飯塚文朗，ほか：Aspergillus orizae を麹として使用する味噌製造業者に見られた過敏性肺臓炎の1例．職業アレルギー誌 1：51，1993.
143）中村　晋：職業アレルギー．臨床検査 35（12増刊号）：133-141，1991.
144）宮本昭正：I型アレルギーと過敏性肺臓炎の関係．日本医事新報 3185：136，1983.

6 学校給食における食物アレルギーの対応について

◆はじめに◆

筆者は現在，小・中学校合同の学校給食センターに勤務しているが，毎年学校から報告されてくる「学校給食での対応を希望する食物アレルギーの児童・生徒数」は，年々増加し，併せてその原因食品の数が増加している．

その現状や今後の課題について，「学校給食の現場ではどのような対応がされているのか」，「対応上の問題はないのか」，食の専門家として学校給食に携わっている学校栄養職員の立場から調査結果をもとに述べる．

1 学校給食の目標と現状

学校給食は，児童生徒が「生涯にわたって健康な生活ができるための基礎を培う」ことを目標に実施されている．

しかし最近は，子どもたちを取り巻く食環境の変化から，朝食欠食の増加や偏食などによるカルシウム不足や脂肪の過剰摂取など，日常の食習慣の在り方に起因すると考えられる心身の健康問題が深刻化してきた．

そこで今，子どもたちが望ましい食習慣を身につけるために学校給食の食事内容を教材として，学校栄養職員が，教科の中でも食に関する基礎・基本，すなわち基本的な生活習慣の指導を徹底，充実することが強く期待されている．

国民が健やかで心豊かに生活できる活力ある社会にするためには，この生活習慣病の発病を予防することが極めて重要となっている．しかし，この現実をみると，児童生徒の生活習慣が大人の生活習慣に巻き込まれ，ゆがめられてしまっていることも，食物アレルギーが増加している原因の１つに挙げられるのではないかと考えられる．

2 学校給食における食物アレルギーの対応についての調査内容

このように指導面でも重要性が増した学校給食であるが，「増加している食物アレルギーの児童生徒への対応の現状はどうなのか」，「個に応じた指導や適切な対応をしていくためにはどうあるべきか」，その課題や手だてを探りたいと考え，直接学校給食の中で，その対応にあたっている学校栄養職員を対象に現状調査を実施した．

1）調査項目

(1) 対応の実態

(2) 対応していない場合の理由

(3) 主な原因食品について

(4) 対応方法について

(5) 対応するまでの手順

(6) 関係者との連携方法について

(7) 対応してみて感じている問題点や課題

(8) 今後の対応について，考えていること

2）調査方法

・調査対象　学校栄養職員〈(社)全国学校栄養士協議会会員〉

・調査人員　7,861 人

　　単独校勤務　4,944 人

　　共同調理場勤務　2,917 人

・調査月　平成 12 年 8 月

3 調査結果と考察

[1] 調査結果(1)　対応の実態について（図 1）

全体としては，約半数の学校栄養職員が何らかの方法で食物アレルギーの対応をしている.

共同調理場での小学校の対応が少ないのは，保護者や児童との連携が取りにくいためかと考えられる.

[2] 調査結果(2)　対応していない理由について（図 2）

「該当児童がいない」とほぼ同率で「現在の施設では困難」という理由が挙がっている．同じような「時間，労働力に余裕がない」という理由も上位にあり，合わせると，何らかの改善や工夫をすれば対応が可能な理由が多いと思われる.

[3] 調査結果(3)　主な原因食品について（図 3）

①牛乳，卵の順に多く，以前三大アレルゲンといわれた大豆は減少して，三位は「そば」になっている.

②成長期の児童•生徒に大切な牛乳や卵が原因食品の上位を占めているのは，たいへん心配である.

③特に原因食品の第一位になっている牛乳は，学校給食の栄養摂取量の土台になっていることを考えると，その対応については特に注意しなければ児童・生徒の成長にも影響が及ぶように思われる.

④全体をみると，魚介類の原因食品が目立つが，中でもエビが原因食品になっている数が多くなっ

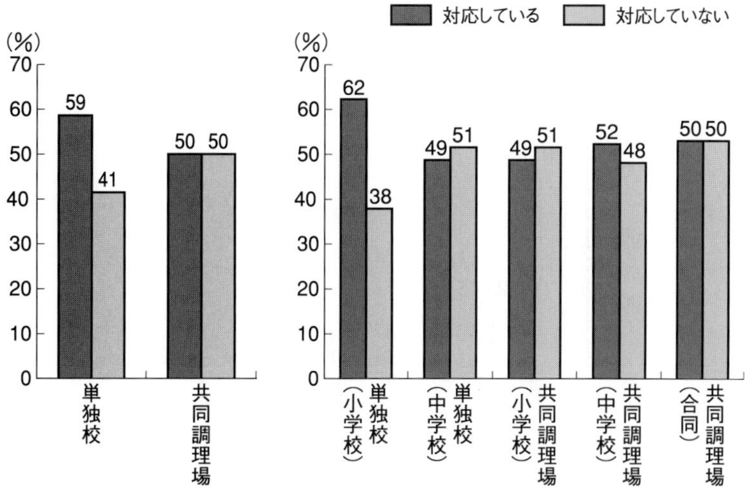

図 1. 対応の実態

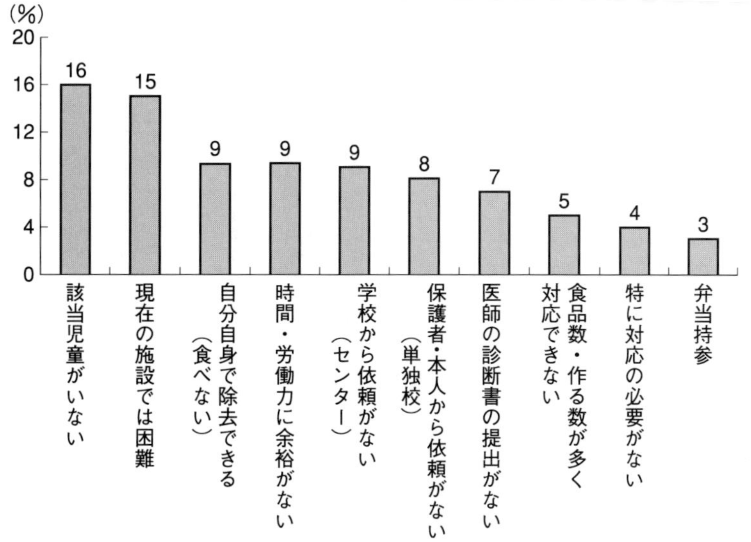

図 2. 対応していない理由

ている.

[4] 調査結果(4) その対応方法について (図 4)

まず, よく用いられる (除去食, 代替食, 特別食) の 3 つの対応方法についてその数をみてみると, ①単独校と共同調理場, 小・中学校の差はあまりなく, いずれも除去をする方法が対応の約 70%を占めている. ②原因食品の第一位が牛乳であることと, この除去食による対応が圧倒的に多いことを合わせて考えると, 安易に除去食に頼る対応はたいへん危険で, 児童・生徒の健康な成長に支障をきた

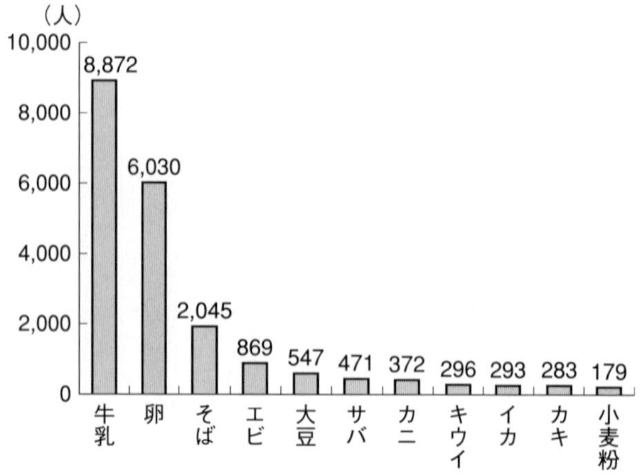

図 3. 主な原因食品（複数回答）

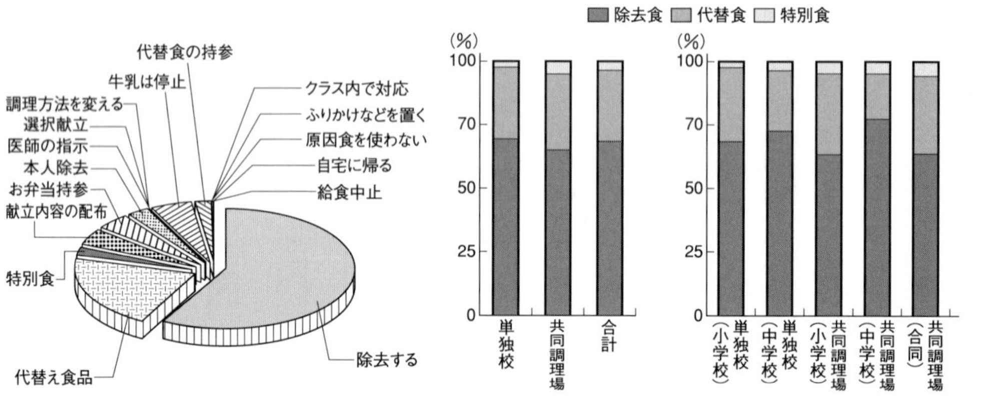

図 4. 原因食品に対する対応方法

すのではないかと心配になる.

牛乳や卵は，例えば「十分に加熱する」などの調理方法によっては，その与え方を配慮すれば食べられるようになるケースも多いとの報告がある．また，成長期の子どもたちに対応していく場合は，常に体重を必ずチェックし，もし体重が減少してきた時は危険であるため，対応方法を変えるなど，さらにきめ細かな対応を検討しなければならないことも報告されている.

特に牛乳が原因食品の場合は，常に成長期の子どもたちであることを忘れず，関係者は知恵をしぼって個々の症状に応じたきめ細かな対応に工夫，努力しなければいけない.

なお，図 4 の円グラフは，除去食，代替食，特別食以外の回答のあった対応方法も併せて示しているが，この中でもさらに「牛乳を停止」する回答が別にあり，その数が多いのが一層心配である.

［5］調査結果(5)　対応までにどんな手順がふまれているかについて

対応の手順については多岐にわたっており，専門家の間でも適切な手順が定まっていないため，そ

表 1. 食物アレルギーの対応までの手順

単独校の場合（対応数の多い順）
①保護者→学級担任→学校栄養職員
②保護者→診 断 書→学級担任→学校栄養職員
③保護者→診 断 書→学級担任→校内検討委員会→学校栄養職員
④保護者→診 断 書→学級担任→個別面談→学校栄養職員
⑤保護者→診 断 書→学級担任→校医との話し合い→学校栄養職員
共同調理場の場合
①学校からの依頼→共同調理場（学校栄養職員）
②学校からの依頼→診断書→共同調理場
③学校からの依頼→診断書→検討委員会→共同調理場
④学校からの依頼→診断書→共同調理場→教育委員会が判断→共同調理場
⑤学校からの依頼→診断書→個 別 面 談→共同調理場

表 2. 関係者との連携方法について

①保護者	……特別献立表の配布・個人面談・連絡ノートの交換
②学級担任	……学級での対応について話し合い・日々の健康観察と連絡・保護者との連携の窓口
③養護教諭	……連携調整・調査・保健室での体調把握（連絡）
④主治医	……診断書の提出・相談・対応の指示
⑤学校医	……アレルギー児の報告・相談・指導助言（学校保健委員会などで）
⑥地教委	……調査・報告・検討委員会に参加・対応についての指示および指導

れぞれの学校や共同調理場の考えで取り組んでいることが伺える．**表 1** には，その中でも特に回答の多かったものを単独校，共同調理場別に対応数の多い順に示す．

1）単独校の場合

保護者から学校担任を経て直接学校栄養職員に依頼している手順のものが最も多く，主治医の診断書も提出されずに対応していることはたいへん危険である．安易に対応することは，根拠のない対応になりかねない．

その点④の手順は診断書だけに頼らず，保護者と個別面談をし，個々の実情を把握して対応していることから安全だといえるであろう．

2）共同調理場の場合

単独校と同じように，主治医の診断書は提出されずに学校からの依頼だけで対応している数が多い．

単独校の場合の④の手順と同じように，ここでは順位が⑤になっている個別面談をしてから対応することが望ましい．

[6] 調査結果(6)　対応をすすめる時の関係者との連携方法について

表 2 には主に回答数の多かった連携方法を示した．

[7] 調査結果(7)　学校栄養職員が対応した中で感じている問題点や課題

表 3 に回答数の多い順に 10 項目について示した．

表 3．対応の中で感じている問題点や課題

①現状では困難（施設・設備・調理員数など）
②対応のための体制が整っていない（手順が不明確）
③経費がかかる（代替食など）
④成長期の栄養の偏り（除去食）・アレルギー児の身体と心の負担が心配
⑤保護者の意識が薄い
⑥好き嫌いとアレルギーの見極めが難しい
⑦アレルギーが多様化しているための情報不足
⑧共同調理場では対応は困難
⑨主治医により判断・考え方に差がある
⑩アレルギー症状の程度が不明確．判断もあいまい

表 4．児童・生徒の食物アレルギー全体について学校栄養職員が考えていること

①学校給食での対応には限界がある
②医師により診断・指示に違いがある
③どこまで対応すべきか（不安・疑問）
④食事だけでなく生活環境の変化（悪化）も関与していると思う
⑤対応については統一してもらいたい（市や県サイド）
⑥医療機関・家庭・学校の連携が必要
⑦共同調理場では保護者との対応がむずかしい
⑧保護者への食教育が必要

［8］調査結果(8)　日頃子どもたちに触れながら，児童・生徒の食物アレルギー全体について学校栄養職員がどんなことを考えているか

児童・生徒の食物アレルギー全体について学校栄養職員が考えていることを表 4 に多い順にまとめた．

これをみると子どもたちの食物アレルギー全体について，学校給食での対応には限界があるのではないかと思いながらも，対応していくための解決すべき課題を投げかけているように思われる．しかし，その課題を解決する糸口は，われわれ学校栄養職員の前向きに取り組む努力にもあるのではないだろうか．

4　学校給食における食物アレルギーの対応を進めるための今後の課題

まず学校栄養職員への啓発が一番の課題だと思われる．

学校給食における食物アレルギーへの対応の必要性を十分に理解して，より適切な対応を進めるため，知識を深める研修を積み，勉強する必要性を痛切に感じた．

①学校医（主治医）・保護者・学級担任との連携を強化すること：まず連携を図り，個々の子どもたちの実状を十分に把握する．

②施設，設備の不備と人手不足の克服：この課題は，市町村や県サイド，地教委などとの連携がたいへん重要になる．まず行政機関の関係者には食物アレルギーへの理解を深めてもらい，課題解決の

対策を講じてもらうことが第一であるが，現状の中でも学校栄養職員が中心となって関係者が知恵を出し合えば，もう少し対応が改善できる部分があるのではないだろうか．

③対応に要する費用の問題：今後対応を充実していく場合には，どうしても対策を講じなければならない重要な課題である．

④望ましい対応の手順の検討：現在適切な対応を進めるための手順があいまいなので，これだけの手続きや段階を踏めばよいという手順の基準が明確化すると，より前向きに安心して対応に取り組める．

◆おわりに◆

今回の調査を実施して一番強く感じたことは，食の専門家として学校給食に携わっている学校栄養職員の食物アレルギーに対する知識がいかに浅いかということであった．

成長期の児童・生徒の食物アレルギーへの対応は特に配慮が必要であるにもかかわらず，安易に除去食のみの対応をしていることに危険を感じる．もしこのような状態で個別面談をしても果たして適切な指導・助言ができるのだろうか．

学校給食でも，よりよい方法を検討・工夫・努力して精一杯対応していくべきではないのかとの思いを強くしている．

（市場祥子）

7 食物アレルギー児の日常生活管理

◆はじめに◆

小児の代表的なアレルギー疾患として従来は気管支喘息がまず第一に挙げられたが，最近はアトピー性皮膚炎や食物アレルギーで長期的に治療が必要な子どもの数も多くなってきている．食物アレルギーはアトピー性皮膚炎の悪化因子としても重要であるが，微量のアレルゲンとなる食品で蕁麻疹などの皮膚症状，口やのどの瘙痒感，呼吸困難，アナフィラキシーといわれる全身症状へ急速に症状が進行し，時には命を落としてしまうことさえある．また，毎日の食事のたびに非常に神経を使って特別な対応を強いられ，ほかの病気とは違った日常生活の多くの場面でいろいろな困難に直面することがある．さらに，食物アレルギーはその診断方法，本態，対応などまだまだ医学的にも十分解決されていない面があり，患児や家族，さらにその周囲の人たち，あるいは一部の医療従事者にさえ正しく理解されていないために誤解を生じたり，問題となる食品を誤って摂取して危険な目にあったり，適切な緊急対応がなされていないといった問題をしばしば見聞する．

食物アレルギーは薬物の使用や食事療法で短期間に効果的に解決することは不可能で,「問題となる食品を除去しながら，耐性（食べても特別な症状が起こらなくなる状態）が得られるのを待つ」というのが基本的な方針であり，除去をする期間は数年以上の長期にわたる場合が多くなる．原因食物は乳幼児期には圧倒的に鶏卵，牛乳が多く，これらは栄養源として重要であるだけでなく子どもに人気のある食品に高頻度に含まれ，それらを日常の食品から除去するためには想像をはるかに超える困難に遭遇する．幼稚園，保育園や学校などの集団生活では周囲の理解と協力が是非とも必要になる．食品成分は一部の医薬品にも使用されており，医療側はもちろんだが，患者側もこのことに対する十分な知識をもって医薬品を介した食物アレルギーの発現を予防しなければならない．

食物アレルギーの子どもの日常生活における諸問題や注意点について述べる．

1 食物アレルギーの診断に関する問題点

このことについては別項で詳しく述べられているが，皮膚テストや血液検査（特異 IgE やヒスタミン遊離テスト）の結果と食物アレルギーの実際との一致率は必ずしも高くない．検査結果で陽性だから食べてはいけない，陰性だから問題になるはずはない，と考えることは危険である．症状が発生した時の状況についての患者の観察は非常に重要な情報になる．しかし，食物アレルギーの症状は出現するまでの時間も 1 分以内から半日〜1 日と幅が広く，現れる症状も皮膚，鼻，眼，呼吸器，消化器，神経系の症状と極めて多岐にわたり，慢性的には湿疹の悪化や改善の遅れ，発育不良や頭痛，活動性の低下などといったことも考えられる．したがって，どの症状がどの食品の摂取によって誘発されたものか判断するのは実際にはかなり難しいものである．アトピー性皮膚炎の皮膚症状の場合を考えてみても気候や発汗，衣服，精神的ストレスなど多くの因子の影響を受けて状態は変化するため，本当にある種の食品が悪影響を及ぼしているかどうか判断するには食物日誌などをつけて 2 回，3 回繰り返しその現象が観察されることを確認することも必要になる．主観的な不正確な観察結果は間違った診断，確信へと導くきっかけになってしまう．体調に関しての多少の不具合が起こった時に，すべて食物アレルギーだと考えてどんどん食べられる食品を制限していった結果，ほとんど食べられる食品がなくなって途方に暮れてしまった，という患者を実際に何人か経験している．

一方，食物負荷試験によって即時型アレルギー反応を誘発する危険もあり，ある食品を食べてから数分の内に広範囲の蕁麻疹を生じたり，声がかすれて出にくくなったり，多少とも呼吸困難を生じるような場合，安易に家庭で負荷試験を行うことは危険である．

2 食物アレルギーと日常生活

［1］緊急用のカードなどの携帯

食物アレルギーの怖さは突発的に，短時間（時には数分）のうちに，場合によっては生命を危険にさらすほど重篤な反応がさまざまな生活の場面で起こりうる，ということである．アナフィラキシー型の反応が起こる可能性のある患者の場合，特に保護者を離れて 1 人で活動する年齢では本人の具合が悪くなってしまった状況では何が起こったのか周りの人にはまったくわからないという事態になってしまう可能性がある．これを回避するためには食物アレルギーであること，アレルゲンとなる食品，携帯している薬物の投与など緊急時の対応，連絡先などを簡潔に書いたカードを外出時は常に身につけておくといった工夫が必要である．主治医は食物アレルギーによって急性反応の起こりうる患者に対して緊急時の対応を説明し，抗ヒスタミン薬などを処方して常備させ，緊急時に受診すべき医療機関を決めておくこと，上記のカードなどを記入すること，などについて積極的にかかわるべきである．

［2］治療の基本は除去食

食物アレルギーの治療に特効的な方法はなく，反応性が低下するまで問題となる食品を除去していくことが治療の基本である．われわれは毎日何回かの食事を必ずとるため，必然的に日常生活そのものが食物アレルギーの治療の場とならざるを得ない．実際にある種の食品を厳密に除去しようとすると予想を超えた多くの困難を経験するものである．

1）除去食の実際

ある種の食品がアレルゲンとして確定された場合にはその食品を除去し，アレルゲンとの接触を断って反応性が低下することを期待する．アナフィラキシー型の反応の場合は極めて少量の食品の摂取あるいは皮膚や粘膜への接触だけでも症状が誘発されることがあり，可能な限り完全な除去を目指す．同じ家庭でほかの人がその食品を食べている時には患児専用の鍋や食器を用意したり，まな板，包丁を念入りに洗って対象食品が微量でも付着しないように徹底しないと効果が上がらない場合がある．症状を誘発する食品の最少量がどれくらいかは個々の患者のアレルギーの起こりやすさ（これは特異 IgE の量と比例するものではなく多くの因子によって決定されるものであるが），アレルゲンの種類，調理方法，さらに同一患者でもその日の状態によって相当変化する．卵を除去する場合によく加熱したものならば問題がなく生卵だけを制限すればよいといった場合もあり，どの程度厳密に制限するかは個々の患児で異なってくる．卵除去の場合の鶏肉，牛乳除去の場合の牛肉も常に除去する必要があるわけではない．大豆アレルギーの場合も十分発酵されていたり含まれる量が少ないという理由で納豆，味噌，醤油は大丈夫という場合がかなりある．魚アレルギーでほとんどの魚が食べられない場合でもカツオ節は使えることがある．制限の中で摂取可能な食品の幅をできるだけ広げる努力が大切である．

人工乳を使用中にミルク（牛乳）アレルギーと診断された場合は乳蛋白を加水分解してアレルゲン性を低下させたアレルギー用のミルクを使用する．ミルクアレルギー用の粉ミルクが数種類市販されている[1]が，味，臭い，価格などの点でさらに改善されることを要望する．母乳哺育中の場合は，母親の摂取した食品に含まれる蛋白質が母乳中にも混入してくるため，母親も一緒に食事除去をすることが必要である．多種類の食品の除去が必要で母親の負担が非常に大きい場合は，母乳をあきらめてアレルギー用ミルクを使うのも 1 つの方法になる．

2）食品表示についての法的整備

われわれは日常，もともとの素材からすべての食物を作っているわけではなく，実に多くの加工品を利用している．加工品の中に何が入っているかは外見だけでは判断できない．実際に除去食療法を進めていく場合にはそれぞれの加工品の成分表示を細かく検討することが必要であるが，従来，多くの製品の表示はアレルギー反応を考慮して微量の混入物まで細かく明示したものではなかった．そのため，表示内容を確かめてから食べたにもかかわらずアレルギー反応を起こしてしまった経験のある患者を数多くみている．例えば，お饅頭の皮やクレープにそば粉が混入していた例，果汁 100%のはずのジュースに脱脂粉乳が少量使われていた例，冷やし中華のタレにピーナッツが混ぜられていた例，などがある．このような状況を改善するために厚生労働省は食品衛生法の施行規則を改正しアレルギー原因物質を含む加工食品の表示を義務づけ，平成 14 年 4 月から完全実施された．このことによって食品 1 g 中数 μg 程度の含有でも「特定原材料」の 5 品目は表示が義務づけられる（**表 1**）．しかし，

表 1. アレルギー原因物質を含む食品の表示義務

特定原材料 （表示が義務化されたもの）	卵　乳　小麦 そば　落花生
奨励品目 （表示を推奨するとされたもの）	あわび，いか，いくら，えび，かに， さけ，さば， 牛肉，鶏肉，豚肉，ゼラチン， 大豆，くるみ，まつたけ，やまいも， オレンジ，キウイフルーツ，もも，りんご

厚生労働省「アレルギー表示検討会」平成 14 年 4 月より完全実施

表 2. 中核市における食物アレルギー児給食対応

	除去食	代替食	医師の診断書		除去食	代替食	医師の診断書
旭川	○	○	−	堺	○	○	○
秋田	○	○	○	姫路	○	○	○
郡山	○	○	○	和歌山	○	○	○
いわき	○	−	−	岡山	○	−	−
宇都宮	○	○	−	福山	○	○	−
新潟	○	○	○	高松	○	−	−
富山	○	○	○	松山	○	○	−
金沢	○	○	○	高知	○	○	−
長野	○	○	○	長崎	○	○	○
静岡	○	○	−	熊本	−	−	−
浜松	−	−	○	大分	○	−	○
豊橋	○	○	−	宮崎	−	−	−
豊田	○	○	○	鹿児島	○	○	○

［福富　悌：第 2 回食物アレルギー研究会（東京，2001 年 12 月 8，9 日）発表資料］

19 種の「奨励品目」については，同様にかなり細かく表示されるようになると期待はされるが，表示の法的義務は必ずしもないため，これらの品目にアレルギーのある場合は注意が必要である．また，飲食店で外食する場合も情報は極めて不十分，不正確である．

［3］集団生活での食物アレルギー

食物アレルギーのために除去食療法を行っている子どもが乳児期に家庭の中だけで過ごしている場合には，ほとんど全面的に保護者の注意で食事の管理を行うが，保育園，幼稚園，学校などで集団生活を送る場合には新たな問題を抱えることになる．多くの集団生活の場では給食が出され，また，それ以外におやつや誕生日会など食品が提供される催しが行われる．そういった場で，食物アレルギーのある子どもでも楽しく普通に近い生活が送れるかどうかは施設側，患児の友だち，そしてその保護者たちの理解と協力が得られるかどうかにかかっている．食物アレルギーへの対応に関しては法的な規定などはなく個々の患者ごとに施設側と対応を協議して，施設側で特別食を用意したり，個人的に家庭から特別食を持参したり，その折衷的な対応になったりしている．

1）集団生活における食事

義務教育の小，中学校においても食物アレルギーの子どもの食事についてどこまで対応するかは各地域，各学校において異なっている．給食の体制，学校で作っているか，ほかの給食センターなどから運んでくるか，といった事情にもよるが，個々の学校の管理責任者の考え方によっても対応が違ってくる．また，食物アレルギー児の保護者や主治医などからの働きかけによっても変化してくる．地域によって取り組みを積極的に始めているところもあるが，**表 2** に示したように地域によって状況がまだ大きく異なっている．アレルギー食への対応でたいへんなことは一人ひとりの患者で除去する品目が異なる，微量の混入でも症状を誘発する危険性があり厳密な除去が必要となる，卵や牛乳など頻繁に使用される食材の除去が必要とされることが多い，アレルゲンが混入した場合にアナフィラキシーなど急激な症状の誘発の危険性がある，といった点が挙げられる．

集団生活の場では本人が食べるもののほかに，乳幼児ではほかの子どもの食事を食べてしまわないか，学童では隣の子が牛乳のパックを開けたり，飲み終わってパックを折りたたむ時に少量の牛乳が飛び出して皮膚に付着することがないか，といったことも心配である．

食物アレルギーのある子どもでも通常の給食とほぼ同じ内容，少なくとも外見の似たもの，を同じ容器に盛って食べられれば自分だけ違うものを食べているというストレスを減らせる．具体的なメニューにはここでは触れる余裕がないが，ウズラ卵の替わりに白玉団子，ハンバーグは豆腐ハンバーグ，ゼラチンの替わりに寒天，などである．施設側でそのような対応がどうしてもできない場合は，患者の個々の家庭から弁当を持参することになるが，この場合も予め給食の予定表をもらって同様の工夫をしたいものである．

しかし，このような方法で除去食があまり目立たないように工夫する一方で，食物アレルギーという病気があること，その病気のために食べたくても食べられない食品があることの辛さ，代替品のためにさまざまな工夫をしていること，そのための努力のたいへんさ，といったことを患児の友人やその保護者たちにも理解してもらう機会を是非とももつべきであり，このことに関して患児の保護者の努力だけではなく医療側と教育施設との協力関係を築くことを双方が努力しなければならない．

現在は公立の学校では全員が同じ給食を食べる，というのが原則であるが，希望により給食でも弁当持参でも構わないというシステムも検討されるべきであろう．ロンドンなどではもともと宗教的な食事の制限なども考慮して複数のメニューの給食が出されている．わが国のように全員が例外なく同じものを食べなければいけないという給食の前提について再検討が必要ではないだろうか．何かを食べられない，ということは極めて特殊な病気であるというよりも，その子のその時点での１つの個性であるというくらいの認識で，個性に対応した教育環境を整えることの一環としてアレルゲン除去食が実施されればありがたいものである．

2）松本市の学校給食における取り組み

学校給食などの集団施設における食事サービスでは個々の施設で調理する場合と給食センターなどの別の施設で調理してから運ばれてくる場合がある．食物アレルギーの対応を学校に依頼すると，後者の体制ではできあがったものが運ばれてくるので個人の要求に個別に対応することはできない，という理由で断られることが多い．しかし，体制を整えるならばむしろセンターで集中化して調理しているから幅広く個別の要求に対応できるという面もある．

長野県松本市では平成 12 年 4 月に「松本市学校給食アレルギー対応食提供事業実施要項」を定めている．「食物アレルギー疾患をもつ児童または生徒に対して等しく学校給食を提供するために，アレルギー対応食事業を実施することについて，必要な事項を定めること」をその目的とするとしている．アレルギー対応食を希望する保護者は「調査票」と独自の様式の医師による「診断書」を提出して事業内容の説明を受け，納得した場合は「申請書」を提出する．各月の実施予定献立表が前もって各保護者に知らされ，内容を検討した保護者は問題がなければ「承諾書」，変更を希望する場合は「変更（中止）願い」を提出する，といった手順を経て実施される．平成 13 年 4 月に新設された松本市西部学校給食センターにはアレルギー対応食を調理する「アレルギー室」が設けられ，ここで調理された特別給食は専用容器に入れられて各学校へ配送される仕組みになっている．

アレルギー給食を実施する際の調査では児童約 18,000 人の中に食物アレルギーの子どもが 390 名いて，15 名が弁当を持参していたとのことである．開始 3 年目現在，35 名にアレルギー給食を届けているとのことで，栄養士，調理員各 2 名がこの任務にあたって単なるアレルゲンの除去ではなく一般食と似た内容の献立を工夫しているとのことである．しかし，このような設備を整えて対応できるところはごくわずかであり，松本市においても希望者の増加に対してどこまで対応が可能か，経費の問題など，難しい面もあるようである．

3）食事以外の問題

食事の時以外にも小麦粘土や卵殻を使った工作，卵や牛乳を使う料理実習，時にはパンを焼いたりそば打ちの実習，といった場面で食物アレルゲンが問題となる場合があり，他の教材を使わせてもらったり，手袋，マスクをして防ぐことも考えなければいけない．

さらに，食物アレルギーのある子どもは既にほかのアレルゲンに感作されていたり，食物に続いてほかのアレルゲンへの感作が進行することも多いため，食物以外にもアレルゲンになりやすいものが集団生活の環境にないか，細かい検討が必要である．公共施設に敷いてあるじゅうたんからは家庭のじゅうたんに認められるほどのダニアレルゲンは通常検出されないが，定期的な管理が必要である．教室内での小動物の飼育，屋外の動物や鳥の飼育係などが問題となる場合もある．

3）医教連携

食物アレルギーの診断や症状が出現した時には医療的な対応が必要であるが，以上述べてきたように食物アレルギーの普段の治療という意味では，問題となるアレルゲンを避けながらいかに普通に近い生活を送れるか，ということが主要な課題である．多くの幼児が保育園や幼稚園へ通い，また義務教育である小学校，中学校へ通う生活の中で，どれだけ快適な集団生活が送れるかを医療側と教育側の施設，機関が協調して対策を立てていくことが何より必要である．教育スタッフは医療スタッフよりもはるかに長い時間を子どもたちと一緒に過ごすのが普通であるから，教育スタッフには可能な範囲でもっと多く子どもの病気について正しい認識をして対応をしてもらえるように期待したい．医療的な処置については法的な問題が絡んでくるが，病態の理解，正しい診断，医師からの食事除去の指示と緊急時の対応，などについて保護者と同等，あるいはそれ以上に教育スタッフが認識する意欲をもち，医療側からはそれに答える十分な協力がなされなければいけない．教育スタッフに十分な準備ができることで食物アレルギーの子どもや保護者の心配が軽減され，緊急時の対応も迅速に行われるようになった成果が外国では報告されている[2)3)]．

3 薬物に含まれる食品成分

日常使われる医薬品の中にも食物アレルギーに関連する成分が含まれているものがある．市販薬では注意書きにそのことが明示されているが，加工食品の表示と同様に見落とさない注意が必要である．医療機関で処方される薬物については基本的には処方する側の責任があるが，患者側から食物アレル

表 3. 食品成分を含む医薬品（市販薬，ワクチンは除く）

鶏卵成分を含有する医薬品	内服	塩化リゾチーム各種（アクデイーム，エトナーゼ，エンリゾ，オペック，コナーゼ，スカノーゼリン，タンチナーゼ，テラチーム，トヨリゾーム，ノイターゼ，ノイチーム，ミサイラーゼ，ミタチーム，ムラーゼ，ヨウアチーム，ラブチーム，ランチーム，リゾスミン，リゾチオーゼ，リゾテイア，リチーム，レフトーゼ，など） ＊市販の総合感冒薬には塩化リゾチームを含むものが多い モルヨーク（卵黄含有）
	外用	ニッテン・テイアコン点眼液，ムコゾーム点眼液，リフラップ（シート，軟膏）
牛乳成分を含有する医薬品	内服	エマベリン，コンビチーム，タンナルビン（タンニン酸アルブミン），ポリトーゼLカプセル，ミルマグ錠，メイアクト，メデマイシン，整腸剤（アンチビオフィルス，エンテロノン-R，エントモール，コレポリーR，ビオスリー，ラックB） ＊ここでは省略するが経腸栄養剤の多くは牛乳成分を含んでいる．
ゼラチンを含有する医薬品	内服	SPトローチ明治，トコニジャストカプセル，ヘモタイト ＊通常，内服用カプセルはゼラチンを主成分としている．しかし，医薬品についてはアレルギー物質を含む食品に関する表示と同等の法律はなく，ここに個別に示した薬剤以外はゼラチン含有について使用説明書に記載はない． ＊＊漢方薬細粒にはゼラチンを含むものが他種類あるが同じ処方でもメーカーにより組成が異なる
	注射薬	アボキナーゼ，ウロキナーゼ(一部のメーカー)，ウロナーゼ，エポジン注，エモリット，カルシタール，サーカルニン，サークレス，サーモストン，タンニット，マリンカトニール，ユウスタチン，ラスカルトン10デイスポ，リュープリン，レプチラーゼS，注射用クレアキュート
	坐剤	エスクレ坐剤，エパテック坐剤，リンデロン坐剤，サンフラール
	外用	口腔用ケナログ，スポンゼル，ゼルフィルム，ゼルフォーム，フランセチン・T・パウダー，粉末ゼルフォーム

（平成 14 年 1 月　各薬剤の添付文書による）

ギーがあるということを繰り返し医師に伝えることが是非とも必要である．この先生は知っているはずだ，と思っても，多くの患者の処方を書くうちについ医師がそのことを忘れてしまうことはあり得ることである．さらに，患者側でも問題となる食品と関連する医薬品を知っておくことは有意義と思われる．医薬品に含まれる可能性のある食品を**表** 3 に羅列した．鶏卵，牛乳，ゼラチンのアレルギーのある人は医薬品についても注意が必要で，卵白成分の塩化リゾチームは特に市販の総合感冒薬にもしばしば含まれている．

4 食物アレルギー児と予防接種

［1］予防接種の一般的注意

日本小児科連絡協議会予防接種専門委員会による「予防接種ガイドライン」[4]によると「接種を受けることが適当でない者（接種不適当者）」として挙げられているのは基本的に，①明らかな発熱を呈している者，②重篤な急性疾患にかかっていることが明らかな者，③当該疾病に係る予防接種の接種液の成分によって，アナフィラキシーを呈したことが明らかな者，④その他，予防接種を行うことが不適当な状態にある者，の 4 点と，⑤急性灰白髄炎（ポリオ），麻疹および風疹にかかわる予防接種対象者にあっては，妊娠していることが明らかな者，となっている．また，「接種の判断を行うに際し，注意を要する者（接種要注意者）」としては「前回の予防接種で 2 日以内に発熱のみられた者」と「接種しようとする接種液の成分に対して，アレルギーを呈するおそれのある者」の2点がアレルギーに関係する項目として挙げられている．これらの記述は明白なようであるが実際に個々の患者について適応を考える時にはかなり微妙な問題に直面する．それは，1つのワクチンには後述するように多種類の成分が含まれ，その成分の一つひとつについてその患者がアレルギー反応を起こす可能性があるかどうか事前に把握することは実際上は不可能だからである．但し，一般的にアレルギー反応を起こしやすい成分は限られているため，そういった成分に明らかなアナフィラキシー反応を起こす危険性が強くなければアレルギー体質である，アレルギー疾患があるというだけで接種不適当者あるいは接種要注意者に該当することにはならない．

[2] 予防接種液の一般組成とアレルギー反応

ワクチン液の中には本来のワクチンの有効成分である免疫の標的となるウイルスや細菌などの病原体成分のほかに，さまざまな物質が含まれている．ワクチン製造時の培養液の成分が混入するものとして抗生物質(抗菌剤)，着色剤，そして有効成分を安定化させ保存可能期間を伸ばすために加えられているもので単に添加物とされていたり緩衝剤，保存剤，安定剤，防腐剤，不活化剤，免疫補助（増強）剤などと記載されている場合がある．これらの物質の中でアレルギー反応，過敏反応を起こす可能性がある物質として注意が喚起されているのはゼラチンとチメロサールである．麻疹とおたふくかぜワクチンはニワトリ胚細胞初代培養細胞でウイルスを増殖し，インフルエンザワクチンでは発育鶏卵の尿膜腔内にウイルスを接種して培養しているために鶏卵成分の混入が心配され，以前はワクチン接種時のアレルギー反応がこの鶏卵成分によるものではないかとの考えが強かったが，そういった反応の大半が安定剤として添加されていたゼラチンによるものだということが判明し[5)6)]，最近はゼラチンを使用しない，あるいは低アレルギー化したゼラチンを使用するようになっている．以前は百日咳・ジフテリア・破傷風混合ワクチンにもゼラチンが少量含まれ，乳幼児期にこれを4回反復して接種するうちにゼラチンに感作してしまい，そのあとでよりゼラチン含有量の多い麻疹ワクチンなどを接種した時にゼラチンアレルギーとしての副作用が顕在化することが多かったと考えられる[7)]．現在すべての百日咳・ジフテリア・破傷風混合ワクチンからゼラチンは除去され，今後はゼラチンアレルギーの頻度自体が減少すると推測される．これらの成分を含むワクチンを一括して**表4**に示した．各社とも麻疹ワクチン，おたふくかぜワクチンでは特に鶏卵アレルギーに関した注意をしていないが，インフルエンザワクチンでは全社が「鶏卵，鶏肉，その他鶏由来のものに対してアレルギーを呈するおそれのある者」を要注意者に挙げている．実際には現在の製品においては最終的なワクチン液に含まれる鶏卵成分はアレルギー反応を誘発するほどの量ではないと考えられているが，念のためという意味合いで注意書きが残っているものと思われる．では，鶏卵アレルギーがあってもまったく問題がないのか，というと，あるものに強いアレルギー反応を起こす人は他のものに対してもアレルギー反応を起こす可能性は強い，という意味では鶏卵アレルギーがある人，鶏卵摂取で明らかなアレルギー反応を呈する人は慎重な対応が必要であるということになる．

表 4. ワクチンに含まれる食品成分，アレルギー起因成分

	製造元	販売元	ゼラチン	チメロサール	鶏卵アレルギーの注意*
インフルエンザ	阪大微生物病研究会	田辺製薬	−	○	○
	千葉県血清研究所	（自社）	−	○	○
	デンカ生研	（自社）	−	○	○
	化学及血清療法研究所	（自社） 藤沢薬品	−	○	○
	北里研究所	第一製薬 北里薬品	−	○	○
麻疹	阪大微生物病研究会	田辺製薬	−	−	−
	北里研究所	第一製薬	○	−	−
	武田薬品	（自社）	−	−	−
	千葉県血清研究所	（自社）	−	−	−
沈降精製百日せきジフテリア破傷風混合	化学及血清療法研究所	（自社），帝人 藤沢薬品	−	○	
	デンカ生研	（自社）	−	○	
	千葉県血清研究所	（自社）	−	○	
	武田製薬	（自社）	−	○	
	阪大微生物病研究会	田辺製薬	−	○	
	北里研究所	第一製薬 北里薬品	−	○	
日本脳炎	化学及血清療法研究所	（自社） 藤沢薬品	−	○	
	武田薬品	（自社））	−	○	
	阪大微生物病研究会	田辺製薬	−	○	
	デンカ生研	（自社）	○	○	
	北里研究所	北里薬品 第一製薬	○	○	
おたふくかぜ	武田薬品	（自社）	−	−	−
	化学及血清療法研究所	（自社）	−	−	−
	北里研究所	第一製薬 北里製薬	○	−	−
ポリオ	日本ポリオ研究所	（自社）	（○）**	−	

*鶏卵成分の混入があるかどうかではなく，「鶏卵，鶏肉，その他鶏由来のものに対して，アレルギーを呈するおそれのある者」を要注意者としている．
**含有率は 0.0075 W/V%以下で，添付文書にゼラチンアレルギーに関しての注意はない．
（平成 14 年 1 月　各ワクチンの添付文書による）

［3］特に問題となる予防接種

表 4 に示していない風疹，BCG，水痘（みずぼうそう）については特にアレルギー反応を心配する物質は含まれていない．しかし，このことは決してアレルギー反応を起こすことはないという意味ではない．例えばワクチンの本来の有効成分＝病原体そのものによってアレルギー反応が引き起こされる可能性も皆無ではないからである．しかし，アレルギー体質があるだけの理由で接種を躊躇する理由は特にない．また，ポリオには極めて少量のゼラチンが含まれているが，1 回に 0.05 ml を経口投与するこのワクチンについてはゼラチンアレルギーの心配はないといってよく，添付文書にもゼラチ

ンアレルギーについての注意は書かれていない.

チメロサールは水銀化合物で防腐剤として添加されているが，発熱，発疹，瘙痒などの過敏反応を起こすことがあるといわれている．この過敏反応の本態はよくわかっていないが，IgE を介する即時型反応とは別のものと思われ，食物アレルギーを含めたアトピー型のアレルギー体質のためにチメロサールの過敏反応を起こしやすいということはないだろう．また，百日咳・ジフテリア・破傷風混合ワクチンでは比較的高率に注射局所の発赤，腫脹，硬結が認められるが，これは免疫を増強する目的で加えられているアルミニウム塩なども関係していると考えられる．これらの反応はステロイド軟膏の塗布や程度のひどい時は ODT (密封療法) で対応可能で，また，接種は左右交互に行う，皮下深く注射する，などである程度防げるものである.

麻疹ワクチン，インフルエンザワクチンはこれまで卵アレルギーと関係づけて過度に心配されてきた面もあると思われる．卵アレルギーだからといって特別な配慮は必要ない[8]，一度ワクチンで反応があってもその後のワクチンは通常問題なく接種できる[9]，といった報告もある．ワクチンによるアナフィラキシーの発生頻度は最近では 100 万回に 1 回くらいで，極めて稀なものである．これまでに鶏卵などの食物アレルギーによるアナフィラキシーの既往がある人，喘息発作が十分安定していない人以外はそれほど心配はないと考えられるが，日本小児科連絡協議会予防接種専門委員会による「予防接種ガイドライン」では「前回接種液によって局所反応が出た者」および「卵アレルギー，全身のひどい蕁麻疹およびアナフィラキシーなどの既往のある場合」には Herman ら[10]によるワクチン液を使った皮膚テストによる事前チェックと少量分割注射法を薦めている．すなわち 10 倍希釈ワクチン液によるプリックテストを行い，陰性なら 100 倍希釈液で皮内反応を行い，これも陰性ならば規定量を通常に皮下注射する，どちらかが陽性の場合は 0.05 ml を皮下注射(「予防接種ガイドライン」では皮内注射となっているが誤訳である) し，異常がなければ 0.05 ml ずつ増量しながら皮下注射する，というものである．但し，この Herman らの論文は麻疹ワクチンには少量の卵白が混入しているとの観点で 1983 年に書かれたものである．皮膚テストの方法については現在でも原液か 10 倍希釈のプリック法，10 倍か 100 倍希釈の皮内注射法などのうちどれが適切か，また陽性反応の時の注射の仕方などについても議論が続いている．濃度が濃いほど，またプリックテストより皮内注射の方が感度は上がるが非特異反応が増えてしまう.

危険性が高いと考えられる場合はアレルギー専門医に依頼し，病院など医療スタッフの人数が多いところで，酸素吸入やエピネフリン，抗ヒスタミン薬などの注射薬を準備し，さらにショック時にも対応できる体制を確認し，注射後 30 分以上は細かい観察を行う，といった注意を払うべきであろう.

5 食物依存性運動誘発アナフィラキシーと口腔アレルギー症候群

食物アレルギーが関与する特殊なアレルギー反応にある食物を食べて数時間のうちに一定量以上の運動をするとアナフィラキシー症状が誘発される，という病態があり，食物依存性運動誘発アナフィラキシーと呼ばれている．食物の摂取単独あるいは運動単独ではまったく症状は起こらない．原因となる食物は小麦，魚介類が多いとされているが，ゼラチンを食べたあとの運動で起こっていた例もある[11]．学校で昼食後の運動時に経験することが多く，何回もそのような症状を経験しながらまったく診断がつけられずに困っていた子どももいる．

また，これまであまり注目されてこなかった果物もアレルゲンとしての注意が必要である[12]．口腔粘膜の違和感，刺激感などを主な症状とする口腔アレルギー症候群（Oral Allergy Syndrome；OAS）という病態では果物アレルギーの頻度が高率である．通常は軽い一過性の症状で済んでいるが，時に全身へ拡大するアレルギー反応を起こす危険性もあり，正しい診断をつけて問題となるアレルゲンは原則としては避ける，我慢して無理に摂取することはしない，という注意が大事である．OAS は特に欧米ではある種の花粉症と同時に発症することが報告されている．ラテックス（生ゴム）アレルギーがある場合にはバナナ，アボガド，キウイ，クリなどの食物アレルギーと合併する例が多いことが知られている．

6 食物アレルギーの急性反応に対する処置

［1］現場での対応

食物アレルギーは外出の途中で食事をする時，あるいは本人が食べる場合ではなくても食品が付着してしまい，突然に症状が出現してその場で迅速に対応しなければいけないことがある．そのためにはある程度は患者側で自分で対応できるようにしておくことも必要で，また主治医にアレルギーの情報を記入したカードなどを作成してもらい携帯するとよいであろう．緊急時に使用する薬剤を常時携帯するか，学校などの施設に常備しておくのがよいであろう．また，問題が生じた時にかかる医療機関を決めて了解を得ておくことが好ましい．

緊急対応の要点を**表 5** に示す．前述したように食物アレルギーの症状は非常に多様だがほとんどの場合，何らかの皮膚症状を伴っている．その皮膚症状を正確に確認することがまず必要で，皮疹の性状，範囲などのほか，口腔内や目の粘膜なども観察が必要である．皮膚，粘膜症状だけで特別ひどくない時には落ち着いて経過をみながら処置をすればよいが，多少とも嗄声（させい）(かすれ声)，発声困難，呼吸困難，意識障害がある時は迅速に医療機関に搬送すべきである．

［2］救急医療

食物アレルギーやアナフィラキシーは近年，急に社会的な問題として広がってきているテーマであるが，残念ながらすべての実地医家が適切な対応をすることができるわけではない．アナフィラキシーの治療においてエピネフリン注射は中心的な治療薬である．この薬剤は以前は小児喘息の発作時に普通に使われていたが，現在は小児喘息には原則的には薦められない薬剤となり，一般の医師はほとんど使う機会がなく馴染みの薄い薬剤になってしまった．重篤なアナフィラキシーの状態で医療機関を受診したにもかかわらず適切な処置が何ら施されなかったと思われる例は稀ではない．患者側も適切

表 5．食物アレルギー緊急時の現場での処置

<table>
<tr><th colspan="3">1．症状の観察</th></tr>
<tr><td>全身状態</td><td colspan="2">元気がある，意識は正常，非常に辛そう，呼びかけても返事をしない，ショック状態（顔色，心臓は動いているか，脈はあるか（手首，鼠径部，首），呼吸をしているか，体温，四肢が冷たいか），視線はどこを向いているか
けいれん（がたがた震えている，四肢がこわばっている），</td></tr>
<tr><td rowspan="3">皮膚症状</td><td>皮疹の性状</td><td>蕁麻疹（蚊に刺された後のようにふくれる）
紅斑（皮膚の発赤）
浮腫（はれ，むくみ）
湿疹（小さなぶつぶつ，ジュジュク塗れた感じ，かさぶた状）
粘膜疹（口腔内，眼症状，時に肛門部）</td></tr>
<tr><td>範囲</td><td>個々の皮疹の大きさ（数 mm～数 10 cm）
全体の広がり（顔だけ，唇とまぶた，首から胸，全身，など）</td></tr>
<tr><td>その他</td><td>かゆみの程度，熱感の有無</td></tr>
<tr><td>消化器症状</td><td colspan="2">吐き気，嘔吐（吐物の性状，血液の混入），腹痛（程度，場所），下痢（性状，血液の混入），肛門部の異常（発赤，腫脹，かゆみ）</td></tr>
<tr><td>呼吸器症状</td><td colspan="2">呼吸音(普通，荒い，よく聞こえない)，呼吸音の性状(ゼロゼロ，ゼーゼー，ピーピー，ヒーヒー，呼気時か吸気時か)，呼吸数（10 秒間に何回)，声の性状（かすれている，声が出ない)，陥没呼吸(息を吸う時にのど，鎖骨，肋骨の間，胸全体がへこむ)，鼻症状（鼻水，くしゃみ，鼻づまり）</td></tr>
<tr><th colspan="3">2．発生状況の把握</th></tr>
<tr><td colspan="3">原因と思われる食品の確認　加工品の場合は製品の説明書，包装などの保存
原因食品が明白でない場合は摂取したもの全部を記録</td></tr>
<tr><td colspan="3">摂取した時間，量の確認</td></tr>
<tr><th colspan="3">3．処置</th></tr>
<tr><td colspan="3">意識状態に異常がある／呼吸が苦しい／声が出にくい → 直ちに医療機関に搬送，救急車も考慮，可能なら酸素吸入
アレルゲンの除去　食べたものは可能なら吐かせる（仰向けでは誤嚥しやすい）
皮膚に付着したものは洗い流す
常備薬（抗ヒスタミン薬など）があれば内服
皮膚症状だけでも拡大傾向が強い場合は医療機関へ搬送</td></tr>
</table>

な治療の原則を知っておくとよいであろう．治療の流れを図 1[13]に示す．

アナフィラキシーの治療ではいかに早く処置が行われるかが大きなポイントである．医療機関に搬送される時間も猶予がない，という状況も考えられ，欧米ではアナフィラキシーの危険性の高い患者ではエピネフリンを携帯し，症状が出現した時には本人や周囲の人がその場で注射するという方法も採られており，自己注射用のエピネフリン製剤が市販されている．しかし，その使用に関してはまだ問題が多いとの指摘がある[14]．日本ではこの薬剤は正式な許可が得られていないが，蜂アレルギーのある林業従事者の場合は職場の近くに医療機関がないという状況を考えて林野庁で特別にこの薬剤の使用が許可されている．今後，わが国でもこの薬剤の使用が検討されてくると思われるが，エピネフリンは副作用の出やすい劇薬であり，緊急の場合にはまず近くの医療機関にかかって適切な処置が確実に迅速に行われ，保証されることが原則であると考える．

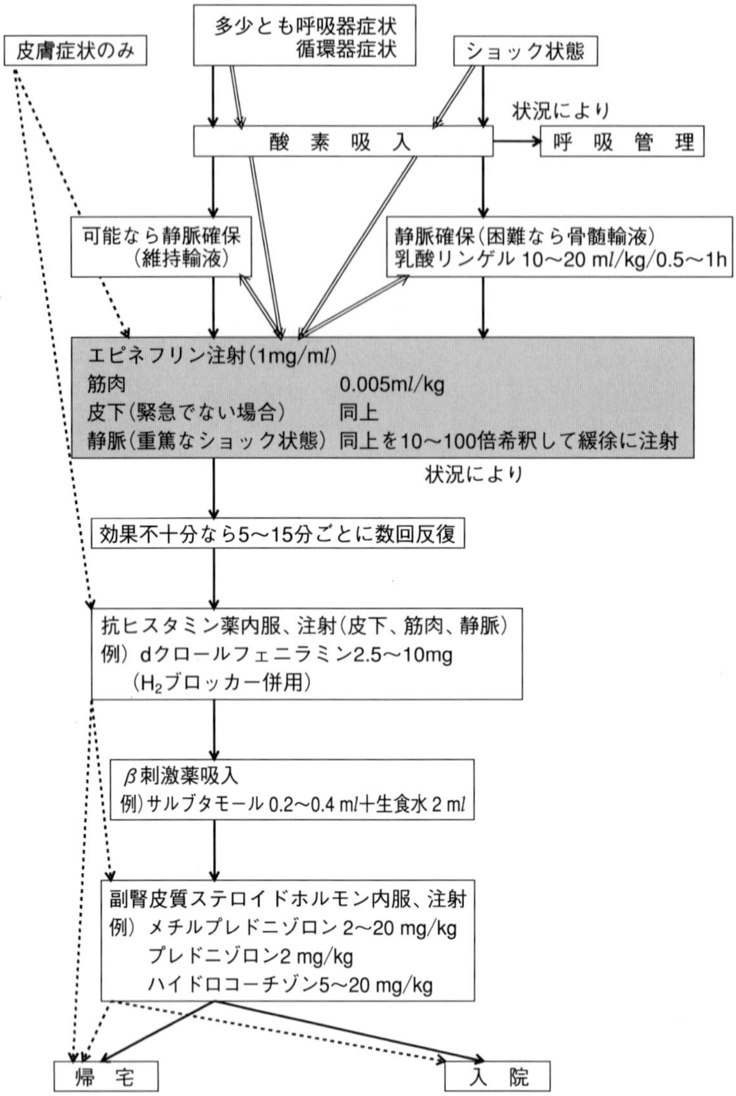

図 1．アナフィラキシーの治療手順
静脈確保などに手間取ってエピネフリン注射が遅れてはならない
（文献 13）より一部改変）

◆おわりに◆

食物アレルギーの治療はアレルゲンとなる食品を除去して，食べても症状が引き起こされない状態（耐性）が獲得されるのを待つ，というのが基本的な方針となる．除去食を続けていくためには多くの困難がつきまとうが，特にアナフィラキシー型の反応を起こしうる子どもの場合は間違ってごく少量の食品を口にしただけで一気に全身反応を起こし，生命の危険にさらされる可能性があり，腎臓病や糖尿病などによる食事制限とは違った危機感を突きつけられることになる．しかし，幸いなことに子どもの食物アレルギーは除去を続けるうちに耐性が獲得される傾向がかなりある．厚生省食物アレルギー対策検討委員会の平成9年度の報告では国民の7.5％に食物アレルギーの症状があるとされており，今では決して稀な病態ではないことを示している．アレルゲン除去食が大きなストレスや困難を感じることなく実践でき，万一症状が誘発された時には医療機関で迅速に適切な処置が受けられるように医療，教育，食物にかかわるすべての機構，さらに一般の人にもこの問題が正しく理解されるよう継続的な啓蒙活動が重要である．

（栗原和幸）

文　献

1）栗原和幸：低アレルギー乳とその有効性．アレルギーの臨床 18：514-518，1998．

2）Hay GH, Harper TB, Courson FH：Preperong school personnel to assist students with life-threatning food allergies. J School Health 64：119-121, 1994.

3）Vickers DW, Maynard L, Ewan PW：Management of chidren with potential anaphylactic reactions in the community；a training package and proposal for good practice. Clinical and Experimental Allergy 27：898-903, 1997.

4）日本小児科連絡協議会予防接種専門委員会：予防接種ガイドライン．厚生省保健医療局エイズ結核感染症課監修，（財）予防接種リサーチセンター，1998．

5）Kelso J：The gelatin story. J Allergy Clin Immunol 103：200-202, 1999.

6）Sakaguchi M, Nakayama T, Inoue S：Food allergy to gelatin in chidren with systemic immediate-type reactions, including anaphylaxis, to vaccines. J Allergy Clin Immunol 98：1058-1061, 1996.

7）Nakayama T, Aizawa C, Kuno-Sakai H：Clinical analysis of gelatin allergy and causal relationship of past history of gelatin-containing acellular pertussis vaccine combined with diphtheria and tetanus toxoid. J Allergy Clin Immunol 103：321-325, 1999.

8）Carapetis JR, Curtis N, Royle J：True anaphylaxis to MMR vaccine is extremely rare. BMJ 323：869, 2001.

9）Gold M, Goodwin H, Botham S, et al：Re-vaccination of 421 children with a past history of an adverse vaccine reaction in a special immunisation service. Arch Dis Child 83：128-131, 2000.

10）Herman J, Radin R, Schneiderman R：Allergic reactions to measles（rubeola）vaccine in patients hypersensitive to egg protein. J Pediatr 102：196-199, 1983.

11）栗原和幸，稲葉綾子，五藤和子，ほか：ゼラチンによる食物依存性運動誘発アナフィラキシーの1例．日児誌 103：759-762，1999．

12）渡辺一彦：主なアレルゲン含有食物とその対策　果物・野菜．小児科臨床 53：665-669，2000．

13）栗原和幸：アナフィラキシーショック．小児疾患の診断治療基準．小児内科 33（増刊号）：272-273，2001．

14）Sicherer SH, Forman JA, Noone SA：Use assessment of self-administered epinephrine among food-allergic children and pediatricians. Pediatrics 105：359-362, 2000.

8 食物アレルギー表示の概要とその背景

◆はじめに◆

近年，アレルギーをはじめとした過敏症（以下「アレルギー疾患」という）の増加が社会問題となっている．特に食品を原因とするアレルギーに関しては小児のみでなく，成人においても増加の傾向があることが明らかとなってきた．

アレルギー疾患の１つである食物アレルギーは，食物が原因となって湿疹，蕁麻疹，下痢，口腔内違和感，喘鳴などのアレルギー症状を呈する疾患のことである．圧倒的に小児期に多く認められるが，成人においても患者数は増加している．その中でも，そば，ピーナッツなどで重篤なアナフィラキシーショックが認められやすく，注意が必要である．その他，食品によるアトピー性皮膚炎や，主に果物で口腔内違和感などの症状を呈する口腔内アレルギー症候群など，さまざまな食物アレルギーがある．特にアナフィラキシーショックは，重篤な食物アレルギー患者の場合，舐める程度でも引き起こされるので，重篤な患者は従来の市販食品を情報提供がない限り食べることができないのが実状であった．

つまり従来の食品表示には，微量しか含まれない原材料や，加工食品を原材料とした場合の原材料（加工食品）の原材料については表示がなされていなかったため，直接問い合わせるなどしなければ，患者が除去しなければならない食品が含まれるのかどうかを判断することができなかった．よって，食品の選択の幅は狭められ，日常の食生活に大きな影響があった．

このような状況を改善するために，アレルギー物質を含む食品の原材料表示（以下「アレルギー表示」という）については，消費者の健康危害の発生を防止する観点から，アレルギー表示に関する食品衛生法施行規則および乳及び乳製品の成分規格等に関する省令の一部を改正する省令（平成 13 年厚生労働省令第 23 号）が公布され，厚生労働省医薬局食品保健部長により省令などの施行について通知（平成 13 年 3 月 15 日付食発第 79 号）が出された．さらに，アレルギー物質を含む食品に関する表示に関して食品保健部企画課長・食品保健部監視安全課長通知（平成 13 年 3 月 21 日付食企発第 2 号食監発第 46 号）が出された．

アレルギー表示は平成 13 年 4 月 1 日から施行（平成 14 年 3 月末までに製造，輸入または加工されるものについては経過措置が設けられている.）となったが，実際に表示を行っていくにあたり，多くの問題や難しい点があるものの，着実に実施に向けて各事業者の取り組みは続いている．

制度を検討するにあたり，実際に病院で診断を行っている医師や専門家の方々，現実に食物アレルギーを持つ患者や保護者の方々，および表示をする側である食品を製造している会社やその団体などのご協力を頂いた．

1 アレルギー表示制度に関する経緯と食品衛生法改正

［1］食物アレルギーに関する基礎調査

旧厚生省では，わが国でアレルギー疾患が増加の傾向を示していることにより，重大な社会現象となっていることを考慮し，食物アレルギーの実態および誘発物質の解明に関する研究を旧厚生省の厚生科学研究免疫・アレルギー研究事業において検討してきた．この研究事業によって，わが国で増加しているアレルギー疾患やその原因となるアレルギー物質を調査追求することにより，これらの傾向を把握することを重要と考えた．

ここでは，主に即時型反応を惹起する食物アレルギーの年齢別頻度調査，どのような食物が即時型アレルギーに関与しているのか，および食物アレルギーの診断を直接行う医師が関与した即時型アレルギーの実態調査などを行った．

［2］表示の必要性

アレルギー疾患を惹起することが知られている物質（以下「アレルギー物質」という）を含む食品に起因する健康危害を未然に防止するため，表示による情報提供の要望が高まってきている中，従来の食品に関する表示制度は，含有量などによってその原材料の表示義務が課されない場合などがあり，食品中のアレルギー物質の有無を知るには不十分であると考えた．

このようなことから，平成11年3月5日に開催された食品衛生調査会表示特別部会「食品の表示のあり方に関する検討報告書（平成10年度）」において，「食品中のアレルギー物質については，健康危害の発生防止の観点から，これらを有する食品に対し，表示を義務づける必要がある」とされた．

さらに平成11年6月には，FAO/WHO合同食品規格委員会（コーデックス委員会）総会において，アレルギー物質として知られている8種の原材料を含む食品にあっては，それを含む旨を表示することで合意され，今後，加盟国において各国の制度に適した具体的な表示方法を検討することが求められることとなっている．

したがって，これらの国際的な動向も踏まえ，消費者の健康危害の発生を防止する観点から，食品衛生法（昭和22年法律第233号）においてもアレルギー物質を含む食品にあっては，それを含む旨の表示を義務づけることが必要であると考えられた．

［3］特定原材料等の指定

従来から行われていた専門家による研究の結果をもとに，食品衛生調査会表示特別部会で検討した結果，平成12年7月13日に「遺伝子組換え食品及びアレルギー物質を含む食品に関する表示について」の報告書が公表された．その中で，消費者の健康危害の発生を防止する観点から，食品衛生法においてもアレルギー物質を含む食品にあっては，それを含む旨の表示を義務づける必要があるとの考えにより，表示義務化の必要性を提言している．そして，未加工品としては過去の食経験により消費者自身がアレルギー物質を含む食品であることが判断できるが，加工食品となった時には外見上からは判断できないことが多いとの考えにより，「容器包装された加工食品」を表示の対象範囲とすることが望ましいとしている．さらに，表示方法としては過去の健康障害などの程度，頻度を考慮して重篤なアレルギー症状の発症数の多かった食品について，その原材料名を表示させる「特定原材料名表示」とすることが適当であるとの考えを示した．「特定原材料等」つまり，わが国における過去の健康危害の実情を調査し，過去に一定の頻度で血圧低下，呼吸困難または意識障害などの重篤な健康危害がみられた症例から，その際に食した食品の原材料の中で明らかに特定された原材料について，24 品目が指定された．

[4] 専門家によるアレルギー表示の検討

アレルギー疾患はさまざまな要素が絡み合って発症しているものなので，アレルギー物質を含む食品に関する表示をするにあたり，適切な表示範囲を決めることは，実際に臨床診察を行っている専門医や研究を行っている研究者の意見なしには判断ができない部分がある．

そこで，今回表示制度を改正し，具体的に食品衛生調査会表示特別部会により定められた特定原材料などに関して表示を義務化する場合に生じる諸問題について，平成 12 年度から発足した「食物アレルギーの実態及び誘発物質の解明に関する研究班」（以下「食物アレルギー研究班」という）の中で「アレルギー物質を含む食品の表示に関する検討グループ」（以下「表示検討グループ」という）を発足させ検討を行った．表示検討グループには，実際臨床で活躍している専門家の方々により，さまざまな問題について議論頂きご意見をまとめて頂いた．その結果は，平成 12 年 11 月 30 日に「アレルギー物質を含む食品に関する表示について」の報告書として公表された．

[5] アレルギー表示制度の決定

表示検討グループの報告書や消費者団体のご意見，および平成 12 年 7 月 13 日の食品衛生調査会表示特別部会に対するパブリックコメントをもとに，平成 12 年 12 月 26 日に開催された食品衛生調査会常任委員会において，アレルギー表示制度の最終検討が行われた．

この常任委員会にて最終決定に至り，アレルギー表示制度について意見具申がなされ，「アレルギー物質を含む食品の表示についての考え方」において，アレルギー表示制度の基本的な考え方を公表している．また，「特定原材料等の範囲」や「特定原材料等の表記方法代替リスト」も公表された．

[6] 食品衛生法関連法規の改正

常任委員会にてアレルギー表示制度が議決されたことを請け，現実的で実行可能な表示を目指し，他法令との整合性も考慮に入れながら，最終的に今回平成 13 年 3 月 15 日，食品衛生法施行規則の改正に関する告示に至った．

アレルギー物質を表示していくことの難しさにより，現在の表示制度ではいまだ不十分な点も多く残っているが，アレルギー疾患に関しては現在活発に調査研究が進められている．また，輸入食品の増加や食生活の変化など，時代の流れにより，わが国のアレルギー疾患の傾向についても変化してきている．よって，今後新たな知見が得られるに伴い，表示の制度や範囲も再検討され変化していくものと考えている．

2 食品表示に関する法律などの改正

［1］JAS 法の改正

時期を同じくして JAS 法の改正により，一般消費者向けのすべての飲食料品を品質表示基準の対象とすること，つまり基本的に消費者が商品を選択する際に必要な事項の 1 つである，使用した原材料名を表示していくこととなった．これは，わが国において，食品の多様化により輸入食品や新食品が増加している一方，日々摂取している食品に対する消費者の関心が高まってきていることにより，より多くの食品に統一的でわかりやすい表示を行ってほしいという要望を受けている．

［2］食品衛生法による改正の対象範囲

しかしながら，JAS 法は流通過程の食品および食品原材料についての表示は定められていないため，アレルギー物質を含む旨を表示する場合，流通段階で原材料を細かく把握することが困難となる．そこで，流通段階にも表示を義務づけている食品衛生法の原則に準じて，微量であっても追跡調査を行うことができるよう，アレルギー表示を制定した．また，前記にある食品衛生調査会表示特別部会の報告書（平成 12 年 7 月 13 日）を受けて，今回のアレルギー物質を含む食品の表示の対象範囲は，原材料に加工していない食品を用いた場合は視覚により判断ができると考え，食品衛生法第 11 条〔表示の基準〕の規定に基づく食品衛生法施行規則別表第 3 に定める食品または添加物であって販売の用に供するものであり，容器包装された加工食品とした．

3 アレルギー表示制度の概要

今回のアレルギー表示制度をまとめると，以下のようになる．

1）対象食品範囲

「容器包装された加工食品・食品添加物」を対象とする．

2）表示を必要とする食品

過去の健康障害などの程度，頻度を考慮して重篤なアレルギー症状を引き起こした実績のある特定の原材料を含む場合に，その原材料を表示させることとした．

3）表示が必要となった原材料（「特定原材料など」）（表 1）

表示は，発症数・重篤度により義務とするものと，奨励するものの 2 段階に分けた．表示対象とな

表 1. 表示が必要となった原材料

省令で表示を義務化：	卵，乳，小麦，そば，落花生
通知で表示を奨励：	あわび，いか，いくら，えび，オレンジ，かに，キウイフルーツ，牛肉，くるみ，さけ，さば，大豆，鶏肉，豚肉，まつたけ，もも，やまいも，りんご，ゼラチン

る特定原材料等の範囲は，日本標準商品分類をもとに設定した.

4）含有量が微量な場合の表示

（ア）微量表示：表示義務となる 5 品目はキャリーオーバー，加工助剤も表示を義務づけた. 表示を推奨する 19 品目については，可能な限り表示を奨励することとした.

（イ）可能性表示の禁止

「入っているかもしれない」などの表示は認めないこととした.

（ウ）特定原材料複合化の禁止：大項目分類名（肉類，穀類などの表記）の使用は一部例外を除いて禁止されている.（例外：蛋白加水分解物（魚介類））

（エ）高級食材の表示：あわび，いくら，まつたけなどで微量が配合されている場合には，消費者に誤解を与えないよう「エキス含有」などを表示することとしている.

（オ）添加物の表記方法：原則として「物質名（～由来）」と表示することとしている.

（カ）香料の表示：香気成分については，現時点では表示の対象としてないが，副剤(安定化などのために使用するもの）などの使用については，可能な限り表示することとしている.

（キ）アルコール類：現時点では表示の対象としていない.

6）具体的な表示方法

（ア）代替表記：一定のものについては，代替表記（表示方法が異なるが，特定原材料等と同じものであることが理解できる表記）を認めている.（例：卵→玉子）

（イ）特定加工食品

・一般に特定原材料などより製造されていることが知られている「特定加工食品」については，特定原材料表記は不要となっている.（例：するめ→「いか」より製造されると理解できる）

・「特定加工食品」を原材料として含む食品については，その旨の記載により特定原材料などの表示に代えることができる.（例：マヨネーズを使ったサンドイッチについては,「卵」の代わりに「マヨネーズ」と記載することができる）

7）施行期日，その他

・施行期日：平成 13 年 4 月 1 日（但し，平成 14 年 3 月 31 日までに製造，加工または輸入されるものについては，なお従前の例にすることができる.）

・表示内容の検証は書類による追跡調査としている.

4 アレルギー表示制度における表記方法

[1] 省令で定められた「特定原材料」について

平成 12 年 7 月 13 日に公表された食品衛生調査会表示特別部会報告書では，表示の方法を，過去の健康危害などの程度および頻度を考慮して，重篤なアレルギー疾患を惹起する実績のあった食品について，当該食品を原材料として表示させる「特定原材料等表示」方式とし，実態調査をもとに 24 品目の特定原材料などを示している．

これらのうち，特に発症数，重篤度から勘案して表示する必要性の高い小麦，そば，卵，乳および落花生の 5 品目を「特定原材料」とし，これらを含む食品については，当該特定原材料を含む旨を記載しなければならないことを省令で取り決めた．よって，これら 5 品目については法令で表示を義務づけられているので，微量でも原材料として使用したのであれば表示をしなければならない．アレルギー表示が適切になされていない場合は，食品衛生法違反となるので，都道府県より営業者に対して指示や営業許可の停止や取り消しが行われる．その指示に従わない場合は懲役又は罰金に処せられることになる．

なお，特定原材料の 1 つである「乳」とは，乳および乳製品の成分規格などに関する省令（昭和 26 年厚生省令第 52 号．以下「乳等省令」という）で定められている，「乳，乳製品及び乳又は乳製品を主要原料とする食品」をいい，これらを原材料としている食品については乳等省令で定められている方法によって表示を行うこととなる．

[2]「特定原材料に準ずるもの」について

特定原材料等 24 品目のうち，上記 5 品目を除いた，あわび，いか，いくら，えび，オレンジ，かに，キウイフルーツ，牛肉，くるみ，さけ，さば，大豆，鶏肉，豚肉，まつたけ，もも，やまいも，りんご，ゼラチンの 19 品目（以下「特定原材料に準ずるもの」という）については，過去に一定の頻度で重篤な健康危害がみられていることから，これらを原材料として含む加工食品についても，可能な限りアレルギー表示を行うよう努めることとされている．

[3] 代替表記について

実際に食品にアレルギー表示をするにあたって，その表記から使用されている特定原材料等が連想（代替）できるような一般的（常識的）な表記であればそれによってアレルギー表示とみなしてもよいのではないかとの考え方から，「特定原材料等の表記方法代替リスト」が示されている．このリストは実際に一般消費者，アレルギー疾患をもつ子ども，およびその保護者，専門家，食品製造業者などより広くアンケートにご協力頂き，子どもやその祖父母でも判断できるような表記方法として作成されたものである．

ここでいう，代替表記とは，特定原材料等と表記方法や言葉は違ってもその特定原材料等と同じものであることが理解できる表記のことをいい，特定加工食品とは一般的に特定原材料などにより製造されていることが知られているため，それらを表記しなくても，原材料として特定原材料等が含まれていることが理解できる加工食品のことをいう．

［4］アレルギー表示の省略規定

1種類の特定原材料等を原材料中に重複して使用している場合は，同じ特定原材料等の表記を繰り返すことにより，表示量が膨大になり限られた表示スペースに表示しきれなくなることや，かえって消費者にわかり難い表示になってしまうおそれもあることから，その特定原材料等について認められている表示が一度使用されている場合，繰り返す必要はないこととなる．また，原材料表示の最後に括弧書きで，特定原材料等が原材料の一部として使用されている旨の表示をすることもできる．

何より重要なのは，アレルギー表示を必要とする消費者がその特定原材料等が使用されていることを判断できることである．よって，紛らわしい表示や定められている代替方法以外のアレルギー表記は認められない．

5 問題点および懸案事項

［1］実際に表示する時の問題点

しかし，実際に表示を義務化するに至り，さまざまな問題が生じた．大きな問題としては，まず，表示させるアレルギー物質を含む食品について，多様である食品の分類上どこまでを表示の対象範囲とするかということ，また，どこまで微量の混入について追跡し表示をしていくかということである．そして，添加物についてはどういう扱いにするかや，アルコール類はどうするのかなど，精製製造される食品については，アレルギー物質がどこまで分解されるのか，分解されるのであれば，もうアレルギーを引き起こすことはないのではないかということも，議論となった．また，反対に分解されることにより生じる新たな物質がアレルギー物質となることはないのかとの疑問もあった．

［2］特定原材料等の範囲について

特定原材料等が24品目指定されたわけであるが，それぞれの品目について，どのように分類するかということがまず大きな問題となった．つまり，えびにはザリガニやロブスターは含まれるのか，さけとマスはそもそも区別がないが，同じサケ科のニジマスやヤマメはどうかなどである．

これらについては，まず，食品の表示は何を基準にしているかを考え，それに合わせる必要があるため，日本標準商品分類をもとに範囲を定めた．

しかしながら，実際にえびにアレルギーをもつ患者がロブスターに反応しないのかどうかは，現在知見がないため，わからないというのが現状であった．よって，今後の調査により，新たな知見が出てきたとき，適宜見直しを行う必要があるとしている．

[3] 加工食品となった場合の特定原材料等の範囲について

また，加工食品に関してはどこまで特定原材料等として取り扱わなければならないのかという問題もあった．

例えば，乳の類に関していうと，一般的に販売されている牛乳についてアレルギーをもつ患者の場合，牛乳から製造されるチーズやヨーグルトなどの乳製品には反応することが知られているが，精製された乳糖に含まれる個々の成分についてはどうなのかということは，明確には知見がない．おそらく，これらを製造するうえでの製造や精製の過程において完全にアレルギーの原因物質となる蛋白質を除去する方法を採っているのであれば，アレルギーは起こり難いと考えられるが，製造・精製方法などは製造工場によって異なるため，一概にすべての精製された成分について，牛乳によるアレルギーを発症しないとはいい切れない．また，牛乳によりアレルギー症状を示す患者がその他の動物の乳（山羊乳，めん羊乳など）でも同様に反応するのかどうかも明確には判明していない．この問題については，牛乳中のどの成分の物質により反応が起きているのかも一様ではなく，完全に解明されているわけではないので，個々の患者におけるアレルギー原因物質について，それが牛乳特有の物質なのか，それともすべての動物の乳に含まれている物質なのかはっきり範囲をつけることは不可能であると考える．

[4] 微量表示とアレルギー疾患の個人差の問題

そもそも，アレルギー疾患についてはその原因物質や発生機序など，多くの事項が現在研究中であり明らかになっていない場合がほとんどである．何によってアレルギー症状が誘発されるのか，その原因物質はあらゆるものに及び，どの物質に反応しているかについても個人差がある．

また，例えば卵に対してアレルギー症状を示す患者の中でも，生卵にだけ反応し，加熱してあればアレルギー症状がでない患者もいれば，たとえ加熱してあっても原因物質となる蛋白質がわずかにでも残っていれば，アレルギー症状を示す重篤な患者もいるというように，その反応性についても個人差がある．よって，ほんの微量であるからという理由で表示が省略されてしまった場合，完全な除去食を摂っている重篤な患者が表示に記載がないため判断できずに摂食してしまうことにより，アレルギー症状で苦しむ可能性がある．しかし，原因食品によっては，微量では重篤な症状を示さないものや，加熱調理などの製造過程，蒸留抽出などの精製過程により原因物質が分解または除去されるものもあるので，どのアレルギー物質を含む食品について，どこまでを追跡し表示の対象とするかの範囲を定めることが必要であるが，現在得られている知見のみではいまだ困難である．

[5] 香料，アルコールなどについて

香料に関しては，実際にアレルギー疾患を引き起こしたという知見がないことと，香料自体が多種多様な原材料から抽出された香気成分をさらに調合し，微妙な混合物となっている（実際に輸入食品

中の香料の原材料や調合度合まで調査するのはほぼ不可能であると考えられるので）ことから，現時点では特定原材料等に関する表示を必須とはしていない．しかし，今後さらに調査・検討が必要な課題の１つである．

アルコール類については，アルコール自体が一種のアレルギー物質といえるので，特定原材料等による反応なのか，アルコールを摂取したことによる反応なのか判断することが困難である．このことにより，現時点では表示義務の対象としないこととなったが，今後さらに報告・症例の調査に基づき検討していく必要がある．

［6］コンタミネーション（混入）について

コンタミネーションは最も困難な課題の１つであった．アレルギーは本当に微量の特定原材料等が含まれていても，起こる可能性は否定できないという疾患である．しかしながら，アレルギー表示は原材料表示であるので，原材料として用いていないが，製造ライン（主に製造に用いる機械，器具など）によってもしかしたら混入してしまうものについて表示してしまうと，あたかもその特定原材料等を原材料として使用しているかのような誤解を与えてしまう場合もあるし，必ずしも常に混入するわけではないような場合は，原材料表示が虚偽のものとなってしまう．

よって，同じ製造ラインで特定原材料等を用いた食品と用いていない食品を製造した場合，常に混入することから，既に用いていない食品についても特定原材料等を原材料として用いていると考える場合には，アレルギー表示を行うことなり，混入する可能性が否定できない場合であっても，この混入物質は原材料ではないと判断される場合には，表示の義務はないこととした．

さらに表示の必要がない場合，「入っているかもしれません」という可能性表示は認められていないが，「同じラインで特定原材料等を使用した食品を製造していること」の情報提供などは可能であるので，その旨を欄外に注意喚起として表記することを可能とした．また，これらの情報は事業者が情報提供としてさまざまな方法で消費者に提供する体制をとることにもつながる．

◆おわりに◆

今回の食品衛生法改正により，アレルギー表示制度がいよいよ実現されることになった．わが国における食物アレルギーの増加により，国民の食品に対する関心が高まり，表示を要求した結果，食品の表示制度が一歩前進を遂げたと考えている．

アレルギー表示制度はようやく歩き始めたばかりであり，実際に食物アレルギーを防止する観点にたつと，現状では不十分である点も多々ある．実際には，この制度に適応させる根拠となる科学的知見が十分に得られていない食品もあり，原因物質についても解明されていない食品がほとんどである．このような状況の中，国の対策としてまず一歩を踏み出すことが重要であると考え，アレルギー表示制度を制定し実行しつつ，今後，科学の進歩とともに制度も成長を遂げていくことが望ましいとした．

アレルギー疾患は大変複雑な体の仕組みと絡み合い発生しているもので，解明には大変な困難を要する．現在，世界中で調査研究が行われ，徐々に解明されつつあるが，すべてが解明されることは困難である.

しかしながら，アレルギー表示制度をより有用な制度としていくためにも，日本国内におけるアレルギーの原因物質の解明や，原因食品の変化の実態など，最新の知見を収集し，時代に合わせて改正していく必要がある．厚生労働省としては，現在，本制度の普及啓発のため，ホームページの開設や，パンフレットの作成を行うとともに，平成13年度からは，「食品表示が与える社会的影響とその対策及び国際比較に関する研究（食品表示）」研究班の下の，「アレルギー表示検討会」による，アレルギー表示の実務上の問題点の解決方法の検討や，「食物アレルギー表示に伴う特定原材料の検出法検討会」における特定原材料の検知方法の確立など，本制度の充実に努めているが，今後も「食物アレルギーの実態及び誘発物質の解明に関する研究」研究班において実態調査を引き続き行い，定期的に特定原材料の見直しを行う予定である.

今後，見直しの結果，アレルギー表示制度がさらに充実した意味のある制度となることを期待している.

（今村知明）

9 抗原食品表示義務とその後に残された諸問題

1 抗原食品表示に至る経緯

本書“食物アレルギーの歴史”(I．総論-2)で触れたように食物アレルギーについては BC 1 世紀以来 2000 余年の歴史があり，Lucretius(BC 96-BC 55)の言葉にもあるように食物は人によっては毒になることが知られていた．平素は生後まもなくより成長に不可欠で，生命を維持し活動の源となり生活を豊かにすべき食物が，何故特定の人に対してのみ異常な反応をもたらし抗原の役割を演ずるようになるのか――Pirquet のアレルギーの概念確立(1906)に始まるアレルギー免疫学的検討を経て 1 世紀にわたる努力によりようやく解明への曙光がみえ始めた．しかしながら Smith[1]のそばアレルギー第 1 例報告でもみられるように，そばという 1 つの抗原食物が蕁麻疹，喘息発作，腹部症状など多臓器に症状発現を来すことが最初からいわれているにもかかわらず，海外でもわが国でも医学界の診療体制が内科，外科，小児科，耳鼻咽喉科，皮膚科等々，従来の講座制を頑なに守り続けていることもあって，これら全科に跨がる食物アレルギーへの取り組みが後手に回ったのは確かである．さらに摂取された食物が消化吸収を経ていかに変化し抗原性を発揮するようになるのか，消化機能の chemical な，あるいは immunological な研究が未だ殆んど着手されていないに等しいために，食物アレルギーの機構が十分に明らかにされず確実な診断を困難にし，本格的な疫学調査すら未だに行われていない．このように幾多の原因が重なって食物アレルギーの研究と対応がアレルギー領域のうち最も遅れた分野であることは残念ながら否めない事実である．

しかもそばを筆頭にピーナッツ，ひまわり種子，ある時は卵によっても即時型反応を来すことがあり，救急医療が必要になるため臨床の場で注目される反面，牛乳，小麦，大豆，また同じ卵でも日常摂取される食品が遅発(延)型反応を惹起することもあって患者自身も，また診療担当医も臨床症状と食物との関連に気づかない case も決して少なくなく，食物アレルギーの全貌を掴み難い部分が極めて多い．最近は gourmet 指向もあって思わざる素材が混入された食品が広範に市販され，着色材，防腐剤，そして養殖に際し増量をはかる目的で動物に抗生剤が与えられてその残留もあり[2]，さらに流通の global 化で世界中からわれわれが予想もしなかった食品素材が輸入され食卓にのぼることもあるなど，これらにより惹起される食物アレルギーは複雑化し拡がるところを知らない現状である．

顧みればわが国の学校給食は 1889 年(明治 22 年)に山形県の私立小学校で貧困児童を対象に最初に実施されたといわれる[3]．第二次大戦中筆者は小学校 2 年生の時(1939 年)某師範学校附属小学校でおそらく実験的に試みられたものと推測するが，副食の給食を体験している．戦後食糧難から学童の栄養低下が著しかったため，1947 年(昭和 22 年)アメリカからの寄贈物質で初めて本格的な学校給食が開始され，1954年(昭和29年)学校給食法が制定され，1958年(昭和33年)には学習指導要領にも位置づけられて年と共に全国へと拡げられた．

当初学校給食は発育期にある児童生徒に必要な栄養を摂らせ，体位の向上を図ることに主眼がおかれたが，食生活の好転と共に方向転換し，現在では合理的な食生活とよい習慣づくり，そして給食を通じて好ましい人間関係を育成するという方針で実施されている．しかしあくまで全体給食であるために，給食に馴染まない子へのいじめ問題もあって食物アレルギー保有者への特別の配慮が難題とされ，種々の論議を呼んでいた．そのような中で1988年給食に出されたそばにより学童が死亡するという不幸な出来事が起こり，その責任を問う訴訟が全国的に報じられ（各論④そばの項「症例4」参照），それを契機として食物アレルギーが俄かに社会的にclose-upされることになった．筆者自身も幼時よりそばアレルギーを有し，われわれのそばアレルギーに関する論文が書証として使われたこともあり全貌を知ることになったので，第2回日本アレルギー学会春季臨床大会（東京，1992年）に報告，種々の将来の予防策を提言した[4]．その1つとしてこのような抗原性の強い食物素材を混入する食品には食品衛生法上表示を義務づける必要性を提起したわけである．

筆者[5]は気管支喘息患者2199名中32名(1.46%)がそばアレルギーを有することを報告していたし，高橋ら[6]は横浜市内の小学生92680名を対象にそばアレルギーの罹患率を調査し194名(0.22%)と報告し稀なものではなく，学校生活における予防対策の必要性を強調している．一方厚生労働省(当時厚生省)でも食物アレルギー対策委員会[7]を1996年(平成8年)設置し，それ以来毎年食物アレルギーの実態調査を続けており，これらの結果をふまえて“アレルギー物質を含む食品に係る表示”が2001年4月から義務づけられることになった[8]．

2 抗原食品表示の内容概要

抗原食品表示に関しては食品衛生法（昭和22年法律第233号）の施行規則の一部改正という形で厚生労働省令第23号として2001年(平成13年)3月15日付官報に掲載され[8]，同年4月1日から施行された．図1に省令の関連部分を示す．このように抗原食品についての規定は“別表第5の2”を追加するという形で“小麦，そば，卵，乳，落花生”の5品目を表示の対象として義務づけている．そのうえでこれに関連して厚生労働省医薬局食品保健部長より自治体の長へ宛てられた官報と同日付の“通知”(食発第79号)[9]が公表されている[10]．それによれば“消費者の健康危害を予防する観点から，食物アレルギーを引き起すことが明らかになったもののうち，特に発症数，重篤度から勘案して必要性の高い5品目のアレルギー物質を含む食品について，これらを含む旨の表示を義務化する（原文のまま）”とされ，“小麦，そば，卵，乳および落花生の5品目(以下「特定原材料」という)を規則別表第5の2に掲げ，これらを含む加工食品については，規則第5條に定めるところにより当該特定原材料を含む旨を記載しなければならない．（中略）表示の基準は一般消費者に直接販売されない食品の原材料も含め，食品流通の全ての段階において，表示が義務づけられる”としている．なお特定原材料と具体的な記載方法が異なるが，特定原材料の記載と同一のものであると認められるものにおいては

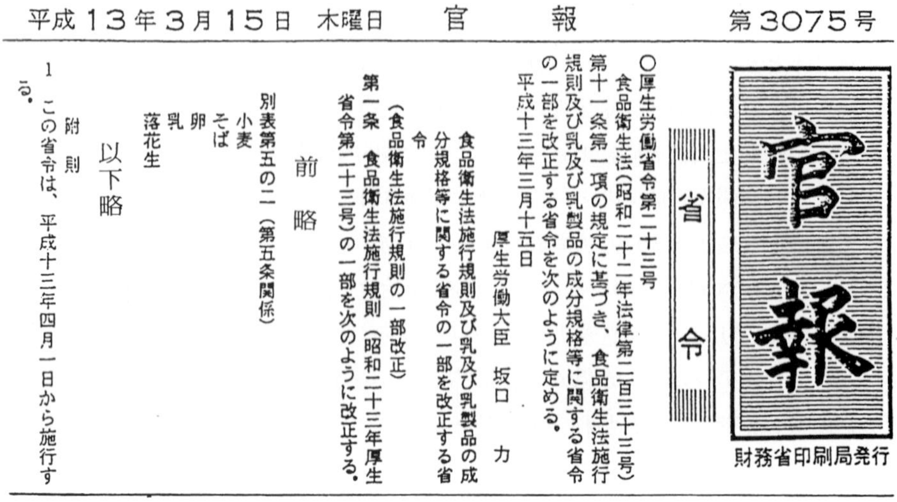
平成13年3月15日 木曜日 官 報 第3075号

官報

省令

財務省印刷局発行

○厚生労働省令第二十三号

食品衛生法(昭和二十二年法律第二百三十三号)第十一条第一項の規定に基づき、食品衛生法施行規則及び乳及び乳製品の成分規格等に関する省令の一部を改正する省令を次のように定める。

平成十三年三月十五日 厚生労働大臣 坂口 力

食品衛生法施行規則及び乳及び乳製品の成分規格等に関する省令の一部を改正する省令

(食品衛生法施行規則の一部改正)

第一条 食品衛生法施行規則(昭和二十三年厚生省令第二十三号)の一部を次のように改正する。

前 略

別表第五の二(第五条関係)

小麦
そば
卵
乳
落花生

以下略

附 則

1 この省令は、平成十三年四月一日から施行する。

図 1. 抗原食品表示義務に関する官報該当部分

特定原材料の記載に代える措置(例えば原材料として卵を含むがマヨネーズなどの代替表記を認める)も考えられている．さらに同文書には“特定原材料に準ずるものとして(中略)食物アレルギーの実態およびアレルギー誘発物質の解明に関する研究から，あわび，いか，いくら，えび，オレンジ，かに，キウイフルーツ，牛肉，くるみ，さけ，さば，大豆，鶏肉，豚肉，まつたけ，もも，山芋，りんご，ゼラチンの 19 品目(以下「特定原材料に準ずるもの」という)についても，過去に一定の頻度で重篤な健康危害がみられていることから，これらを原材料として含む旨を可能な限り表示するよう努めること．(以上原文のまま)”とされていて，比較的稀ではあっても食物アレルギーの症例報告のあるものへの配慮も示されている．

また運用上の留意点の１つとして“食物アレルギーはごく微量のアレルギー物質によって引き起こされることがあるため，アレルギー物質を含む食品にあっては，その含有量にかかわらず当該特定原材料を含む旨を表示する必要がある．(中略) 特定原材料および特定原材料に準ずるものを用いて食品を製造する製造ライン(機械，器具など)と同一製造ラインを用いて，特定原材料を含まない食品を製造する場合，製造ラインを洗浄したにもかかわらず，特定原材料等が混入してしまう場合があるが，食物アレルギーはごく微量のアレルギー物質によっても引き起こされることがあるのでこのような意図ぜざる混入が生じることのないよう，製造者にあっては，製造ラインを十分洗浄すよう努めること”が求められていて，例えばそば製粉やそば製麺を行う工場で他種の製粉や製麺をする場合など細心の注意が必要であることが示されている．そして最後に特定原材料およびこれに準ずるものの品目についてはさらなる実態調査，科学的研究を行うものであり，新たな知見や報告により再検討していく予定であるとしていて将来に含みを残している．

いずれにしても具体的には厚生労働省医薬局食品保健部企画課から“アレルギー物質を含む食品に関する表示 Q&A”[10]が示されているのでこれに従って実施されると理解されてよいと考える．

3 抗原食品表示義務化の後に残された諸問題

抗原食品表示が実施されることによって食物アレルギーを保有する患者あるいはその家族は食物抗原の回避へ新たな道が拓かれ, merit は決して少なくないし, 行政による法的対応が実効を挙げることが期待される. しかしこれのみで食物アレルギーの抱えるすべての問題が解決できると考えるのは早計で, なお多くの課題が残されている. 幼時からそばアレルギーを体験し, 1963 年以来アレルギー診療に専念してきた筆者が食物アレルギーにいかに対応すべきか私見ながらここで指摘しておくことにしたい.

[1] 抗原食品表示方法に関して

まず食品を一般消費者が購入するに当って手にする商品には食品衛生法の規定によって糖, 脂肪, 塩分等々枠内に納められ表示された素材名は既にかなりの数に上っている. 表示義務により抗原食品が追加表示されるわけであるが, 食物アレルギー患者が購入する食品一つ一つについてその中に自分の避けるべき特定原材料あるいはこれに準ずるものが含まれているのか――しかも前記代替表記もあり, むしろこのことだけが最大の関心事にもかかわらず, 細小な文字でただ羅列されているだけでは店頭で速やかに選別できないのではあるまいか. 患者本人ならばまだしも, 家族, 特に小児や友人に“買い物”を依頼した場合など見落され, 調味料などとして使用される可能性は家庭においても当然ありうると考えられる. 抗原食品は万人がアレルギー反応を起こすわけではなく, 特定の人が特定の抗原に対してだけ, 甚しい場合は shock を含む危険な反応を招来する惧れすらあり, 別枠とするか色を変える(朱書)などの方法を統一して簡単に明確に把握できるようにする必要がある.

[2] 特定原材料を原材料とするアルコール類について

厚生労働省食品保健部長よりの通達[9]によれば“特定原材料(5 品目)を原材料とするアルコールの場合, その反応が特定原材料の抗原性によるものかアルコールの作用によるものかを判断することは極めて困難であり, 表示義務の対象にならない”とされているが, これが果して妥当といえるか――筆者はその点の速やかな検討が必要と考える. 厚生労働省から示される“Q&A”[10]の中(B-9)に蒸溜等の精製過程を経る食品についての表示の問題が出されていて“一般に加工食品は加熱・濃縮・漏過・蒸溜など, 様々な製造・精製過程を経て最終製品となるので, その過程においてアレルギー物質が変性することにより抗原性が減少, もしくは消滅する可能性が考えられる. しかしその物質のどの製造・精製過程を経ればアレルギーを引き起こす危険性がなくなるのかはわかっていない. また様々な製造過程を経て完成した食品自体に抗原性がないといえない場合もある”として表示の必要があるか否かの判断は難しく, 原則表示すべきものといっている. とはいえアレルギー患者の立場からすればこれは誠に曖昧な内容といわざるを得ず, 徹底的な検討の結果を得て速やかに発症予防の視点に立った明確な対応が示さるべきものと考える.

筆者自身幼時よりそばアレルギーを有し，古稀を迎えた現在もこれから脱却できないこと[11]は先に述べたが，もし蒸溜が化学的，薬理学的に確実に行われていれば大分・宮崎の名産とされるそば焼酎にはそばの成分は全く含まれないはずでこの飲用には耐えられるのではないかと考え，某薬大教授に質問してみた．答えに曰く――蒸溜により原材料は含まれないというのは正しいが，銘柄に“そば”とうたわれている以上，商品化する際にそばの成分が添加されていることを考えた方がよいと．そのような次第で筆者はそば焼酎は回避し，事なきを得ている．

［3］患者の外食における問題点

今回の抗原食品表示義務の法的対応の対象となる範囲は市販食品であって「特定原材料」と指定される食品素材でもこれを提供する飲食業者へは適用されない．したがって患者が外食に際し抗原食品を摂取してこれによりアレルギー反応を起こす危険性は従来と何ら変らない．

海外ではピーナッツを摂って anaphylactic shock を起こし死亡した case の報道[12)13)]があるが，わが国では「特定原材料」として表示義務食品に指定された 5 品目のうち最も抗原性が強烈で劇しい即時型アレルギー反応をもたらすものがそばであって，これによる死亡例があることはII．各論 1-④そばの項で「症例 4」(226 頁) として挙げた．この場合市販の食品への表示の問題とは関係ない給食の中で起こった事故であって，それ以来学校給食の場で広汎な見直しが行われ，当時の文部省で“学校給食指導の手引”が作成され，指導の成果も上ってその後給食でこのような死亡例の報告がないのは幸せなことである．しかし学校に限らず病院や自衛隊の如き各人が選択の余地の殆んどない全体給食の場合，不用意にこのような食物が与えられると同様の事故を起こす可能性はやはり否定できないので入院・入隊その他このような給食を開始するに当っては必ず明確な check を心がけるべきである．

各論④そばの項で「症例 1」(223 頁) として筆者自身の体験を披露したが，そばを通した湯でうどんやきしめんが調理されればそばアレルギー症状を惹起する．したがって大分の大学在職中，学生食堂でうどんを食する際は調理師に湯を更新してもらっていた次第で，そばの微量の混入すら発症につながることを知るべきである．しかし「症例 3」(225 頁) の場合中華冷麺，薄皮饅頭，フランス料理のオードブルにふられた粉としてそばが使われ，これにより毎回救急医療を受けるほどであった由である．

このほか最近の gourmet 食の流行で舌触りを変える目的でそばが天麩羅の衣の中に混入されることもある．ある日テレビでそのことが放映され，取材源を追及したところ某市の料亭でのことと判明した．たまたま筆者が同市でアレルギー講演の機会があり，終了後主催医師会の方々とその料亭で夕食を共にすることになり，こと細かにそば混入を防止するよう板前に申し入れて事なきを得た．このように市販食品の素材にはそばの表示が義務づけられてもここに例示したように食物アレルギー患者が抗原食品を摂取する機会はまだまだ存在することを十分配慮する必要がある．そして患者本人はもちろん，その家族も患者が抗原食品を回避できるよう努め，協力を惜しまないことが重要である．なお既にそばアレルギーあるいは職業性そばアレルギーの項で触れたように，そばアレルギー患者はしばしば経口的のみならず，ホテル・旅館などに宿泊の際，そば殻枕などを使用し抗原への経気道的曝露によっても鼻・結膜症状，さらに喘息症状を来すことも留意したい．

[4] 医療の場における対応の問題点

抗原食品に対する表示が義務づけられても食物アレルギーの関与，そして原因となる抗原食品が何であるかの正確な診断とこれにいかに対応すべきかの十分な指導がアレルギー患者になされねばアレルギー発症は予防できない．そのためには診療担当医が食物アレルギーに対する関心と正しい知識をもち，訪れた患者の症状と食物との関連を常に留意する態度が必要となる．詳細なアレルギー学的問診とアレルギー免疫学的手技を駆使して極力正確な抗原確定に努めなければならないが，前にふれたように即時型反応を来すそばなど 2～3 の食物抗原の場合を除いて患者への抗原負荷なしに *in vitro* 検査だけで抗原を確定できることは少なく，1 例 1 例除去食と誘発試験を連動させた食餌試験あるいは微量の抗原を与えて症状確認をする *in vivo* 検査で確定する以外に信頼できる抗原診断法が未だない．このことが現在も臨床の場で食物アレルギーの関与があっても看過されている大きな理由でもある．したがって食物アレルギーの臨床面の進展のためにはその診断法の確立が重要課題であり，食物アレルギー発症機構の解明に向けた学際的研究が不可欠と考える．

最近，気管支喘息への吸入 steroid 使用が海外で，そしてこれに追従する形でわが国でも学会 guide line として導入され，また抗アレルギー剤の登場により臨床の場で全般的にアレルギー疾患に対する対症薬物療法が突出する傾向が著しい．その責任はアレルギーの何たるかを弁えない臨床医および製薬業界の両方にあると思われるが，アレルギー診療は正確な抗原診断に基づき，これをめぐる対応が根幹となるべきであるのにそれが軽視され蔑ろにされていることは，これまでアレルギーの見地からの診療を一貫して実施して来たわれわれ allergist の立場からすれば本末顛倒の一語に尽きる．

このような最近の風潮が食物アレルギーを看過させている今 1 つの大きな理由であるのは疑いなく，患者の保有するアレルギー症状の原因抗原をめぐって正しい生活指導をすることは臨床医の義務であるにもかかわらず，これを実行しないならば，抗原食品表示が義務づけられても正しく機能しないのみでなく，場合によっては診療担当医の法的責任が問われることにもなりかねない[15]．心すべきことと考える．

さて抗原食品表示はあくまでも食物アレルギー患者に抗原食品を与えないための方策の 1 つに過ぎない．特定原材料として小麦，そば，卵，乳および落花生の 5 品目が挙げられ，これに準ずるものとして 19 品目が示されているが，これ以外のすべての食品が抗原とならない保証はなく，例えばひまわりの種子を摂って即時型反応を来す case[16)17)]などもある．したがってたとえこれまでに報告のみられない食物であってもその患者にとっては抗原は almighty となるので，食物アレルギーが疑われる際には担当医は抗原の正確な診断が要求され，必要ならばアレルギー科標榜の施設へ紹介することも視野に入れて正しい判断をしなければならない．しかし通常 1 人の患者にとっては 1 種あるいはせいぜい他の 1～2 種（共通抗原性のあるものを除く）が原因抗原であることが殆んどで，除去すべき食品が多種にわたることはそうあるものではない．にもかかわらず主食も副食も広範な制限をして成長期にある児の栄養障害あるいは成長を阻害するような指導をする臨床家や，これが正当なアレルギー治療であるかの如き考えをもつ親をまま見かけるが誤解である．食物アレルギー患者も正しい抗原診断に基いて抗原食品表示を指標に必要な抗原回避に徹しながらも，抗原性を有しない食品をたっぷり摂って栄養の保持をはかり，豊かな食生活を楽しみ，健康人と何ら変わらない生き甲斐ある人生を送ること——これが日常生活指導最大の目標であると考える．

とはいえ，日常摂取されるべき食品に卵や牛乳といった抗原食材が広範に含まれる場合はたとえ表示が正しく実施されたとしても患者あるいはその親にとって回避は容易ではないはずである．これらはそばに比すれば抗原性は弱く熱処理ないし化学的方法により低抗原性とすることも可能かも知れない．また栄養価も余り変らない代替食品開発も考慮されてよく，そのためには医学以外の薬学，農学，水産学，動植物学，生化学，物理学，分子生物学‥‥等々それぞれの領域の specialist が持ち合わせる考え方と技術を full に応用して学際的研究を行えば食物アレルギー克服への長足の進歩を齎らすことができると信ずる．幸い抗原食品表示義務に関する厚生労働省から自治体の長へ宛てられた通知(食発第 79 号)[9]にも“特定原材料及び特定原材料に準ずるものの品目については，さらなる実態調査・科学的研究を行っていくものであり，新たな知見や報告により再検討していく予定である”と書かれており，今後も行政のさらなる対応が得られると思うので，ぜひ産業界・経済界の理解と協力を期待したいものである．

（中村　晋）

文　献

1）Smith HL：Buckwheat-poisoning. Arch. Int. Med. 3：350-359, 1909.（中村　晋訳：Smith のそばアレルギー第 1 例（1909 年）．臨床気管支喘息，光井庄太郎，ほか，編，p. 15-20，金原出版，東京，1985.）

2）朝日新聞：豚肉は薬漬け；ハチミツに許可外物質——厚生省調べ．1991-10-12 日付．

3）喜島健夫：栄養・学校給食．学校の保健管理，勝沼晴雄監修，p. 112-122，医歯薬出版，東京，1974.

4）中村　晋：そばアレルギーにおける shock そして死——予防対策を含めて．アレルギーの臨床 12：728-733, 1992.

5）中村　晋：そばの生活環境内抗原としての意義．治療 73：1537-1539，1991.

6）高橋由利子，市川誠一，ほか：横浜市の小学生 9 万人を対象としたそばアレルギー罹患率調査．アレルギー 47：26-33，1998.

7）厚生省食物アレルギー対策委員会：平成 11 年度報告書，2000-3-31 日付．

8）厚生労働省令第 23 号：食品衛生法施行規則及び乳及び乳製品の成分規格等に関する省令の一部を改正する省令．官報 3075：2-4，2001-3-15 日付．

9）厚生労働省医薬局食品保健部長：食品衛生法施行規則及び乳及び乳製品の成分規格等に関する省令の一部を改正する省会等の施行について．食発第 79 号，2001-3-15 日付(都道府県知事，政令市長，特別区長宛文書)．

10）財団法人食品産業センター：平成 13 年度表示制度改正関連資料（厚生労働省関連）．2001 年 4 月発行．

11）中村　晋：そばアレルギー60 余年の体験——今後のアレルギー性喘息診療のあり方を含めて．治療 80：2864-2872，1998.

12）Assem ESK, et al：ピーナッツでアナフィラキシー反応死．Medical Tribune 23（29）：2，1990.

13）朝日新聞：ピーナッツ少量口にして絶命——英国．1993-12-2 日付．

14）文部省：学校給食指導の手引．慶應通信，東京，1992.

15）中村　晋：抗原食品表示義務化に伴うアレルギー診療の問題点——原因抗原の診断とこれへの対応の重要性について．日本医事新報 3936：23-29，1999.

16）岩谷雅子，村上巧啓，ほか：ヒマワリの種子によるアナフィラキシーの 1 例．アレルギー43：696-700，1994.

17）中村　晋，上田伸男，ほか：食物アレルギーに関する臨床的検討(第 2 報)．即時型食物アレルギーの臨床疫学調査について．アレルギー50：307，2001.

10 低アレルゲン性食品の現状と将来

1. 研究者の立場から

◆はじめに◆

食物アレルギー患者のための食品の低アレルゲン化は，主として牛乳を中心に開発が進み，その成果は優れた調製粉乳の開発に直結した．その他の食品に関しては，卵，大豆，小麦，米などの主要アレルゲンを含む食品を対象に主に行われている．食品の低アレルゲン化の方向性は，①食品にアレルゲンを含む食品素材を添加しない，②食品中の成分からアレルゲンを消失させる，③アレルゲンの存在下でのアレルギー発症の抑制，④消化管機能の調整をはかりアレルギーを抑制する，にまとめられる[1)2)]．

①については，除去食，まったく異なる食品による代替食，制限食，無添加食の考え方，②については，食品中のアレルゲンの生化学的，遺伝子工学的，育種学的方法による低減化，③については，各種食品成分から抗アレルギー作用のある物質を検索し，その物質を日常的に摂取することにより，非特異的にアレルギー症状の軽減化を目指すものがある．さらに③の範疇には，アレルギーの誘導に中心的な役割を果たすアレルゲン特異的T細胞が認識する主要部位を検索し，それを含む食物アレルゲンやペプチド自体を経口投与すること，また，その1アミノ酸残基置換ペプチドを経口投与，もしくはワクチン的に用いることにより，アレルゲン特異的なアレルギー反応の制御を試みるものも含まれる．④は，食品成分の中に，消化管におけるバリアー機能や腸管免疫系の反応を調整できるものを検索し，それを摂取することにより，食物アレルゲンの感作部位である消化管からアレルギーの発症を防ぐことを目的としたものである．一般的に低アレルゲン化食品という場合，②を指すことが多い．しかし，本稿では将来的な低アレルゲン性食品の展望も含め，以下項目ごとに，低アレルゲン化食品(②に相当)，抗アレルギー性物質，ヌクレオチド，特異的な免疫応答の制御(③に相当)，プレバイオティクス，プロバイオティクス（(④)，について現在の知見を紹介する．

1 低アレルゲン化食品

食品に含まれるアレルゲン成分を除去し，低アレルゲン化された食品として，食品を新たに再構成する製品開発は，現在さまざまな品種の食品を対象に検討が進められている．食品中に含まれる主要アレルゲンを構成する蛋白質の探索は，そのための必須な作業であり，そうしたアレルゲン探索の結果のうえに，低アレルゲン化食品という新しい食品の設計が成り立っている．低アレルゲン化の方法としては，食品中の主要アレルゲンや含有蛋白質の酵素による加水分解，発酵，超高圧処理，アレルゲン蛋白質の溶解性の違いを利用した除去方法や，主要アレルゲンを遺伝子工学的，育種学的方法により根本的に除去する方法がとられている．以下，牛乳をはじめとし，いくつかの低アレルゲン化食品について解説する．

［1］牛乳[1)2)]

牛乳は，母乳に代わる代用栄養として，乳児には欠かせない．そのため，低アレルゲン化された調製粉乳（ミルク）の開発は，他の食品に比べはるかに進んでいる．牛乳中の主要アレルゲンは，カゼインおよび乳清のいずれの画分にも含まれている．そこで，それぞれの画分を対象とした低アレルゲン化ミルクは数多くあるが，患者が牛乳アレルギーであることが明らかになった時点で，初めに使用されるのはカゼイン分解乳である．これは，乳清蛋白質を除去し，カゼインを分子量 1,000 以下に加水分解したものであり，ほとんどの患児がカゼイン分解乳には反応しないといわれる．しかし，乳化剤として大豆レシチンを使用される場合があり，大豆アレルギーの患児は注意が必要である．カゼイン分解乳で反応する患児のために，さらに開発された製品は，アミノ酸乳である．これは，抗原性のない精製アミノ酸のみを含むミルクである．ところが，上記 2 つの低アレルゲン化ミルクには欠点がある．すなわち，苦み，臭気が強いため，味覚の発達に伴い敬遠される場合がある．また，特にアミノ酸乳は，浸透圧が高いため下痢を起こしやすい．そのため，新たに開発された製品が加水分解乳であり，乳清蛋白質分解乳とペプチドミルクがある．乳清蛋白質分解乳は，乳清蛋白質を平均分子量 800 以下にまで加水分解した製品であるが，非即時型反応が牛乳アレルギー患者に起こる場合がある．ペプチドミルクは，乳清蛋白質，カゼインを分子量 3500 以下に低分子化したものである．牛乳アレルギー発症の予防的な効果があるとの報告[3)]があり，ハイリスクの場合に対して予防的に用いられている．

このような製品にも反応する場合には，大豆乳や成分栄養が用いられるが，大豆アレルギーの発症に注意が必要である．

［2］米

米は，日本人にとっては主食であることから，米がアレルギー患者の除去食の対象となることは，患者にはかなりのストレスとなる．そこで，低アレルゲン化米の開発が進められ，ファインライスといった製品も発売されている．米の主要アレルゲンとして，注目された蛋白質画分は，グロブリンであり，ファインライスは，グロブリンを酵素処理により分解し，成形したものである．但し，グロブリン以外の蛋白質に反応する患者には有効ではない．その他の対象となる蛋白質として，分子量 16 kD の蛋白質分子があり，これはアルブミン画分に属する．この分子は，他の穀類との交叉反応性にも重要な役割を果たしていることが報告されている分子である[4)]．この 16 kD の分子に関しては，放射線処理などによる低減化，もしくは完全に欠失させた品種の株も作られているが，有効性は現段階では十分に検討されていない．その他，さまざまな加工処理により，低減化が試みられている．米の高圧処理，乳酸菌や酒造による発酵により，脱蛋白させた方法が用いられ，新たな低アレルゲン米の開発が行われている[1)]．

[3] 小麦

小麦は，喘息や運動誘発性の食物アレルギー，セリアック病の原因抗原であり，わが国においても主要アレルゲンとなりつつある．小麦中のアレルゲンは，水，塩可溶性画分と，不溶性の画分とに分けられ，それぞれを対象とした低アレルゲン化小麦の開発は，わが国においてもなされており，本稿では代表的な2例を紹介する．

水，塩可溶性画分を低減化させたものはHAW-A 1と命名された小麦粉として報告がある[1]．この小麦粉の生産方法は，各種塩溶液に未処理の小麦粉を加えて，抽出されてくる塩溶性蛋白質を除去することを基本としている．臨床評価としては，アトピー性皮膚炎患者を対象とした負荷試験で，陽性は18名中3名であり，陰性は15名で全体の80%であった．しかし，塩不溶画分が残存するため，塩不溶性の蛋白質に反応する患者にとっては，有効ではない．

一方，塩不溶性画分にはグルテンが含まれるが，グルテン中の低分子量グルテニンが，IgE抗体の主要アレルゲンであるとの報告がある[5]．この報告に基づき，小麦粉にセルラーゼ，アクチナーゼを中心とした酵素処理を施すことにより，アレルゲンの低減化が試みられている[6]．この場合の問題点は，グルテンの分解に伴いドウが形成されにくくなり，小麦を利用した製品の製品化が困難になることである．しかし，デンプンのゼラチン化や表面活性剤の添加により，この低アレルゲン化小麦を利用した製品化も可能であると報告されている[6]．また小麦の性質上，育種学的，遺伝学的低減化小麦の作製は容易ではない．

[4] 大豆

大豆中に含まれる主要アレルゲンとしては，β-コングリシニンのα-サブユニット，Gly m Bd 30 K，Gly m Bd 28 Kの3つの蛋白質が同定されている．大豆については，この3つの成分を除くことが，低アレルゲン化大豆の開発においては，最低限重要であると考えられている[2]．そこで，非常に興味ある報告として，分子育種学的方法とGly m Bd 30 Kを選択的に除去する方法を組み合わせて新たな低アレルゲン化大豆製品の開発を試みたものがある[7]．すなわち，Karikei 434品種を放射線処理することにより，新品種（Tohoku 124）が分子育種学的方法により作成された．この新品種（Tohoku 124）は，β-コングリシニンα-サブユニットおよびGly m Bd 28 Kを欠落している．この新品種の大豆から，アレルゲン性の強いGly m Bd 30 Kを選択的に除去すれば，低アレルゲン化大豆製品ができる．そこで，この報告では，この大豆より得られた脱脂乳を物理化学的処理（アルカリ，酸処理，遠沈，高圧滅菌，酵素処理，限外濾過）する方法や，大豆自体の酵素処理法により，Gly m Bd 30 Kを除き，主要な3つのアレルゲンがない大豆製品を作成している．この製品を用いた負荷試験では，大豆アレルギー患者のうち80%の患者において有効との結果を得ており，低アレルゲン化大豆製品として評価されている．

2 食品成分がもつ抗アレルギー作用

近年，食品のもつ生理機能について注目されるようになり，そのうち，アレルギーとの関係においては，抗アレルギー作用のある食品の探索が盛んに行われている．そこで，次に抗アレルギー作用をもつ食品とその成分について解説する．

[1] 多価不飽和脂肪酸―n-3 系脂肪酸の抗アレルギー作用

脂肪酸のうち体内では合成できない脂肪酸は必須脂肪酸と呼ばれ，構造的には直鎖型の多価不飽和脂肪酸である．必須脂肪酸には，2 価の不飽和脂肪酸であるリノール酸と，3 価の α-リノレン酸がある．リノール酸は，紅花油や鳥獣肉の脂肪などに含まれ，リノレン酸は，魚油やシソ油に含まれる．リノール酸が体内で代謝されると，γ-リノレン酸や，アラキドン酸が合成されるが，これらは，炭素鎖を構成する二重結合の位置が n-6 くらいからはじまるので，n-6 系脂肪酸と呼ばれる．α-リノレン酸は，体内に入ると，エイコサペンタエン酸やドコサヘキサエン酸に代謝されるが，それらは，炭素鎖を構成する二重結合の位置が n-3 くらいからはじまるので，n-3 系脂肪酸と呼ばれる．これまで多価不飽和脂肪酸の生体における作用については多くの実験で検討されており，免疫系に対しては抑制的に機能することが明らかになっている．特に，その中でも n-3 系脂肪酸の効果が注目されており，アレルギー疾患との関係では，精製魚油を経口摂取させることによる，アトピー性皮膚炎への治療効果が臨床的に検討され，有効との評価が報告されている[2]．脂肪酸でも n-6 系の脂肪酸は，皮膚の保湿や防御機能の維持には必要であるが，炎症の治療的効果の側面からみると n-3 系脂肪酸が有用であり，食事性に両者を摂取する場合，両者のバランスが治療効果として重要視されている．また喘息に対する n-3 系脂肪酸の効果についても，食事を含めた環境因子が一致した条件であれば，精製魚油投与の治療効果が認められている．アレルギー性炎症のうち，食物アレルギーに対する多価不飽和脂肪酸の効果についてはほとんど報告がない．但し，食物アレルギーのモデルマウスとして報告されている系の 1 つで，n-3 系脂肪酸（魚油）の効果を観察したものがある[8]．すなわち，シクロヘキサミドという薬剤の投与により，腸管上皮細胞間隙を開かせ，抗原の腸管組織内への侵入を容易にしたうえで，改めて抗原による感作を行うと，小腸を中心に炎症が観察されるという系で，魚油の投与が一定の抑制効果をあげている．この系は特殊な薬剤を使った系であるので，さまざまな影響が懸念されるが，食事性抗原による腸管の炎症にも，魚油による抑制効果が期待される可能性を示しているといえる．

[2] 植物中の成分の抗アレルギー作用

太古の昔から植物のある特定の成分が，抗菌，抗炎症といった作用を示すことが知られ，生活の中で生かされてきた．近年になり，その成分が科学的に解明され，特定の作用をもつ成分のみを植物から抽出，濃縮できるようになった．また，成分の抽出や濃縮などの方法の開発，成分の性能についての科学的根拠の解明は，さらに特定の成分を量的，質的に高くもつ植物の探索へと科学者を駆り立てる結果となった．このような植物を利用した成分の抽出は，生薬としてだけでなく，食品に添加することにより，新たな機能性をもつ食品を生み出す結果となっている．抗アレルギー性の作用をもつ植物は数多く同定されているが，本稿では特に日本の食生活となじみの深いシソとお茶について解説する．

シソは，梅干しや刺身のつまとして従来から利用され，その抗菌作用が経験的に食生活に生かされてきた．また，その種子部には多くの油脂成分が含まれており，その抽出液である香味油のもつ抗菌作用，解毒作用，鎮静作用は，民間療法でも利用されている．そのような背景を踏まえ，最近ではシソのもつ抗アレルギー作用が着目されている．すなわち，乾燥シソの水抽出法により抽出されたシソエキスには，炎症性のサイトカインである腫瘍壊死因子（TNF）の過剰産生を抑制させる性質が認められる．実際，マウスの系で細菌性の炎症の抑制効果やマクロファージによる TNF 産生抑制効果が証明されている．また，化粧品中に含有するシソエキスの効果として，アトピー性皮膚炎の改善が観察されている[1]．

緑茶は，民間療法的に抗アレルギー作用を持つことが指示されてきた．そこで，緑茶のもつ抗アレルギー作用を示す成分が検索され，そのうちのポリフェノール成分であるカテキンが注目された．緑茶には各種カテキンが含まれるが，その中でも特に緑茶抽出液中に含まれるエピガロカテキンガレートが高い抑制効果をもつものとして報告されている[9]．その他ウーロン茶を入浴剤として利用することでアトピー性皮膚炎に抑制効果を示すこと[1]，べニホマレという品種のウーロン茶が，緑茶よりも肥満細胞からのヒスタミン遊離の抑制効果が強いということを示す報告もある[10]．

［3］ヌクレオチド

ヌクレオチドは，DNA および RNA の構成成分であり，母乳を含む哺乳類の乳の中に多量に含まれることが知られてきた．しかし，その機能的役割についての解明は進まず，近年になりようやく乳児における病原体の感染時や，免疫能が低下した状況下における積極的な役割が評価されるようになった．腸管で作用するヌクレオチドの機能的役割について，筆者らのグループは，マウスの系で経口的にヌクレオチドを摂取した場合について検討した[11]．その結果，ヌクレオチドの経口摂取は，腸管上皮間リンパ球(IEL)のうち，胸腺外で分化発達すると考えられる CD 8 $\alpha\alpha$ サブセットにおいて $\gamma\delta$-T 細胞の割合を増加させ，$\alpha\beta$-T 細胞の割合を減少させた．また，IEL の分化を促進する機能をもつ IL-7 の産生は，ヌクレオチドの摂取により増強された．上記の IEL サブセットの変化は，この IL-7 産生増強によるものと考えられる．$\gamma\delta$-T 細胞の役割として，腸管免疫系のバリアー機能を代表する IgA 抗体を誘導させるという報告がある[12]．したがって，ヌクレオチドの腸管免疫系に対する作用としては，腸管上皮細胞に作用する結果，病原体などの侵入時において，IEL を活性化させることによるバリアー機能を高める効果があることが予想される．一方，経口的に与えたヌクレオチドの効果として，マウスの T 細胞応答を Th 1 型へシフトさせるという報告もある[13][14]．またこのヌクレオチドは，自然免疫系におけるマクロファージを活性化，IL-12 の産生を増強させた．その結果，ヌクレオチドを経口投与されたマウスにおいては，このヌクレオチドが，同時に経口投与された卵白アルブミン(OVA)

に対する免疫応答のうち，OVA を特異的に認識する T 細胞の IFN-γ の産生を増強させ，血清中の特異的 IgE 抗体の産生を抑制させたと考えられる[14]．上記の報告により，ヌクレオチドの作用は，これまで病原体の侵入時における自然免疫系に対するものが注目されてきたが，可溶性の蛋白質に対する獲得免疫系の反応に対しても Th 1 型にシフトさせることが明らかとなった．したがって，食物アレルギーとかかわり，乳児期における調製粉乳に添加されるヌクレオチドが，抗アレルギー的に機能する可能性も予想される．

[4] 乳酸菌の抗アレルギー作用-プロバイオティクス，プレバイオティクス[3]

プロバイオティクスは，腸内の微生物群（腸内フローラ）によい影響を与え，かつ健康にもよい効果をもつ生菌のことである．生菌として，一時的に腸管上皮につき機能を果たす場合もあるが，コロニーをつくり腸内フローラの形成に関与し，持続的に機能を果たすことが期待されている．具体的に期待される効果としては，腸内の微生物環境を正常化(健康なものにする)，腸管の物質透過性に関するバリアー機能の強化，腸管免疫系のバリアー機能の強化，抗原のもつ抗原性を低下させること，とそれらによる疾患の予防および治療である．実際にプロバイオティクスとして利用されている菌は，乳酸菌に属するもので，*Lactobachillus* 属や *Bifidobacterium* 属である．摂取方法としては，生菌をそのまま摂取する場合と，乳酸発酵食品（ヨーグルトなど）として摂取する場合とがある．このようなプロバイオティクスの疾患に対する効果について注目された理由の 1 つは，抗生物質の多用に対する警鐘であるともいえる．すなわち，抗生物質の投与は，感染症の治療効果を飛躍的に増進させたが，その結果として，腸内の微生物環境の悪化を招き，例えば近年におけるアレルギー疾患の爆発的増加を招いたのではないか，というものである．そこで，このようなプロバイオティクスの疾患に対する効果のうち，アレルギーの発症に対する効果を検討したものは，大変興味深い結果を報告している．

すなわち，*Lactobachillus GG* を乳児用のミルクに添加すること，もしくは母乳育児の患者の場合には母親に経口摂取させることにより，牛乳アレルギーの患児に摂取させる．その結果，摂取群において患児のアトピー性の皮膚炎が改善し，消化管の炎症の指標として用いた便中の炎症性サイトカインの量的減少を観察している[15]．また，少なくとも両親のいずれか一方が，アトピー性疾患を有する場合に，妊娠中の母親を *Lactobachillus GG* の経口摂取群とプラセボ群とにわける．さらに摂取群については，出生後も 6 カ月間，子どももしくは母乳育児の場合は母親が *Lactobachillus GG* を摂取し続けた場合，子どもがアトピー性皮膚炎を発症する割合はプラセボ群の 2 分の 1 である，との報告がある[16]．そのほか，モデル動物ではあるが，*Lactobachillus casei* についても，同時に投与された OVA に対する Th 1 型の免疫応答が誘導され，OVA に特異的な IgE 抗体産生の抑制効果が証明されている[17]．

プレバイオティクスは，難消化性の食品成分のうち，限られた種類の腸内フローラの生育や活性によい影響を与えるもので，特にオリゴ糖などに代表されるものである．その機能については，経口的に摂取することにより，生体に既にコロニーを形成している腸内フローラの中で，健康維持にとって好ましいものを優勢にし，その結果として，生体の健康増進に寄与することである．その腸管免疫系への作用であるが，ラフィノースというオリゴ糖は，経口的にマウスに投与されると，腸管免疫系のうちパイエル板の抗原提示細胞から IL-12 の産生を促進し，Th 1 型 CD 4 T 細胞を誘導することが明らかになっている．Th 1 型の T 細胞が産生する IFN-γ は，アレルギーにおける IgE 産生などに抑制的に作用する[7]．さらに臨床的には，カゼイン分解乳にラフィノースを添加したミルクを，牛乳アレルギー患児に摂取させた場合の報告がある[18]．その結果ではラフィノース添加ミルクを摂取した患児の腸内フローラには，非摂取群に比べ，明らかに乳酸菌（*Bifidobacterium*）が増加している．乳酸菌の増加は，アレルギーの発症に抑制的に作用する可能性がある．このように，プレバイオティクスの経口摂取は，腸内フローラの改善や腸管免疫系への直接の作用を通して，アレルギーの治療や発症予防に効果を示す可能性をもつといえる．以上のプロバイオティクスやプレバイオティクスに関する報告は，これらの経口摂取による腸内フローラの適正化がアレルギーの予防，治療に貢献することを示唆している．

3 アレルゲン特異的なアレルギー反応の抑制

以上における食品成分のアレルギー抑制効果のメカニズムは，いずれもアレルゲンの特異性とはまったく異なる機序によるものである．アレルギー反応の抑制において，特に懸念される問題は，アレルゲン特異的な免疫応答により発症するアレルギー疾患を，非特異的な物質により制御することが，極端な免疫応答の片寄りを生み，結果として生体に有害となることである．そこで，アレルギーの抑制をより厳密な効果として発揮させるために，原因アレルゲン特異的な制御法を開発する試みがある．そのうちの 1 つが，経口免疫寛容現象の誘導，他の 1 つが T 細胞レセプター（TCR）アンタゴニストを用いた T 細胞応答の制御である．

[1] 経口免疫寛容

経口免疫寛容現象は，口から入った抗原（抗原やアレルゲンの経口摂取）に対し，全身の免疫応答が抑制される現象として定義される．中国の漆職人は，子どもに幼少時から漆を食べさせ，漆にかぶれないようにしていた，という言い伝えなどは，経験的な生活の知恵として，経口免疫寛容現象を利用したよい例である．すなわち，この方法を利用した治療として，アレルギー反応，自己免疫疾患，臓器移植の拒絶反応を抑制する新しい試みが，動物による実験段階から臨床応用へと始まっている[2]．既に実験動物においては，経口免疫寛容の誘導を，アレルゲンを構成するペプチド分子を利用して行う試みが報告されている[19]．一方，臨床においては，アレルゲンそのものを利用した経口免疫寛容の誘導による減感作療法（アレルゲンを定期的に少量投与しながらアレルギー状態を減らす方法）が主流である．主に，その有効性が評価されているアレルゲンは限られており，ダニ，シラカバ花粉症，室内塵に対するものである．この方法の場合，有効となるアレルゲンや投与量，投与期間，対象患者の年齢なども評価に影響するため，多数の患者すべてに有効な画一的な方法の樹立は難しい．その困難さの背景には，現在行われている減感作療法が，既に感作されている患者を対象としていることにもあると考えられる．そこで，今後，アレルギー素因の解析などにより，食物アレルギーを含めたアレルギー発症の予知が可能となれば，おそらく乳児期からの経口免疫寛容を利用した経口ワクチンは，特異的で安全なものとして，優れた成果をあげる可能性があると思われる．

[2] TCR アンタゴニスト

経口免疫寛容現象は，T 細胞応答の抑制により誘導されるが，T 細胞応答抑制のもう 1 つの方法は，T 細胞抗原決定基を含むペプチドの 1 アミノ酸残基置換体（アナログペプチド）を用いるものである．T 細胞の抗原認識の際に形成される T 細胞レセプター（TCR）・抗原ペプチド・MHC 分子の 3 分子複合体を介して伝達されるシグナルは，抗原ペプチドのアミノ酸置換などにより 3 分子間の相互作用が修飾されることによって変化し，さまざまな T 細胞応答の変化をもたらすことが明らかにされている[20]．このような働きをもつ抗原ペプチドアナログは altered peptide ligand（APL）と総称される．

APL のうち，抗原ペプチドに対する T 細胞の増殖応答を抑制する活性をもつものは，特に TCR アンタゴニストと呼ばれる[21]．特定の抗原に対する T 細胞応答だけを特異的に抑制できることから，これを利用したアレルギーや自己免疫疾患の安全かつ効果的な予防・治療法の開発が期待されている．実際，T 細胞応答の異常が原因で起こる自己免疫疾患の動物モデルにおいて，TCR アンタゴニストの投与により発症を抑制できることが示されている[22)23]．しかしながら，アレルギーをはじめとする異常な抗体応答が病因となる疾患に対する TCR アンタゴニストの抑制効果は明らかにされていなかった．

そこで筆者らは，主要な牛乳アレルゲンの 1 つである β-ラクトグロブリンの主要 T 細胞抗原決定基を含むペプチド（p 119-133）に対する抗体産生応答を指標としてこの点について検討を行った[24]．その結果，p 119-133 の 1 残基置換アナログのうち TCR アンタゴニスト活性をもつものをマウスに p 119-133 と同時に投与することにより，IgE 抗体を含む特異抗体産生応答を顕著に抑制できることを明らかにした．この結果は TCR アンタゴニストが抗体産生応答の抑制にも有効であることを初めて示したものである．

さらに，より実際の食品アレルギーに近い実験モデルを用いて TCR アンタゴニストの抑制効果を検討した．このモデルは，卵アレルゲンである OVA に特異的な TCR 遺伝子を導入したトランスジェニックマウス（OVA 23-3）に卵白含有飼料（卵白食）を長期間摂取させることにより，血中 OVA 特異的 IgE 抗体価の上昇，腸管における組織学的変化，下痢などの消化器症状およびそれに伴う体重減少が認められるというものである[25)26]．これらの症状に対する TCR アンタゴニストの抑制効果を検討するため，OVA 23-3 マウスの TCR が認識する OVA 由来ペプチドのアナログの中から，TCR アンタゴニスト活性をもつものを同定し，これを卵白食摂取開始 1 週間前と 1 日前の計 2 回腹腔内に投与したところ，卵白食摂取のみの対照群で認められた血中 OVA 特異的 IgE 抗体価の上昇，体重減少に対して，顕著な抑制効果が認められた．この結果は TCR アンタゴニストの利用によるアレルギー応答抑制の可能性をより強く示唆するものと考えられる．上記の結果はいずれも TCR アンタゴニストの予防的な効果を示すものであるが，投与条件の検討により治療的な働きも期待できる．実際，抗体応答の異常による自己免疫疾患である重症筋無力症の動物モデルを用いた研究では，発症誘導後に TCR アンタゴニストを長期間投与することにより，症状の軽減化に成功している[27]．

◆おわりに―将来の展望◆

本稿では，低アレルゲン性食品について，個々に解説してきた．まず，低アレルゲン化食品，抗アレルギー性の食品成分，乳酸菌を含む低アレルゲン性食品の利用における最大の欠点は，その食品を摂取した場合の反応に個人差が大きく，その機能の評価が難しいこと，利用される食品の質や量についても個人差が大きいため，低アレルゲン性食品を開発しても生産コストが見合わず，販売に至るケースが少ないことであろう．しかし，いずれの食品も，治療および予防的に用いられることを考えた場合には，安全でより自然な生活を基盤とするものであるところが，薬剤の投与に代表される治療に比べ，評価されるべき点と思われる．特に食品を自然に摂取しながら腸内の環境を整備し，体質を改善したり，脂肪酸のバランスを考えるために30品目の食品をバランスよく摂取し，健康な食生活を取り戻すことを視野に入れ，アレルギーの治療を行うことは，健康な体づくりという食のもつ本来的な意味を失わないという点で，非常に有意義なことと思われる．

特異的なアレルギー反応の抑制法については，経口免疫寛容の誘導や，TCRアンタゴニズムについて本稿で示したような方法を，実際に臨床応用するためには，アレルゲン自体やそのT細胞抗原決定基の同定が不可欠である．しかしながら，現時点ではそれらの基礎情報が不足しており，今後さらなる情報の蓄積が必要である．一般に，あるアレルゲンに対して有効な経口免疫寛容誘導ペプチドやTCRアンタゴニストは個人ごとに異なることが予想される．ゲノム解析の完了に伴い，個人の特性に合わせた，いわゆるオーダーメイド医療の実現が提唱されており，ここで示した方法もこうした流れの中で，有効なアレルギーの予防・治療法の開発につながる可能性を秘めているものと考える．

さらに，以上のような反応の個人差による欠点を補い，低アレルゲン性食品が有効利用されるためには，最近法的に義務化されたアレルギー性食品の成分表示などによる情報提供，すなわち食品の成分や性質，生産方法などについての情報提供がなされることにより，患者が必要性に応じて低アレルゲン性食品を自ら選択できるようにする環境整備をさらに進めていくことも，重要であると思われる．

（足立（中嶋）はるよ，戸塚　護，上野川修一）

文　献

1）池澤善郎，編：低アレルゲン化食品の開発と展望．シーエムーシー，東京，1995．
2）鳥居新平，編：小児喘息・アレルギー疾患の予防と治療に役立つ栄養と食生活．医学書院，東京，1998．
3）尾登　誠，板橋家頭夫：食品アレルギーを起こしにくい人工乳の開発とその根拠．周産期医学 24：1281-1286，1994．
4）Nakase M, Usui Y, Alvarez-Nakase AM, et al：Cereal allergens；rice-seed allergens with structural similarity to wheat and barley allergens. Allergy 53：55-57, 1998.
5）Tanabe S, Arai S, Yanagihara Y, et al：A major wheat allergen has a Gln-Gln-Gln-Pro-Pro motif identified as an IgE-binding epitope. Biochem Biophys Res Commun　219：290-293, 1996.
6）Watanabe M, Watanabe J, Sonoyama K, et al：Novel method for producing hypoallergenic wheat flour by enzymatic fragmentation of the constituent allergens and its application to food processing. Biosci Biotechnol Biochem 64：2663-2667, 2000.
7）Arai S, Osawa T, Ohigashi H, et al：A Mainstay of Functional Food Science in Japan-History, Present Status, and Future Outlook. Biosci Biotechnol Biochem 65：1-13, 2001.
8）Ohtsuka Y, Yamashiro Y, Shimizu T, et al：Reducing cell membrane n-6 fatty acids attenuate mucosal damage in food-sensitive enteropathy in mice. Pediatr Res 42：835-839, 1997.

9) Shirai T, Sato A, Chida K, et al：Epigallocatechin gallate-induced histamine release in patients with green tea-induced asthma. Ann Allergy Asthma Immuno 79：65-69, 1997.

10) Maeda-Yamamoto M, Kawahara H, Matsuda N, et al：Effectts of tea infusions of varieties or different manufacuturing types on inhibition of mouse mast cell activation. Biosci Biotechnol Biochem 62：2277-2279, 1998.

11) Nagafuchi S, Totsuka M, Hachimura S, et al：Dietary nucleotides increase the proportion of a TCR gammadelta+subset of intraepithelial lymphocytes（IEL）and IL-7 production by intestinal epithelial cells（IEC）；implications for modification of cellular and molecular cross-talk between IEL and IEC by dietary nuclrotides. Biosci Biotechnol Biochem 64：1459-1465, 2000.

12) Fujihashi K, McGhee JR, Yamamoto M, et al：Role of gamma delta T cells in the regulation of mucosal IgA response and oral tolerance. Ann NY Acad Sci 13（778）：55-63, 1996.

13) Nagafuchi S, Katayanagi T, Nakagawa E, et al：Effects of dietary nucleotides on serum antibody and splenic cytokine production in mice. Nutr Res 17：1163-1174, 1997.

14) Nagafuchi S, Hachimura S, Totsuka M, et al：Dietary Nucleotides Can Up-regulate Antigen-Specific Th 1 Immune responses and Suppress Antigen-Specific IgE Responses in Mice. Int Arch Allergy Immunol 122：33-41, 2000.

15) Majamaa H, Isolauri E：Probiotics；A novel approach in the management of food allergy. J Allergy Clin Immunol 99：179-185, 1997.

16) Kalliomaki M, Salminen S, Arvilommi H, et al：Probiotics in primary prevention of atopic disease；a randomised placebo-controlled trial. Lancet 357：1076-1079, 2001.

17) Shida K, Makino K, Morishita A, et al：Lactobacillus casei inhibits antigen-induced IgE production through regulation of cytokine production in murine splenocyte cultures. Int Arch Allergy Immunol 115：278-287, 1998.

18) Hattori K, Sasai M, Yamamoto A, et al：Intestinal flora of infants with cow milk hypersensitivity fed on casein-hydrolyzed formula supplemented raffinose. Arerugi 49：1146-1155, 2000.

19) Kaminogawa S, Hachimura S, Nakajima-Adachi H, et al：Food allergens and mucosal immune systems with special regerence to recognition of food allergens by gut associated lymphoid tissue. Allergol Int 48：15-23, 1999.

20) Sloan-Lancaster J, Allen PM：Altered peptide ligand-induced partial T cell activation；Molecular mechanisms and role in T cell biology. Annu Rev Immunol 14：1, 1996.

21) De Magistris M, Alexander J, Coggeshall M, et al：Antigen analog-major histocompatibility complexes act as antagonists of the T cell receptor. Cell 68：625, 1992.

22) Franco A, Southwood S, Arrhenius T, et al：T cell receptor antagonist peptides are highly effective inhibitors of experimental allergic encephalomyelitis. Eur J Immunol 24：940, 1994.

23) Karin N, Mitchell DJ, Brocke S, et al：Reversal of experimental autoimmune encephalomyelitis by a soluble peptide variant of a myelin basic protein epitope；T cell receptor antagonism and reduction of interferon gamma and tumor necrosis factor alpha production. J Exp Med 180：2227, 1994.

24) Toda M, Totsuka M, Furukawa S, et al：Down-regulation of antigen-specific antibody production by TCR antagonist peptides in vivo. Eur J Immunol 30：403, 2000.

25) Shida K, Hachimura S, Ametani A, et al：Serum IgE response to orally ingested antigen：a novel IgE response model with allergen-specific T-cell receptor transgenic mice. J Allergy Clin Immunol 105：788, 2000.

26) 足立(中嶋)はるよ，佐々木清美，加藤幸子，ほか：OVA-TCR-Tg マウスに誘導された卵白食の経口感作に伴う小腸 goblet cell hyperplasia（会）．アレルギー　47：1009，1998．

27) Paas-Rozner M, Dayan M, Paas Y, et al：Oral administration of a dual analog of two myasthenogenic T cell epitopes down-regulates experimental autoimmune myasthenia gravis in mice. Proc Natl Acad Sci USA 97：2168, 2000.

2. 主要抗原除去における代替食の特徴

◆はじめに◆

現在，食物アレルギーと診断された場合，その治療法は除去食療法のみであるといって過言ではない．DSCG（インタール®）の内服が唯一食物アレルギーに保険適応があるが，これは本剤さえ内服していれば原因食品を摂取できるというわけではない．これは多種抗原に対し感受性のある患者が主な対象であり，内服することで除去食を最低限に留めるためのものである．

除去食療法を開始するにあたって注意を払うべきことが，不必要に厳格な除去をすることがないように診断を慎重に行うことであることは周知である．特異的IgE値が陽性であるだけで食物アレルギーと診断し，除去を進めるようなことは厳に慎むべきである．また，診断が確定したとしても，単に患者に原因食品を除去するように指示するのではなく，その除去の範囲を明確に示す必要がある．また，除去食に変わる代替食を積極的に導入し，患児にとって豊かで楽しい食生活を提供する必要がある．特に乳幼児に多い食物抗原である鶏卵・牛乳・小麦・大豆は主要な動物性・植物性蛋白質であり，成長発達の著しい児に対してこれら食品を代替食なく厳しく制限を続けると，容易に低栄養状態に陥る危険性をはらむ．本稿では，主要抗原（鶏卵・牛乳・小麦・大豆・米）の除去における，代替食の特徴を示してゆく．

1 代替食の分類（表1）

代替食品には低抗原化食品と成分栄養食品がある．低抗原化には，①除去，②変性，③低分子化，の方法がある．成分栄養食品とは窒素源としてアミノ酸を用い，原因蛋白を含有しないものを指す．これ以外にも抗原蛋白と異なり，外見・味が原食品に類似した食品も広義の代替食品とされる．以下に低抗原化の手法を示す．

［1］除去

抗原成分の除去には，各抗原に対してさまざまな物理化学的手法があるが，いずれにしても除去す

表1．代替食

狭義代替食	1．抗原性を低減化させた食品	1）抗原除去（洗浄・育種選別・遺伝子工学）
		2）抗原構造改変（加熱・化学処理）
		3）抗原低分子化
	2．成分栄養食品（窒素源としてアミノ酸を用いた食品）	
広義代替食	抗原に類似した食品	

ることによって低アレルゲン化が可能である．また，育種選別・遺伝子工学の進歩によってアレルゲン成分を含有しない種の作成も試みられている．

［2］変性

IgE エピトープを破壊することにより，低抗原化を図ることができる．これは加熱することにより蛋白質の高次構造が変化し，そこに依存するエピトープが破壊されることによる．特に B 細胞エピトープは高次構造に依存することが多く効果的である．但し，一次構造に依存するエピトープの場合は加熱による影響を受けにくい．食物は加熱調理したあとに摂取することが多いため，加熱に対して比較的安定な蛋白質が食物アレルギー原因抗原となっていることが多い現実もある．

［3］低分子化

酵素などで処理されたペプチドはアレルゲン活性が減弱する．

2 主要抗原とその代替食

［1］鶏卵

1）性状

鶏卵アレルギーは乳幼児の食物アレルギー原因抗原の中で一番頻度の多いものである．鶏卵蛋白質は 8 種類の必須アミノ酸を含み，40 種類以上の蛋白質から構成されている．特に主要抗原である卵白蛋白は，ovalubmin(以下 OVA)（60%）•ovotransferrin(12%)•ovomucoid(以下 OVM)（11%）•lysozyme（3〜4%）が主成分である．

低アレルゲン化の方法として，①消化酵素処理，②加熱処理，③化学修飾が考えられる．

消化酵素処理に関しては，基礎研究において，pepsin•trypsin•chymotrypsin による加水分解で卵白主要成分が低分子化することが認められている．しかし，OVA•lysozyme は処理後の IgE 結合能の低下が認められるが，OVM に関しては IgE 結合能が保持される．これは OVM 特異的 IgE が消化酵素処理に対しても安定なエピトープと反応していることが示唆される．

加熱処理に関して，Urisu らは 90℃ 60 分間の処理で OVA が 100 倍以上の IgE 結合能を低下させることを報告している．また，Honma らは 100℃ 3 分間の処理で OVA が低分子化され，IgE 結合能が著明に低下するとしている．しかし，いずれにしても OVM に関しては加熱処理だけでは失活させることは不可能であり，OVM 特異的 IgE 抗体価が高値の患者は加熱卵白が摂取できないことを示唆する．逆に卵白特異的 IgE が高値であっても，OVM 特異的 IgE 抗体価が低値であれば加熱卵白が摂取できる可能性がある．

2）代替製品

鶏卵は栄養価が高く，料理がしやすいうえに味がよく，さらに安価であることから，さまざまな食

表 2. 鶏卵除去食

5群	・生の卵白が含まれる食品［生卵，シャーベット（一部），ホイップ生クリーム（一部）］
4群	・加熱した卵料理（ゆで卵，卵焼き，オムレツ，目玉焼き） ・生の卵黄が含まれる食品（アイスクリーム，マヨネーズ，ミルクセーキ，ほか）
3群	・加熱した全卵が相当量含まれる食品（プリン，茶碗蒸，卵とじ，玉子スープ）
2群	・加熱した卵黄が相当量含まれる食品類（ケーキ，カステラ） ・鶏肉，またそれを用いた料理（チキンコンソメ，鶏肉だしを用いた料理） ・加熱した卵白が少量含まれる食品［練り製品（ハンペン，蒲鉾，竹輪ほか］，表面が照りのあるパン，砂糖まぶした煎餅，そば・うどん（一部）］
1群	・加熱した卵黄が少量含まれる食品［ビスケット，ボウロ，パン，ホットケーキ，天ぷら粉，ドーナッツ，ババロア，どら焼き，クッキー，ほか］ ・全卵を極めて微量含む食品（天ぷら・フライの衣） ・魚卵類（タラコ・イクラ・スジコ） ・食品表示で鶏卵成分の記載があるもの

品に含まれる．生卵や玉子料理は，他の蛋白源（魚類・鶏肉以外の肉類・大豆）を用いて代用する．マヨネーズは現在鶏卵を使用しないものが，市中でも販売している．また，鶏卵は小児が好んで食べる菓子類にも多く使われている（アイスクリーム・ケーキ・プリン・カステラ・ほか）．この場合は鶏卵を使用しない菓子（羊羹・煎餅・シャーベット・鶏卵抜きケーキ・ほか）を用いてゆくとよい．これ以外にも鶏卵はつなぎとして使用されるため，天ぷら粉や麺類，ハム・ソーセージも除去食の対象となることがある．この場合はつなぎに片栗粉や小麦粉を用いるとよい．鶏卵は量の多少はあれ，さまざまな食品に含まれる可能性の高い食品である．このため，保護者に十分説明を行わないと，知らずに不完全除去になってしまう可能性があり注意を要する．また鶏肉は鶏卵と蛋白レベルでの共通抗原性は認めないものの，合併率には相関があるといわれている．このため強い鶏卵アレルギー患者には鶏肉の摂取は勧められない．**表 2** に重症度に合わせた鶏卵除去のモデルを示した．各症例によって，厳密に表のような段階を経て解除が進むわけではないが，一様に完全除去を強いることなく，その除去食指導には注意をはらうべきである．

3）食品表示

平成 14 年 4 月より施行された食品表示義務に伴い，鶏卵を含む，主要 24 品目に関しては微量でも含有される場合は必ず成分表示されることとなった．省令で定められている明示すべき卵は，鶏卵のみならず，アヒルやウズラなど一般的に使用される食用鳥卵についても対象となっている．また添加物に関しても対象となっており，卵由来の酵素処理レシチン，酵素分解レシチン，分別レシチン，卵殻未焼成カルシウム，卵黄レシチン，リゾチームも記載義務となっている．

[2] 牛乳

1) 性状

牛乳アレルギーは乳幼児の食物抗原のうち鶏卵についで二番目に頻度の多いものである．生後初乳を与え初めて間もなくから発症し始め，多くは乳児中期にピークを迎える．乳児にとっての主栄養源は母乳あるいは調整粉乳（いわゆる育児用ミルク）であるため，牛乳アレルギー児は大きな問題となる．

牛乳は3%の蛋白質を含んでおり，蛋白質はカゼインと乳清蛋白質に大別される．さらにカゼインには αs 1，αs 2，β，κ，γ に分類され，同様に乳清蛋白質は，α-ラクトアルブミン，β-ラクトグロブリン，ほかで構成されている．このうち β ラクトグロブリンの抗原活性が最も強く，αs 1-カゼインがそれに続く．また牛乳蛋白質の多くは耐熱性が強く，加熱による抗原性の減弱は期待できない．β-ラクトグロブリンはむしろ，乳糖と結合することでかえって抗原性が強くなる性質をもつ．現在巷に多く流通しているミルクアレルギー用ミルクは消化酵素を用い，低分子化を図ることで低抗原化している．

販売会社各社が特色を出すために，ミルクアレルギー用ミルクといっても何種類もある．このため，単に牛乳除去を指導したとしても，保護者が店先で迷うだけである．各社のミルクの特徴を理解し，正しく推薦できるようにしたい．

2) 代替製品（表3）

ⓐ 加水分解乳（いわゆるミルクアレルギー用ミルク）

一般に，蛋白質を含む物質が消化管より吸収され抗原として提示されるためには，分子量として1～7万の高分子蛋白で安定性の高いものが多いといわれている．そこでミルクアレルギー用ミルクの低抗原化は低分子化によっている．すなわちカゼイン，または乳清蛋白質を加水分解し，分子量を1,000 Da以下とすることで抗原性を低減化させたものである．

本来母乳・牛乳はもちろん，調整粉乳は乳蛋白としてカゼインと乳清蛋白質の両方を含んでいる．しかし加水分解乳はいずれか一方の乳蛋白のみの組成で製品化している．低分子化対象抗原がカゼインであるのが，ニューMA-1（森永乳業），エピトレス（明治乳業），ペプディエット（雪印乳業）であり，乳清蛋白質であるのが，のびやか（明治乳業）である．

各製品とも蛋白質の低分子化は無論，必須アミノ酸バランスの調整を行い，脂質に関しては下痢や脂肪便を減らす目的で脂肪濃度を低減化している．また，アレルギー性炎症のメディエーターとなりうるn-6系列脂肪酸と抗炎症効果のあるn-3系列脂肪酸バランスを調整し，α-リノレン酸を増強している．このほかにもプロバイオティックの目的でオリゴ糖を使用したり，腸管上皮細胞の増殖分化の促進，免疫機能の賦活化，脂質代謝の改善効果などの作用をもつヌクレオチド（シチジル酸，ウリジル酸，アデニル酸，グアニル酸，イノシン酸など）を配合したりし，食物アレルギーで生じうる炎症性消化管粘膜損傷の回復を促す．また，その他の成分（ビタミン，ミネラル，浸透圧）を母乳に近づけ，かつ母乳の欠点を補うもの（イノシトール，ナイアシン，β カロチン，タウリン，鉄，銅，亜鉛）

表 3. 代替製品

製品名 （メーカー名）	森永ペプチドミルク E 赤ちゃん （森永乳業）	明治のびやか （明治乳業）	ニューMA-1 （森永乳業）	低脂肪 MA-1 （森永乳業）	エピトレス （明治乳業）	ペプディエット （雪印乳業）	エレメンタルフォーミュラ （明治乳業）
蛋白質・窒素源	乳清蛋白消化物，カゼイン消化物，ラクトフェリン消化物配合	乳清蛋白消化物	カゼイン消化物	カゼイン消化物	カゼイン消化物	カゼイン消化物	精製結晶アミノ酸
分子量	ほとんど 3,500 Da 以下	平均分子量 800 Da	平均分子量 300 Da	平均分子量 300 Da	平均分子量 300 Da	平均分子量 300 Da	
アレルゲン性	（±）	（±）	（±〜−）	（±〜−）	（±〜−）	（±〜−）	（−）
脂肪	パーム油，パーム核油，サンフラワー油，エゴマ油，精製魚油	大豆，米油，動物性脂肪を含まない	パーム油，パーム核油，ヒマワリ油，サンフラワー油，エゴマ油	サンフラワー油，エゴマ油	パーム油，米ぬか油，ラード分別油	パーム油，パーム核油，サンフラワー油，大豆レシチン	必須脂肪酸調整植物油（大豆，米油以外の植物油）
炭水化物	乳糖，可溶性多糖類	乳糖，デキストリン，グルコースポリマー	デキストリン，タピオカ澱粉，ショ糖	デキストリン，タピオカ澱粉	可溶性多糖類，ショ糖	タピオカ澱粉，タピオカデキストリン，ショ糖	可溶性多糖類，ショ糖
乳糖	（＋）	（＋）	（−）	（−）	（−）	（−）	（−）
風味	よい	よい	特有の苦味と臭い	特有の苦味と臭い	特有の苦味と臭い	特有の苦味と臭い	特有の苦味と臭い
標準調乳	13%	14%	15%	17%	15%	14%	17%
浸透圧 （mOsm/kgH_2O）	288	280	300	340	330	310	400
適応	牛乳アレルギーの適応はない	牛乳・鶏卵・大豆アレルギー	牛乳・鶏卵・大豆アレルギー，乳糖不耐症	牛乳・鶏卵・大豆アレルギー，乳糖不耐症	牛乳・鶏卵・大豆アレルギー，乳糖不耐症	牛乳・鶏卵・アレルギー，乳糖不耐症	牛乳・鶏卵・大豆アレルギー，乳糖不耐症

を配合している．

ａ）**カゼイン加水分解乳**：カゼインを数種類の酵素で消化し，分子量 1,000 Da 以下のペプチドおよびアミノ酸に分解したものである．いずれも乳清蛋白質は含まれていない．乳糖は蛋白質（特にリジン ε 位アミノ基）とアミノカルボニル反応生成物を生成し，強い抗原性を示すことと，二次性乳糖不耐症の予防の観点から糖質として使用せず，消化吸収のよい可溶性多糖類であるデキストリン・ショ糖を中心に使用している．しかしその結果として一般調整粉乳の場合と異なる腸内細菌叢が形成され，ビタミン K 不足が少なからず問題となる．このため各社は製品にビタミン K を配合してその予防に努めている．浸透圧は，標準調乳濃度では一般調整粉乳よりやや高く，授乳開始時下痢などの症状がみられる可能性がある．このため，授乳開始時は低濃度からの投与が推奨される．また，ペプディエット（雪印乳業）には乳化剤として大豆を原料とするレシチンが含まれているため，大豆アレルギー児に対して使用できない．

ｂ）**乳清蛋白質分解乳**：乳清蛋白質を加水分解したミルクで，カゼインは含まれない．のびやか(明治乳業）は，乳清蛋白質を平均分子量 800 Da 程度（15％程度 1,500～3,500 Da のペプチド含有）のオリゴペプチドに酵素分解している．これによってカゼイン加水分解乳にみられる苦みや臭気を消し，風味をよくしている．またカゼイン加水分解乳に比べ，浸透圧が母乳に近づけられ，ビタミン K の配合もされている．但し乳糖を含んでおり，乳糖不耐症児および前述した乳糖そのもの抗原性増強作用に注意を要する．

ⓑ アミノ酸乳

重症牛乳アレルギー患者は，前述の加水分解乳でもアレルギー症状を呈しえ，また患児によっては加水分解乳投与により肝機能障害を呈する場合がある．このような患児に対して成分栄養食品であるアミノ酸フォーミュラが有効となる．

エレメンタルフォーミュラ（明治乳業）は抗原性のない精製結晶 L-アミノ酸のみを窒素源とし，脂肪は大豆油や米油以外の植物油で，乳糖は含まず，ビタミン K が配合されている．浸透圧は標準調乳濃度 17％で 400 Osm/KgH_2O と高いため，下痢をきたしやすい．したがって投与初期は低濃度より開始するとよい．しかし特有の風味があり，乳児中期以降の導入はなかなかうまくいかないのが現実である．また値段は加水分解乳よりさらに高価であり，経済的圧迫も大きい．

ⓒ ペプチドミルク（低抗原化ミルク）

ペプチドミルクは，乳蛋白である乳清蛋白質とカゼイン両方を酵素により分子量 3,500 Da 以下まで加水分解したものである［森永ペプチドミルク E 赤ちゃん（森永乳業）］．一般に，5,000 Da 以下の分子量のペプチド蛋白は抗原となりにくいことから，ペプチドミルクは一般調整粉乳に比べ，ミルク特異抗体検出率に有意な差を示すことが知られている．

加水分解乳に含まれる蛋白質がそれぞれカゼインか乳清蛋白質のみであるのに対し，ペプチドミルクはその割合を母乳本来の割合に近づけるように配合されている．その他の栄養成分はすべて一般の調整粉乳と同じであり，栄養学的評価も十分されている．加水分解乳の欠点であった，味も改善されており，また安価である利点をもつ．

表 4. 牛乳除去食

4群	・生の牛乳，またそれを用いた食品（生クリーム，アイスクリーム，ミルクセーキなど） ・牛乳を主原料とした食品（牛乳，調整粉乳，れん乳など）
3群	・加熱した牛乳が相当量含まれる食品（プリン，ババロア，グラタン，ホワイトソース，クリームシチュー，ハム，ソーセージなど） チーズ，またそれを用いた食品
2群	・バター，マーガリン，ショートニング ・発酵乳（ヨーグルト，乳酸飲料など） ・チョコレート
1群	・加熱された牛乳やバターが少量含まれる食品（ビスケット，ケーキ，パン，クッキー，ドーナツ，カステラなど） ・食品表示で乳製品成分の記載があるもの

このほかの特色として，配合蛋白にラクトフェリン消化物が含まれている点が挙げられる．このラクトフェリンとは分子量約 80,000 の抗菌作用をもつ鉄結合性糖蛋白質であり，多くの哺乳動物中の乳汁中に含まれている．ラクトフェリン消化物は，大腸菌やサルモネラ菌など有害菌に対し強い抗菌活性を示し，ビフィズス菌などにはほとんど抗菌活性を示さない特徴をもつ．消化管常在細菌叢の乱れと，食物アレルギーの関係も示唆されており，アレルギー症状の発症予防に寄与するものと考えられる．

但し加水分解乳が 1,000 Da 以下であるのに比較して分子量は大きく，免疫原性は低いものの，反応原性はやや高い．このため牛乳蛋白質に即時型反応を示す例や，重症例に投与した場合には，アレルギー症状を引き起こす可能性があるので使用すべきでない．また糖質は乳糖主体であるため，乳糖不耐症児には用いない．主に，二親等以内の家族にアレルギー疾患がみられるなどアトピー素因が強いと考えられる乳児で，まだ牛乳アレルギーが発症していなければ試してみてみる価値がある．ほかにも牛乳蛋白質により誘発されるアレルギー症状が軽微で，牛乳除去を解除する過程においてペプチドミルクを試してみてもよいと考える．

3）牛乳アレルギーの代用食

一般に牛乳アレルギーは乳児期に発症し，加齢に伴い耐性を獲得することがほとんどである．しかし引き続きアレルギー症状が持続し，ミルクに対してまったく耐性を示さないような例も経験する．牛乳アレルギー児の母親に対する除去食指導において，ただ単に「牛乳や乳製品を与えないように」だけでは不安を増強させ，かえって混乱を招く結果となる．**表 4** のようなモデルを参照に，除去は最低限に留め，それにかわる代替食品を正確に教える必要がある．また栄養士のもとで実際の献立・必要栄養量とバランスについて指導を受けさせるのも一考である．定期的に発育状況をチェックし，家庭における除去食指導を継続することも重要である．

4）食品表示

乳製品も食品表示義務が課せられる食品となったが，乳（生乳，牛乳，特別牛乳，部分脱脂乳，脱脂乳，加工乳），乳製品（クリーム，バター，バターオイル，チーズ，濃縮ホエイ，アイスクリームなど，濃縮乳，脱脂濃縮乳，無糖れん乳，無糖脱脂れん乳，加糖脱脂れん乳，前粉乳，脱脂粉乳，クリー

表 5. 小麦除去食

3 群	強力粉を使用した食品（パン，パスタ，麺，麩ほか）
2 群	薄力粉を使用した食品（菓子類，肉・練り製品のつなぎ，ルー）
1 群	醤油，味噌，酢

ムパウダー，ホエイパウダー，蛋白質濃縮ホエイパウダー，バターミルクパウダー，加糖粉乳，調整粉乳，はっ酵乳，乳酸菌飲料，乳飲料）が対象となっている．また添加物として，乳由来のカゼインナトリウム，ラクトフェリンが対象となっている．

［3］小麦

1）性状

即時型食物アレルギー抗原では三番目に頻度の多い抗原であり，小児期はもちろん，成人になっても寛解せず原因抗原として大きな問題となっている．小麦は栄養源としての重要性に加え，さまざまな加工食品に含有される．このためその除去による負担は非常に大きく，診断と除去の適応に関してはより慎重である必要がある．

小麦抗原は塩溶性画分と塩不溶性のグルテンに大きく分けられる．小麦アレルギー患者血清を用いて検討すると，塩溶性画分のみに反応するものと，グルテンのみに反応するもの，そして両者を抗原とするものが存在する．

2）代替製品

代替食としては米や雑穀（ひえ，あわ，トウモロコシなど）が使用されるだけであり，残念ながら現時点で低抗原化小麦は流通していない．また，それら代替穀物も植物分類上はイネ科に属し，共通抗原性を有する可能性は高い．このため代替食品の選択も経口負荷試験を行い，慎重に選択する必要がある．現在，水と食塩水で洗うことによって塩可溶性蛋白を除去した小麦やパイナップル由来酵素のブロメライン処理により不溶性蛋白であるグルテンを分解した小麦などの開発が行われている．これはグルテンのみ感受性を示す小麦アレルギーに対しては低抗原化効果を認めている．**表 5** に重症度に合わせた小麦除去のモデルを示した．

3）食品表示

小麦も食品表示義務対象食品となっており，小麦はグルテンの含有量の違いにより普通小麦，準強力小麦，強力小麦，デュラム小麦等に分けられるが，すべて表示対象となる．また添加物として，デンプングリコール酸ナトリウム，デンプンクリン酸エステルナトリウム，小麦抽出物，カルボキシペプチダーゼ，β-アミラーゼが酵素（小麦由来）として表示義務となる．大麦，ライ麦などの表示義務はない．

［4］米

1）性状

米は日本人の主食であり，その摂取量は莫大なはずであるが，即時型・遅延型とも決して主要抗原とはいえない頻度である．米の抗原成分はグロブリン分画に属する 16 KDa 米蛋白質分および塩可溶性の複数蛋白質が認められている．この 16 KDa 米蛋白質は小麦・トウモロコシ・ひえ・あわの各穀物抗原と共通抗原性が指摘されている．このため主食であることに加え，米の完全除去を行うことは非常に困難である．

2）代替製品

米代替食は，原因蛋白除去による低抗原化米がいくつかある．酵素処理米（アクチナーゼ AS 処理のファインライス（資生堂），アスパルィックプロテアーゼ処理のケアライス（堀之内缶詰），アルカリ処理米［AFT ライス（アレルゲンフリー•テクノロジー研究所)］，超高圧処理米［A カット米（越後製菓)］がそれで，各々米アレルギー患者に対してよい成績を残している．これらは抗原蛋白の 95% 以上を除去し得ているが，どれも塩不溶性画分が残っており，完全な代替食とはなり得てはいない．

3）食品表示

米は食品表示義務に指定されていない食品である．

［5］大豆

1）性状

大豆は鶏卵・牛乳と並んで三大抗原の一角であったが，最近の疫学統計で，即時型抗原に関してはその頻度は低い．但し遅延型反応の依然として主要抗原であると考えられているが，その詳細は不明である．大豆アレルギーが豆類全般に対しての交叉抗原性が強いとは示されていない．このため現時点で大豆アレルギーということだけで，豆類すべての除去食を開始する必要はないと考えられる．また，主要抗原の中では最も早期から寛解除去を得られる抗原であるといわれ，除去解除への検討を常に念頭におき観察する必要がある．

大豆は 11 S 画分•7 S 画分•2 S 画分•ホエイ画分中に 16 成分の蛋白質画分が IgE 結合能を有するとされる．特に主要抗原の 1 つで 7 S 画分中の Gly m Bd 30 K は大豆乳・豆腐・湯葉などに大量に含まれ，患者血清の 65% と反応する．一方，発酵食品である味噌•醤油•納豆にはそれらは含まれず，発酵という過程に低抗原化効果があることを示唆する．

2）代替製品

大豆に関して，現在低抗原化代替食品は流通していないが，味噌・醤油に関しては小麦やひえ，あわ，米などによる代替製品がある．大豆油はナタネ油，エゴマ油，オリーブ油，マーガリンを代用することができる．低抗原化大豆の開発も行われており，発酵による変性処理，プロテアーゼによる低分子化，酸性塩処理による Gly m Bd 30 Kd の低減化が試験中である．また，大豆抗原分子を欠失した大豆品種を育種する試みもある．**表 6** に重症度に合わせた大豆除去の段階を示した．

表 6. 大豆および大豆加工品除去食

3群	・大豆，枝豆，おから ・ピーナッツを含むナッツ類，またその加工品 ・市販植物油のほとんど（大豆油，天ぷら油，サラダ油，ほか） ・その他［カレールー，チョコレート，ココア，インスタント食品，油を使用した菓子（スナック菓子など）］
2群	・納豆，きな粉，またその加工品 ・みつ豆，あんみつ
1群	・小豆など豆類（小豆，モヤシ，インゲン豆，おたふく豆，グリンピースなど） ・豆乳 ・豆腐類，油揚げ，厚揚げ，がんもどき，など ・味噌，またその加工品 ・醤油，またその加工品

3）食品表示

大豆も食品表示義務食品であり，その範囲は枝豆や大豆モヤシなど，未成熟のもの・発芽しているものも含む．大豆にはいろいろな品種があり，さまざまな分類がある．色については味噌，醤油，納豆，豆腐に用いられる黄色系統，きな粉や菓子に用いられる緑色系統，料理に用いられる黒色系統すべて表示対象となる．添加物に関しても大豆由来の（酵素処理）ダイズサポニン，乳化剤，酵素処理レシチン，酵素分解レシチン，植物ステロール，植物レシチン，ダイズ抽出物，焙煎ダイズ抽出物，分別レシチン，β-アミラーゼ，カルボヒドラーゼが表示対象となる．

◆おわりに◆

主要抗原に関する低アレルゲン化食品に関して述べてきたが，主要抗原ですら満足できる低抗原化と，栄養，風味を有した食品は少ない．逆にミルクアレルギー用ミルクは各社からさまざまな製品が発売されて，その特徴を把握するだけでも一苦労である．その規格や評価方法は定まっておらず，患者が選択を迷うことも少なくない．ミルクアレルギー用ミルクでもアナフィラキシーを起こすミルクアレルギーを起こす患児が存在することは周知である．

科学的根拠のない低アレルギー食品が巷に氾濫しているのもまた事実であり，誤った食事療法を独自に勧めている業者も存在するのもしかり．

食物アレルギー症状は抗原量が極少量でも惹起されうるものであり，製造ラインが同じであったり，隣り合った製造ラインから抗原の混入によったりしてアレルギー症状が生じることもある．今後，低アレルゲン化食品のさらなる開発はもちろんのこと，より厳密な規格や評価方法を規定してゆく必要がある．

（今井孝成）

11 食物アレルギー増加の原因

◆はじめに◆

食物アレルギーの頻度は，どの先進諸国においても同様に増加している[1)2)]．わが国では特異的IgE抗体検査が日常診療の場で行われているが，この検査で判定する限り，アトピー性皮膚炎と診断されている乳幼児（都市部の乳幼児全体の約3割を占める）の大半が何らかの食物抗原に感作されているということになる．食物抗原に対する特異的IgE抗体陽性という診断と，食物アレルギーという診断は厳密に区別されるべきであるが，両者の頻度は，比例関係にある[3)4)]．すなわち，食物抗原で感作を受けている個体が増加すれば，一定の割合で症状が陽性となる，実際の食物アレルギーをきたす個体も増加する．

わが国における食物アレルギー増加の原因として，魚中心の食生活が西欧化され，魚油摂取量が低下したことによるロイコトリエン（LT）C 4産生量の増加，アレルゲン性の強い蛋白質摂取量の増加，特異的IgE抗体を産生しやすいアトピー体質の増加などが推定されている．ここでは，これら食物アレルギー増加の原因となる根拠について考察する．

1 食生活の変化と食物アレルギーの増加

魚類の脂肪に多く含まれるn-3脂肪酸を摂取することにより気道収縮作用などの炎症惹起作用のあるLTC 4産生を低下させるという実験結果は大きな話題となった．すなわち，マウスに2週間，n-6不飽和脂肪酸を含むコーン油を対照としてn-3飽和脂肪酸を多く含む魚油を多く摂取させると細胞膜のアラキドン酸（20：4 n-6）が減少し，ドコサペンタエン酸（22：5 n-3）が増加した．マクロファージを活性化させるとアラキドン酸からはLTC 4が生成するが，ドコサペンタエン酸からは炎症惹起作用のないLTC 5が生成される．コーン油で飼育したマウスのマクロファージではLTC 5の産生量はLTC 4の10分の1であったが，魚油で飼育したマウスのマクロファージを刺激するとLTC 5産生量はLTC 4産生量と同等の比率になった[5)]．しかしながら，実際の炎症に及ぼす効果に関しては，影響があったとするもの[6)]以外にも否定的な論文[7)]も散見され，一定の見解は出ていない．

わが国では20世紀後半で急速に食事が西洋化し，魚類の摂取が減少し，肉類の消費が増えたのは事実である．このことを，食物アレルギーを含むアレルギー疾患全体の増加と結びつけるのは一見説得力がある．しかし，20世紀後半で急速に西洋化したのは食事だけでなく，環境全体が激変していることを忘れてはならない．したがって，これらの環境全体の変化とアレルギー疾患の増加は直接的に関係しているとは限らない．また，アレルギー疾患の罹患率が少ないとされる欧米の畜産農家で生活している人たちはわが国の平均的な人々よりも魚類の摂取量は少ない．このことは魚油摂取の減少が食物アレルギーの増加をきたしたということでは説明できない.

アレルゲン性の強い蛋白質を多く摂取することが食物アレルギーの増加に関連しているとも考えられている. 過剰な蛋白質の摂取により, 消化不足となりアレルゲン性を保持した高分子の状態で吸収され免疫細胞と接触することにより感作の機会は増大することは容易に想像されうる. しかし, 現在のところ明白な証拠は存在しないし, 証明も困難である.

2 アトピー体質の増加

アトピー疾患の中で, 乳児期におけるアトピー性皮膚炎が著しく増加している. アトピーという意味は本来, I型アレルギー反応(アレルゲンの侵入によりB細胞の生産するアレルゲン特異的IgE抗体を介してマスト細胞が脱顆粒を起こし, 種々のメディエーターを放出することにより起こるアレルギー反応) を起こしやすい遺伝的要素をもつ体質のことである. したがって, ここでは喘息, 花粉症を含めアトピー疾患として記述する. アトピー疾患の基礎体質であるアトピー体質の有無の判定は, 通常, ダニやスギなどの普遍的なアレルゲンに対する反応で行われる. 1970年代後半の日本の学生における調査では25%の陽性率であったものが, 1990年代はじめには40%を超え[8], ついに2000年の東京慈恵会医科大学学生を対象にしたわれわれによる調査では90%に到達している[9]. 注意すべきは彼らの一世代上の年齢では, 現在でも50%程度の陽性率であり, 全世代でアトピー体質が増加しているということではなく, 1970年代以降に出生した世代において急激にアトピー体質を有するものの割合が増加しているということである[10]. また, わが国で20世紀前半に出生したものは, 同じ場所に生活していても花粉症に罹患する率が低いことも知られている[10].

特異的IgE抗体の生産, すなわち, アトピー体質を抑えるインターフェロン γ などのサイトカインを分泌する免疫担当細胞であるTH1細胞 (1型ヘルパーT細胞) および, 特異的IgE抗体の生産を促進するサイトカインであるインターロイキン (IL-) 4などを分泌するTH2細胞 (2型ヘルパーT細胞) のバランスの決定は乳幼児期に行われる. そして, TH1細胞とTH2細胞はお互いの細胞の増殖を抑制するので, 一度, どちらかが優位にたつと, その状態はほぼ一生続くと考えられる(図1). 事実, 乳児期の腸内常在細菌の種類により, その後のアトピー体質[11], あるいは乳児湿疹[12]が決定されるという証拠も最近提出されている.

欧米では畜産農家などで, 乳児期に動物に接触する機会が多いと, 動物に寄生する細菌に由来するエンドトキシンに頻回に曝露され, TH1細胞が発達し, その後のアトピー疾患への罹患が回避されるということが話題になっている. また, 兄弟が多くウィルス感染を繰り返す乳児は, 都会育ちの一人っ子に比較して, その後のアトピー体質が回避されると報告されている[13)-15)]. この説のことをhygiene hypothesisというが, この現象はわが国では, 地域差は顕著ではなく, むしろ世代ごとの差にあらわれている点が特徴的である. いずれにしても食物アレルギー増加の原因はすべてのアレルゲンに反応しやすいアトピー体質増加と関連していると思われる.

なお, 上記の実験結果がマスコミで報道され, 乳児期から動物を飼うと動物に身体が適応して動物

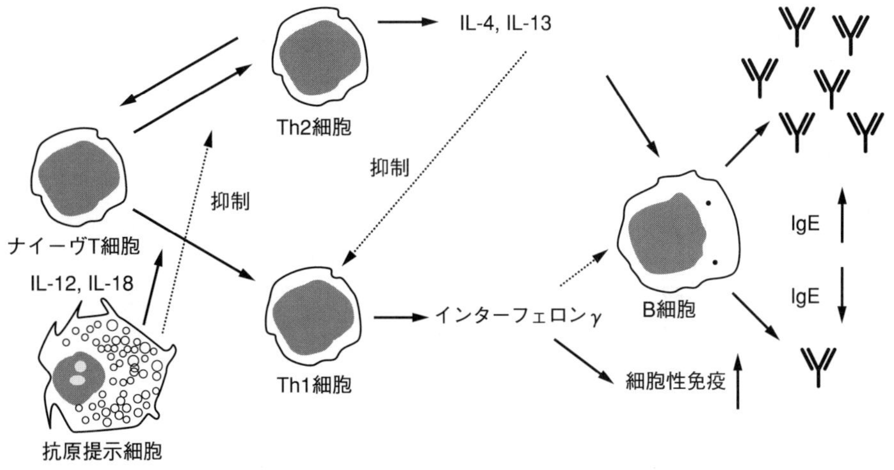

図 1. T_H1 細胞 T_H2 細胞による IgE 抗体生産の拮抗的調節とアレルギー疾患発症の決定

アレルギーが予防されるというように誤解されている．しかし，事実は動物の飼育により，乳児が動物に寄生する細菌菌体成分や lipopolysaccharide (LPS) などのエンドトキシンと接触する機会が増加，その結果，TH 1 細胞が誘導され，アトピー体質の獲得が回避されるということである．

TH 1 細胞優位か TH 2 細胞優位であるかは乳児期に決定されるので，この時期を過ぎてアトピー体質となった乳幼児が動物と長期間接触すれば，アレルゲン性の強いフケや唾液と接触し，それらに対する特異的 IgE 抗体をつくり，動物アレルギーとなる．

3 Toll-like receptor とアトピー体質

細菌やウィルス感染に反応して TH 1 細胞が発達する時に，これらの微生物を認識する受容体が toll-like receptor (TLR) である．免疫反応は大きく獲得免疫と自然免疫に分けられる．獲得免疫とは免疫グロブリンや抗原特異的 T 細胞に代表されるように，抗原に特異的なクローン細胞が増殖し，記憶されることが特徴である．一方，自然免疫は，以前はマクロファージなどによる貪食反応など，まったく抗原特異性をもたない反応と想定されていた．しかし，最近の研究によれば，自己と異なる微生物特有の構造を特異的に認識する機構が存在することが判明した[16)17)]．この微生物構造を認識するのが TLR である[18)]．TLR は通常，抗原提示細胞上に存在し，細菌，ウィルス由来の成分を認識する．そして，IL-12 や IL-18 を分泌し，ナイーヴ T 細胞から TH 1 細胞への分化を誘導することに役立っている．なお，TH 2 細胞の誘導に関する TLR の役割は不明である．TLR 様の構造は昆虫にも認められ，微生物からの感染防御に役立っている．哺乳類の TLR は 2001 年現在 10 種類発見されていて（文献 19 の総説より），細菌やウィルス由来の構造物に特異的に反応する（図 2）．

TLR の中で比較的研究が進んでいるのが TLR 2，TLR 4，TLR 5 と TLR 9 である．TLR 2 はグラム陽性球菌からマイコプラズマまで広く存在するリポ蛋白，糖鎖ペプチドや酵母の zymosan を

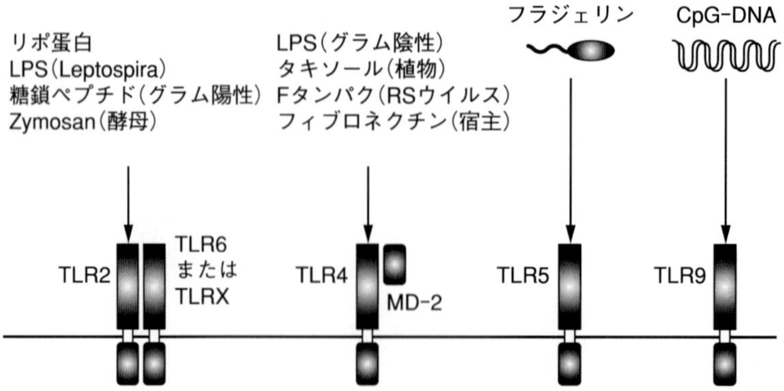

図 2. 種々の TLR に認識される微生物構造
(文献 19) より一部改変)

認識する. TLR 4 はグラム陰性杆菌から分泌される LPS などを認識する. CD 14 分子などの共存が必要であり, さらに血清などに存在する LPS 結合蛋白と LPS が結合することにより刺激が加わる. また, TLR 4 は RS ウィルス F 蛋白を認識することも判明している. RS ウイルス菌体成分の G 蛋白は TH 2 細胞を誘導する作用があるが, 同時に気道上皮に存在する TH 1 細胞を誘導するサイトカインも分泌される. 2 つのウィルス成分に対する感受性の差が喘息発症に関係していると予想される.

グラム陰性杆菌の繊毛成分であるフラジェリンは TLR 5 によって認識される.

哺乳類 DNA では 4 種類の塩基のうち C と G の繰り返し配列 (CpG 配列) の構造はメチル化され, 情報が読みとられないようになっていることが多い. 細菌 DNA では CpG がメチル化されておらず, 哺乳動物の抗原提示細胞に異物として認識されうる. TLR 9 欠損マウスでは細菌由来 CpG-DNA に対する反応が欠如しているので, TLR 9 が CpG-DNA を介した免疫反応に必須であることは明らかとなったが, 実際に受容体として作用しているのかどうかは不明である. CpG-DNA はブタクサ花粉症の治療に, ブタクサ花粉と結合させた化合物として, 既にヒトで使用されており, 将来的に食物アレルゲンと結合させる治療も期待されている[20].

これらの TLR はいずれも, TH 1 細胞を誘導する IL-12 を分泌したり, TH 1 細胞を集積させる種々のケモカインを分泌したりする作用のほかに, 転写因子 (NF) κB を介して, 腫瘍壊死因子 (TNF) α やシクロオキシゲナーゼなどの発熱, 炎症などを引き起こす分子群の発現を強く誘導する作用がある. したがって, 将来的に食物アレルギーの治療として, 食物抗原に CpG-DNA などを結合させる治療法が有望視されているが, 臨床応用には発熱や炎症などの副作用を引き起こさず, TH 1 細胞のみを効率的に誘導する投与方法, 化合物の開発が必須である.

◆おわりに◆

食物アレルギー増加の原因として, 食生活の変化によるものであるとして説明されることが多い. 今回取りあげた魚油摂取量の低下説のほかに鶏卵に代表されるように食物に含まれている防腐剤や抗生物質が腸管粘膜バリアー機能を障害しているという説などである. しかし, いずれの説も十分な根拠は示されていない．食物アレルギーはアレルゲンとなる種々の動物，植物も研究対象となるが，異分野の研究者の交流や討議が不足しがちである．このような状況下では全体的視野を欠き，自己の主張を証明するために都合のよいモデルだけを選択して実験を行う似非研究が，ますます多くなると思われる．

著者は食物アレルギーを専門にしている研究者ではないが，食物アレルギー研究で最も重要なことは，①食物負荷により即時型過敏反応を起こす症例（抗原）とそうでない症例（抗原）の相違点，および，② outgrow する症例とそうでない症例の相違点を明らかにすることであろう．食物アレルギーの増加の原因は，アトピー体質の増加が主な原因であり，まず，アレルギー疾患全体の増加の原因を探る研究を行うべきであると思われる．

（斎藤博久）

文献

1）Iikura Y, Imai Y, Imai T, et al：Frequency of immediate-type food allergy in children in Japan. Int Arch Allergy Immunol 118：251-252, 1999.

2）Kanny G, Moneret-Vautrin DA, Flabbee J, et al：Population study of food allergy in France. J Allergy Clin Immunol 108：133-140, 2001.

3）Sampson HA：Food allergy. Part 2；diagnosis and management. J Allergy Clin Immunol 103：981-989, 1999.

4）Sampson HA：Food allergy. Part 1；immunopathogenesis and clinical disorders. J Allergy Clin Immunol 103：717-728, 1999.

5）Chapkin RS, Akoh CC, Miller CC：Influence of dietary n-3 fatty acids on macrophage glycerophospholipid molecular species and peptidoleukotriene synthesis. J Lipid Res 32：1205-1213, 1991.

6）Lopes LR, Jancar S, Curi R, et al：Reduced inflammatory response in rats fed fat-rich diets；role of leukotrienes. Life Sci 67：13-21, 2000.

7）Abeywardena MY, Jablonskis LT, Head RJ：Dietary n-3 and n-6 polyunsaturated oils and airway contractility, Prostaglandins Leukot, Essent. Fatty Acids 64：281-287, 2001.

8）Jarvis D, Burney P：The epidemiology of allergic disease. Brit Med J 316：607-610, 1998.

9）Akasawa A, Matsumoto K, Tomikawa M, et al：Prevalence and gene expression screening of atopic subjects among medical students in Japan. J Allergy Clin Immunol 107：S 278, 2001.

10）斎藤博久：小児のアトピー・喘息・皮膚炎の病態生理と診断・治療．p. 1-164，真興交易医書出版部，東京，2000.

11）Kalliomäki M, Kirjavainen P, Eerola E, et al：Distinct patterns of neonatal gut microflora in infants in whom atopy was and was not developing. J Allergy Clin Immunol 107：129-134, 2001.

12）Kalliomäki M, Salminen S, Arvilommi H, et al：Probiotics in primary prevention of atopic disease；a randomized placebo-controlled trial. Lancet 357：1076-1079, 2001.

13）Remes ST, Castro-Rodriguez JA, et al：Dog exposure in infancy decreases the subsequent risk of frequent wheeze but not of atopy. J Allergy Clin Immunol 108：509-515, 2001.

14）Castro-Rodriguez JA, Holberg CJ, et al：Association of radiologically ascertained pneumonia before age 3 yr with asthma-like symptoms and pulmonary function during childhood；a prospective study. Am J Respir Crit Care Med 159：1891-1897, 1999.

15）Gereda JE, Klinnert MD, Price MR, et al：Metropolitan home living conditions associated with indoor endotoxin levels. J Allergy Clin Immunol 107：790-796, 2001.

16）Medzhitov R, Janeway, CA Jr：Innate immunity；the virtues of a nonclonal system of recognition. Cell 91：295-298, 1997.

17）Hoffmann JA, Kafatos FC, Janeway CA, et al：Phylogenetic perspectives in innate immunity. Science 284：1313-1318, 1999.

18) Aderem A, Ulevitch RJ：Toll-like receptors in the induction of the innate immune response. Nature 406：782-787, 2000.
19) Akira S, Takeda K, Kaisho T：Toll-like receptors：critical proteins linking innate and acquired immunity Nat. Immunol 2：675-680, 2001.
20) Horner AA, Van Uden JH, Zubeldia JM, et al：DNA-based immunotherapeutics for the treatment of allergic disease. Immunol Rev 179：102-118, 2001.

⑫ 食物アレルギーの世界的動向

◆はじめに◆

食物アレルギーは皮膚症状（蕁麻疹，湿疹），呼吸器症状（喘息様症状，鼻炎様症状），消化器症状(嘔吐，下痢)と多彩で，時にアナフィラキシーショックのため死に至ることもあり，世界的にみても，食物アレルギーへの関心は非常に高い．ここでは，近年の食物アレルギーにおける世界的な知見を紹介する．

1 世界的な食物アレルギーの疫学

日本における食物アレルギーの疫学調査に関しては他項にて詳述されているので，ここでは欧米を中心とした食物アレルギーにおける最近の知見について述べる．米国における 480 人の新生児の 3 歳までのプロスペクティブな研究において，28%が何らかの食物アレルギーの症状を経験し，その大部分が 1 歳までに症状を認めていた[1]．しかし，食物に対して何らかの反応があったと報告された約 1/4 のみにしか食物負荷試験によって確かめることはできなかった．よって，アンケートによる調査で，ある程度の傾向は知ることができるであろうが，正確な実数に関しては食物負荷試験を含めた大規模かつ詳細な検討が必要と考えられている．Sicherer と Sampson らの報告に基づくと，米国の小児における何らかの食物アレルギー症状を起こしたと考えられる主要な食物は卵，牛乳，ピーナッツ，大豆，小麦，木の実，魚類，であり，アトピー性皮膚炎を合併した食物アレルギー児の 2/3 は卵に対して反応していた．大人では，ピーナッツ，木の実，魚類，貝類が主要な食物アレルゲンとなっていたと報告している[2]．これらのアレルゲンによる食物アレルギーは，outgrow や寛容状態になりにくく，長時間にわたり摂取には気をつけなくてはならない．中でもピーナッツや木の実の摂取によるアナフィラキシーは問題となっている．Bock らの米国における食物によるアナフィラキシーでの 32 例の死亡例の検討では 90%以上がピーナッツか木の実の摂取により起こっている[3]．これらの年齢は 2 歳から 33 歳であったが，10 歳以下は 3 人だけであった．20 人（63%）はピーナッツによるもので，10 人（31%）は木の実によるものであった．他の食物としてはミルク（牛乳）と魚の摂取によるものが 1 人ずつであった．これらほとんどの症例では，①摂取した食物のアレルギーであることを知っていた，②気管支喘息に罹患していた，③エピネフリンをもっていなかった，などの特徴があり，加工食品の生産者やレストランなどの飲食店への添加食品の表示の指導や，医療従事者，食物アレルギー患者への教育や啓蒙活動が必要であると述べている．

2 食物アレルギーにおける進歩

[1] エピネフリンの自己注射（EpiPen，EpiPen Jr.）

エピネフリンはアナフィラキシーショックの第一選択の薬剤である．食物アレルギーによるアナフィラキシーショックだけでなく，蜂などの昆虫や，薬物などのアレルギーや特発性または運動誘発性アナフィラキシーに適応とされる．交感神経系の α と β 受容体に結合し，抗アナフィラキシー作用を誘導する．α 受容体を介して血管収縮作用により昇圧し，β 受容体を介して，気管支拡張作用を惹起する．皮下または筋肉内注射で投与されると即効で，短時間の作用がある．これらの薬理学的特徴により，エピネフリンはアナフィラキシーショックの第一選択薬として使用されている．実際には，ボスミン®（エピネフリン）注射液 0.01 mg/kg（0.01 ml/kg）の皮下注，または，筋注が推奨されている．アナフィラキシーにおける救命効果のための的確なエピネフリンの注射は，理想的には，呼吸困難，喘鳴，低血圧などの症状が出現する前に考えられている．2〜17 歳の死亡 6 例と救急蘇生 7 例の臨床像を比較検討した報告では，全例で食物摂取後 3〜30 分で症状が発現，30 分以内のエピネフリン投与が生死を分けている．病院内で使用される場合は問題はないが，病院外で不意のアナフィラキシーを引き起こす食物の摂取や蜂などの昆虫に刺された場合は時として致命的となる．施設によっては，何回かの練習後にボスミン®（エピネフリン）注射液と一緒に針付きシリンジ（注射器）を患者に携帯させている場合もあるようであるが，注射液のアンプルから注射器で吸い，注射する行為は医療行為であり，煩雑で，危険性を伴い，一般的には推奨されていない．Simons らはアレルギー患児の親にエピネフリンを注射器で吸う行為の時間と正確さを検討した．親達は医療関係者と比較して統計学的に有意に遅く，不正確に吸っていたと報告している[4]．近年，欧米では病院外における小児の全身性アナフィラキシーの治療として，無菌で簡便に使用できる携帯用のエピネフリン自己注射である EpiPen Jr や EpiPen が発売されて，緊急時の全身性のアナフィラキシーの初期治療に推奨されている．病院外での重篤なアナフィラキシーに対しては，早期の段階で自己または家族により投与された場合，致死的な状況を免れたケースは数多く報告されている．また，病院にてエピネフリンを投与されたり，入院に至るケースも減少している[5]．EpiPen Jr は 0.15 mg を 1 回の自己注射で投与することができ，この量は約 15 kg の患児に投与できる量である．また，EpiPen は 0.3 mg を 1 回の自己注射で投与することができ，この量は約 30 kg 以上の患児に投与できる量である．これら 2 つの自己注射により，生後すぐより成人までの患児をカバーできると考えられている．もちろん，これらは固定された量であるために，過剰投与や過少投与が起こる可能性がある．そのため，さらに細かく固定された量の自己注射の製造，販売も望まれている[6]．このように，欧米において早期のエピネフリンの注射の有用性を示すデータの蓄積があり，一般的に使用されるようになり，現在はより細かな容量設定を検討している段階である．それに対して，日本ではこれらの自己注射は使用することができず，不意の食物摂取でのアナフィラキシーに対して対応が遅れることも多い．厚生労働省のこれらエピネフリンの自己注射の使用可能に対しての早い決断が望まれる．

3 食物アレルギー発症予防

［1］Probiotics

Probioticsは以前より整腸剤として使用されているが，近年，probioticsが食物アレルギーを含むアレルギー疾患に対して発症，予防や症状を改善させる効果があることが示されている．Probioticsとはliving organisms“生きた有機体（微生物）”でそれらが摂取されると健康に有益なものと考えられている．代表的なprobioticsに乳酸菌があり，乳糖を消化し乳酸に変換させる．そのため腸内のpHを下げる．これら乳酸菌群にはStreptococcus, Enterococcus, Lactobacillus, Leuconostoc, Pediococcus，そして，Bifidobacteriaが含まれる[7]．Lactobacillusは腸内でのビタミン産生や食物の消化に促進的な役割をもっていると報告されている．Bifidobacteriaも乳酸を産生し，炭水化物の異化やビタミン産生に役立つと考えられている．これらの細菌による腸内細菌叢は抗アレルギー作用を促進すると考えられる．現在，考えられている機序としては，①これらによるTh 1タイプ免疫の誘導，② transforming growth factor β（TGF-β）の産生（TGF-βはTh 2タイプのアレルギー炎症に抑制的と考えられ，oral toleranceを誘導する機序が想定されている），③ IgA産生の誘導(粘膜免疫防御の要素)，④腸管における増加した食物の透過性の抑制，などが挙げられている．

欧米におけるアレルギー疾患発症に対してのprobioticsの効果の臨床研究の結果を紹介する．Kalliomakiらは Lactobacillusの1亜型であるLactobacillus rhamnosus（Lactobacillus GG）を家族歴にアレルギー疾患がある妊婦に，予定日の2～4週間前と出産後も6カ月間，母乳栄養であれば継続して母に，そうでなければ児に内服させるプラセボを使用した二重盲験法により検討を行った．これによると，Lactobacillus GG内服群ではアトピー性と考えられる湿疹の発現頻度は約半分であるという結果が示された．よってLactobacillus GG内服はアレルギー疾患の発症に対して予防する可能性が示唆された[8]．さらに，同グループは妊娠期から母乳栄養時期の母親にLactobacillus GGかプラセボを内服させて彼女らの児のアレルギー発症および発症の機序の解明を母乳中のTGFβの量を指標に二重盲験法にて検討を行った．その結果はプラセボ内服群の児に比較して，Lactobacillus GG内服群の児でのアトピー性皮膚炎の発症は有為に少なく，さらに，アレルギー発症に抑制的に働くと考えられるTGFβの母乳中での量がLactobacillus GG内服群で多いことを認めている．これらのことより，Lactobacillus GG内服により，母乳中に増加したTGFβがアレルギー発症に抑制的に働くことが示唆された[9]．また，早期の腸内細菌叢のprobioticであるbifidobacteriaと悪玉菌として考えられているclostridiaの比で検討するとbifidobacteriaの比が下がるとアレルギー疾患が増加するとの報告[10]や便の培養でのコロニー形成で検討した場合でもアレルギー発症を起こした児では非アレルギー児に比較して有為にbifidobacteriaのコロニー形成が少ないとの報告[11]もあり，probioticsであるLactobacillusやbifidobacteriaはアレルギー発症予防に有用と考えられる．また，これらの probiotics は安全で，副作用もほとんど認められず，妊娠中，授乳中にも母親に内服させることができ，今後期待される試みと思われる．現在，限られた施設からの報告のため，今後，多施設での大規模な検討によるデータの蓄積が必要であろう．

［2］抗生物質

抗生物質は細菌感染症に対する薬剤であるが，近年，細菌感染症罹患のため，抗生物質を乳幼児に対して早期に投与すると，アレルギー疾患が増加するとの疫学研究の報告がされた[12]．Farooqi らは，大規模なレトロスペクテイブな研究を行いアレルギー性疾患発症のリスクファクターの中で，生下時より 2 歳までの間の内服による抗生物質の投与の既往があるとの結果を示した．この原因としては，抗生物質による腸内常在細菌叢が破壊され，粘膜免疫機構の発達が妨げられるからではないかと推察されている．この結果は，また，正常な“腸内細菌叢”がアレルギーを抑制的に働くとの仮説を支持するものと考えられる．現在の日本において，安易な抗生物質の乳幼児の投与によりアレルギー疾患の増加を招いたとも思われ，たいへん興味深い．

［3］その他の食物アレルギー治療の今後の展望

現在，他にも食物アレルギーに対していろいろな試みが行われている．

①免疫療法（減感作療法）：皮下注射，経口投与での精製蛋白，ペプチドによる免疫療法が試みられている．ピーナッツの主要アレルゲン蛋白である ara h 1 の IgE 結合エピトープのアミノ酸を 1 つ置換したリコンビナントペプチド（蛋白）を作製したところ，IgE 結合能を有意に低下することができたと報告がある[13]．今後このような IgE 結合能が減弱したアミノ酸置換リコンビナントの投与による寛解誘導への免疫療法の可能性が示唆され，今後の研究成果を期待したい．

②ヒト抗 IgE 抗体：ヒトの気管支喘息やアレルギー性鼻炎患者に対して IgE を排除する目的でヒト化抗 IgE 抗体を投与し，血中の IgE の減少とともに臨床症状が改善することが証明された．食物アレルギーに対しても IgE-IgE 受容体からの刺激で症状発現が起こっていると考えられる症例に対しては試みられ始められようとされている．今後の検討に期待したい．

③遺伝子組み替えの食物：最近，食用植物に対して遺伝子組み替えの技術が進み，低アレルギー食品を産生する試みが各地で行われようとしている．今後の実用化が期待される．

◆まとめ◆

以上，食物アレルギーにおける世界の動向を紹介した．現在，日本でも世界でも食物アレルギーは重要な問題で，人々の関心度は高く，いろいろな試みがなされている．今後の研究に期待したい．

（三浦克志，小田島安平，飯倉洋治）

引用文献

1）Bock, et al：Prospective appraisal of complaints of adverse reactions to foods in children during the first 3 years of life. Pediatrics 79：683-688, 1987.

2) Sicherer, et al：Food hypersensitivity and atopic dermatitis；Pathophysiology, epidemiology, diagnosis, and management. J Allergy Clin Immunol 104：S 114-122, 1999.
3) Bock, et al：Fatalities due to anaphylactic reactions to foods. J Allergy Clin Immunol 107：191-193, 1999.
4) Simons FE, et al：Epinephrine for out-of-hospital（first-aid）treatment of anaphylaxis in infants；is the ampule/syringe/needle method practical. J Allergy Clin Immunol. 108：1040-1044, 2001.
5) Gold MS, et al：First aid anaphylaxis management in children who were prescribed an epinephrine autoinjector device（EpiPen）. J Allergy Clin Immunol 106：171-176, 2000.
6) Simons FE, et al：EpiPen Jr versus EpiPen in young children weighing 15 to 30 kg at risk for anaphylaxis. J Allergy Clin Immunol 109：171-175, 2002.
7) Mombelli B, et al：The use of probiotics in medical practice. Int J Antimicrob Agents 16：531-536, 2000.
8) Kalliomaki, et al：Probiotics in primary prevention of atopic disease；a randomised placebo-controlled trial. Lancet 357：1076-1079, 2001.
9) Rautava, et al：Probiotics during pregnancy and breast-feeding might confer immunomodulatory protection against atopic disease in the infant. J Allergy Clin Immunol 109：119-121, 2002.
10) Kalliomaki, et al：Distinct patterns of neonatal gut microflora in infants in whom atopy was and was not developing. J Allergy Clin Immunol 107：129-134, 2001.
11) Bjorksten, et al：Allergy development and the intestinal microflora during the first year of life. J Allergy Clin Immunol 108：516-320, 2001.
12) Farooqi, et al：Early childhood infection and atopic disorder. Thorax 1998：927-932, 1998.
13) Sin, et al：Biochemical and structural analysis of the IgE bindingsites on ara h 1, an abundant and highly allergenic peanut protein. J Biol Chem 273, 13753-13759, 1998.

⑬ 食物アレルギーに関する法的留意事項

◆はじめに◆

食物による健康被害に関する訴訟事件は，古くは森永砒素ミルク事件やカネミ油症事件，最近では雪印乳業の乳製品に関する事件など，かなりの数にのぼる.

しかし，アレルギー，中でも食物アレルギーに関する訴訟事件は，極めて稀である．後に紹介する事件は，そばアレルギーに罹患した小学校6年生の男子が学校給食でそばを食べて，具合が悪くなり，早退して帰宅する途中で倒れ，その後死亡した事件である.

筆者は，1989年，死亡した男子の両親（原告）から依頼を受け，訴訟代理人として，この事件（以下「本件訴訟」と略称）に関与した.

そこで，本件訴訟を紹介するとともに，食物アレルギーに関する法的責任について概説する.

1 本件訴訟における事案の概要

以下の事実は，裁判所が認定した事実であって，原告の認識とは若干異なる点があることを付言する.

1．Aは，1976年12月28日生の男子で，幼少の頃から，気管支喘息の持病があり，7歳の時にそばアレルギーに罹患した.

Aの通う札幌市立小学校では，おおむね月に1度は給食にそばを出していた．Aは小学校5年生以後，本件事故当日まで給食でそばを食べたことはなかった.

一方，Aはおにぎりなど，代わりの食物を持ってくることもなかった.

2．Aの両親は1987年4月6日，Aの5年生の担任教諭であるN教諭を介して小学校に対し，学校生活を送るうえで担任に知ってほしいこととして，「給食で注意する」に「そば汁」と記載し，さらに欄外に「小児ぜんそくがありますのでご迷惑をおかけする時もあるかと思います」と記載した児童調査票を提出した.

N教諭は当時，この調査票を読み，その内容を認識した.

3．Aは，1987年4月30日，給食で親子そばが出た際，N教諭に対し，そばが食べられないと告げた.

N教諭は，そのことについて詳しい説明は求めなかった.

N教諭は，1987年5月上旬の家庭訪問の際，Aの母親からAの体質や疾患のうち，喘息については，発作を抑える薬を持っているので，その薬を吸引して，しばらく休んでいれば大丈夫との説明を受けた.

そばについては，そばを食べると具合が悪くなると聞いただけで，その具体的症状は聞かなかった．そこで，N教諭は母親に対し，給食にそばが予定されている時は，Aにおにぎりやパンを持参させるよう要請した．

4．N教諭は，1987年4月頃，前の担任教諭からAは喘息がひどいから，気をつけるようにとの引き継ぎを受けた．
Aは，小学校5年生当時，6，7回の喘息発作を起こした．
N教諭は，その喘息発作がひどい時は，Aを保健室に連れて行き，養護教諭に診せた後，学校の職員などの付き添いで帰宅させたことが4回程度あり，そのうちの1回はN教諭自身が付き添った．
6年生になってからは，大きな発作は起きなかった．

5．学校は，1988年12月8日の6年生の給食に牛乳，五目そば，チーズポテト，からしあえを提供することを父兄に予告し，当日予定どおりの給食を提供した．
母親は，学校給食でそばが出されることを知っていたが，Aにおにぎりとかパンなどの給食の代わりとなる昼食を持たせなかった．
12月8日の給食は，午後0時45分から食べ始めた．
Aは，その給食時にN教諭（N教諭は，5学年に引き続き，6学年も担当した）にそばを食べていいかと尋ねたので，N教諭は，「うちで食べていいと連絡がきていないから食べないように」と指示した．
Aはうなずいていた．

6．給食にはいって間もなく，午後1時10分頃，Aは口の回りが少し赤くなっているとN教諭に申し出た．
N教諭が，そばを食べたかを尋ねたところ，肯定したので，調べるとそばを3分の1程度食べたことがわかった．
N教諭のみたところでは，口の周辺に変化は見当たらなかった．
N教諭がそばを食べたらどうなるかを尋ねたところ，Aは，顔中にブツブツが出てきて，2，3日は治らない，注射しなければならないと答えた．Aは泣いていた．
N教諭は，午後1時20分頃，母親に電話し，Aがそばを食べたこと，口の回りが赤くなっていると言っていること，病院に連れて行くのは，少しでも早い方がいいと思うので，これから帰したいと述べたところ，母親から帰してほしいとの返事を受けたので，単独で帰宅させても大丈夫と判断し，Aを保健室に連れて行くことも養護教諭に診せることもせず1人で帰宅させた．Aは，午後1時25分頃，学校を出た．母親はAを迎えに行かなかった．

7．Aは，午後2時過ぎに，学校から自宅へ向かう道路端で意識不明の状態で倒れているところを，通行人により発見されK病院に収容されたが，同日午後2時20分に死亡した．
その直接の死因は，異物誤飲による窒息死であり，そばを食べたことによるそばアレルギーによる強度の喘息発作のため，異物誤飲となったものと推認された．

2 本件訴訟の争点と裁判所の判断

1．Aの両親（原告）は，学校ないしN教諭および札幌市教育委員会を含む札幌市（以下「被告」と略称）には，安全配慮義務違反またはAの症状に応じた適切な対応を取らなかった過失があったと主張した．

被告はこれに反論し，そばアレルギーは極めて少なく，一般人の知識として普及していない，N教諭においては，そばがアレルギー反応を示すことも，そばアレルギーが気管支喘息などの重篤な症状に陥ることも知らなかったし，札幌市教育委員会も，その事故例の報告も，国からの何らの報告，指導，勧告なども受けていなかった．したがって，本件事故を未然に防止しうる体勢を取り得なかったので過失はないと主張した．

2．本件の主要な争点は，学校ないしN教諭および札幌市教育委員会を含む被告に安全配慮義務違反または過失があったか，被告に本件事故の予見可能性および回避可能性が存在したかにある．

3．裁判所は，被告の過失について，次のように判断した．

a．N教諭は，本件事故まで，札幌市教育委員会または学校長などから，そばアレルギーについての具体的情報を提供されていなかったこともあって，そばアレルギーにより気管支喘息などの重篤な症状に陥ることも知らなかった．

しかしながら，N教諭は，小学校の教諭として，学校内の児童の安全を配慮する義務を負担しており，給食についてもその安全などについての研修の義務が課せられていたこと，N教諭は，昭和62年4月6日付け児童調査票で，Aが給食で注意することとして「そば汁」と申告され，同年4月末にはAからそばは食べられないことを告げられていたこと，学校の健康診断書にはAに気管支喘息の疾病が存在すると記載されていたこと，食べ盛りのAがそばの出る給食時におにぎりとかパンなどの給食に代わる食事を持参せず，そばも食べずに5，6学年時を過ごしてきたことからすると，N教諭はAの担任教諭として，Aがそばを食べないことに何か重大な事情が存在し，それが疾病の発症に関連するのではないかと考えるべきことを要求してもあながち不可能を強いるものではなく，上記に加えて，本件事故以前から，そばアレルギーを警告し，その対策を示す多数の書物が出版され，その危険性が新聞でも指摘されていたことを斟酌すると，N教諭には，そばアレルギー症の重篤さと，Aに給食でそばを食べさせないことの重要性およびそばを食べることでの本件事故を予見し，結果を回避することは可能であったと認めるのが相当である．

b．教育委員会は，当該地方公共団体が処理する教育に関する事務および法律またはこれに基づく政令によりその権限に属する事務（その中に，校長，教員その他の教育関係職員の研修，生徒，児童などの保健，安全，厚生および福利に関することが含まれる）を管理し，および執行する．

上記事実に，給食についての教育委員会の役割，札幌市教育委員会が各種通達などにより教諭を含め給食を担当する職員に給食の安全教育の義務を負担し，何よりも安全な給食の提供義務が存在すると解されること，本件事故以前から，そばアレルギーを警告し，その対策を示す多数の書物が出版され，その危険性が新聞でも指摘されていたことを斟酌すると，札幌市教育委員会は，学校の日常教育などに追われるN教諭より容易にそばアレルギー症の重篤さと，学校給食にそばを出すことに危険を伴う場合が存在することおよびそばを食べることによる本件事故を予見し，結果を回避することは可能であったと認めることができる.

c. 以上のとおりであるから，学校給食の実施者である被告の学校に関する機関として諸機能を行使する札幌市教育委員会は，学校給食の提供にあたり，その児童に給食の材料などに起因するそばアレルギー症の発生に関する情報を現場の学校の学校長を始め，教諭ならびに給食を担当する職員に周知徹底させ，そばアレルギー症による事故の発生を未然に防止すべき注意義務が存在し，N教諭にも給食時にAがそばを取らないよう注意し，Aからそばを食べてそばアレルギー症状との訴えを受けたのであるから，Aを保健室に連れて行き養護教諭に診せるとか，Aの下校時に自らないし学校職員などを同伴させるなどの措置を取るべき注意義務が存在したと解するのが相当である.

以上の次第であるから，本件事故はN教諭の過失と札幌市教育委員会の過失が競合して，生じたものと認めるのが相当である．したがって，被告は，Aの死亡による損害を賠償すべき義務がある.

もっとも，N教諭が本件事故まで，札幌市教育委員会などから，そばアレルギーについての具体的情報を提供されていなかったこと，同人が学校の日常教育などに追われる個人の立場にあったことなどを斟酌するとき，そばアレルギー症の重篤さと，そばを給食に提供する際の注意と対策を指示ないし，個々の教諭などの給食に実際に関与する者への研修などによりそのことの周知徹底をしなかった札幌市教育委員会の責任に重いものがあったといわなければならない.

4. 裁判所は，1992年3月，被告に対し，約1,500万円の支払いを命ずる判決を言い渡した(注1).

因みに，原告が訴状で求めた金額は，Aの逸失利益（Aの将来得べかりし収入から生活費を控除した金額)，慰藉料，葬儀費用，弁護士費用など合計約3,900万円である.

裁判所は，母親が事故当日，Aにそばに代わる昼食を持たせなかったこと，N教諭からAがそばを食べたこととその後の異常およびAを帰宅させることを知らされながら，Aを迎えに行く行動を取らなかったことを指摘した.

そして，原告側にも本件事故について落ち度があるとして，その過失割合を5割と認定し，賠償請求額を減額した.

なお，本件訴訟は，被告が札幌高等裁判所に控訴した後，同裁判所の示した和解案を当事者双方が受諾し，裁判上の和解が成立して，決着した.

注1) 札幌地方裁判所，平成4年3月30日判決．判例タイムズ，第783号，280頁，判例タイムズ社(東京都)，1992年発行.

3 賠償責任について

本件訴訟において，筆者は，安全配慮義務違反またはAの症状に応じた適切な対応を取らなかった過失があるとして，債務不履行または国家賠償法第1条ないし民法第715条に基づく賠償責任を主張した．

学校給食に限らず，食物を提供する施設や関係者が責任を問われる場合に，どのような法律に基づき，いかなる責任が問われるのか，次に説明する．

[1] 債務不履行責任

民法第415条は，「債務者が其債務の本旨に従ひたる履行を為さざるときは債権者は其損害の賠償を請求することを得」と定めている．

労働契約において，使用者が労働者の生命および身体などを危険から保護するよう配慮すべき義務を負っていることは当然であるが，この安全配慮義務は他の契約関係においても肯定される．

最高裁判所は，自衛隊員の職務上の事故について，国の安全配慮義務を認め，ある法律関係に基づいて特別な社会的接触に入った当事者の一方または双方が相手方に対して信義則上負う義務として一般的に認められるべきものであると判示している（注2）．

例えば，学校と生徒との間には在学契約ともいうべき法律関係が成立し，生徒は教育を受ける権利を有しているが，この権利には安全に教育を受ける権利が含まれており，学校には生徒の安全に配慮する義務がある．

したがって，学校がこの義務を怠った場合には，契約に基づく債務の不履行として，賠償責任が生ずる．

[2] 不法行為責任

民法第709条は，「故意又は過失に因りて他人の権利を侵害したる者は，之に因りて生じたる損害を賠償する責に任ず」と定めている．

何人も他人の権利を侵害してはならないのであって，本条の定める不法行為責任の主体は，法律関係の当事者にとどまらない．

つまり，上記責任は，契約関係の存在を前提としないのである．

不法行為の成立要件は，責任原因としての故意または過失，加害行為と結果の発生を結びつける因果関係，権利の侵害による損害（結果）の発生の3つである．

過失というのは，注意義務を怠ることであり，結果発生の予見可能性および結果回避の可能性があるにもかかわらず，結果の予見もしくは回避を怠ることである．

注2）最高裁判所，昭和50年2月25日判決．最高裁判所民事裁判例集，第29巻2号，143頁．

食品は，生命，身体に直接影響を与えるので，給食に携わる者，食品製造業者などは重い注意義務を負う．

民法第 715 条 1 項は「或事業の為めに他人を使用する者は被用者が其事業の執行に付き第三者に加へたる損害を賠償する責に任ず」と定めている．

札幌市は，A が通う小学校の設置者で N 教諭の使用者にあたるから，N 教諭に不法行為が成立した場合は本条の定める使用者責任を負うこととなるのである．

国家賠償法第 1 条は「国又は公共団体の公権力の行使に当る公務員が，その職務を行うについて，故意又は過失によって違法に他人に損害を加えたときは，国又は公共団体がこれを賠償する責に任ずる」と定めている．

公権力の行使については，広い意味に解して，教育活動もこれに含まれるとする考え方が一般的で，国公立の学校の教諭も本条の公務員にあたる．

因みに，前記判決は，賠償責任の根拠法令を明確には示していないが，判決理由を検討すると，民法ではなく国家賠償法を適用して，結論を下したものと考えられる．

食中毒などでは，食品製造工場や調理用の設備に欠陥があり，これが原因で事故の発生することがある．

民法第 717 条 1 項は「土地の工作物の設置又は保存に瑕疵あるに因りて他人に損害を生じたときは其工作物の占有者は被害者に対して損害賠償の責に任ず．但占有者が損害の発生を防止するに必要なる注意を為したるときは其損害は所有者之を賠償することを要す」と定めている．また，国家賠償法第 2 条 1 項は「道路，河川その他の公の営造物の設置又は管理に瑕疵があったために他人に損害を生じたときは，国又は公共団体はこれを賠償する責に任ずる」と定めている．

ここでいう瑕疵とはその物が通常，有すべき安全性を欠いていることを意味している．

土地の工作物とは，広い概念で裁判例によると，建物のほか，建物に付属するエレベーター，水道設備，工場内に設置された製麺機などもこれにあたるとされている．

公の営造物とは，広く公の目的に供せられる物的施設を指し，建物や土地の定着物に限定されない．

調理用の設備が土地の工作物にあたる場合は，第一次的には占有者が，占有者に過失がない場合は，所有者が賠償責任を負う．

土地の工作物について，所有者が負う責任，公の営造物について国または公共団体が負う責任は，それぞれ無過失責任である．

［3］製造物責任法に基づく責任

製造物責任法第 1 条は「この法律は，製造物の欠陥により人の生命，身体又は財産に係る被害が生じた場合における製造業者等の損害賠償の責任について定めることにより，被害者の保護を図り，もって国民生活の安定向上と国民経済の健全な発展に寄与することを目的とする」と定め，同法第 3 条において，製造業者等は，その製造，加工，輸入または製造業者等の表示をした製造物であって，その引き渡したものの欠陥により他人の生命，身体または財産を侵害した時は，これによって生じた損害を賠償する責めに任ずるとしている．

製造業者と消費者との間には通常，直接の契約は存在しない．

したがって，契約に基づいて債務不履行責任を追及することができない．

一方，不法行為責任については，消費者において，不法行為の成立要件である製造業者の故意または過失，因果関係，損害の発生を証明しなければ，裁判に勝訴することはできない．

消費者がこれらをすべて証明することは実際上困難である．

そこで，製造物に欠陥があって被害が生じた場合には，製造業者に過失がなくとも，損害賠償を得られるよう製造業者の無過失責任が定められたのである．

食品衛生法は，食物アレルギーを起こす頻度や症状の重さなどを考慮し，小麦，そば，卵，乳，落花生の 5 品目を特定原材料と定め，これらを原材料として含む食品については，微量であっても，その旨を表示することを義務づけている（同法第 11 条，同法施行規則第 5 条）．

同法は，行政上の取締規定であるが，上記表示を怠ると，裁判においては，安全性についての警告表示を欠いているとして，当該製造物に欠陥があったものと認定される可能性がある．

例えば，そばを材料に用いた菓子の製造業者において，そばが材料に含まれていることの表示を怠り，そばアレルギーの患者が気づかず，これを食べて発症した場合，業者は，製造物責任を問われることとなる．

製造物責任法の責任主体（責任を負うべき者）には，実際に食品を製造した業者ばかりではなく，当該食品に製造業者として表示した者，製造業者と誤認させるような表示をした者なども含まれるので，注意しなければならない（同法第 2 条）．

なお，食品衛生法は，表示を怠ったまま食品を販売したり，陳列したり，営業上使用することを禁じており，これに違反すると，たとえ事故が起きなくとも刑事罰に処される（同法第 11 条，第 31 条）．

［4］損害賠償請求権者の対応について

損害賠償を求める側としては，責任主体，立証上の負担，時効期間など諸般の事情を考慮して，前記の法条を複数もしくは選択的に引用して，賠償責任を追及することとなる．

例えば，食品製造工場において，製造ラインに欠陥があり，食物アレルギーの原因となる物質が混入した場合，それによって生じた事故については，不法行為責任および製造物責任の双方が問題となる．

学校給食を例に取ると，学校が私立か公立か，給食に携わる職員や教諭個人に対しても責任を問うかどうかによって，根拠法令が異なる．

因みに，国家賠償法を根拠とする限りは，公務員個人を被告として，責任を問うことはできないと解されている.

裁判においては，賠償を求める側（原告）が責任を求める根拠と事実関係について主張，立証責任を負っている.

不法行為責任に関しては，既に述べたとおり，原告が 3 つの要件を立証する必要がある.

一方，債務不履行責任（契約責任）に関しては，安全配慮義務を負う債務者（被告）において，同義務の不履行が債務者の責に帰すべからざる事由によること，つまり，自らに故意，過失のないことを立証しなければならないとされている.

債務不履行責任による法律構成のもとに，訴訟を提起したからといって，原告において，必ずしも裁判が容易になるわけではないが，不法行為責任を問う場合よりも立証上の負担が軽減される余地はある.

［5］損害賠償請求権の存続期間について

損害賠償請求権の存続期間，言いかえると賠償請求を受ける側にとっての責任を負うべき期間をまとめると以下のとおりである.

①債務不履行責任

債務不履行の時から 10 年間.

（民法第 167 条）

②不法行為責任

被害者またはその法定代理人（例えば，未成年の被害者の親権者）が損害および加害者を知った時から 3 年間.

損害および加害者を知らない場合は，不法行為の時から 20 年間.

（民法第 724 条）

③製造物責任

被害者またはその法定代理人が損害及び賠償義務者を知った時から 3 年間. 損害および賠償義務者を知らない場合は，製造業者等が当該製造物を引き渡した時から 10 年間.

身体に蓄積した場合に人の健康を害することとなる物質による損害または一定の潜伏期間が経過した後に症状が現れる損害については，引き渡した時から 10 年間ではなく，その損害が生じた時から 10 年間.

（製造物責任法第 5 条）

◆おわりに◆

本件訴訟の判決は，食物アレルギーに対し，裁判所が示した最初の判断として，当時において画期的であったと評価される.

過失相殺の認定については，疑問の点もあるが，学校関係者の果たすべき役割，注意義務について詳しく説示し，大変示唆に富んでいる.

文部省（当時）は，判決の言い渡しがあって間もない1992年7月「学校給食指導の手引」を8年ぶりに改訂し，ここに初めて，食物アレルギーに関する記載が登場するに至った．

この手引きにおいては，卵やそばなどの食物アレルギーを有する児童生徒の把握，除去食，代替食の提供あるいは弁当の持参，学校担任，養護教諭，学校長，保護者などの連携，協力などが挙げられている．

食物アレルギーの児童生徒が不審に思われたり，仲間はずれにされることのないよう，学級担任などの配慮を促している点も注目される．

本件訴訟が決着してほぼ10年を経過し，食物アレルギーに関する知識はかなり普及したように見受けられる．

本件訴訟において，被告ら関係者は，食物アレルギーに関する知識や経験のないことをしきりに弁解していたが，このような弁解は，もはや現在では通用しないであろう．

製造物責任法が制定され，食品衛生法も改められた今日，食品の製造および提供，栄養，給食に携わる関係者の責任は，一層重くなったということができる．

本件のような不幸な出来事が二度と起きないよう，それぞれの立場と職能に応じ，細心の注意と不断の努力が求められる次第である．

（西川哲也）

14 診療科アレルギー科における食物アレルギー診療の位置づけ

1 診療科“アレルギー科”誕生の経緯

本書“食物アレルギーの歴史”の章執筆に当って筆者はアレルギー全般の流れにおける食物アレルギーへの考えの変遷を述べた．ここでこれを悉く繰り返す愚かさを避けるが，従来19世紀アレルギー研究の主流は花粉症であったのに対し，20世紀初頭1906年Pirquet[1]が“変化した反応能力”という観点からアレルギーの概念を確立してからは，気管支喘息もその代表的疾患の1つに加えられた．しかし1909年Smith[2]によるそばアレルギー第1例の報告にはアレルギーへの言及はなく，buck-wheat-poisoningのtitleにも示されるように食中毒という考えが捨てきれていない．そしてそばアレルギーがアレルギー疾患として認知されるようになったのは後年1930年代以降のことである(Blumstein[3]，田中[4])．しかしこの間牛乳や魚などの食物がアレルギー症状を惹起することが明らかにされ，1921年花粉症をもつPrausnitzと，魚に対しアレルギーを示すKüstnerがそれぞれの血清を相手方に注射する方法でreaginの確定をする検査法，いわゆるPrausnitz-Küstner被働性転嫁試験[5]を案出し，このこともあって一気に食物アレルギーの重要性が認識され，これへの関心が亢まった．1966年石坂ら[6]のIgE発見はその後のアレルギー免疫学的機構の研究に著しい進歩をもたらしたが，アレルギー臨床の場では従来の大学の講座制に支配されてアレルギー疾患は気管支喘息ならば内科か小児科，鼻症状は耳鼻咽喉科，結膜症状は眼科，蕁麻疹などの皮膚症状は皮膚科といった各診療科で扱われるのが通例で，これら診療科相互の連絡は全くないのが1960年頃までの状態であった．しかし実地に際しては1つの原因抗原によるアレルギー発症においても喘息発作と鼻・結膜症状は相互に合併したり交代することはしばしばみられるし，そばアレルギー[7]などではこれらのほか急性腹症，全身の急性蕁麻疹が同時進行し，重篤な場合はshockを起こすこともあり，これらをばらばらに診療することの不合理～不都合が指摘されるようになった．しかもそれまでの診療体制下では患者は症状に応じ複数の診療科を受診せざるを得ず，それぞれの施設で同種の検査が実施され，与えられる薬物が重複することも稀でなかった．したがってアレルギー疾患に対し縦割りの既成診療科の垣根を取り払い，横断的に一元的に診療を行うならば，患者にとっても，また診療担当側にとってもmeritは大きいとの考えが台頭して来た．そしてアレルギーへの理解が進むに従って患者一人一人の原因抗原の正確な診断をしたうえで減感作療法をはじめ抗原をめぐる対応が重要であるとの認識から1960年代よりわが国2～3の施設でallergy clinicが設置されるようになった．しかしこれらはあくまで大学の教室単位，病院の既設診療科単位の内部組織と位置づけられたものであった．

筆者[8]も1963年国立静岡病院赴任直後これらの施設を見学させて戴いて1964年同病院アレルギー

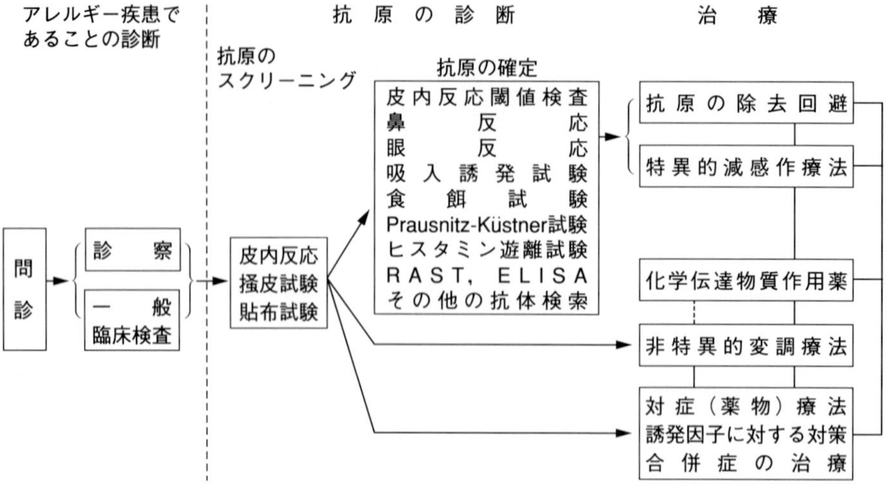

図 1. アレルギー疾患の診断から治療まで

センターを発足させ，アレルギー診療を開始した．その際筆者はもともと内科出身であるのでアレルギーの基本と皮膚アレルギーについては同病院長であり恩師でもある北村精一先生に直接ご指導戴きながら，耳鼻咽喉科川崎達矢先生と共に，眼科の協力を得，同愛記念病院小児科馬場　実先生にも定期的に診療をお願いし陪席させて戴くなどして患者の年齢と疾患を限定しない allergy clinic を実施した．さらにアレルギー検査手技についても群馬大学第１内科（主任・七條小次郎教授）で実地を含めてご教示戴くことにより既成診療科にとらわれないアレルギー診療を可能にして戴いた．おそらくこの形態での allergy clinic は全国で最初であったと思うし，このような準備と気構えがあれば実行できると信ずる．

したがって筆者[9]がそれ以来手がけて来たアレルギー診療においては，まず患者がいずれかのアレルギー疾患であること——すなわち病名を確実に診断したうえで，アレルギー学的問診と免疫学的手技を駆使して原因抗原の検索に努め，これが確定できた場合，その除去回避を first choice に試み，可能ならば減感作療法など抗原に対応する治療を考慮する．これで症状が残存する場合対症薬物療法により疾病による患者の苦痛を和らげ救済すると同時に，誘発因子への対策，合併症の治療も行うという診断から治療に至る一貫した考えと course に則った診療に終始取り組んで来た（図 1）．

このような基本方針によるアレルギー診療の必要性はその後やっと認識が得られ，全国の大学病院や地方の中核的病院にも allergy clinic が漸次設置されて行った．とはいえこれらは前に触れたように大学の講座制がそのまま維持され，そのような医育機関で養成された医師の派遣病院であるため，あくまで大学の教室内，病院の既成診療科の中で運営され，アレルギーに興味を有する staff により研究上の必要性と診療に際しての便宜的措置として実施され，それなりの成果はあったと考えるが，staff 数，診療日数あるいは space も限られ，増え続けるアレルギー患者の需要に応えるには到底及びもつかなかった．

筆者[10]は 1969 年，当時のアレルギー学会樋口謙太郎会長のご指名で“わが国におけるアレルギークリニックの現況――現在の運営方法と問題点”と題して全国調査結果を報告し，その中でわが国にも諸外国並みの診療科として“アレルギー科”実現のための口火を切らせて戴いた．同時にこれを担当する staff 養成のためには大学など医育機関に臨床アレルギー講座の設置が必要であること，そして国立癌センター，循環器病センター並みの独立機構として“国立アレルギーセンター”を設立し，これを頂点とするアレルギー診療体制の確立整備の必要性を強調した．

1950 年代までは欧米でもわが国でも人種に関係なく気管支喘息有病率は人口の 1%とされた[11]が，1970 年頃からは成人で 3～4%，小児では 5～9%と報告され[12]，1991 年当時の厚生省統計[13]で国民の 34.9%が何らかのアレルギー様症状を有し，19.4%が有病者とされたことから，アレルギー疾患の増加は明らかで，アレルギー診療の需要が想像以上に高いことが示された．これを受けてアレルギー学会，アレルギー協会，患者友の会などの度重なる働きかけや政界有志の肝煎りにより，筆者がその必要性を提起して 26 年目，1996 年 8 月 12 日付官報第 1954 号[14]に公示され，同年 9 月から診療科“アレルギー科”が誕生した．

2 “アレルギー科”における食物アレルギー診療の位置づけ

前項に述べたように従来アレルギー疾患は発現する症状と臓器により縦割りで内科，小児科，耳鼻咽喉科，消化器科，皮膚科などといった既成診療科に分断された形で診療されて来た．

食物アレルギーは原因となる抗原食品により即時型を呈する場合，遅発型が主となる場合，さらには両者を考えなければならない場合もあり，症状の発現する臓器の組み合わせも case by case に異なり，同一 case においてもその時々により差がみられる．例えば前記そばアレルギーにおいてそばは日常生活の場に広範に存在する食物抗原のうちわれわれの知る最も抗原性の強烈なものの 1 つであるが，Smith[2]の第 1 例報告でも，また各論 1-④そばの項で提示した症例 1～3 でも抗原の生体への侵入経路により，また曝露量により即時型症状であっても症状の組み合わせは同一患者でも毎回異なる．また卵アレルギーについては即時型症状をみる場合のある一方，やや遅延型の蕁麻疹を生ずることもあるし，アトピー性皮膚炎や喘息発作の背後に関与すると考えられる場合もある．

しかも食物アレルギーの *in vitro* 診断法が 2～3 の場合を除けば確実性に乏しく，正確には *in vivo* の抗原除去負荷試験（食餌試験）に頼らざるを得ない現状[15]から，既成診療科の担当医が食物アレルギーの白黒を判定し難いことも確かで，このことに関心の大きい小児科医を除けば食物アレルギーが看過されて来た可能性は随分あると推測される．そして食物アレルギーは思春期には outgrow することが多いとする小児科医の指導もたびたび耳にするが，大学生になってもアトピー性皮膚炎はかなりみられるし，そばアレルギーの加齢による outgrow が期待できないのは筆者自身の体験[16]からも，また職業性そばアレルギーの症例[17]でもいえることで，内科さらに老人科における食物アレルギーへの関心が喚起されるべきものと思われる．

したがって診療科“アレルギー科”が実現した現在，全年齢のアレルギー疾患が一元的に診療対象とされるべきで，食物アレルギーもその中で扱われ，小児期に偏ることなく，患者の生涯を通した観点から観察し追究し論じられるべきで，これに基いた対応が必要と考えられる．これにより従来臨床面で曖昧なままに放置されて来たアレルギー疾患の背後にある食物の役割が正当に評価されることが期待される．

3 今後の問題点

筆者[10]が 1969 年診療科“アレルギー科”の必要性を提言させて戴いた際，アレルギー科を円滑に機能させるためには次の 2 つの問題が解決されねばならないことを指摘し，アレルギー科が実現した翌 1997 年 5 月千葉幕張におけるアレルギー学会シンポジウム[18]でも今後の問題として繰り返し申し上げた．

[1] アレルギー診療担当医の養成

アレルギー学会事務所によれば 2002 年 9 月現在学会認定医 1938 名，うち専門医 788 名，一方わが国 1 億 2693 万(2000 年 10 月の国勢調査による)国民の 34.9%[13]，すなわち 4200 万のアレルギー診療を求める人口を認定医で管理するとすれば，認定医 1 名あたり 2.2 万人の診療を担当しなければならない単純計算になる．実際には認定医全員が現場で full time でアレルギー診療に従事しているとは限らないので，増加を続けるアレルギー患者の需要に応えるには担当医の数は極端に少ないことになる．またアレルギーに関心ある医師の名簿(アレルギーの臨床 19 巻 4 号，1999 年；及び患者相談協力認定･専門医等名簿，アレルギー協会，2002 年版)が出版されていても，アレルギー科標榜とそのあるべき診療内容とは必ずしも繋がっていない．特に指摘させて戴けばそれらの中には喘息患者に最近流行の steroid 吸入ばかりをすすめて原因抗原の検索とこれへの対応を実行しない医師が多数含まれるという点である．そしてまたアレルギー学会の認定医専門医制度に大きく関わることであるが，従来の大学講座制で養成された医師はアレルギー疾患診療に当ってもこれまでの守備範囲を頑なに守り，これを超える診療には手を出そうとしない方が多いため，アレルギー学会の認定に当っては従来の診療科名を括弧に入れ，専門医(内科)，専門医(皮膚科)といった但し書きをつけている[8]．しかし法的には“アレルギー科”には自由標榜が許されている[14]ので，内科，外科，小児科などと同様医師であれば専門医・認定医にかかわりなく標榜できることになっているし，専門医の呼称に但し書きをつけている限り，たとえアレルギー科が標榜されていてもアレルギー患者が看板を目当てに医療施設を受診してもアレルギー学的検査による抗原診断とこれをめぐる治療そして指導といった患者が真に求める内容の診療が受けられるとは限らず，ただ看板に 1 行加えたに過ぎず，診療科“アレルギー科”の実現された意味は実質的に殆んどないといわざるを得ない．一応診療科がスタートした過渡期の問題としてこの点を容認せざるを得ないとしても，ゆくゆくは認定医あるいは専門医はこれまでの守備範囲を固執することなく，他領域のアレルギー診療をマスターするよう努力する必要があり，前に触れた筆者の体験を踏まえて可能と考える．そのような卒後教育の施設として次項に示す国・公・私大立のアレルギーセンターが機能することが求められる．

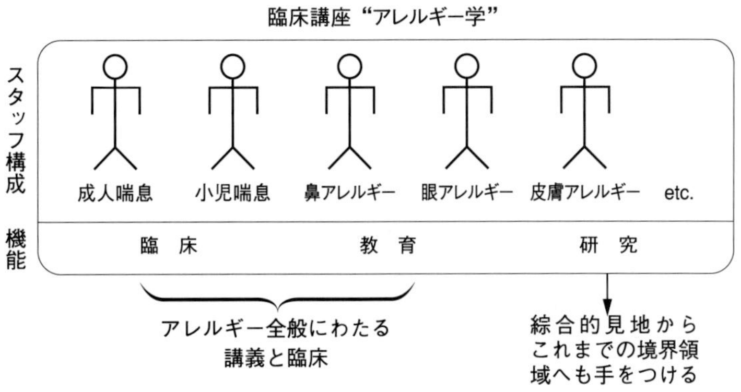

図 2. 医学系大学臨床アレルギー学講座組織私案

さてアレルギー診療担当医の極端な不足を解消させるために避けて通れないのが医学系大学の役割である．アレルギーの臨床研究を進め，全アレルギー疾患を正当に扱える医師を積極的に養成するためには欧米諸国を見習って速やかに全国規模で"臨床アレルギー"講座を設置すべきである[8]．そのためには厚生労働省のみならず，文部科学省の協調による行政の円滑な対応が不可欠であるのはいうまでもない．ここで私案を図 2 に示せば 1 講座(教室)を成人・小児の気管支喘息，鼻アレルギー，結膜アレルギー，蕁麻疹〜アトピー性皮膚炎などの皮膚アレルギー，薬物アレルギー，食物アレルギーなどを正当に扱える staff で構成し，それら staff 自身も相互に研修し，診療，教育，研究上も，また学生への指導に際しても従来の講座・診療科の枠を意識しないようにすれば必ず円滑に実現できると確信する[8]．

[2] アレルギー診療体制の整備

本邦で最も人口の集中する関東地方を model として筆者[19]が 1999 年 11 月"アレルギー科"標榜の実態調査を実施した結果をみると 1 都 6 県 2024 病院中標榜有 71(3.5%；大学病院 3，国立病院 1，都県立病院 3，市町村立病院 1)で従来からアレルギー診療(allergy clinic)を院内措置で集中的に実施して来た施設が殆んどで，これらを除けば公的施設での新たな取り組みが極めて乏しいことが指摘された．一方，"アレルギー科"を標榜する診療所についてみれば，"アレルギー科"単独標榜あるいは実情が殆んどこれに近いものを併せても東京，埼玉，神奈川に計 5 施設あるに過ぎず，他はすべて内科，小児科，耳鼻咽喉科，眼科，皮膚科といった従来からの診療科と併せて標榜されていて，27803 施設中標榜有 562(2.0%)であった．このことは標榜医の殆んどが従来から標榜していた既成診療科の範囲に限定したアレルギー患者の診療しか行わず，これを超えたアレルギー全般に対する診療という新しい取り組みは殆んど着手されていないことを物語る data と考えられる．

このようなアレルギー診療の現状を反映して永田ら[20]は埼玉県下 125 医療機関に通院中の成人喘息患者 2825 名について症状と治療の実態に関するアンケート調査を実施し，52.7%が"悪い"状態にあり，悪くないとする症例でもその 30.2%が夜間症状や労作時息切れがあるという回答が得られ，

66.2%が吸入 steroid 使用中であったと報告している．同県 368 病院中“アレルギー科”標榜は 13 施設(うち大学病院 0，県立病院 1，医療法人病院 12)でアレルギー診療の中核となる施設に乏しく，殆んどの患者が十分な抗原検索ならびにこれへの対応がなされないまま対症薬物療法に終始した結果とみてよさそうで，今後筆者も居住する埼玉県内におけるアレルギーの側面を重視した診療を進めることによりアレルギー患者の期待に応える必要があると考える．

筆者[10]が国立静岡病院で上述のアレルギー診療の基本方針に沿って年齢と疾患を限定しないアレルギー診療を開始したのは 1963 年で，翌年“アレルギーセンター”の名称で厚生省により院内措置として認可された．当時厚生省管轄下の全国の国立病院で“アレルギーセンター”が認められたのは相模原，静岡，津，別府の 4 病院であった．このことからもいえるように当時の厚生省も既に 30 数年前アレルギー疾患における抗原への対応から治療に至る一貫した考えと course に則る診療の必要性を認めていたし，筆者も厚生省アレルギー共同研究班の幹事をつとめた．しかしその後の同省のアレルギー疾患への取り組みは後手後手となり，診療科の実現には 26 年の歳月を要した．2000 年 10 月から国立相模原病院内に“アレルギー・リウマチの臨床センター”を発足させたが，これでは上記国立 4 病院の院内措置とされた“アレルギーセンター”の延長線上の軽微で姑息的な手段でしかなく，1〜2 の大学の関連病院としての同病院に研究者定員と設備購入費を増やす予算措置をしたに過ぎず，全国的に増加するアレルギー患者診療の頂点に立つ“国立アレルギーセンター”に代るものとは到底認められない．

したがって筆者が 1969 年“アレルギー科”提言に際し指摘し[10]，1997 年千葉幕張のアレルギー学会シンポジウム特別発言[18]として申し上げたように，わが国のアレルギー診療は診療科“アレルギー科”が実現したものの，患者が真に必要としている診療内容の充実にはなお着手されていないといっても過言ではなく，前項で述べた診療担当医養成と相俟って診療体制の整備が速やかに実行に移されねばならないという大きな課題が残されている．

その突破口としてまず国立癌センター，循環器病センターに準じた独立機構として“国立アレルギーセンター”を設置してアレルギー診療，研究および卒後教育の中枢と位置づけ指導的立場に置き，同時に各地方にも国・公・私(大)立アレルギーセンターを配置し，各病院のアレルギー科，アレルギー科標榜医と相互の緊密な連繫を図って診療網の整備を急がねばならない[8,10]．

ここでこのようなアレルギーセンターのあるべき機構私案を schema[8]として示せば**図 3** の如くで，成人・小児の気管支喘息，鼻アレルギー，眼アレルギー，皮膚アレルギーはもちろん，薬物アレルギー，食物アレルギー，職業アレルギー，環境対策，法的部門，さらには検査法開発，治療薬開発治験，抗原液調製，減感作療法等特異的療法の検討など，基礎から臨床に至る学際的研究部門を置いて幅広い対応の可能なセンターとすべきものと考える．そのためには staff の人選に当っては医師(専門医)はいうに及ばず，薬学，農学，水産学，動物学，植物学，花粉学，工学，理学，化学，産業衛生学，環境科学，疫学，法学等々それぞれ必要な領域から学閥を排し全国的視野で expert の参加を求めることが重要であろう．

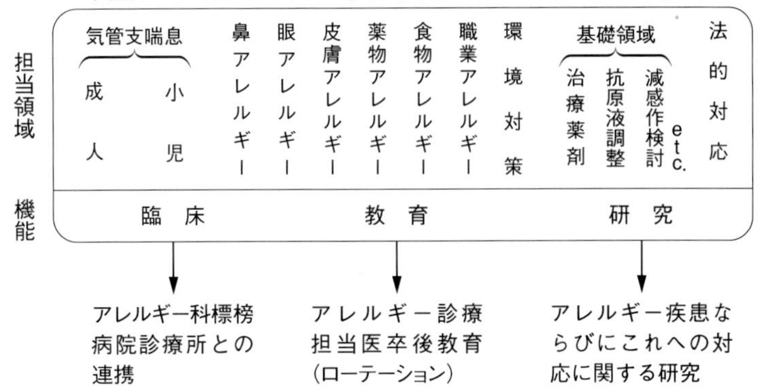

図 3．国立アレルギーセンター組織機構私案

今後の問題点として筆者はアレルギー全般について速やかに実現すべき問題を指摘し，本書の主題になる食物アレルギーについて取り出して述べることをしなかった．しかし“アレルギー科”が実現された以上，本症診療の主な舞台はこの診療科にあり，また担当医養成においても国立アレルギーセンターを頂点とする臨床と教育と研究のいずれにおいても食物アレルギーへの取り組みはこれらの組織機構が中心となってさらなる進展を望んで進められねばならない．現在アレルギーの臨床面で最も遅れている食物抗原確定検査あるいは食物アレルギー疫学調査など新たな展開が期待されるが，医学以外の学際的研究者の有するそれぞれの専門的技術を full に生かす必要があることを強調しておきたい．

（中村　晋）

文　献

1）Pirquet C von：Allergie. Münch med Wschr 53：1457-1458, 1906.
2）Smith HL：Buckwheat-poisoning. Arch Int Med 3：350-359, 1909.（中村　晋訳：Smith のそばアレルギー第 1 例（1909 年）．臨床気管喘息，光井庄太郎，ほか，編，p. 15-20，金原出版，東京，1985．）
3）Blumstein GI：Buckwheat sensitivity. J Allergy 7：74-79, 1935.
4）田中隆人：食餌性アレルギーに就て．九大医報 16：69-74，1942.
5）Prausnitz C, Küstner H：Studien über Überempfindlichkeit. Zentralblatt f Bakteri 86：160-169, 1921.
6）Ishizaka K, Ishizaka T, et al：Physicochemical properties of human reaginic activity. Ⅳ. Presence of a unique immunoglobulin as a carrier of reaginic activity. J Immunol 97：75-85, 1966.
7）中村　晋, 室久敏三郎：気管支喘息の研究, 第 5 報. そばアレルギーについて. アレルギー 19：702-717, 1970.
8）中村　晋：アレルギー科の意義．治療 81：1478-1486，1999.
9）中村　晋：アレルギー科における診療の基本方針．治療 81：1487-1493，1999.
10）中村　晋：わが国におけるアレルギークリニックの現況——現在の運営方法と問題点．アレルギー 19：169-181，1970.
11）石崎　達：気管支喘息の疫学．気管支喘息とその周辺，宮本昭正，ほか，編．p 19-29，医歯薬出版，東京，1983.
12）中村　晋：気管支喘息——罹患率の推移．アレルギー診療マニュアル，中村　晋，ほか，編，p 52-71，金原出版，東京，1993.
13）厚生省統計情報部：平成 3 年保健福祉動向調査の概況——日常生活とアレルギー様症状，1991 年資料.
14）官報 No. 1954：医療法施行令の一部を改正する政令，1996-8-12 日付.

15) 馬場　実：食物アレルギーの診療. 臨床免疫 20(Suppl. 13)：512-524, 1988.
16) 中村　晋：そばアレルギー60余年の体験——今後のアレルギー性喘息診療のあり方を含めて. 治療 80：2864-2872, 1998.
17) 中村　晋, 山口道也：そばアレルギーの長期予後. アレルギー 51：319, 2002.
18) 中村　晋：診療科"アレルギー科"今後の諸問題. アレルギー 46：182, 1997.
19) 中村　晋："アレルギー科"発足4年目におけるアレルギー疾患診療の諸問題——関東地方における"アレルギー科"標榜の実態調査を踏まえて. 日本医事新報 3995：37-45, 2000.
20) 永田　眞, 山口道也, ほか：埼玉県下の気管支喘息患者 2825 例における治療とコントロール状態に関する自己評価の調査結果. アレルギー 49：569-576, 2000.

15 妊婦のアレルギー予防（食物アレルギーを含めて）

◆はじめに◆

妊娠中に食物指導，環境指導などアレルギー疾患発症に関連のある因子への介入を行うことによって，生まれてくる児のアレルギー症状発症に影響を与えるのことができるであろうか，また，アレルギー予防が可能であろうかは極めて重要な問題である．その回答へのアプローチの方法としては，母体から胎児への直接的な影響を検討する基礎的な研究と，生まれてくる児の臨床的アレルギー症状の発症を何らかの介入によって研究する疫学的研究の2つの方法がある．実地の場ではどちらかというと後者の疫学的研究が実用的であるが，両者を順次説明していく．

1 母体から胎児への直接影響についての研究

妊婦から胎児へは臍帯を通して栄養分などが交換される．妊娠中に何らかのアレルギー的な要因が妊婦から胎児に移行するであろうことは容易に想像され，胎児が母体からの何らかのアレルギー的な影響を受けてアレルギー疾患発症のもととなることを胎内感作と呼ぶ．

胎内感作の予防が生まれてくる児のアレルギー症状の発症予防につながるのであるが，胎盤には一定のバリアがあって，母体由来のすべての物質が胎盤を通って胎児に移行するのではない．アレルギーに関していえば，アレルギー体質の指標のもととなるIgE抗体は胎盤通過性がない．母体がアレルギー体質が強く，IgE抗体が高値であっても胎児由来の血液である臍帯血のIgE値が直接的に高くならないことは過去の多くの研究で確かめられている．一方，アレルギー的な意義はまだ明らかではないが，食物抗原由来の特異IgG抗体は図1に示すように母体血と胎児由来である臍帯血との間で相関が認められる[1)]．このことは，母体から胎児への食物抗原由来の特異IgG抗体の臍帯を通した直接的な移行があることを意味する．IgE抗体が胎盤通過性がないのに，IgG抗体の胎盤通過性があるのは，IgG抗体の分子量がIgE抗体の分子量と比べて小さいためと考えられる．その他のアレルギー関連物質の胎盤通過性は明らかでないが，例えば食物抗原のような分子量の大きな物質が胎盤を通過することはなく，低分子でアレルギー作用の高い物質の発見がない現状では，母体から胎児への臍帯を通じた直接影響についてはあまり重要視されなくなっている．

母体と胎児を連絡するもう1つのルートとして羊水がある．羊水は胎児が排泄した尿に相当するものである．胎内感作を考えると，羊水によるルートは臍帯を通した時以上に分子量の関係で物質の透過性が低く，児のアレルギー発症を惹起するまでに高濃度のアレルギー起因物質が移行するとは考えにくい．

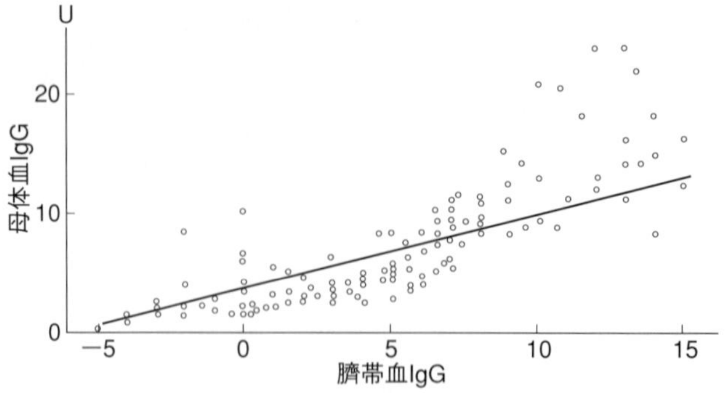

図 1. 卵白 IgG 抗体の母体血からの胎児臍帯血への移行

2 アレルギー疾患発症予防の疫学的研究

疫学研究の飛躍的発展の得られた今日では，アレルギー疾患発症予防についても，臨床家が日常診療の片手間に「上のお子さんでアレルギーが出たから，次の子どもさんはこうするとアレルギー症状が抑えられるような感じがする」とか，「わたしの経験した数例の症例では」というようなレベルで論じることができないことは自明のことであるが，実際の臨床では多くの医師がこのような考えで妊婦およびアレルギー児の食物制限などをしている点が問題である．当然ながら，疫学的にしっかりとした研究調査が組まれ，その結果を慎重に検討した結論のみが受け入れられることになる．最近の疫学ツールの開発，とりわけロジスティック回帰分析や比例ハザート法の医学疫学への貢献には目を見張るものがあるが，妊娠中の介入による疫学研究はその実施が倫理的に困難なことも相俟ってその点ではまだ十分なデータが提示されているとはいえない．しかしながら，古典的な優れた研究を検証するだけでも妊婦のアレルギー予防に関してはもはや一定の結論が出ている感があるので，主として文献からこのテーマを検証する．

妊婦のアレルギー予防が何らかの介入によって可能かどうかを論ずるためには，妊婦の抽出が無作為であることと，ある程度の症例数があることが最低限必要となる．そのような観点から文献をみていくと，このテーマは調査期間が長く，費用がかさみ，倫理的に困難を内包しているために**表 1** に示すように，わずか数件にとどまってしまう．

順にみていくと，Candra らは妊婦に対しては妊娠後期から，児の出生後は授乳期の間，卵・魚・牛乳・ピーナッツを製品に至るまで完全に制限し，1 歳時に子どもの診察を行い，判定を行った[2]．その結果，atopic eczema の発症予防が可能とした．この論文が妊娠中の食物制限が有効とした唯一の報告であるが，現在のレベルからみると，研究方法が未熟な点が否めない．

次の Falth-Magnusson らの研究は Candra らと同時期の報告であるが，疫学的にしっかりとした方法で研究が組まれ，古典的ではあるが現在でも十分に通用する優れた論文である[3]．Falth-Magnusson らは妊婦に妊娠 28 週以後，鶏卵・牛乳を加工品も含めて完全に除去食を行い，妊娠中の食物制限

表 1. 妊娠中の食物制限によるアレルギー症状発症予防の報告

発表年	主たる執筆者	国	症例数（n）	最終判定時期	対照群との比較
1986	Candra	カナダ	100	1歳	発症率低下あり
1987	Falth-Magnusson	スウェーデン	213	18カ月	明らかな差はなし
1989	Lilja	スウェーデン	163	18カ月	明らかな差はなし
1991	石沢	日本	78	18カ月	最終的には差がない
1992	Zeiger	アメリカ	225	3～4歳	最終的には差がない
1993	秋本	日本	2,045	2歳	食物指導だけでは差がない

による乳幼児のアレルギー疾患発症への影響を調べた．この研究では，妊婦は妊娠28週以降卵・牛乳を製品も含めてほぼ完全に制限し，児の出生後は除去食を施行しなかった．また，妊婦の栄養源としてカゼイン分解乳とカルシウムを与えている．児の18カ月時にアレルギー症状のチェックを行い，アトピー性皮膚炎ならびに喘鳴の発症は制限食群とコントロール群に有意な差がなく，妊娠中の食物制限は児のアレルギー症状発症に影響を与えないと結論した．

Liljaらは妊娠後期から卵・牛乳を制限し，出生後の児には母乳または大豆乳を与え，離乳食は月齢6カ月までは卵・魚・柑橘類などの果物・肉・オートミール・トマトを制限，さらに9カ月から12カ月までは卵と魚の制限を継続して18カ月の時点で児のアレルギー症状の判定を行った[4]．その結果，制限食群とコントロール群の間に喘鳴ならびに皮膚症状の発症に差がなかったと結論している．

わが国の石沢らは妊婦に対して卵・牛乳の制限を指導し，児の出生後も8カ月まで継続して児と授乳中の母親の卵制限を行った[5]．妊娠5カ月未満の比較的早期から除去食を行ったグループ（n＝16）で児の6カ月時点での喘鳴発症が低かったが，最終的に18カ月における児のアレルギー症状発症はコントロール群と制限食群で明らかな差がなかったと報告している．

Zeigerらは妊娠中に卵・牛乳・ピーナッツの制限を指導し，出生後の児に対しては卵・ピーナッツ・魚を制限し，児を4歳まで追跡調査した[6]．その結果，12カ月の時点では制限食群で食物アレルギー症状が有意に低かったが，喘鳴などの症状には差がなく，3歳以後は食物アレルギー症状を含めたすべての症状に関してコントロール群と差がなくなっていったと報告している．

われわれのグループは1993年に妊娠中の食物制限と環境要因の関係の双方に着目し，1,453名の妊婦とその児を対象に研究を行った[7]．妊娠中に卵・牛乳の制限を指導する群と何も指導のないコントロール群に無作為に妊婦を分け，出生後の児には食物制限を指導することなく2歳まで追跡調査を行うとともに，アレルギー発症に関連のあるバックグラウンドの調査を行った．最終調査の前に，予備調査として制限食群とコントロール群間で妊婦のIgE抗体値，アレルギー的なバックグラウンド間の検討を行ったが，両者に差はなく，統計的に比較可能であることを確認した．2歳児の皮膚炎症状発症は妊娠中に喫煙のあった母親から生まれた児で有意に高かった（**表2**）が，食物指導の有無はコントロール群と差が認められなかった．また，2歳時の喘鳴症状については食物指導ならびに環境要因ともに有意な差が得られなかった．

しかしながら，**図2**に示すように喫煙・ダニの除去などアレルギー的屋内環境のよいグループでは食物指導によってアレルギー症状発症が若干改善されたが，屋内環境が不良なグループでは不変であ

表 2. 妊婦の喫煙と児の皮膚症状

	皮膚症状あり	皮膚症状なし
喫煙あり	71.4% (15/21)	28.6% (6/21)
喫煙なし	58.6% (164/280)	41.4% (116/280)

n=301, $\chi^2=7.05$, $p<0.01$

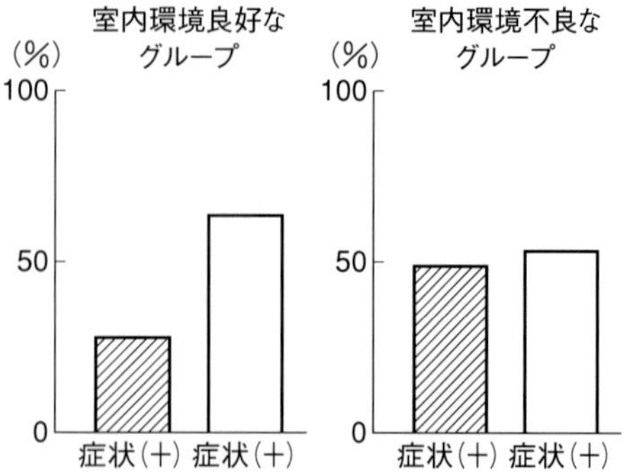

図 2. 食物指導を行った場合の屋内環境の違いによる児のアレルギー症状発症率

り，環境因子が相乗的にアレルギー発症に作用していることが示唆された.

最近の研究では Custovic が 2001 年に妊娠中からの環境因子とアトピー症状を検討した報告がある[8]. この研究報告ではアトピー症状があり，かつペットの飼育のある妊婦をハイリスク群，アレルギー症状のない妊婦をローリスク群と定義した. 両群を，そのままの環境の状態で児の追跡のみを検討したコントロール群と，妊娠 16 週以降アレルギー的環境要因の整備を行った群とに分けて調査を行った. 環境改善群では妊娠 16 週以降，妊婦の寝具をアレルギー防止用寝具に切り替え，妊娠 36 週以降は絨毯を除去し，児の出生後もアレルギーリスクの低い商品を使用させた. その結果，1 歳時の喘鳴症状は環境指導群で相対危険度の低下がみられたが，湿疹についてはローリスク群のみで環境指導により，若干の発症低下がみられたと結論した.

本来，妊娠中の介入による児のアレルギー症状発症への影響を検討するのであれば，妊娠中のみ食物制限等の介入を行い，出生後の児に対しては指導を行わないことが必要となるが，そのような視点では研究を行ったのは 1993 年のわれわれの研究のみである. 大規模な調査を行っても，妊娠中の食物制限の方法や，出生後の児への対応法などが調査研究によってそのスタイルがさまざまであり，各論文間の比較は容易ではないが，その効果については否定的な論文が多い.

◆おわりに◆

妊娠中の食物制限への介入は労が多い割には，得られる成果が少ないと考えられる. その一方で，授乳期にはアレルギーの大きな原因となる分子量の大きい食物抗原が母乳を通して乳児に移行することが明らかになっている[9]. 出生後の児に対してアレルギー的な介入を行った研究は多数あり，アレルギー症状予防は児の出生後にスタートしてもそれほど差がないものと思われる.

また，喫煙を避ける，アレルギー的にダニの感作の少ない生活環境をつくるといった環境指導はプラスの面のみで，食物指導の際の栄養面の問題といった明らかなマイナス面がないため，むしろ強く推進していくべきといえる.

(秋本憲一，飯倉洋治)

文 献

1）秋本憲一，赤澤　晃，飯倉洋治：アレルギー素因の母子間移行に関する臨床疫学的研究—IgE・特異的 IgE および特異的 IgG・IgG 4 抗体の母子間移行に関する検討．日本小児アレルギー学会誌 1：40-46，1987.

2）Candra RK, Puri S, Suraiya C, et al：Influence of maternal food antigen avoidance during pregnancy and lactation on incidence of atopic eczema in infants. Clin Allergy 16：563-571, 1986.

3）Fatlth-Magunusson K, Kjellman N-IM：Development of atopic disease in babies whose mothers were receiving exclusion diet during pregnancy-A randomized study. J Allergy Clin Immunol 80：868-875, 1987.

4）Lilja G, Dannaeus A, Foucard T, et al：Effect of maternal diet during later pregnancy and lactation on the development of atopic disease in infacts up to 18 months of age-in vivo results. Clin Exp Allergy 19：473-479, 1989.

5）石沢きぬ子：妊娠健診時より食事管理を行った母親から出生した児のアレルギー発症に関する臨床疫学的研究．日本小児アレルギー学会誌 5：144-151，1992.

6）Zeiger RS, Heller S, Mellon MH, et al：Genetic and environmental factors affecting the development of atopic through age 4 in children of atopic parents；a prospective randomized study of food allergen avoidance. Pediatr Alllery Immunol 3：110-127, 1992.

7）秋本憲一，赤澤　晃，千葉博胤，ほか：屋内環境要因がアレルギー疾患発症に及ぼす影響についての検討．アレルギー42：822-829，1993.

8）Custovic A：Effect of environmental manipulation in pregnancy and early life on respiratory symptoms and atopic during first year of life. Lancet 21：188-193, 2001.

9）秋本憲一，飯倉洋治：アレルギー素因の母子間移行に関する臨床疫学的研究；母乳中卵白抗原の定量．日本小児アレルギー学会誌 4：166-171，1990.

結び

厚生労働省(当時厚生省)主導で1996年設置された食物アレルギー対策委員会(代表＝飯倉洋治)により毎年全国規模で食物アレルギー実態調査が実施され，その結果をbaseに，アレルギー物質を含む食品として加工品を含め小麦，そば，卵製品，乳製品及び落花生の5品目(特定原材料)の表示が2001年4月から1年の準備期間を置いて義務づけられ，さらにこれに準ずるものとして19品目が指定された．このことは食物アレルギーへの行政上の対応の第一歩として評価されるが，なお多くの残された問題を抱えていて今後さらなる対策の必要性が考えられる．

しかし上記の調査はあくまで医療施設における食物アレルギー患者を対象としたものであって，一般集団における食物アレルギーの頻度が何%になるのか疫学調査は着手されていないと言っても過言ではない．1991年6月厚生省の実施した保健福祉動向調査"日常生活とアレルギー様症状"[1)]にも触れられていない．僅かに1998年髙橋ら[2)]が横浜市の小学校児童に対し養護教諭の協力でそばアレルギー児の罹患率につきアンケート調査を行った報告があるのみで，筆者の経験では重篤な症状を呈しながら医療施設を訪れなかったそばアレルギーやひまわり種子アレルギーなどの患者も決して稀ではないので，広範な全年齢に対する疫学調査を公衆衛生領域でも，また行政面からも速やかに実施し，対策が急がれねばなるまい．しかし食物アレルギーの場合，本書の多くの執筆者が指摘しているように，そばアレルギーなど即時型(IgE型)アレルギーを来す若干の場合を除いて*in vitro*検査だけで抗原確定できることは少ないし，摂取された食物が消化に際し如何なるchemicalな変化を来し抗原性を現わすに至るか明らかでなく，消化機能についての研究の遅れもあって，*in vivo*の試験食負荷による長期観察を経なければ正確な抗原診断ができないcaseが決して少なくない．したがってアンケート調査のみで得られる食物アレルギー有病率は正しい実態を反映するものとは認め難い．

一方食物アレルギーに対する予防と治療も正確な原因抗原診断に基きその除去回避が原則となるべきであるが，臨床的にすべてのcaseで信頼するに足る検査法が開発されていない現状では効果も確実を期し難い．したがって抗原診断法の確立が差し当っての食物アレルギー領域における最大の課題である．最近アレルギー疾患，就中気管支喘息治療に吸入steroidと気管支拡張剤による対症薬物療法が流行し，背後に食物アレルギーの関与するcaseが存在しても十分な抗原検索をしないまま事足れりとする風潮があるのは大きな誤りというべきで，このような考えを排し，抗原，抗体を軸とするアレルギー学的視点からの予防〜治療方針の重要性を再認識すべきである．そしてアレルギー教育の場でも，またアレルギー診療を担当するすべての医療機関，特にアレルギー科標榜医はこのことを速やかに実行に移すべきであって，食物アレルギーはその最も重要な分野と心得る必要がある.

筆者らは30年以上前からわが国のアレルギー診療進展のためには診療網の充実をはかり，その頂点として独立機構で国立癌センター，循環器病センターに準ずる“国立アレルギーセンター”設立の必要性を訴え続けている. 21世紀を迎えアレルギー患者の増加する昨今，速やかにその実現をはからねばならないと考える. そしてその1 sectionとして食物アレルギー診療と研究部門を設置し，臨床家のみならず生化学，薬学，理学，工学，動植物学，農学，水産学，分子生物学，遺伝学，公衆衛生学等々，広範囲のspecialistの参加を求め，学際的研究を進め，食物アレルギー診断法の確立を最優先課題とし，本症を正当に扱える態勢を整えることが前進への突破口となることを敢えて指摘しておきたい.

幸い2000年11月から食物アレルギー研究会(会長＝飯倉洋治)が発足し，毎年1回定期的に開催され，臨床家，研究者に加え栄養士，保健師，養護教諭あるいは行政，法律関係者，関連企業の参加も得て研究成果の報告と検討が行われることになったので，遠からず学会への発展を期したいと考える.

以上食物アレルギー領域において今後取り組むべき課題へのわれわれの考えの一端を述べて本書の結びとするが，過日幕張メッセで開催されたアレルギー学会の際，学会場に展示されていたアレルギー関連の出版物を一瞥して，気管支喘息，鼻アレルギーないし花粉症，皮膚アレルギーあるいは免疫学に関するものは枚挙に遑ない程多数並べられながら，食物アレルギーに関する纏まった専門書はわが国で殆んどないことに気付き，そのような需要にお応えできればと考え今回本書を企画させて戴いた次第である. 読者諸兄姉の座右に置いて参考にして戴き，聊かでもお役に立てればこの上なき幸せに存じます.

2002年11月

編　者

文献：

1) 厚生省大臣官房統計情報部：平成3年保健福祉動向調査の概況“日常生活とアレルギー様症状”. 1991.
2) 髙橋由利子，市川誠一ほか：横浜市の小学生9万人を対象としたそばアレルギー罹患率調査. アレルギー47：26-33, 1998.

和文索引

人　名

あ

い

う

え

お

欧文索引

人 名

最新 食物アレルギー

ISBN4-8159-1651-9 C3047

平成14年11月20日　第1版発　行
平成16年 6 月20日　第1版第2刷

編集 ——— 中　村　　　晋
　　　　　飯　倉　洋　治

発 行 者 ——— 永　井　忠　雄

印 刷 所 ——— 三 報 社 印 刷 株式会社

発 行 所 ——— 株式会社 永　井　書　店
〒553-0003 大阪市福島区福島8丁目21番15号
電話(06)6452-1881(代表)/Fax(06)6452-1882
東京店
〒101-0062 東京都千代田区神田駿河台2-4
電話(03)3291-9717(代表)/Fax(03)3291-9710